医学影像诊断
临｜床｜解｜读

主编　徐学刚　张洪涛　杨　华　柴　峰
　　　吕铁军　王建民　闫　玲　邹丹丹

U0257825

中国海洋大学出版社
·青岛·

图书在版编目（CIP）数据

医学影像诊断临床解读 / 徐学刚等主编. -- 青岛：
中国海洋大学出版社，2024.7. -- ISBN 978-7-5670
-3925-4

Ⅰ. R445

中国国家版本馆CIP数据核字第20240HE411号

Clinical Interpretation of Medical Imaging Diagnosis

出版发行	中国海洋大学出版社
社　　址	青岛市香港东路23号　　　　　　　　　**邮政编码**　266071
出 版 人	刘文菁
网　　址	http://pub.ouc.edu.cn
电子信箱	369839221@qq.com
订购电话	0532-82032573（传真）
责任编辑	韩玉堂　　　　　　　　　　　　　　　**电　　话**　0532-85902349
印　　制	日照报业印刷有限公司
版　　次	2024年7月第1版
印　　次	2024年7月第1次印刷
成品尺寸	185 mm×260 mm
印　　张	27.25
字　　数	691千
印　　数	1～1000
定　　价	198.00元

发现印装质量问题，请致电0633-8221365，由印刷厂负责调换。

编委会

◎ **主　编**　徐学刚　张洪涛　杨　华　柴　峰
　　　　　　吕铁军　王建民　闫　玲　邹丹丹

◎ **副主编**　袁　泉　刘洪福　黄永生　王富田
　　　　　　汪　兰　王　军

◎ **编　委**（按姓氏笔画排序）

　　　　王　军（山东省陆军第八十集团军医院）

　　　　王建民（山东省汶上县中医院）

　　　　王富田（山东省胶州市李哥庄镇中心卫生院）

　　　　吕铁军（山东省安丘市人民医院）

　　　　刘俊丽（河南省郑州阳城医院）

　　　　刘洪福（山东省淄博市博山区医院）

　　　　闫　玲（战略支援部队特色医学中心）

　　　　杨　华（山东省泰安市第一人民医院）

　　　　邹丹丹（山东省烟台凤凰台医院）

　　　　汪　兰（浙江省医疗健康集团衢州医院）

　　　　张洪涛（山东省梁山县人民医院）

　　　　袁　泉（山东省文登整骨医院）

　　　　柴　峰（山东省潍坊市第六人民医院）

　　　　徐学刚（山东省济宁市第二人民医院）

　　　　黄永生（广东省东莞市茶山医院）

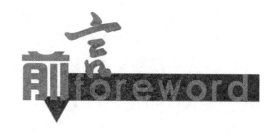

前言 foreword

　　医学影像诊断是现代医学中不可或缺的重要组成部分，它通过多种影像技术为医师提供了直观、准确的疾病诊断依据，为临床医疗工作提供了重要支持。然而，影像诊断并非简单地将影像结果与疾病名称挂钩，而是需要医师结合临床病史、体格检查和实验室检查等多方面信息，进行综合分析和判断，从而为患者提供个性化、精准的诊疗方案。为了帮助临床影像医师更好地理解和应用医学影像学在临床实践中的价值，从而提高临床医学影像诊断水平，我们特组织了一批拥有丰富临床经验的医学影像科专家精心编写了《医学影像诊断临床解读》一书。

　　本书在编写过程中充分吸收了编者多年来的临床工作经验，同时紧跟医学影像学的发展趋势，力求将最新的医学影像学理论和临床实践相结合，具有较强的实用性。本书不仅介绍了各种影像技术的原理、方法和临床应用，还重点探讨了不同影像检查技术在疾病诊断中的特点和应用技巧，以及与临床表现的关联。通过本书的学习和实践，临床影像科医师能更加熟练地运用医学影像学知识，提高影像学解读水平，为患者的诊治提供更加精准和可靠的支持。本书理论联系实际，注重实用性、科学性和系统性，可供影像科医师及各科临床医师阅读参考。

　　由于编者水平有限，加之编写经验不足，书中难免存在疏漏之处，望广大读者提出宝贵意见和建议，以便再版时做出改进。

《医学影像诊断临床解读》编委会

2024 年 3 月

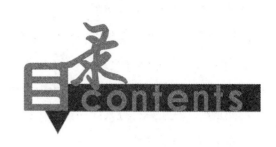

第一章

医学影像检查技术

第一节　X 线操作技术规范

一、X 线检查操作基本原则

(一)检查前准备

检查前应去除相应检查部位影响 X 线穿透的衣服、物品,如发夹、金属饰物、钥匙、膏药和金属纽扣等,有条件者可换上专为受检者准备的衣服。在腹部、下部脊柱、骨盆和尿路等 X 线摄影检查时,必要时应事先做好肠道准备。

(二)正确安放照片标记

标记应置于成像板的适当部位,避免与诊断范围内的信息重叠。

(三)有效焦点的选择

在不影响 X 线管负荷的原则下,根据不同的检查部位选用合适的焦点,以提高照片的清晰度。

(四)焦-片距及肢-片距的选择

应尽量缩小肢-片距,如肢体与成像板不能贴近时,可适当增加焦-片距。

(五)呼吸的控制

受检者的呼吸运动对摄片质量有较大影响,根据不同的部位,可采用如下几种屏气方式。

1.平静呼吸下屏气

用于心脏、上臂、肩及颈部等部位的摄影。

2.深吸气后屏气

用于肺部及膈上肋骨的摄影,可增加肺内含气量,提高对比度,同时使膈肌下降,肺野暴露更广泛。

3.深呼气后屏气

用于腹部及膈下肋骨的摄影。呼气后膈肌上升,使腹部体厚减薄,影像清晰。

4.连续呼吸

曝光时快速呼吸动作,使某些重叠的组织因呼吸而模糊,而被摄部位可较清楚地显示,如摄胸骨正位。

5.平静呼吸下不屏气

用于下肢、手及前臂、部分躯干等部位。

（六）滤线设备的应用

肢体厚度超过 15 cm 或管电压超过 60 kV 时一般需加用滤线板或滤线器。另外,骨肿瘤、慢性骨髓炎一般需加滤线板或滤线器。

（七）摄影要求

根据摄影部位、肢体厚度和设备条件,在满足临床和诊断的前提下,选择较低的曝光条件。

（1）肢体摄影时,至少需包括邻近一端的关节。

（2）同时摄取肢体两个体位时,肢体同一端应置于成像板同一侧,以便比较。

（3）病骨摄影时,摄影视野适当加大,应包括病变的全部区域。

（4）骨关节摄影,必要时可两侧同时拍摄,以便于鉴别诊断。

（5）床旁摄影只适用于不宜搬动的患者(如骨科牵引患者)和危重症抢救患者等。

（6）注意屏蔽防护,特别是腺体等敏感部位。

二、头部

（一）头颅正位

（1）受检者俯卧于检查床上,两肘弯曲,两手置于头部两旁。

（2）头部正中矢状面与床面垂直并与成像板中线重合。

（3）下颌内收,听眦线与床面垂直,双侧外耳孔与床面等距。

（4）成像板的上缘超出颅顶 2 cm,下缘包括部分下颌骨,两侧包括耳郭。

（5）中心线通过枕外隆凸,经眉间垂直射入成像板。

（二）头颅侧位

（1）受检者俯卧于检查床上,头侧转成侧位,被检侧紧贴床面。同侧上肢自然伸直置于一侧,对侧前胸抬起,肘部弯曲,用前臂支撑身体。

（2）头颅矢状面与床面平行,下颌稍内收,瞳间线与床面垂直。

（3）成像板上缘超出并包括头顶,下缘包括部分下颌骨,前后分别包括鼻骨和枕骨隆突。

（4）中心线对准蝶鞍(外耳孔前、上方各 2.5 cm 处)垂直射入成像板。

（三）头颅汤氏位

（1）受检者仰卧于检查床上,两臂置于身旁。

（2）头正中矢状面与床面垂直并与成像板中线重合。

（3）下颌内收,听眦线与床面垂直。

（4）成像板上缘与头顶平齐,下缘抵下颌骨。

（5）中心线向足侧倾斜 30°,对准眉间上方约 10 cm 处射入成像板。

（四）头颅切线位

（1）根据病变部位进行受检者体位设计,目的是使病变区域与头颅边缘呈切线关系。

（2）病变颅骨边缘应置于成像板中心,使中心线垂直于床面,与病变颅骨边缘相切。

（五）鼻骨侧位

（1）受检者俯卧于检查床上,头部侧转呈标准侧位。

(2)头部矢状面与床面平行,将鼻根处置于成像板中心。

(3)中心线对准鼻根下方 2 cm 处,与床面垂直射入成像板。

(六)下颌骨后前位

(1)受检者俯卧于检查床上,两臂弯曲置于头部两侧,前额、鼻尖贴床面,颅骨矢状面与床面垂直并对准成像板中线,两唇咬合线对准成像板中心。

(2)中心线对准照射野中点垂直射入成像板。

(七)下颌骨侧位

(1)受检者仰卧于检查床上,头侧转向患侧并贴床面,健侧身体抬高,两肩下垂。

(2)下颌骨置于足侧垫高 15°的角度板上,下颌骨体部下缘与成像板下缘平行。

(3)中心线向头侧倾斜 15°～25°,经对侧下颌角后下约 1 cm 处,通过被检侧第 3 磨牙射入成像板。

(八)颞颌关节侧位

(1)受检者俯卧于检查床上,头部转成侧位,被检侧紧靠床面,前胸稍抬高并用沙袋或枕头支撑。

(2)外耳孔置于成像板中心后方 1 cm 和上方 2.5 cm 处,使头部矢状面与床面平行,瞳间线与床面垂直。

(3)中心线向足侧倾斜 25°～30°,对准对侧颞颌关节上方 5 cm 处,通过被检侧射入成像板。

(4)要求以同样位置摄取张口位和闭口位照片各 1 张,以观察关节活动情况,并应同时摄取两侧颞颌关节。

三、胸部

(一)胸部后前位

(1)受检者面向摄片架站立,前胸壁紧贴成像板,两足站稳自然分开与其髋部等宽。

(2)身体正中矢状面对准成像板中线,下颌稍仰,置于颏托之上,成像板上缘超出两侧肩部上方 3 cm。

(3)双肘屈曲,手背置于髋部,上臂内旋并尽量前贴摄片架,锁骨呈水平位。

(4)中心线通过第 6 胸椎处垂直射入成像板。

(5)深吸气后屏气曝光。

(二)胸部侧位

(1)受检者侧立于摄片架前,被检侧靠近成像板。

(2)两足分开站稳,双上肢上举环抱头部。

(3)胸部腋中线对准成像板中线,前、后胸壁与成像板两侧缘呈等距离。

(4)成像板上缘超出肩部上方 3 cm。

(5)中心线对准第 6 胸椎平面的侧胸壁中点垂直射入成像板。

(6)深吸气后屏气曝光。

(三)胸部右前斜位

(1)受检者立于摄片架前,胸壁右前方靠近成像板。

(2)左手高举抱头,右肘弯曲内旋,右手置于髋部。

(3)身体冠状面与成像板成 55°。

（4）成像板上缘超出肩部上方 3 cm。

（5）中心线对准左侧腋后线第 7 胸椎高度处垂直射入成像板。

（6）可口服钡剂后平静呼吸状态下屏气曝光。

（四）胸部左前斜位

（1）受检者立于摄片架前，胸壁左前方靠近成像板。

（2）身体冠状面与成像板成 65°。

（3）右手高举抱头，左肘弯曲内旋，左手置于髋部。

（4）成像板上缘超出肩部上方 3 cm。

（5）中心线对准右侧腋后线第 7 胸椎高度处垂直射入成像板。

（6）平静呼吸状态下屏气曝光。

（五）肋骨正位

（1）受检者面向摄影架站立，前胸壁紧贴成像板，双足站稳分开与髋部等宽。

（2）身体正中矢状面对准成像板中线，下颌稍仰，置于颏托上，成像板上缘超出两侧肩部上方 3 cm。

（3）双肘屈曲臂内旋，手背置于髋部，锁骨呈水平位。

（4）中心线通过第 6 胸椎处垂直射入成像板。

（5）深吸气后屏气曝光。

（六）胸骨后前斜位

（1）受检者俯卧于检查床上或面向摄影架站立，双上肢内旋置于身体两侧，成像板上缘包括胸锁关节上 1 cm，下缘包括剑突。

（2）射线从右后向左前成 15°～20°，中心线对准胸骨体中心射入。通常体厚越薄，倾斜角度越大。

（七）胸骨侧位

（1）受检者站立于摄影架旁，人体矢状面平行于摄影架。肩和手臂向后伸，两手相握，肩部尽量往后，胸部前凸。

（2）成像板上缘包括胸锁关节上 2 cm，下缘包括剑突。

（3）中心线对准胸骨体中心垂直射入。

四、腹部

（一）腹部立位

（1）腹部摄片应使用滤线设备。

（2）受检者站立于摄影架前，背部紧贴摄影架，双上肢自然下垂或上举抱头。

（3）人体正中矢状面与摄影架面垂直，并与成像板中线重合。

（4）摄取范围包括全腹部，成像板上缘包括膈顶，成像板下缘包括耻骨联合。

（5）中心线对准成像板中心垂直射入，深吸气后屏气曝光。

（二）腹部卧位

（1）受检者仰卧检查床上，两膝屈曲，于呼气末屏气进行曝光。

（2）常规泌尿系统摄片上界从第 11 胸椎开始，下界包括耻骨联合，应包括两侧肾脏、输尿管、膀胱及后尿道。

(3)中心线对准成像板中心垂直射入。

五、盆腔

(一)骨盆前后位

(1)受检者仰卧,身体正中矢状面与床面垂直并与床面中线重合,双下肢伸直,双足内旋使脚尖靠拢,两侧髂前上棘与床面等距。成像板上缘包括髂骨嵴,下缘至耻骨联合下 3 cm 处。

(2)中心线对准两侧髂前上棘连线中点至耻骨联合上缘连线之中点垂直射入成像板。

(二)骶髂关节前后位

(1)受检者仰卧于检查床上,背部紧贴检查床,身体正中矢状面与检查床中线垂直并重合。

(2)两上肢上举抱头,双下肢伸直,必要时膝关节下加软垫使患者舒适。上缘包括髂嵴,下缘包括耻骨联合。

(3)中心线向头侧倾斜 10°～25°,对准两髂前上棘连线中点射入成像板。

(三)骶髂关节斜位

(1)受检者仰卧于摄影台,被检侧抬离床面,身体后倾使冠状面与床面成 25°～30°,双臂上抬侧伸。下肢屈膝曲髋或伸直,身体垫支持物以保持身体稳定和舒适。

(2)中心线对准髂前上棘内 2.5 cm 向头侧倾斜 15°摄入成像板。

六、脊柱

(一)颈椎前后位

(1)受检者仰卧于检查床上或站立于摄影架旁,颈椎棘突对准床面中线,下颌扬起,使上颌咬合面与乳突尖连线垂直于床面,听眶线与床面成 70°,成像板上缘包括外耳孔上 1 cm,下缘包括第 1 胸椎。

(2)中心线向头侧倾斜 10°,通过甲状腺软骨射入成像板,必要时屏气曝光。

(二)颈椎侧位

(1)受检者侧立于摄影架旁或仰卧于检查床上,一侧肩部抵于成像板下缘,下颌稍扬起,使下颌升支与颈椎无重叠,两肩尽量下垂,避免与下部颈椎重叠。成像板上缘包括外耳孔,下缘包括第 1 颈椎,颈部软组织前后缘中点与成像板中线重合。

(2)中心线通过甲状软骨颈椎前后缘连线中点垂直射入成像板。

(三)颈椎前后双斜位

(1)受检者背立于摄影架前或仰卧于检查床上,身体冠状面与床面成 45°～50°。两肩尽量下垂。成像板上缘包括枕外隆凸,下缘包括第 2 胸椎,此位置也可采用仰卧位。一般要摄取双侧以便于对比。

(2)中心线向头侧倾斜 15°～20°,对准第 4 颈椎射入成像板中心。

(四)颈椎过伸过曲位

(1)受检者侧立于摄影架旁,肩部一侧贴紧摄影架,双肩尽量下垂。

(2)头颅矢状面与摄影架平行,头尽量前屈或后仰(注意受检者安全)。

(3)成像板上缘平耳郭上缘,下缘平颈静脉切迹,两侧需包括颈部软组织。

(4)中心线经甲状软骨水平(下颌角向下 2 cm)垂直射入成像板。

（五）颈椎张口位

(1)受检者背向站立于摄影架前或仰卧于检查床上,头颅正中矢状面与床面垂直并与成像板中线重合,上下切牙连线中点对准成像板中心,头稍后仰,使上颌中切牙咬合面与乳突尖连线垂直于床面。

(2)嘱受检者尽量张大口并保持头部不动,以上下切牙连线中点为中心线垂直射入成像板。

（六）胸椎前后位

(1)受检者仰卧于检查床上,身体正中矢状面对准床面中线并与床面垂直,成像板上缘包括第7颈椎,下缘包括第1腰椎,屏气后曝光。

(2)中心线对准第6胸椎垂直射入成像板。

（七）胸椎侧位

(1)受检者侧卧于检查床上,腰部垫棉垫,两臂上举,两髋及膝部弯曲。脊柱长轴与床面平行。棘突后缘置于床面中线外5 cm,成像板上缘包括第7颈椎,下缘包括第1腰椎,屏气后曝光。

(2)中心线对准第6胸椎并与床面垂直。

（八）腰椎前后位

(1)受检者仰卧于检查床上,身体正中矢状面与床面垂直并置于床面中线处,两髋及两膝弯曲,双足踏于床面。成像板上缘包括第12胸椎,下缘包括部分骶骨。

(2)中心线对准第3腰椎垂直射入成像板。

（九）腰椎侧位

(1)受检者侧卧于检查床上,双手抱头,腰背部平面与床面垂直,人体矢状面与床面平行,两髋及两膝弯曲,成像板上缘包括第12胸椎,下缘包括部分骶骨。

(2)中心线对准髂嵴上3 cm垂直射入成像板。

（十）腰椎斜位

(1)受检者仰卧于检查床上,冠状面与床面成35°～45°,腰椎棘突后缘置于床面中线后方5 cm处。成像板上缘包括第12胸椎,下缘包括部分骶骨。

(2)中心线对准第3腰椎垂直射入成像板。

（十一）腰椎过伸过曲位

(1)受检者侧立于摄影架旁或侧卧于检查床上,体位同标准腰椎侧位。

(2)然后嘱受检者弯腰屈膝、双手抱头或挺胸腹,分别构成腰椎过曲、过伸位。

(3)成像范围及曝光中心线同腰椎侧位。

（十二）骶尾椎前后位

(1)受检者仰卧于检查床上,双下肢伸直,身体正中矢状面与床面中线重合并与之垂直。成像板上缘包括第5腰椎,下缘包括尾骨尖。

(2)中心线向头侧倾斜15°,经耻骨联合上方3 cm处射入成像板。

（十三）骶尾椎侧位

(1)受检者侧卧于检查床上,两侧上肢自然置于胸前,双下肢屈曲,背部与床面垂直,骶尾骨后缘置于床面中线外3 cm处,成像板上缘包括第5腰椎,下缘包括尾骨尖。

(2)中心线经髂后下棘前方8 cm处垂直射入成像板。

七、乳腺

(一)内外斜位

(1)受检者面向乳腺钼靶机站立,两足站稳自然分开与髋部等宽,乳腺成像板托架平面与地面成 30°~60°,使成像板与胸大肌平行。X 线束方向从乳腺的上内侧到下外侧面。其角度必须调整到成像板与胸大肌角度平行为止。

(2)被检乳腺侧的手置于手柄上并移动受检者的肩部,使其尽可能地靠近成像板中心。操作者提起被检侧乳腺,向前和向内推移使乳腺组织和胸大肌尽可能地包括在摄影范围内。

(3)成像板托架的拐角置于胸大肌后面腋窝凹陷的上方,即腋窝的后缘及背部肌肉的前方。

(4)受检者上臂悬于成像板托架的后方,肘部弯曲以松弛胸大肌。向成像板托架方向旋转受检者,使托架边缘向前承托乳腺组织和胸大肌。摄影体位要尽可能地包括更多的胸大肌。

(5)向上、外牵拉乳腺组织,以避免与胸肌影像相互重叠。

(6)压迫板经过胸骨后压迫乳腺并转动受检者,使受检者的双臂和双足对着乳腺摄影设备,压迫器的上角应稍低于锁骨。当将手移开成像区域时,应该用手继续承托乳腺,直至有足够压力能保持乳腺固定在合适的位置为止。初始电动驱动压力必须在 111~200 N(25~45 磅),压迫器显示精度为 ±20 N(4.5 磅),压迫厚度显示精度为 ±5 mm,手动微调可以对压力进行微细调节(如有植入假体、心脏起搏器或皮肤破溃、乳腺导管造影等需要长时间压迫时,压力可适当降低)。

(7)向下牵拉腹部组织以拉开乳腺下皮肤皱褶。

(8)屏气状态下曝光。

(二)头尾位

(1)操作者站立于受检乳腺的内侧。

(2)操作者双手分别在乳腺上、下方轻拉乳腺组织,使其远离胸壁,并置乳头于成像板中心,随后转动受检者,直至成像板的内缘紧靠于胸骨上。

(3)将对侧乳腺置于成像板的拐角上。

(4)受检者头部向前至 X 线管一侧,使前面的乳腺组织置于成像板上。

(5)牵拉非成像侧的乳腺于成像板的拐角处。

(6)将乳腺后外侧缘提拉到成像板上,以显示后外侧乳腺组织。

(7)受检者非成像侧手臂向前抓住手柄。

(8)嘱受检者放松肩部,同时用手轻推受检者后背,并用手指牵拉锁骨上皮肤,以缓解压迫板升压过程中受检者皮肤的牵拉感。乳腺升压宜缓慢、平稳,常规压力为 111~200 N(25~45 磅)。

(9)屏气状态下曝光。

八、四肢及关节

(一)手后前位

(1)受检者侧坐于检查床一侧,肘部弯曲约成直角,掌面紧贴床面,将第 3 掌骨头置于成像板中心,各手指自然分开。

(2)中心线对准第 3 掌骨头垂直射入成像板。

(二)手后前斜位

(1)受检者侧坐于检查床一侧,肘部弯曲约成直角,将小指和第 5 掌骨靠近成像板外缘,手置于侧位,然后将手内旋使手掌与床面约成45°。各手指稍弯曲均匀分开置于成像板上。

(2)中心线对准第3掌骨头垂直射入成像板。

(三)腕关节后前位

(1)受检者侧坐于检查床一侧,肘部稍弯曲,腕关节置于成像板中心,手呈半握拳状,掌面向下,使腕部掌面紧贴成像板。

(2)中心线对准尺骨和桡骨茎突连线中点垂直射入成像板。

(四)腕关节侧位

(1)受检者侧坐于检查床一侧,肘部稍弯曲,手腕侧放并将第5掌骨和前臂尺侧贴紧成像板,手指稍屈曲,尺骨茎突置于成像板中心。

(2)中心线对准桡骨茎突垂直射入成像板。

(五)腕关节外展位

(1)受检者侧坐于检查床一侧,肘部稍弯曲,掌面紧贴成像板,并将腕部置于成像板中心。被检侧手尽量向尺骨侧偏转。

(2)中心线对准尺骨、桡骨茎突连线中点处垂直射入成像板。

(六)尺桡骨前后位

(1)受检者侧坐于检查床一侧,手和前臂伸直掌心向上置于成像板上;前臂长轴与成像板长轴平行,受检者身体向被检侧倾斜,使内外上髁与成像板等距,腕部、前臂和肘关节呈正位像显示,成像范围至少包括邻近一侧关节或两侧关节。

(2)中心线经前臂中点垂直射入。

(七)尺桡骨侧位

(1)受检者坐于检查床旁,肘关节屈曲成90°,前臂呈侧位,尺侧紧靠成像板,前臂长轴与成像长轴平行;肩部略放低,尽量与肘部处于同一平面,成像范围至少包括邻近一侧关节或两侧关节。

(2)中心线经前臂中点垂直射入。

(八)肘关节前后位

(1)受检者坐于检查床一侧,前臂伸直,手掌向上,尺骨鹰嘴突置于成像板中心,肘部背侧紧贴成像板,肩部放低,尽量与肘关节处于同一平面。

(2)中心线对准肘关节中心垂直射入成像板。

(九)肘关节侧位

(1)受检者坐于检查床前,患臂前伸,肘部弯曲成约90°,肘关节置于成像板中心,手掌面对受检者,肩部尽量放低并与肘关节处于同一平面。

(2)中心线对准肘关节中心垂直射入成像板。

(十)肱骨前后位

(1)受检者站立于摄影架前,手臂伸直,掌心向前,受检者向被检侧稍旋转、手臂外展使内外上髁与摄影架面等距,被检侧上臂与摄影架面紧贴,拍摄范围至少包括邻近病变一侧关节。

(2)中心线经肱骨中点垂直射入。

(十一)肱骨侧位

(1)受检者站立于摄影架前,被检侧上臂紧贴于摄影架面,手内旋至内外上髁连线与摄影架面垂直,拍摄范围至少包括邻近病变一侧关节。

(2)中心线经肱骨中点垂直射入。

(十二)肩关节前后位

(1)受检者仰卧于检查床上,被检侧上肢外展伸直,掌心向上,对侧肩部和髋部稍抬高,头转向对侧,使被检侧肩部紧贴床面,成像板上缘位于肩部上方 2 cm,外缘包括上臂软组织。

(2)中心线对准喙突垂直射入成像板。

(十三)肩关节穿胸侧位

(1)受检者侧立于摄影架前,手臂伸直,掌心向前;被检侧肩关节紧贴于摄影架面,健侧手臂上举抱头。

(2)中心线经健侧腋下水平垂直射入。

(十四)锁骨后前位

(1)受检者面向摄影架站立,被检侧上肢内旋 180°置于身体一侧;头转向对侧,使被检侧锁骨紧贴摄影架。

(2)中心线对锁骨中点垂直射入。

(十五)足前后位

(1)受检者仰卧或端坐于检查床上,对侧下肢伸直或弯曲,被检侧膝部弯曲,足底踏平置于成像板上,上缘包括足趾,下缘包括足跟,第 3 跖骨基底部置于成像板中心,成像板长轴与足部长轴平行。

(2)中心线对准第 3 跖骨基底部垂直射入成像板。

(十六)足前后内斜位

(1)受检者仰卧或端坐于检查床上,被检侧膝部稍弯曲,足部置放于成像板上,对侧下肢自然伸直,然后将被检侧下肢向内倾斜,使足底与检查床面成 30°～50°。上缘包括足趾,下缘包括足跟。第 3 跖骨基底部置于成像板中心,成像板长轴与足部长轴平行。

(2)中心线对准第 3 跖骨基底部垂直射入成像板。

(十七)跟骨侧位

(1)受检者侧卧于检查床上,被检侧靠床面,膝部稍弯曲,对侧下肢向前上方弯曲,被检侧足部外侧紧贴成像板呈侧位放置,跟骨置于成像板中心。

(2)中心线对准跟距关节垂直射入成像板。

(十八)跟骨轴位

(1)受检者仰卧或端坐于检查床上,对侧膝部弯曲,被检侧下肢伸直,踝关节置于成像板中心,踝部尽量向足背方向弯曲,如不能弯曲,可将下肢用沙袋垫高,使足部长轴与床面垂直。

(2)中心线向头端倾斜 35°～45°,对准第 3 跖骨基底部射入成像板。

(十九)踝关节前后位

(1)受检者仰卧或端坐于检查床上,对侧膝部弯曲,被检侧小腿伸直,将踝关节置于成像板中心,小腿长轴与成像板长轴平行。

(2)中心线对准内外踝连线上方 1 cm 处垂直射入成像板。

(二十)踝关节侧位

(1)受检者侧卧于检查床上,被检侧靠近床面,对侧下肢跨过被检侧肢体向上方弯曲。被检侧下肢伸直,踝部外侧紧靠床面,膝部稍垫高,足跟放平,使踝关节呈侧位。将外踝上方 1 cm 处置于成像板中心,小腿长轴与成像板长轴平行。

(2)中心线对准内踝上方 1 cm 处垂直射入成像板。

(二十一)胫腓骨前后位

(1)受检者仰卧或端坐于检查床上,下肢伸直,胫腓骨长轴与成像板长轴平行,足稍内旋,拍摄范围至少包括邻近病变一侧关节。

(2)中心线对准胫腓骨中点垂直射入。

(二十二)胫腓骨侧位

(1)受检者侧卧于检查床上,被检侧下肢紧贴检查床面,胫腓骨长轴与成像板长轴平行,拍摄范围至少包括邻近病变一侧关节。

(2)中心线对准胫腓骨内侧中点垂直射入成像板。

(二十三)膝关节前后位

(1)受检者仰卧或端坐于检查床上,小腿伸直,髌骨下缘置于成像板中心,小腿长轴与成像板长轴平行。

(2)中心线对准髌骨下缘垂直射入成像板。

(二十四)膝关节侧位

(1)受检者侧卧于检查床上,被检侧下肢紧靠床面,对侧下肢向前下方弯曲,被检侧膝部稍弯曲,膝部外侧紧靠床面,髌骨下缘置于成像板中心。

(2)中心线对准胫骨上端垂直射入成像板。

(二十五)髌骨轴位

(1)受检者俯卧于检查床上,被检侧下肢膝关节尽量弯曲并紧贴床面。

(2)髌骨上缘置于成像板中心。

(3)中心线向头侧倾斜 15°~20°,对准髌骨下缘切线射入成像板。

(二十六)股骨前后位

(1)受检者仰卧于检查床上,被检侧下肢伸直、足稍内旋,被检侧股骨置于检查床中线处,长轴与成像板长轴平行,拍摄范围至少包括邻近病变一侧关节。

(2)中心线对准股骨中点垂直射入成像板。

(二十七)股骨侧位

(1)受检者侧卧于检查床上,被检侧下肢紧贴床面,股骨长轴与成像板长轴平行,拍摄范围至少包括邻近病变一侧关节。

(2)中心线对准股骨中点垂直射入成像板。

(二十八)髋关节前后位

(1)受检者仰卧于检查床上,下肢伸直,足向内旋,双脚尖向内靠,股骨头置于成像板中心(髂前上棘及耻骨联合上缘连线中点中垂线向下 2.5 cm 处)。

(2)中心线对准股骨头垂直射入成像板。

九、消化道 X 线造影

(一)食管钡餐造影

食管造影前常规胸透,特别是要注意纵隔形态及其邻近器官(心脏和胸主动脉)情况。对食管异物检查前更应做颈部和胸部透视,观察有无穿孔及不透光异物存在。

1.食管单对比造影检查

受检者口含对比剂,取站立右前斜位(将食管置于脊柱前和心影后),透视下嘱其咽下口中对比剂,自上而下跟踪观察食管逐段被充盈扩张、收缩排空(黏膜相)及静止弛张状态情况,直至对比剂经贲门口入胃。再于左前斜位(必要时加正位)进行观察。

2.食管双对比造影检查(低张法)

肌内注射山莨菪碱 20 mg,10 min 后,先吞服产气剂(粉剂)。受检者取右前斜位站于检查床前,连续大口吞服高浓度钡混悬液,即刻摄取点片(连续曝光更好)。此法可使食管满意扩张,食管黏膜涂钡均匀,对食管黏膜浅表病变显示有利。如不用低张或产气剂时,也可采用捏鼻吞钡(吞钡同时以手捏住鼻孔)或使用带侧孔的吸管吸钡(受检者吸钡时可同时从侧孔吸入空气),但效果均不如低张法理想。

3.摄片要求

一般情况下,食管钡剂造影检查在电视显示器上显示清晰,并不需要摄片,但如发现异常或观察不满意时则必须摄取局部点片。

(1)多相点片(充盈和半充盈及黏膜相):无论是单对比或双对比食管造影检查都要求摄取食管扩张时的充盈相及食管收缩时的黏膜相,有利于发现管壁的轻度舒张受限、轮廓改变和确定管腔的充盈缺损以及食管黏膜的细微变化。

(2)多体位观察摄片:为正确反映食管病变的全貌,食管造影检查还必须摄取多体位点片。

(3)立位和卧位点片:食管造影通常处在立位下进行与摄片,但有时钡液通过较快,则可改取卧位或头低位,使钡液通过减慢,有利于病变(如曲张的静脉充盈缺损)的显示及摄片。

(二)上消化道钡餐造影

1.造影技术

(1)右前斜立位:让受检者边服 2.5 g/mL 的硫酸钡液边进行食管检查,此时即可获得满意的食管充盈相、双对比相以及贲门口开放相。发现异常可及时摄下点片。待钡剂服完后,再让受检者做空咽动作,随着食管的蠕动,显示屏上即可呈现食管的收缩相,显示食管各段及贲门口的关闭相。

(2)仰卧位:受检者仰卧,躯体向左(或向右)做 360°旋转 2 周后,取右前斜位,使胃内钡液尽量流向胃底内,构成胃幽门前区及胃窦部双对比相。然后向右转动躯体,直至左前斜位,胃底内胃液逐渐流向胃窦则构成胃角切迹部及胃体上部双对比相。

(3)半立左前斜向右侧卧位-旋转,同时将检查床头侧升高 10°~30°,使胃泡内钡液流出,构成胃底双对比相,显示胃贲门正面形态。正常时,胃泡内钡液应全部流向胃窦,但如有食管胃连接区功能不全,则可见部分钡液自胃泡内逆流进入食管,显示食管下段。这对胃、食管连接区病变的诊断极为重要。

(4)俯卧右后斜位(必要时可适度抬高足侧床面):此位置钡液流向胃体上部,从而构成胃窦部及十二指肠的双对比相。

(5)俯卧左后斜位:为使胃腔充盈饱满,可再加服 0.3~0.5 g/mL 的普通型医用硫酸钡混悬液 100~400 mL,此时胃体、胃角切迹、胃窦部及十二指肠均被钡液充盈,有利于对胃十二指肠的位置、形态、轮廓及柔软度的观察,同时可显示胃底前壁的双对比相。

(6)立位:将检查床由卧式改为立式,观察钡充盈状态下的胃切迹形态,适度右前斜观察十二指肠各组及胃泡充气相。

在上述各体位检查中,根据需要和可能都应配以适当强度的升压检查,尤其是当充盈时。

2.摄片要求

(1)一个完整的上胃肠道双对比(低张)造影检查,必须包括充盈、黏膜、升压及双对比相片。根据需要点片,充分显示病变。包括胃体和胃窦部双对比相、胃窦幽门区双对比相、胃体上部双对比相、胃贲门区正面相、胃窦前壁双对比相、胃底双对比相、胃窦和胃体充盈相、十二指肠充盈相、十二指肠双对比相、胃窦及球部升压相、全胃立式充盈相(显示胃角及十二指肠曲)。

(2)满意的双对比相片应是腔壁线连续、无气泡、无絮凝、胃黏膜面结构(黏膜皱襞或胃小区)显示良好和对比度满意。

(3)全胃及十二指肠各部被分区和分段摄取。

(4)检查医师必须熟悉双对比成像原理及不同病变在双对比相中的征象与特征性表现(如认识胃前壁病变在仰卧位片中的表现),否则病变极易被遗漏。

(5)根据需要可行低张造影。

(三)口服钡餐小肠造影

口服钡餐追踪造影检查是运用传统的单对比技术,通过钡剂在胃肠道(自食管至升结肠中段)内的运行、分布及充盈状态下的形态改变显示小肠和回盲部(末端回肠、回盲瓣、肠、近侧半升结肠及阑尾)结构及器质性与功能性改变。对跨越回盲瓣,同时连累大、小肠疾病的诊断与鉴别诊断特别有帮助。该法在临床上不常单独运用,可作为小肠和回盲部病变的初选检查手段,如疑有小肠器质性病变,需再次做小肠灌肠检查。

1.体位准备

观察食管、胃和十二指肠空腹时,一次服下 0.3~0.5 g/mL 普通硫酸钡悬液 300 mL 后,透视下于立位观察食管,俯卧位观察胃和十二指肠各段单对比充盈相。

2.追踪观察

(1)钡剂进入小肠后,每隔 10~30 min 做透视检查,追踪钡剂在肠道内通过及分布情况,直至钡剂前端抵达肝曲、充盈升结肠和第五组、第六组小肠内同时亦有较多钡剂充盈时。

(2)在卧位透视下转动受检者,配合压迫技术分离重叠的肠曲,观察小肠各组与回盲部各部分(末端回肠、阑尾、回盲瓣和盲肠)位置、形态以及肠腔充盈情况,有无激惹刺激等功能异常。

(3)当钡剂在小肠内通过缓慢,而病变主要位于回盲区时,则可在做胃钡餐检查后,给予甲氧氯普胺 20 mg,可使钡前端在 30~60 min 到达回盲部。

3.摄片要求

(1)对食管、胃和十二指肠检查时发现充盈异常,应及时摄下不同摄影角度的照片,以及升压相。

(2)对小肠进行追踪检查时,需配合适度重力的升压相点片,压力不当易出现假象。

(3)回盲部检查以摄取充盈相和升压相点片为主,摄片必须掌握在回盲部全部充盈时,时间不宜过早(大部分钡剂尚在盆腔小肠内,盲肠和升结肠内仅有小量钡剂)或过迟(大部分钡剂已进入结肠而末端回肠甚至盆腔内小肠仅有少量或零星钡残存)。

(四)双对比结肠钡剂灌肠造影

(1)造影前 5 min 给予肌内注射低张药物。

(2)受检者俯卧位,经肛门插入注气注钡两用肛管,检查床头低 10°~20°。

(3)在透视下经肛管注入 0.70~0.80 g/mL 钡混悬液,当钡流前端经脾曲达横结肠中部或远端时即停止注钡。

(4)于肛管内用升压气球缓慢地注入空气,由气体将钡液推向右半结肠,气体的注入量在700～1 000 mL。透视见右侧升结肠横径扩张至 5 cm 左右时停止注气。

(5)拔除肛管,让受检者于卧位状态下做俯卧-仰卧-俯卧翻转 2 次,见钡剂在结肠表面已形成良好涂布时即可分段依次摄片。

(6)摄片要求:①一般先摄取直肠、乙状结肠和降结肠下部的双对比相(包括仰位和俯卧位)及直肠乙状结肠段侧位。摄片时应适当变动体位,使重叠肠曲展开,再转动体位,于半立位或头低位下分段依次摄取脾曲、横结肠、肝曲及盲升结肠的双对比相。②分段摄片时应注意肠段的连接,勿遗漏部位。摄片过程中,发现病变时应进行局部多角度和多相(双对比、充盈相或半充盈相及升压相等)摄片,分段摄完肠曲点片后,让受检者再做 360°翻转,摄取全结肠的仰卧位和俯卧位及立位片。③整个检查过程不应超过 15 min,否则因为水的吸收钡剂易在肠壁上形成"龟裂纹",妨碍诊断。

(五)直肠排便钡剂造影

1.造影技术

自肛管内注入灌肠用钡剂至降结肠(一般用量约 300 mL)后拔去肛管,嘱受检者坐在专用排粪桶上,调整高度使左右股骨重合,在患者躯干与下肢(大腿)成钝角的情况下进行摄片。

2.摄片要求

(1)侧位片必须使骶尾骨尖、肛门及耻骨联合显示清楚,以便测量。

(2)侧位片:静止相、提肛相(肛门紧闭上提)、力排相(用力排粪,肛门开大)及力排后的黏膜相。

(3)正位片:力排黏膜相。

十、其他 X 线造影

(一)经引流管(T 管)造影

1.常规准备

造影前一般不需特殊准备,抽出引流管内胆汁,或先用温生理盐水冲洗胆管,抽出冲洗液。

2.体位要求

受检者仰卧于 X 线检查床上,取右侧抬高或侧位,缓缓地注入 10 mL 碘对比剂,使左侧肝管分支充盈良好,然后转至仰卧位,在显示屏监视下见多级肝管充盈良好后拍片。

3.摄片要求

(1)摄影条件略高于腰椎。

(2)在显示屏监视下仰卧位右侧抬高 20°,必要时加摄侧位片。

(3)摄片时屏气,身体保持不动。

(二)经皮穿刺胆管造影

(1)受检者仰卧于检查床上,透视下确定右腋中线上肋膈窦部位,在皮肤上做好标记。

(2)穿刺点选择在肋膈窦下的第 7～10 肋间腋中线或腋中线前 1～3 cm 处。

(3)穿刺针进入肝脏后,在肝实质内推进可有质软而脆、质地均匀的感觉。

(4)在透视监视下,边缓慢退针边缓慢注入少量对比剂,一旦显示器上显示对比剂进入胆管内即固定穿刺针。

(5)在造影前尽量多引流出胆汁。

(6)摄片要求:①穿刺针进入胆管后缓缓地注入20%~35%碘对比剂,其用量视胆管有无扩张及扩张程度而定;②在透视监视下,见肝内外胆管全部充盈后即采用不同体位摄片;③胆总管下端梗阻者,必须摄立位片;④当胆管完全梗阻,对比剂不能流入十二指肠者,检查完毕要尽量抽出对比剂。

(三)瘘管造影

1.常规准备

受检者卧在检查床上,瘘口向上,局部消毒后将导尿管或塑料管插入瘘管(如为外瘘,瘘口加标记)。在透视下缓慢地注入碘对比剂,了解瘘管走行方向、形状、深度与邻近器官关系,然后擦除外溢对比剂即可摄片。

2.摄片要求

(1)瘘管造影,一般在电视透视下选择病变暴露充分和瘘管内口显示清楚的位置进行摄片。

(2)摄片时应将瘘管全部包括在照片内,瘘管内口所通的腔隙部位与体表最近距离尽可能地显示出来。

(四)静脉肾盂造影

(1)受检者仰卧于检查床上,摄取全尿路片(参照腹部卧位)。

(2)注入对比剂后7 min、15 min各摄取肾区片1张,如肾盂、肾盏显影良好再摄全尿路片1张。

(3)若30 min后肾盂、肾盏仍然显影不良,膀胱内也无对比剂,应延迟60 min摄全尿路片。

(五)逆行泌尿系统造影

(1)受检者仰卧检查床或站立于检查床踏板上,摄取全尿路片。

(2)当医师为受检者插管到位后再摄取1张全尿路片,然后逆行注射对比剂检查,拍摄相应泌尿系统造影片,显示满意后,嘱医师边撤退导管边注射对比剂,并适时点片,在造影过程中需尽量充分地显示欲观察尿路(尿道、膀胱、输尿管、肾盂)的造影像。

(六)子宫输卵管造影

(1)受检者仰卧于检查床上,取膀胱截石位,先拍摄平片,后经 Foley's 导管逆行注入碘剂5~10 mL 行造影检查。

(2)成像板上缘包括髂前上棘,下缘包括耻骨联合。

(3)中心线对准双侧髂前上棘连线中点与耻骨联合中点连线的中点垂直射入,造影过程中可根据需要旋转不同体位观察、点片(充盈相)。

(4)嘱受检者10~20 min(或24 h后,不同对比剂复查时间不同)后复查,观察对比剂在盆腔内涂布情况,并摄其弥散像。

(王建民)

第二节 胸部 X 线检查技术

一、检查方法与要求

(一)摄片

摄片能够显示呼吸系统的大部分疾病,且简单易行、价格便宜,常用于呼吸系统疾病的初查。正位(后前位)、侧位是胸部摄片最常见的投照体位。

(二)胸部 X 线透视

胸部 X 线透视操作简单,可进行胸部多方位观察及胸部器官运动的显示,但空间及时间分辨率低,不能保留影像资料,多数医院已淘汰。

(三)支气管造影

支气管造影既往用于观察支气管病变,目前 CT 完全可以取代,该方法已基本淘汰。

(四)容积 DR 体层摄影

容积 DR 体层摄影可得到单张薄层图像,按照电影模式连续播放,快速观察整个胸部组织结构图像。

二、检查体位

(一)胸部后前位

胸部后前位成像示意图(图 1-1),胸部后前位像结构示意图(图 1-2)。

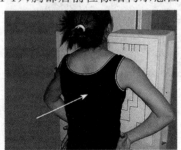

图 1-1　胸部后前位成像示意图

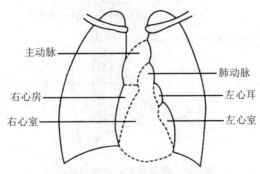

图 1-2　胸部后前位像结构示意图

1.体位

(1)面向摄影架站立,前胸靠紧探测器,两足分开,使身体站稳。

(2)正中矢状面对探测器中线,头稍后仰,将下颌置于胸片架上方,探测器上缘超过两肩 3 cm。

(3)双手置于髋部,两肘弯曲,尽量向前。两肩内转,尽量放平,紧贴探测器。

(4)探测器置于滤线器托盘内,摄影距离 150~180 cm。

(5)深吸气后屏气曝光。

2.中心线

水平方向,通过第 6 胸椎,垂直入探测器。

3.标准影像显示

(1)肺门阴影结构可辨。

(2)锁骨、乳房、左心影内可分辨肺纹理。

(3)肺尖充分显示。

(4)肩胛骨投影肺野外。

(5)两侧胸锁关节对称。

(6)膈肌包括完全,且边缘锐利。

(7)心脏、纵隔边缘清晰锐利。

(二)胸部侧位

胸部侧位成像示意图(图 1-3),胸部侧位像结构示意图(图 1-4)。

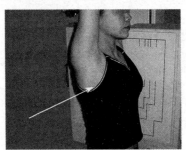

图 1-3 胸部侧位成像示意图

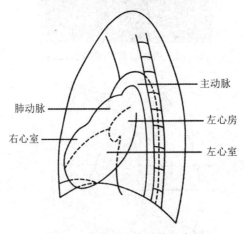

图 1-4 胸部侧位像结构示意图

1.体位

(1)侧立摄影架站立,受检胸部靠紧探测器,探测器上缘高于肩部。

(2)腋中线对探测器中线,前胸壁及后胸壁投影与探测器边缘等距。

(3)两足分开,身体站稳,双上肢上举,环抱头部,收腹,挺胸抬头。

(4)探测器置于滤线器托盘内,摄影距离150～180 cm。

(5)深吸气后屏气曝光。

2.中心线

水平方向,经腋中心通过第6胸椎,垂直入探测器。

3.标准影像显示

(1)无组织遮盖处呈漆黑。

(2)第4胸椎以下椎体清晰可见,呈侧位投影。

(3)颈部至气管分叉可连续追踪气管影像。

(4)心脏、主动脉弓移行部、降主动脉边缘清晰锐利。

(5)胸骨两侧缘重叠良好。

(三)胸部前弓位

胸部前弓位成像示意图(图1-5)。

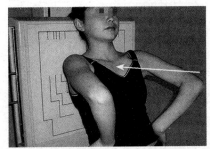

图 1-5　胸部前弓位成像示意图

1.体位

(1)背靠摄影架站立,正中矢状面对探测器中线,探测器上缘超出肩部7 cm。

(2)两足分开,身体站稳,手背置于髋部,肘部弯曲并尽量向前。

(3)身体稍离开摄片架,上胸后仰,上背部紧贴摄影架面板,腹部向前挺出,胸部冠状面与探测器成15°～20°。

(4)探测器置于滤线器托盘内,摄影距离150～180 cm。

(5)深吸气后屏气曝光。

2.中心线

水平方向,经胸骨角与剑突连线中点,垂直入探测器。

(四)胸部右前斜位

胸部右前斜位成像示意图(图1-6),胸部右前斜位像结构示意图(图1-7)。

1.体位

(1)直立摄影架站立,胸壁右前方靠紧摄影架面板,探测器上缘高于肩部3 cm,左右缘包括左前及右后胸壁。

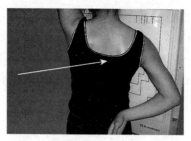

图 1-6　胸部右前斜位成像示意图

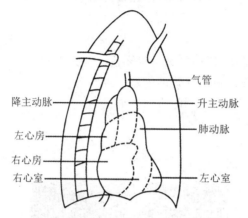

图 1-7　胸部右前斜位像结构示意图

（2）两足分开，身体站稳，右肘弯曲，右手置于髋部，左手上举环抱头部。

（3）左胸壁离开探测器，胸部冠状面与探测器成 45°～55°。

（4）探测器置于滤线器托盘内，摄影距离 150～180 cm。

（5）服钡剂后，平静呼吸下屏气曝光。

2.中心线

水平方向，经左侧腋后线通过第 7 胸椎，垂直入探测器。

3.标准影像显示

（1）呈斜位投影，心脏大血管置于胸部左侧，不与胸椎重叠，胸椎投影于胸部右后 1/3 处。

（2）心脏、主动脉弓清晰锐利，胸部周边肺纹理可追踪。

（3）肺尖显示清楚，食管的胸段钡剂充盈良好。

（五）胸部左前斜位

胸部左前斜位成像示意图（图 1-8），胸部左前斜位像结构示意图（图 1-9）。

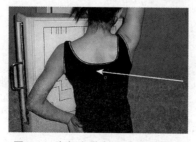

图 1-8　胸部左前斜位成像示意图

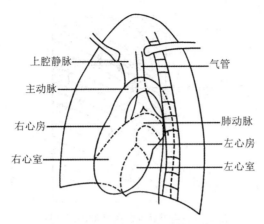

图 1-9　胸部左前斜位像结构示意图

1.体位

(1)直立摄影架站立,胸壁左前方靠紧摄影架面板,探测器上缘高于肩部 3 cm,右前、左后胸壁与探测器边缘等距。

(2)两足分开,身体站稳,左肘弯曲内旋,左手置于髋部,右手上举环抱头部。

(3)胸部冠状面与探测器成 65°～75°。

(4)探测器置于滤线器托盘内,摄影距离 150～180 cm。

(5)平静呼吸下屏气曝光。

2.中心线

水平方向,经右侧腋后线通过第 7 胸椎,垂直入探测器。

3.标准影像显示

(1)呈斜位投影,心脏大血管置于胸部右侧,胸椎投影于胸部左后 1/3 处。

(2)下腔静脉基本位于心影底部中央显示。

(3)胸主动脉全部清晰锐利,胸部周边肺纹理可追踪。

(4)肺尖显示清楚。

(六)胸部后前斜位

胸部后前斜位成像示意图(图 1-10),胸部后前斜位像结构示意图(图 1-11)。

1.体位

(1)仰卧于摄影台,长轴与摄影台长轴垂直,探测器上缘高于胸锁关节 1 cm,下缘包括剑突。

(2)双上肢内旋置于身体两侧。

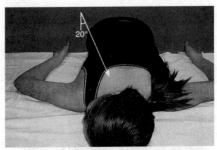

图 1-10　胸部后前斜位成像示意图

19

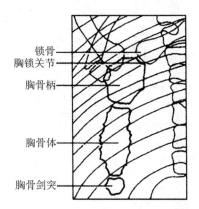

锁骨
胸锁关节
胸骨柄
胸骨体
胸骨剑突

图1-11　胸部后前斜位像结构示意图

(3)两肩尽量内收,使胸骨紧贴台面,头转向右侧。

2.中心线

自背部脊柱右后入左前方,经胸骨达探测器中心。中心线一般左侧倾斜20°～25°。曝光时胸骨贴紧探测器,嘱患者均匀呼吸,曝光时间应包括1～2个呼吸周期。摄影条件宜选用低千伏、低毫安、长时间、近焦皮距。

3.标准影像显示

(1)胸骨正位全貌显示,胸骨柄、胸骨体及剑突边缘锐利、骨质、关节间隙清晰。

(2)胸锁关节、胸骨柄、胸骨体及剑突包括在照片内。

(3)胸骨与脊柱无重叠,骨纹理清晰,骨皮质边缘锐利。

(七)胸骨侧位

胸骨侧位成像示意图(图1-12),胸骨侧位像结构示意图(图1-13)。

1.体位

(1)侧立摄影架站立,探测器上缘高于胸骨切迹,下缘包括剑突。

(2)胸骨长轴对探测器中线。

(3)两足分开,身体站稳,两臂背后交叉,胸部向前挺出,两肩尽量后倾,胸骨呈侧位。

(4)探测器置于滤线器托盘内,摄影距离100 cm。

2.中心线

水平方向,经胸骨中心,垂直入探测器。曝光时深吸气后屏气曝光。

3.标准影像显示

(1)胸骨柄、胸骨体及剑突边缘锐利、骨质、关节间隙清晰,胸锁关节重叠,胸前壁软组织厚度及表皮轮廓可见。

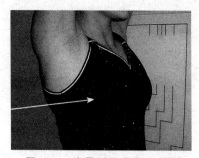

图1-12　胸骨侧位成像示意图

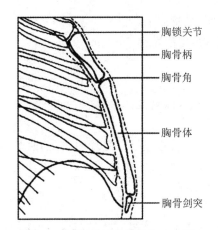

图 1-13 胸骨侧位像结构示意图

（2）胸骨柄、胸骨体及剑突包括在照片内。

（3）骨纹理清晰，骨皮质边缘锐利。

(八)膈上肋骨前后位

膈上肋骨前后位成像示意图(图 1-14)，膈上肋骨前后位像结构示意图(图 1-15)。

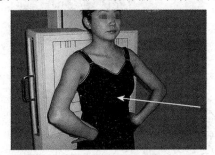

图 1-14 膈上肋骨前后位成像示意图

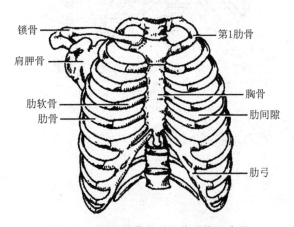

图 1-15 膈上肋骨前后位像结构示意图

1.体位

（1）站立摄影架前，背部靠紧摄影架面板，两足分开，使身体站稳。

（2）正中矢状面对探测器中线，下颌稍仰，探测器上缘超过两肩。

（3）手背置于臀部，两肘弯曲，尽量向前。

（4）探测器置于滤线器托盘内，摄影距离 100 cm。

（5）深吸气后屏气曝光。

2.中心线

水平方向，通过第 7 胸椎，垂直入探测器。

3.标准影像显示

（1）左右第 1～6 前肋及第 1～9 后肋包括在照片内，包括两侧肋膈角。

（2）第 7 颈椎显示，肩胛骨显示为侧位影像且不与后段肋骨重叠。

（3）骨纹理清晰，骨皮质边缘锐利。

（九）膈下肋骨前后位

膈下肋骨前后位成像示意图（图 1-16），膈下肋骨前后位像结构示意图（图 1-17）。

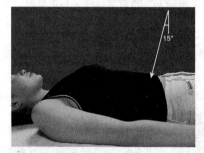

图 1-16　膈下肋骨前后位成像示意图

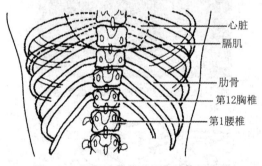

图 1-17　膈下肋骨前后位像结构示意图

1.体位

（1）仰卧于摄影台上。

（2）正中矢状面垂直台面，对探测器中线。探测器上缘包括第 5 胸椎，下缘包括第 3 腰椎，两侧包括腹侧壁外缘。

（3）双上肢置于身体两侧，稍外展。

（4）探测器置于滤线器托盘内，摄影距离 100 cm。

（5）呼气后屏气曝光。

2.中心线

通过脐孔上，向头侧倾斜 10°～15°，垂直入探测器。

3.标准影像显示

（1）膈下肋骨正位、斜位包括在照片内。

（2）左右膈下肋骨对称显示，第 3 颈椎显示。

（3）骨纹理清晰，骨皮质边缘锐利。

三、相关疾病及诊断要求

X 线影像学可一定程度反映胸部病变的病理生理学改变，目前仍是临床诊断胸部疾病的常见检查技术。常规胸部 X 线检查项目包括摄片、CR、DR、胸部透视以及支气管造影。对于肺水肿、肺部感染性疾病、肺不张、肺结核以及肺肿瘤等，可以显示病变的位置、范围以及与周围结构的关系，有助于初步诊断或明确诊断，尤其可对气胸以及肋骨骨折等疾病明确诊断，能为评估病变的可切除性及预后判断提供依据。对于某些纵隔疾病（如胸内甲状腺肿、胸腺瘤、畸胎瘤和皮样囊肿、心包囊肿以及纵隔脂肪瘤等），可以初步观察纵隔形态，估计病灶大小及位置，有助于间接反映病变性质。

值得一提的是，胸部 X 线检查作为胸部结构的二维平面投影影像，由于组织重叠等因素干扰，部分隐蔽性病变多难以清晰显示。同时，胸部 X 线检查的密度分辨率低，仅能显示纵隔内积气或较大钙化，一般不用于纵隔疾病的诊断。随着医学设备的不断更新和新技术开发应用，X 线成像技术已不再局限于单纯的形态成像。容积 DR 新技术图像质量明显高于 X 线片，相对 CT 而言，容积 DR 在满足诊断的同时可进一步减少辐射剂量，目前已应用于胸部疾病，尤其对于肺内小结节、空洞及气管等病变的显示有一定的临床价值。

（一）胸部血管性疾病

X 线检查在排除可疑肺动脉栓塞与其他疾病的鉴别方面有一定价值。直接数字化 X 线摄影（DDR）是近年来发展起来的，早期肺栓塞患者的直接数字化 X 线摄影表现有一定的特征性。合理应用 DDR 后处理分析技术及高质量 DDR 胸片是影像诊断的关键。早期诊断肺栓塞应做到以下几点。

（1）选择适当管电压，充分利用图像后处理功能，提高输出影像的信息量。

（2）高质量 DDR 胸片应具备气管隆嵴显示清楚、心脏缘锐利、下位肋骨显示较好。

（3）伴有栓子者，应根据临床实际处理图像提取有效信息。但是 DDR 仅能间接证实肺栓塞，尽管其空间分辨率有所提高，但尚有待于新的软件的开发和利用。其次，DDR 诊断的图像质量要求很高，合理应用后处理技术是关键。

（二）胸部肿瘤性疾病

迄今，胸部 X 线片仍是肺癌筛查的常用检查方法，但早期肺癌仅表现为密度不均的小结节影，甚至不能显示。正位胸部 X 线片上约 43% 的肺部面积和心脏、纵隔以及横膈等组织重叠。由于肺结节的空间体积比较小，常与肋骨及胸壁重叠，导致肺结节与背景影像的对比度较差，容易漏诊和误诊。容积 DR 检查获得的断层图像可观察肿瘤与支气管的关系。如肿块向腔内生长，表现为支气管腔内软组织影，可部分或完全占据支气管腔，表面欠光滑；若肿块大部位于腔外，邻近支气管可有受压改变，表现为支气管腔的狭窄，局部管壁可光滑或毛糙不光整。另外，可发现阻塞性改变。尽管容积 DR 是连续多层面显像，但其不能分辨大血管周围的脂肪间隙，以及肺门肿块和肿大淋巴结，对纵隔内结构的显示也不理想。

影响读片质量的因素很多，包括图像质量、图像传输与调取过程、阅片室环境、显示器的性能指标、图像后处理技术等。有研究显示，5M 医用单色液晶显示器能更大程度地显示原图像的真实数据，提高信噪比，呈现出较多的细节，尤其对一些微小细节。IQQA-Chest 系统在接入 PACS

后能够与 PACS 系统协同工作，专门用于诊断 X 线片所见肺内小结节，对于筛查肺内小结节具有低成本优势，其在一定程度上可以弥补人眼视觉观察影像的局限性，可提取出部分易漏诊的可疑病变，提高肺小结节检出率。

结合计算机辅助检测肺结节系统，能够发现解剖学死角区的结节，有助于避免放射科医师在大量阅片过程中由于视觉疲劳、注意力降低而忽略的一些微小病灶，从而提高肺结节的检出率。但其对于肺血管、肋骨重叠区、第一肋骨和锁骨连接处、乳头位置以及肩胛区等区域仍存在一定的假阳性率，而放射科医师比较容易鉴别，故不会影响检测敏感度。值得一提的是，计算机辅助检测肺结节的系统存在高假阳性率和假阴性率，尚不能作为一站式检查，其所检测可疑病变须由放射科医师进一步分析。基于深度学习的人工智能有望带来革命性变化。

（三）胸部炎性疾病

常规 DR 检查是胸部炎性疾病临床常用的检查方法，多用于体检、筛查及病变的定期复查。容积 DR 技术是传统断层摄影的延伸和发展，通过一次连续曝光即可获得胸部三维结构的部分容积信息，通过后处理重建出胸部某一层面的组织结构图像，较常规 DR 可发现更多的微小病灶，亦可通过多个层面的连续观察，得到关于病变形态及密度的更多的信息，从而做出更准确的诊断。如多层面连续观察病灶形态呈斑片状、楔形、条状等，多提示炎症可能；如病灶内出现空气支气管征、气液平面，同样提示炎性病变。对于肺结核，容积 DR 可较清晰地显示重叠于肋骨、心脏或椎体的小病灶，常规 DR 检查时发现干酪样病变内的小空洞，从而提示诊断。值得一提的是，容积 DR 检查对病灶内的钙化显示能力欠佳。对于肺结核的诊断首选常规 DR 检查，若出现不典型的病例，可结合容积 DR 检查进一步观察病灶内部结构及胸部其他改变作出诊断。

（四）胸部外伤性疾病

诊断肋骨骨折最常用的影像诊断方法为常规 DR 检查。但常规 DR 检查是二维成像，骨折部位的组织较厚，各组织结构影像重叠，相互干扰；如部分骨质形态不规则，或是不全性骨折、无明显移位的骨折显示不佳；有时患者伤势较重，无法摆出正确的体位，不能获得标准的体位影像。双能量成像显示肋骨结构，更容易发现骨折部位和形态。容积 DR 一次检查可获得靶区域解剖结构的多角度投影数据，通过像素位移、叠加等特定的重建算法，可消除邻近解剖结构重叠的影响，明显提高肋骨骨折的显示能力，降低漏诊率。

（王富田）

第三节　胸部 CT 检查技术

一、检查方法与要求

（一）扫描技术与参数

（1）扫描范围从肺尖至肋膈角。

（2）窗宽、窗位技术。①窗宽：肺窗采用 1 000～2 000 Hu，纵隔窗采用 300～500 Hu。②窗位：肺窗采用 －800～－500 Hu，纵隔窗采用 30～50 Hu。

（3）常规扫描通常采用 5～10 mm 层厚，螺距 1.5。高分辨率 CT 通常采用 1～2 mm 层厚，螺距 1.5。

(二)CT 平扫

1.常规 CT 平扫

用于呼吸系统常见疾病的基本检查或体检。

(1)扫描体位:采用双手置于头部两侧的仰卧位,胸部正中矢状面垂直于扫描床并与床面长轴的中线重合。

(2)扫描范围:肺尖至膈下,一般为胸骨切迹平面至后肋膈角下界。

(3)扫描参数:层厚 5 mm,层间隔 5 mm。

2.特殊 CT 检查

(1)高分辨率 CT(HRCT):能够清晰地显示肺内细微结构,用于观察诊断弥漫性病变(间质病变、肺泡病变、结节病变)、支气管扩张及肺小结节等。①扫描体位:采用双手置于头部两侧的仰卧位。②扫描范围:肺尖至膈肌下 2~3 cm。③扫描参数:采用高电压和高电流,如 140 kV,140~210 mAs。层厚 1 mm,重建间隔 0.7~1 mm。图像重建采用高空间分辨率算法。

(2)病灶的容积显示及多平面重建:层厚 0.5~2 mm。能够多平面、多角度、立体显示肺内病灶的轮廓及与周围结构(如小血管和小支气管等)的关系,有利于计算病灶倍增时间及随诊观察,常用于观察诊断肺内结节或肿块。

(3)气管、支气管 CT 仿真内镜:层厚 0.5~2 mm。能显示气管及较大支气管,特异性、敏感性均较低,显示的小支气管形态容易失真,目前一般不用于细支气管的检查。可用于观察诊断气管支气管病变、评价支气管内支架的疗效。

(4)CT 肺功能成像:既能显示肺的形态学变化,又能定量测量肺功能。可用于诊断肺气肿,评估肺减容术的疗效等。

(5)低剂量 CT:通过降低管电流或管电压的方式降低曝光剂量,其他扫描参数同常规扫描。目前主要用于肺癌筛查。

(三)CT 增强扫描

1.普通 CT 增强扫描

用于鉴别肺门周围的血管断面与其周围肺内病灶、肺门或纵隔淋巴结断面,或判断胸部大血管受累情况。

2.动态 CT 增强扫描

注射对比剂后在设定的时间范围内对某一选定层面进行动态连续扫描。常用于肺内孤立结节的定性诊断。

3.肺血管 CT 成像

肺血管 CT 成像也称肺动脉 CTA,能够显示肺动脉及其大分支。可用于诊断肺血管病变(如肺栓塞等),判断胸部大血管受累情况。

(1)常规肺动脉 CTA 检查技术。①扫描参数:采用实时曝光剂量调节降低辐射剂量。扫描范围自膈肌水平至胸廓入口。②对比剂参数:碘对比剂 40~60 mL,经肘静脉注射。注射速率 4 mL/s,以同样速率注射生理盐水 100 mL。③扫描方式:采用自动触发扫描方式。

(2)双能量肺动脉 CTA 检查技术。①扫描参数:采用实时曝光剂量调节降低辐射剂量。扫描范围自膈肌水平至胸廓入口。②对比剂参数:碘对比剂 60~80 mL,经肘静脉注射。注射速率 4 mL/s,以同样速率注射生理盐水 100 mL。③扫描方式:采用自动触发扫描方式。

4.CT 灌注成像

CT 灌注成像多用于肺结节的鉴别诊断,临床上尚未普及推广。

5.能量 CT 成像

目前能量 CT 成像已用于肺栓塞诊断,良、恶性胸部肿块性质鉴别及疗效评估等领域。

(四)CT 引导肺穿刺活组织检查

CT 引导肺穿刺活组织检查可用于肺内病变的定性诊断,但有假阴性出现。

二、相关疾病及诊断要求

胸部 CT 是呼吸系统疾病最常用且最有价值的影像检查方法。目前,胸部 CT 的常规检查项目包括平扫、增强扫描以及 CT 引导肺穿刺活组织检查。通过 CT 值测量对于分析肿块内部成分,如实性、液性、脂肪性和血管性等,以及边缘的细微变化有一定价值,有助于肿块性质的判定。

对于粟粒性病灶,如血行播散型肺结核、肺转移瘤等,可以显示病灶的分布和数目。对于肺大疱、局限性轻度肺气肿等轻微改变,以及支气管的扩张、气管和支气管腔内狭窄或梗阻、支气管阻塞征象的清晰显示也是其优势之一。对于肺间质性病变,如间质性肺炎、肺间质纤维化等,可以显示网状影、线状影、蜂窝状影,同时有助于病变活动度的判断、疗效监测以及预后评价等。对于鉴别纵隔、胸膜内外病变以及膈肌上下病变,显示肺内病变对纵隔或胸膜的侵犯也有明显优势,可为手术方案的制定提供重要依据。CT 对纵隔内及肺门部淋巴结肿大和钙化也有重要价值。

胸部 CT 检查影像更为清晰,对检出和诊断胸部疾病的优势高于常规 X 线检查,医师可根据临床实际情况而选用。但是,胸部 CT 检查仍有其一定的局限性,由于肺癌、肺结核以及肺炎可能有类似的影像学表现,弥漫性间质性病变的表现亦缺乏特异性,常难以明确诊断。需要指出的是,能谱 CT 成像技术作为 CT 发展史上的重大变革,将影像诊断从形态学范畴带入功能学范畴,不仅能提供 CT 值,尚能提供单能量成像、能谱曲线、物质密度图、有效原子序数等参数信息,已初步应用于包括肺栓塞等在内的胸部疾病的诊断,以及肺结节和肿块的定性诊断,对于纵隔淋巴结的定性诊断、肺血流及通气障碍的评估及尘肺的诊断亦有一定优势。

(一)肺血管性疾病

1.CT 肺动脉成像技术

目前,CT 肺动脉成像(CTPA)是诊断肺血管性疾病的常用检查方法,其空间分辨率较高,一次注射对比剂可同时显示胸部各脉管系统,患者仅需一次屏气即可完成胸廓入口至肺底扫描,相对于肺动脉造影和放射性核素肺通气检查,更为安全、快速、经济。

肺动脉栓塞作为常见疾病,根据栓子发生的部位可分为 3 种。①中心型肺栓塞:发生于主肺动脉、左右肺动脉干、肺叶动脉的栓塞。②周围型肺栓塞:仅发生于肺段动脉、亚段动脉及更小动脉分支的动脉。③混合型肺栓塞:中心型和周围型栓塞并发。

肺动脉栓塞的 CTPA 表现进一步分为直接征象和间接征象。其中直接征象是指肺动脉内完全或部分充盈缺损,间接征象主要包括如下内容。

(1)马赛克征:局限血管纹理分布不均或稀疏,肺内灌注不均。

(2)肺梗死:以胸膜为基底的楔形实变,尖端与供血肺动脉相连,周围为磨玻璃样渗出,可见支气管充气征。

(3)Westermark征:接近栓子近侧肺血管增粗,而远端肺纹理变细或缺如。

(4)胸膜肥厚、胸腔积液及肺动脉高压等。

但CTPA较难评估周围动脉及肺段动脉等分支血管内栓子有无,也不能显示因肺栓塞导致的肺灌注状态。需要指出的是,CTPA可显示栓子不同程度自行破碎、溶解或机化的演变过程,可作为治疗前后观察肺动脉栓塞疗效的检查手段。

2.能量CT

能量CT可定量分析血管灌注状态,通过解剖和功能两个层面对肺栓塞的程度、范围、肺灌注状态进行评估。对于不易显示的较小肺动脉栓子,通过分析肺灌注缺失形态,包括楔形、局限性及不均匀斑片改变3种类型,可预测栓子的存在。如楔形灌注缺损多伴有肺栓塞,而局限性及不均匀斑片肺灌注缺损一般伴有肺实质病变。此外,能量CT尚可用于预测肺栓塞患者的预后,分析最初肺栓塞部位碘基图的血流灌注情况,可以量化肺实质血流灌注状态,有效评估疗效情况。

3.图像扫描及后处理技术比较

肺动脉栓塞原则上以肺动脉期扫描(延迟时间15～18 s)为主,但单一的肺动脉期扫描对肺动脉5、6级分支特别是肺动脉主干栓塞后远端分支显示不佳,行双期扫描有利于在动脉晚期更好地观察肺动脉细小分支。后处理以横断面、矢状面及冠状面多平面重组(MPR)为主。肺动脉瘤延迟15～18 s,容积再现(VR)重组能直观显示其位置和形态。肺动静脉瘘以肺动脉期和实质期扫描为主,行VR和薄层最大密度投影重组,通过三维旋转能以最佳角度显示供血动脉、引流静脉及瘤体间的关系。肺隔离症扫描范围应从胸廓入口至肺底,MPR、VR重组可显示异位供血动脉、引流静脉及病变全貌。部分性肺静脉畸形引流应双期扫描,对侧肘静脉注射对比剂可减少头臂静脉高密度对比剂对畸形引流静脉的干扰,VR和薄层最大密度投影重组可显示肺静脉畸形引流全程。

此外,仿真成像技术可使用较薄层厚进行扫描,增加单位时间在Z轴方向上的分辨率,可显示更细的血管,且后处理速度快。因其具有无创性、可重复性高、安全且费用少等优点,已成为目前直观显示血管内腔的较好检查方法。

(二)胸部肿瘤

1.CT对肺肿瘤的诊断价值

肺肿瘤的CT检查方法包括平扫＋增强、灌注、能量成像。肺部良性肿瘤多呈圆形,边缘光滑,伴或不伴分叶,密度均匀;肺部恶性肿瘤边缘多不规则,伴毛刺、分叶,密度多不均匀,可伴肺门、纵隔内转移淋巴结。肺结节作为肺内常见病变,根据直径将≤8 mm的病灶定义为亚厘米结节,直径>3 cm的病灶定义为肿块;根据影像上病灶的成分,将肺结节分为非实性结节(纯磨玻璃结节)、部分实性结节(混合性磨玻璃结节)及实性结节。良性肺结节多表现为圆形或椭圆形,可有卫星灶,伴钙化,胸膜面呈带状或星状密度增高影,肺门引流呈"双轨状",空洞一般呈裂隙状。恶性肺结节多不规则,边缘有细毛刺,可伴丛毛征、不规则小棘状突起或大小不等、深浅不一的分叶,内部可见空泡征或空洞,一般空洞为单发、厚壁,洞壁朝向胸膜面,洞内壁一般不规则,有壁结节,周边常出现血管集束征、胸膜凹陷征及肺门引流征等。常规CT成像作为肺结节性质判定的重要方法,多依据形态学征象,但因存在异病同影及同病异影表现,部分病变术前明确诊断有一定困难。

(1)常规CT:对于部分肺结节和肿块病变缺乏诊断特异性,容易漏诊和误诊,且辐射剂量仍然较大。尽管近年来随着低剂量螺旋 CT 的应用,有效降低了胸部疾病普查的辐射剂量,但限于管电流降低的影响,图像质量有所降低,对微结节的分辨率有时较低。对于肺癌的疗效评估,常规 CT 多依据肿块的大小变化,即实体肿瘤的治疗反应评价标准来判断疗效,由于肿瘤形态学改变晚于组织代谢方面的改变,瘤体缩小与瘤细胞死亡间存在不同步性,其灵敏度和准确率有限。

(2)CT 灌注成像:CT 灌注成像可活体反映肿瘤血管生成的微血管变化,能更准确地对肺部肿瘤进行分期、分级、预后及疗效判断。但 CT 灌注成像的准确性较差,与设备、扫描技术、操作者的主观偏倚及患者个体化差异均有关系。此外,亦与肿瘤血管的自身变异(即肿瘤存在空间和时间上的异质性)、肿瘤血管的功能状态在不同部位甚至相邻区域存在差异有关。同时,选择的感兴趣区大小、位置不同,其灌注参数值亦存在不同程度的差异。由于呼吸伪影的干扰,实际工作中有相当数量患者的数据无法分析,对设备单次扫描范围和数据采集速度的要求也较高。

(3)能量成像:能量 CT 低剂量扫描结合自适应迭代重建技术,在降低辐射剂量的同时,可得到较高的图像质量,对肺内微细结构显示清晰,尤其是对直径≤10 mm 的结节检出率高于常规CT,可作为高危人群筛查早期肺癌的影像学检查手段。能量 CT 在消除硬化效应的同时,可提供病变精确的 CT 值,通过能谱曲线的斜率反映肺部占位病变的强化表现,同时分析碘基图、水基图、直方图等多个参数,可为鉴别肺结节和肿块病变性质提供更有价值的信息。

对于肺癌病理类型的鉴别,常规 CT 仅通过单一 CT 值鉴别,目前已有文献指出,能量 CT 定量指标在鉴别肺鳞癌和肺腺癌中有一定价值。但其报道尚少,有待进一步研究证实。此外,通过能量 CT 的虚拟平扫技术可在不增加辐射剂量的前提下,获得与常规平扫相当的图像质量。由于能量 CT 的碘基值可反映肿块血流灌注状态,而水基值和 CT 值一定程度与肿块通气量有关,有研究显示,随着恶性肿块的增大,平均碘基值减低,而磨玻璃样结节的水基值和 CT 值低于实性结节。

能量 CT 可通过物质分离技术定量分析病灶碘浓度变化从而评价肿瘤疗效。尤其是合并阻塞性肺不张、肺炎,或因胸腔积液导致病灶表现复杂,难以明确肿块边界等情况下,通过单能量成像可更好地勾画肿块边缘,从而有利于对比治疗前后肿瘤大小的变化情况。

2.CT 对纵隔肿瘤的诊断价值

CT 对诊断纵隔肿瘤有一定的技术优势,其较高的密度分辨率有助于区分脂肪性、实质性、囊性、钙化及出血等影像学特征。可明确肿瘤的部位、大小、形态和内部结构,亦可了解肿瘤与周围结构之间的关系。通过增强扫描尚可区分血管性及非血管性结构特点,对肿瘤的定性诊断有一定价值。如胸内甲状腺肿有明显强化,气道受压移位明显,且与甲状腺强化一致,发生恶变时轮廓多不清楚,常侵犯周围结构;神经源性肿瘤增强后神经鞘瘤有明显强化,神经纤维瘤和交感神经节细胞神经瘤均匀强化,恶变者边缘模糊并侵犯邻近结构。

(三)纵隔及肺门淋巴结性质

肺癌淋巴结转移与否是判断术前分期、制定治疗方案及预后评价的重要因素,目前主要方法有纤维支气管镜、超声引导下穿刺活检及纵隔镜检查等,尽管具有较高的准确率,作为有创检查,容易并发气胸、出血以及瘤细胞种植转移等而受到限制。

1.常规 CT

判定纵隔及肺门淋巴结性质,多依据淋巴结的大小、形态、强化程度等形态学特征,缺乏特异性和准确性。转移淋巴结的病理类型与原发灶存在密切相关性,定性分析淋巴结可有助于鉴别肺内占位性病变的性质。

2.能量成像

能量 CT 可通过纵隔及肺门淋巴结的最佳单能量图像更好地显示淋巴结病变,通过分析原发病灶与淋巴结的能谱曲线以及碘基值等差异,有助于进一步明确淋巴结性质。但目前有关能量 CT 对纵隔及肺门淋巴结性质判定的文献报道尚少,且存在一定的争议,尚需要积累样本进一步证实其临床应用价值。

(四)肺血流和通气障碍

导致肺血流和通气障碍的病因较多,包括肺动脉栓塞、肺膨胀不全、肺实变和肺肿瘤等,以往多是通过肺核素通气和灌注显像评估肺血流和通气功能,但其特异度较低,且难以明确导致肺血流通气障碍的原因。

1.CT 灌注成像

可定量评估肺动脉栓塞引起的肺组织灌注改变,目前常用的技术包括 CT 同层连续动态增强扫描和单球管 CT 全肺灌注扫描。其中 CT 同层连续动态增强扫描可综合评估肺栓塞的结构和功能改变,但不能实现全肺容积扫描,仅能作出诊断性结论,难以与其他疾病相鉴别,且注射速率较高,临床创伤性较大。值得一提的是,电影成像技术较为耗时,扫描过程复杂,肺栓塞患者在检查过程中难以保持屏气状态,进一步限制了其临床应用。单球管 CT 全肺灌注扫描解决了同层动态增强扫描技术的不足,采用 CT 密度测定法及剪影技术,实现了全肺灌注检查。采用 CT 密度测定法的优势是可实现全肺组织的灌注,便于鉴别诊断,但 CT 值变化较小,肉眼不易辨别,人工勾画的感兴趣区包括肺实质以及肺间质成分,所测量的 CT 值不能完全反映肺实质的密度,且难以重复、准确性较低。剪影技术结合伪彩能直观显示肺灌注异常区域,但该方法的平扫和增强扫描数据独立采集,图像配准困难,且后处理过程复杂,难以保证图像质量。

2.能量成像

经后处理可得到单能肺血管图像、肺灌注图像及最小密度投影(MinIP)图像等,可有效反映肺解剖结构信息以及肺组织的血流灌注状态。如部分肺磨玻璃样改变的患者常规 CTPA 显示多正常,但碘基图可呈斑片状血流灌注增高,而病变区域 MinIP 图像表现为斑片状充气减低;肺动脉高压患者可表现为灌注缺损而 CTPA 图像无异常发现,MinIP 图中灌注异常区域充气增加;对于弥漫性肺气肿患者,其碘基图和 MinIP 图像表现与肺动脉高压较为类似;间质性纤维化患者的碘基图呈血流灌注明显减低,而 MinIP 图像病灶区域呈高密度。

(五)肺炎性疾病

1.常规 CT

多可明确诊断,慢性间质性炎症常规 10 mm 层厚即可显示。高分辨率 CT(HRCT)表现为互相牵拉的清晰纤维索条影以及增厚的肺间质、小叶间隔,并见间质周围相应出现小叶性肺气肿,尚可见扩张的细支气管。尘肺病变在 HRCT 显示的敏感性优于胸部 X 线片,但鉴于其是混合能量成像,可产生硬化效应,对定量分析的准确性有一定影响。HRCT 可精确显示肺组织形态学改变,可识别累及次级肺小叶尤其以小叶中心为特征的疾病,其横断面图像可反映大体病理学特点。对于尘肺常见的细支气管病变,HRCT 表现为小叶中心结节和致密分枝状影,这些在胸部 X 线片上较难显示。

炎性包块在 10 mm 层厚图像上显示为规则或不规则肿块,密度不均匀,边缘可见尖角或长毛刺,可伴钙化及空洞。HRCT 表现为密度均匀或不均匀肿块,边界清晰锐利,尖角和长毛刺显示更加清晰;实质部分为软组织密度,可强化,但强化幅度变化很大。周围可见血管增粗、纤维索条、卫星灶及胸膜增厚等。

尽管 HRCT 的层厚仅 1 mm,但不能完全取代 10 mm 层厚的图像,实际工作中,应综合两种检查技术,其中常规层厚用于检出和发现病变,HRCT 可提供肿块边界形态和间质形态信息,观察纤维索条等征象及有无小叶气肿等,以提供更多的诊断依据。

2.能量成像

通过物质分析技术,以水和 SiO_2 作为基物质对,定量分析肺组织的 SiO_2 量,可为尘肺的早期准确诊断以及与其他肺疾病的鉴别诊断提供依据。同时,可通过定期监测易患尘肺人员肺组织的 SiO_2 含量,有效改善其工作环境以及预防尘肺的发生和发展。

(六)肺外伤性疾病

肋骨骨折是胸部外伤后的常见疾病,CT 具有扫描速度快的特点,可明显减少扫描过程中由于患者呼吸及疼痛等因素导致的运动伪影。并可进行薄层、多角度、任意平面成像,避免了 X 线检查中多次搬动患者可能引起的危险性,尤其适用于外伤中危重的患者。

图像后处理技术可进行多方位、多角度、多平面和旋转观察,能消除重叠和体位等因素的影响,提供更多、更完整的信息,弥补了传统影像的缺陷和不足,其中 SSD 技术可用于解剖较复杂区域的显示,清晰显示肋骨骨折情况,有利于病灶定位。

(王富田)

第四节　胸部 MR 检查技术

胸部疾病的影像诊断以常规 X 线检查为初筛,CT 检查为首选,MR 为辅助手段。随着 MR 技术的不断改进和成熟,其在胸部的临床应用也日益广泛。MR 可任意层面成像,软组织分辨率高,对于肺、纵隔、膈肌病变的定位及起源判断具有重要价值;利用血管流空效应,对于鉴别血管性病变,尤其是血管管腔及管壁病变也具有优势;对于纵隔淋巴结的清晰显示也是其优势之一;对于纵隔肿瘤,可显示病变范围、与周围结构的关系,有助于病变可切除性判断及评估预后,尤其是对纵隔神经源性肿瘤的诊断和分期有重要价值;对于胸腔积液,可显示积液量及初步判断积液成分,对发现积液合并占位也有明显优势;对于胸部肿瘤的疗效评估也可提供可靠影像学资料。

一、MR 成像技术

(一)肺、纵隔常规 MR 技术

1.线圈

体部、心脏相控阵线圈。

2.体位

仰卧位,头先进或足先进。定位中心对准线圈中心及第 5 肋间水平连线。

3.方位及平扫序列

冠状位单次激发 T_2WI、轴位快速自旋回波 T_2WI-FS 呼吸门控(呼吸导航)、单次激发 T_1WI、梯度回波 T_1WI 屏气采集序列容积扫描,必要时加矢状位扫描。

4.增强扫描序列

轴位、冠状位、矢状位梯度回波 fs-T_1WI 屏气采集序列三期扫描,在设备性能支持的情况下,轴位可采用三维 T_1WI 梯度回波序列行动态多期扫描。

5.技术参数

层厚 5.0～8.0 mm,层间隔≤层厚×20%,FOV(360～400)mm×(360～400)mm,矩阵≥320×256。如采用三维梯度回波 T_1WI 容积扫描,层厚 2.0～4.0 mm,呼吸触发采集。静脉注射钆对比剂,流率 2～3 mL/s,剂量 0.1 mmol/kg,然后注射等量生理盐水。

6.图像要求

(1)显示完整肺及纵隔结构。

(2)呼吸运动伪影、血管搏动伪影及并行采集伪影不影响影像诊断。

(3)三维 T_1WI 容积扫描提供 MPR 像,必要时提供时间-信号强度曲线分析结果。

(二)胸部大血管对比增强 MRA 技术

1.线圈

体部、心脏相控阵线圈。

2.体位

仰卧位,头先进或足先进。定位中心对准第五肋间水平连线。

3.方位及序列

冠状位扫描,采用快速或超快速三维梯度回波序列等。

4.技术参数

TR、TE 均为最短,反转角 20°～45°,激励次数 0.5 或 1.0 次,层厚 1～3 mm,无间距扫描,FOV(400～480)mm×(400～480)mm,矩阵≥192×288,三维块厚及层数以覆盖心脏大血管为准,即包含心脏前缘及降主动脉后缘,脂肪抑制,扫描时间 14～25 秒/时相,至少扫描 2 个时相(动脉期和静脉期)。对比剂剂量 0.2 mmol/kg,注射流率为 3 mL/s(或前半剂量注射流率为 3 mL/s,后半剂量流率为 1 mL/s),再以等量生理盐水冲管。

5.图像要求

(1)显示心脏大血管动脉像及静脉像。

(2)靶血管对比剂处于峰值浓度,图像清晰。

(3)无明显运动伪影。

(4)提供 MIP 重组多角度旋转三维血管图。

二、相关疾病及诊断要求

(一)肺血管性病变

评价肺动脉 MRA 图像质量的标准如下:可以完全显示中央肺动脉(主肺动脉/左右肺动脉和肺叶动脉);同时清楚地显示外周肺动脉(段和段以下动脉);而且还能够在不受肺静脉或主动脉及其分支重叠的影响下,选择性地显示某些肺动脉。当肺动脉与肺静脉或主动脉分支重叠时可以通过电影、连续旋转、MPR 或 MIP 的方法来处理。

1.肺动脉栓塞

肺动脉栓塞是一种常见病,严重危害人类健康。但其临床症状、病史、临床检查及胸部 X 线检查均没有特异性。传统的肺动脉造影是诊断肺动脉栓塞的金标准,但是一种有创的检查方法。

CTA 的敏感性为 83%，特异性为 91%。肺动脉 MRA 的表现是血管腔内持续的充盈缺损或血管的突然截断，与血流缓慢或涡流引起的血管腔内信号不均匀是不同的。肺动脉 MRA 成像取得了令人满意的效果，MRA 对比剂安全，且无离子辐射，所以当患者有碘过敏史或肾功能不全时，MRA 是有效的 CTA 替代检查方法。

2.慢性血栓栓塞性肺疾病

慢性血栓栓塞性肺疾病的发病率逐年增加，可以通过 MRA 对其进行诊断。诊断标准如下：中央肺动脉扩张；附壁血栓和血管壁增厚，周围没有血管分支或中断；血管远端的异常狭窄；肺段血管管径的异常。尽管空间分辨率有限，显示肺叶、肺段动脉的敏感性分别是 83%、72%，特异性分别是 95% 和 94%。MRA 可以清晰地显示慢性血栓栓塞性肺动脉高压患者中央大动脉的栓子、血管突然截断征、血管远端逐渐变细。3D-MRA 可以快速、精确地诊断肺静脉或体循环静脉的异常，是一种非侵入性的方法。

3.肿瘤与肺动静脉的关系

MRA 可以精确地评价肿瘤与肺动静脉的关系，敏感度约 80%，特异性约 95%。原始图像与 MIP 相结合可以显示血管壁的增厚或管腔的狭窄及外周血管的截断等征象。

4.其他

MRA 还可以用于诊断肺静脉的异常回流（如肺动静脉畸形）、肺段隔离症（显示供血动脉和引流静脉）等多个方面。

(二)肺通气障碍疾病

慢性阻塞性肺疾病（COPD）是一种以气流受限为特征的可以预防和治疗的疾病，气流受限不完全可逆、呈进行性发展，与肺部对有害气体或有害颗粒的异常炎症反应有关。COPD 主要累及肺，也可引起全身（或称肺外）的不良效应。

1.MR 肺灌注成像

MR 肺灌注成像可成功用于 COPD 患者局部肺灌注的视觉评估及术后肺功能的预测。MR 肺灌注成像的主要方法为首过对比剂技术。与放射性核素闪烁成像相比，MR 灌注成像无放射性辐射、具有较高的空间和时间分辨率，且在检测灌注异常方面具有较高的诊断准确度（90%～95%）。

首过对比剂技术是采用快速成像序列，静脉团注对比剂后将组织毛细血管水平的血液灌注情况显示出来。MR 技术已能完成具有更高空间分辨率和可进行多平面重组的 3D 容积灌注成像，能获得局部肺灌注缺损区准确的解剖学定位，从而可以在叶和段水平评估 COPD，并与放射性核素闪烁灌注成像有很好的相关性。

肺气肿患者肺实质破坏，肺泡毛细血管相对减少，导致肺动脉阻力的增加，肺动脉压随之上升。由于肺血流量减少，相应肺组织氧交换能力下降，血含氧量不足又会使肺动脉阻力进一步上升，形成恶性循环。总之，肺气肿患者肺血流量（PBF）减少，肺实质多种性质的破坏导致了肺血容量（PBV）也减少。平均通过时间（MTT）由 PBV/PBF 的值决定，肺气肿患者的 MTT 显著下降，可间接推断出 PBV 有更大程度的减少，而局部的 PBV 可能有所增加。

2.MR 肺通气成像

气体交换充足与否取决于灌注和通气是否匹配，肺局部通气的评估对肺疾病（包括 COPD）的诊断和严重度评估十分重要。目前，局部通气成像最常采用核医学成像，但其缺点是空间分辨率低和吸入放射性物质。MR 肺通气成像主要采用超极化惰性气体（^{3}He、^{129}Xe）成像、氧增强质子成像、氟化气体成像等。由于其无辐射,空间分辨率较高,越来越受到重视。近十年,使用^{3}He 和^{129}Xe 超极化惰性气体的 MR 肺通气成像已广泛用于动物及部分临床实验中,以^{3}He 应用较多。此成像方法对哮喘患者的气流受限和肺气肿患者的通气受损具有高度敏感性,也可进行定量分析。研究表明通气缺损与肺气肿的肺实质受损有很好的相关性。许多研究者已经成功尝试使用^{3}He-MR 对 COPD 患者在肺形态、容积及通气缺损分布的基础上进行严重度分级和疾病特点描述。

当然,胸部 MR 也有诸多不足之处,其对肺部解剖细节(肺纹理、远端支气管及叶间胸膜等)显示效果欠佳,对钙化显示也不敏感。MR 对胸部外伤的应用价值也有限。

（王富田）

第五节 腹部 CT 检查技术

一、适应证与相关准备

(一)适应证

1.肝脏和胆囊

包括肝肿瘤、肝囊肿、肝脓肿、脂肪肝、肝硬化、胆道占位、胆管扩张、胆囊炎和胆结石等。

2.脾脏

能确定脾脏的大小、形态、内部结构和先天变异等,并能区分良性肿瘤、恶性肿瘤、炎症及外伤引起的出血等。

3.胰腺

CT 能确定急性胰腺炎的类型;慢性胰腺炎可显示微小的钙化、结石;能确定有无肿瘤,肿瘤的来源、部位和范围;了解外伤后胰腺有否出血等。

4.肾和肾上腺

确定肾脏有无良恶性肿瘤及其大小、范围,有无淋巴结转移等;确定有无肾脏的炎症、脓肿及结石的大小和位置;肾动脉 CT 血管造影可显示有无血管狭窄及其他肾血管病变;显示外伤后有无肾损伤及出血情况;确定肾上腺有无良、恶性肿瘤的存在,以及功能性疾病(如肾上腺皮质功能减退)等。

5.腹部及腹膜后腔

可以明确有无良、恶性肿瘤的存在,如血管夹层动脉瘤、脂肪瘤和平滑肌肉瘤等;观察有无腹部肿瘤及腹膜后腔的淋巴结转移、炎症和血肿等。

(二)相关准备

(1)检查前应尽可能食用少渣饮食,特别不能服用含有金属的药品,或进行消化道钡剂造影。

(2)检查当天以空腹为宜。

(3)患者应携带其他影像学资料及其他临床相关检查资料。

(4)CT 增强患者应严格掌握适应证,做好碘变态反应的救治工作。

(5)将对比剂(如 60%泛影葡胺或非离子型对比剂)加入温开水中,配制成 1%～2%的浓度给患者口服。检查肝脏、胰腺及脾脏时,扫描前 15 min 口服该浓度对比剂 500 mL,使胃及十二指肠壶腹部充盈,形成良好对比。检查前再口服 300~500 mL,以便胃充盈,可有效克服部分容积效应,避免产生伪影,使扫描图像能更好地将胃及其他相邻脏器区别开来。若观察肾及肾上腺则要提前 20~30 min 口服与上述相似浓度的对比剂。对于腹膜后腔检查则应提前 2 h 口服 1%~2%浓度的对比剂 800~1 000 mL,以便于充盈整个肠道系统。

(6)患者脱掉有金属扣子和挂钩的衣裤,取出口袋中的金属物品,解除腰带,去除腰围、腹带及外敷药物等。

(7)做好耐心细致的解释工作,使患者消除疑虑和恐惧,明白检查的程序和目的。训练患者的呼吸,并保持每次呼吸幅度一致。

二、检查技术

(一)普通扫描

1.扫描体位

患者仰卧于扫描床上,头先进,两臂上举抱头,身体置于床面正中。

2.定位像与扫描范围

定位像为腹部前后正位像。扫描基线在定位像上设定,肝脏和脾脏以膈顶为扫描基线,胆囊和胰腺以肝门为扫描基线,肾和肾上腺以肾上极为扫描基线,腹膜后腔以肝门为扫描基线。扫描范围:肝、脾从膈顶扫描至肝右下角;胆囊及胰腺从肝门直至胰腺扫描完整;肾从肾上极扫描到肾下极;肾上腺从起始扫描到肾脏中部;腹膜后腔从肝门扫描到髂前上棘。

3.扫描参数

管电压≥120 kV,管电流采用智能 mAs 技术,准直器宽度 0.6~1.5 mm,重建间隔为准直器宽度的 50%,FOV 根据患者体型大小设定,应包括整个腹部(包括腹壁脂肪),矩阵≥512×512,螺距(pitch)为 1.0~1.2;体部软组织算法重建横断面、冠状面。窗宽 150~200 Hu,窗位 40~60 Hu。

(二)增强扫描

腹部增强扫描的对比剂注射方法均采用静脉内团注法,对比剂用量 60~80 mL,流速 2~3 mL/s。

肝脏、脾脏增强通常采用三期扫描,动脉期延迟扫描时间 25~30 s,门脉期延迟扫描时间 60~70 s,实质期延迟扫描时间 85~90 s。若怀疑肝血管瘤,则实质期的延迟扫描时间为 3~5 min 或更长,直至病灶内对比剂充满为止;胰腺增强扫描通常采用"双期",动脉期延迟扫描时间 35~40 s,静脉期延迟扫描时间 65~70 s;肾脏增强扫描通常扫描皮质期、髓质期和分泌期,皮质期延迟扫描时间 25~30 s,髓质期延迟扫描时间 60~70 s,分泌期延迟扫描时间 2~3 min。

三、影像处理

根据临床和诊断需要,做不同方位的图像重建。腹部扫描采用标准或软组织模式,用螺旋扫描。肝、脾扫描采用 8 mm 层厚,8 mm 间隔;胆道扫描采用 3 mm 层厚,3 mm 间隔;肾脏扫描采用 5~8 mm 层厚,5~8 mm 间隔;肾上腺采用 3 mm 层厚,3 mm 间隔;腹膜后腔扫描采用 8 mm 层厚,8 mm 间隔。腹部 CT 图像的显示一般用软组织窗,根据观察脏器和病变情况,适当调节窗宽和窗位。一般的,窗宽 150~200 Hu,窗位 40~60 Hu;肾上腺窗宽 200~300 Hu,窗位30~

50 Hu。按解剖顺序将平扫、增强、延迟扫描的图像依时间先后摄影,对肾上腺的图像应放大摄影。有些小病灶除须放大摄影外,还可行矢状位、冠状位重建。

（王富田）

第六节　腹部 MR 检查技术

一、胆囊、胆道 MR 检查技术

(一)检查前准备

1.受检者的准备

与肝脏 MR 检查相比,胆囊、胆道 MR 检查要求更为严格,受检者需空腹检查,禁食、禁水6 h以上,防止胃肠道液体太多,影响对胆道的显示和观察。

有需要者可服用胃肠道阴性对比剂来抑制胃肠道的液体信号。

2.受检者的呼吸训练与监控

与肝脏 MR 检查一样,需要患者的良好配合。

(二)常见适应证与禁忌证

胆囊与胆管内的胆汁属于静止的液体,表现为高信号,扩张的胆道系统与周围组织形成良好对比。虽然胆囊内结石无法在 MR 上直接显影,但其周围所包绕的胆汁形成的对比能较好地显示其大小、位置及形态。磁共振胰胆管成像(MRCP)对胰胆管病变的显示具有独特的优势。

除 MR 检查通常禁忌证外无特殊禁忌证。

(三)线圈选择及患者体位设计

1.线圈选择

线圈通常选择表面线圈如专用的腹部线圈或者心脏扫描线圈。

2.体位设计

患者仰卧位,定位线中心置于剑突下缘。

(四)扫描方位

胆囊 MR 检查以横轴位为主,辅以冠状位。必要时可加沿管道走行方向的斜矢状位或斜冠位。

MRCP 通常进行冠状位扫描,必要时进行平行于左右胆管的斜冠位扫描。

1.横轴位

以冠状位做定位参考像,在冠状位定位像上使横轴位定位线垂直于人体长轴。横轴位一般常规扫描整个肝脏。T_1WI 像与 T_2WI 像层面要保持一致。

2.冠状位

以横轴位及矢状位做定位参考像。

(五)推荐脉冲序列

平扫横轴位 T_2WI-FS、T_2WI、T_1WI、冠状位 T_2WI-FS,增强后常规进行横轴位动态增强 T_1WI、冠状位 T_1WI。

MRCP:2 D 或 3 D,在梗阻部位进行薄层横轴位 T_2WI-FS。

(六)胆囊、胆道常见病变的特殊检查要求

除常规扫描序列外可以加做 MRCP。MRCP 对胰胆管病变的显示具有独特的优势,结合常规 MR 图像可以获得直观的诊断印象,需要注意的是在有梗阻的部位加薄层扫描,必要时口服阴性对比剂降低胃肠道高信号水对图像质量的影响。

(七)图像优化(序列参数应用技巧)

MRCP 主要有三种扫描方式,即屏气厚块一次投射 MRCP、呼吸触发 3D MRCP、2 D 连续薄层扫描 MRCP,一般联合使用前两种。

MRCP 必须使用脂肪抑制技术。

(八)对比剂应用

与 CT 相比,MR 有更高的软组织分辨力,一部分病变依靠 MR 平扫即可检出,甚至可以确诊。但胆囊、胆道器官由于管壁较薄,而且发生实质性病变时的天然对比往往不好,需要借助对比剂制造人工对比。增强扫描不但可以增加病变的检出率,对于病变的定性诊断也很有帮助。因此对于胆囊肿瘤和胆道梗阻性病变的 MR 检查,应该常规进行动态增强扫描。

对比剂:0.1 mmol/kg,2～3 mL/s 速度静脉注射。

(九)摄片和图像后处理

通常摄取横轴位 T_2WI-FS 及 T_1WI,增强后主要摄取横轴位 T_1 加权脂肪抑制图像,并摄取病变部位冠状位 T_1 加权脂肪抑制图像。

必要时重建:薄层重建清晰显示病变及侵犯范围。

二、胰腺 MR 检查技术

(一)检查前准备

1.受检者的准备

胰腺 MR 检查要求受检者最好能够空腹检查。一般情况下胰腺 MR 检查无须做特殊准备。

2.受检者的呼吸训练与监控

MRCP 一般需要进行屏气和呼吸触发两种扫描方式,检查前应对患者充分训练。

(二)常见适应证与禁忌证

胰腺周围有脂肪衬托,MR 扫描中胰腺各种病变通常在脂肪抑制技术下能获得较好的对比。慢性胰腺炎、胰腺癌等造成胰管扩张时,MRCP 可以帮助进行诊断。近来 DWI 在胰腺疾病的诊断与鉴别诊断中也表现出了相当的潜力。

除 MR 检查通常禁忌证外,无特殊禁忌证。

(三)线圈选择及患者体位设计

1.线圈选择

线圈通常选择表面线圈如专用的腹部线圈或者心脏扫描线圈。

2.体位设计

患者仰卧位。

(四)扫描方位

胰腺 MR 检查以横轴位为主,辅以冠状位。必要时可加矢状位或斜位的扫描。一般情况下,胰腺横轴位以前后方向为相位编码方向,并尽可能同时采用矩形 FOV。冠状面扫描一般选

择左右方向为相位编码方向。

1.冠状位

以横轴位及矢状位做定位参考像。一般使用标准冠状位。扫描范围根据胰腺前后径及病变大小而定。

2.横轴位

以冠状位做定位参考像,在冠状位定位像上使横轴位定位线垂直于人体长轴。横轴位扫描范围包括整个胰腺。T_1WI 像与 T_2WI 像层面要保持一致。

(五)推荐脉冲序列

(1)与肝脏扫描序列相似,需要薄层扫描。

(2)平扫横轴位 T_2WI-FS、T_2WI、T_1WI、冠状位 T_2WI-FS。

(3)增强后常规进行横轴位动态增强 T_1WI、冠状位 T_1WI。

(4)DWI(弥散加权成像)b 值 $400\sim600$。

(六)胰腺常见病变的特殊检查要求

1.胆囊、胆管、胰管病变

除常规扫描序列外可以加做 MRCP,MRCP 对胰胆管病变的显示具有独特的优势,结合常规 MR 图像可以获得直观的诊断印象,需要注意的是在有梗阻的部位加扫薄层扫描。

2.胰腺癌

胰腺癌主要依据胰腺肿瘤的信号,增强特点及继发胰管扩张等表现作出诊断,血管侵袭和腹膜后淋巴结肿大对诊断具有重要意义,增强扫描有助于胰腺癌诊断。当存在胆道低位梗阻时,应注意胰头部肿瘤的可能性。

扫描层厚与间距均要薄,图像质量以 T_1WI 脂肪抑制(T_1WI-FS)、T_2WI 脂肪抑制(T_2WI-FS)最好。

T_1WI 脂肪抑制:由于脂肪信号受抑制,胰腺腺泡组织内的水溶性蛋白成分高,使胰腺呈相对高信号,显示正常胰腺和毗邻结构较为有利。

(七)图像优化(序列参数应用技巧)

胰腺动态增强扫描同肝脏动态增强扫描。

胰腺体积较小,应进行薄层扫描,钩突要包括在扫描范围之内,对于恶性肿瘤的患者应适当扩大扫描范围。

(八)对比剂应用

胰腺的天然对比往往不好,需要借助对比剂制造人工对比。增强扫描不但可以增加病变的检出率,对于病变的定性诊断也颇有帮助。因此对于胰腺病变特别是肿瘤或肿瘤样病变的 MR 检查,应该常规进行动态增强扫描。

对比剂:0.1 mmol/kg,$2\sim3$ mL/s 速度静脉注射。

(九)摄片和图像后处理

通常摄取横轴位 T_2WI-FS 及 T_1WI,增强后主要摄取横轴位 T_1 加权脂肪抑制图像,并摄取病变部位冠状位 T_1 加权脂肪抑制图像。

必要时重建:薄层重建清晰显示病变及侵犯范围。

三、肾上腺 MR 检查技术

(一)检查前准备

1.受检者的准备

要求受检者能够空腹检查。

2.受检者的呼吸训练与监控

MRCP 一般需要进行屏气和呼吸触发两种扫描方式,检查前应对患者充分训练。

(二)常见适应证与禁忌证

占位性病变,免疫炎性细胞浸润或纤维化引起的皮质和(或)髓质萎缩,先天性类固醇合成酶缺陷引起的皮质增生等会引起肾上腺形态改变的疾病都可以用 MR 进行检测。

除 MR 检查通常禁忌证外无特殊禁忌证。

(三)线圈选择及患者体位设计

1.线圈选择

线圈通常选择表面线圈如专用的腹部线圈或者心脏扫描线圈。

2.体位设计

肾上腺的检查体位与肝脏检查体位设计一致。肾上腺定位线中心对准剑突与脐连线中点。

(四)扫描方位

肾上腺 MR 检查以横轴位为主,冠状位对显示肾上腺与肝脏、双肾的关系更加有效,尤其在区别病变位于肾上腺还是肾脏时冠状位扫描是必不可少的。一般情况下,横轴位选择前后方向为相位编码方向,并尽可能同时采用矩形 FOV。冠状面扫描则一般选择左右方向为相位编码方向。

1.横轴位

以冠状位做定位参考像,在冠状位定位像上使横轴位定位线垂直于人体长轴。横轴位扫描范围从肾上极上 2 cm 到肾门,若病变体积较大,可适当增加扫描范围以扫描完整个病变。T_1WI 像与 T_2WI 像层面要保持一致。

2.冠状位

以横轴位及矢状位做定位参考像。一般使用标准冠状位。扫描范围根据肾上腺前后径及病变大小而定。

(五)推荐脉冲序列

(1)常规采用薄层扫描。

(2)平扫横轴位 T_2WI-FS、T_2WI、同反相位 T_1WI、冠状位 T_2WI。

(3)增强后常规进行横轴位动态增强 T_1WI、冠状位 T_1WI。

(六)腹部常见病变的特殊检查要求

肾上腺肿瘤同反相位成像可帮助区分肾上腺腺瘤、髓样脂肪瘤,为发现肾上腺占位时的重要扫描序列。肾上腺腺瘤因为含有一定量的脂肪,其信号在反向位图像上有明显的下降,而肾上腺恶性病变如转移瘤或原发性肾上腺皮质癌不含或含有极少量脂肪,在反相位图像上不产生信号下降。

同反相位成像对于纯脂肪组织不能起到鉴别作用,应与脂肪抑制序列相互结合以助定性。

动态强化也有助于鉴别诊断。在动态增强扫描时,腺瘤多呈早期、轻/中度强化且廓清迅速,非腺瘤多呈早/中期、中/重度强化且廓清缓慢。

对于肾上腺占位病变,进行冠状位扫描有助于明确病变与周围组织的结构关系。

(七)图像优化(序列参数应用技巧)

扫描时相同肝脏 MR 扫描。

(八)对比剂应用

肾上腺的天然对比往往不好,需要借助对比剂制造人工对比。增强扫描不但可以增加病变的检出率,对于病变的定性诊断也颇有帮助。如在动态增强扫描时,腺瘤多呈早期、轻/中度强化且廓清迅速,非腺瘤多呈早/中期、中/重度强化且廓清缓慢。

对比剂:0.1 mmol/kg,以 2～3 mL/s 的速度静脉注射。

(九)摄片和图像后处理

通常摄取横轴位 T_2WI-FS 及 T_1WI,增强后主要摄取横轴位 T_1 加权脂肪抑制图像,并摄取病变部位冠状位 T_1 加权脂肪抑制图像。

必要时重建:薄层重建清晰显示病变及侵犯范围。

四、肾脏、输尿管 MR 检查技术

(一)检查前准备

1.受检者的准备

肾脏 MR 检查并不要求受检者空腹检查。一般情况下肾脏 MR 检查无须服用消化道对比剂。

2.受检者的呼吸训练与监控

MRCP 一般需要进行屏气和呼吸触发两种扫描方式,检查前应对患者充分训练。

(二)常见适应证与禁忌证

肾与其周围脂肪囊在 MR 图像上可形成鲜明的对比,肾实质与肾盂内尿液也可形成良好对比。MR 对肾脏疾病的诊断具有重要价值,对肾实质及血管病变的显示优势明显。MR 泌尿系统成像(MRU)可直接显示尿路,对输尿管狭窄、梗阻具有重要诊断价值,对肾功能差、静脉肾盂造影(IVP)检查不显影的患者尤为适用。

除 MR 通常禁忌证外,无特殊禁忌证。

(三)线圈选择及患者体位设计

1.线圈选择

线圈通常选择表面线圈,如专用的腹部线圈或者心脏扫描线圈。

2.体位设计

肾脏的 MR 检查体位与肝脏 MR 检查一致。肾脏定位线中心对准剑突与脐连线中点。

(四)扫描方位

肾脏 MR 检查以横轴位及冠状位并重。一般情况下,肾脏横轴位以前后方向为相位编码方向,并尽可能同时采用矩形 FOV。冠状面扫描选择左右方向为相位编码方向。

1.横轴位

以冠状位做定位参考像,在冠状位定位像上使横轴位定位线垂直于人体长轴。横轴位扫描范围包括整个肾脏。T_1WI 像与 T_2WI 像层面要保持一致。

2.冠状位

以横轴位及矢状位做定位参考像。一般使用标准冠状位。扫描范围根据肾脏前后径及病变大小而定。

（五）推荐脉冲序列

平扫横轴位 T_2WI-FS、T_2WI、T_1WI、冠状位 T_2WI-FS，增强后常规进行横轴位动态增强 T_1WI、冠状位 T_1WI。

肾脏动态增强扫描同肝脏动态增强扫描。

（六）常见病变的特殊检查要求

1.尿路梗阻

除常规扫描序列外可以加做 MRU，需要注意的是在有梗阻的部位加扫薄层扫描明确梗阻原因。

肾盂、输尿管的病变往往与膀胱病变同时发生，所以必要时行膀胱的扫描提供更多的信息。

2.肾癌

怀疑肾癌时，检查范围需适当增大，除了肾脏病变外，还应加强对腹膜后淋巴结、肾静脉、下腔静脉的显示。

（七）图像优化（序列参数应用技巧）

肾脏占位病变疑有脂肪成分时，可以进行同反相位扫描以帮助诊断。

（八）对比剂应用

磁共振增强扫描可明显增加肾实质的对比，对肾实质的病变特别是肿瘤或肿瘤样病变的 MR 检查具有重要的意义。

对比剂：0.1 mmol/kg，以 2～3 mL/s 的速度静脉注射。

（九）摄片和图像后处理

通常摄取横轴位 T_2WI-FS 及 T_1WI，增强后主要摄取横轴位 T_1 加权脂肪抑制图像，并摄取病变部位冠状位 T_1 加权脂肪抑制图像。

必要时重建：薄层重建清晰显示病变及侵犯范围。

（张洪涛）

第七节　实时二维超声检查技术

实时二维超声仪通称 B 型超声仪，是当前超声成像检查的主体部分，应用极为广泛和深入。自 Howry 和 Bliss 首次报道应用这一新的超声成像技术以来，随着科技的进步，在技术上有三次重大的突破，第一次为 B 型超声双稳态显示到"灰阶"（Gray Scale）显示，使图像具有更丰富的层次，提高了对病变的分辨力。第二次为"实时"（Real time）技术的出现，使图像由静态到动态，不仅能显示动态结构，而且使成像检查更加方便和快捷，扩大了超声的应用范围。第三次突破即是微型电子计算机更广泛地与超声技术相结合，使超声设备的全数字化和多功能超声仪的成功应用，促使超声诊断技术向更高水平发展。

一、实时二维超声的工作原理

实时二维超声仪实属亮度调制型,是将回声信号以光点亮度或灰度形式加以显示,故名 B 型超声。

(一)实时二维超声仪的结构与工作原理

B 型超声仪主要由超声换能器即探头和主机(包括脉冲信号发射和接收系统、显示与记录)以及电源等部分组成。将仪器发射系统产生的短促高频电脉冲信号转化成高频机械振动,即由逆压电效应产生超声信号,并通过体表向人体组织器官内发射。探头随即接收体内多种不同界面反射回来的强弱不同的信号(机械振动),即由正压电效应转换成高频电信号。超声仪的接收系统将高频电信号加以接收和放大,通过对数放大器压缩动态范围,经过时间增益补偿(TGC)、灰阶变换等前处理和后处理,并经过数字扫描转换器(DSC),将探头扫描获得的系列回声信号变成视频信号,同时在荧光屏上显示出来。这种人体内部组织器官系列回声通过超声扫描构成反映人体局部断层切面图,即声像图。

实时二维超声仪的基本电路结构如图 1-18 所示。

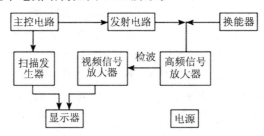

图 1-18 B 型超声仪工作原理

1.主控电路

主控电路即同步触发信号发生器,由它周期性地产生同步触发脉冲信号,分别去触发发射电路与扫描发生器中的时基扫描电路。其触发脉冲的重复频率即决定其超声脉冲发射的重复频率。

2.发射电路

当受主控电路触发后,便产生高频电脉冲去激发换能器(探头),换能器受到激发后,即发射一定频率和宽度的脉冲超声波。发射频率通常由压电晶片的材料特性和厚度决定,而频宽则取决于探头的结构及发射电路的阻力。

3.高频信号放大器

当换能器向人体发射出脉冲超声波之后,即接收其来自人体内的超声回波并将其转换为高频电信号,继而通过高频信号放大器放大。高频信号放大器一般具有 120 dB 以上的增益和足够大的带宽。在该放大器中设有时间增益补偿(TGC)电路等。

4.视频信号放大器

B 型超声成像的主要原理是将单条声束传播途径中遇到各个界面所产生的一系列散射和反射信号,在示波屏时间轴上以光点辉度(灰度)表达。声束顺序扫切脏器时,每一单条声束线上的光点群按次分布连成一切面声像图。

B 型超声仪器的工作过程:首先由探头内的压电晶体,回波电信号经高频信号放大器放大后,再由检波器进行检波。回波信号中含有返回目标的多种信息,包括幅度、频率、相位等。一般多采用幅度检波,但随着电子技术的发展采用多声束形成技术,即利用接收声束间的相位信息等,从而提高成像质量。检波后的视频包括信号,频率较低,需经过视频信号放大器作适当放大,然后加至显示器的极上进行图像的亮度调制(DSC),即在其信号合成及 A/D 转换后,经视频放大调节显示器的亮度。

5.扫描发生器

扫描发生器产生的扫描电压加至显示器的偏转系统上,使电子束按一定的规律扫描。

6.显示器

通常采用的为阴极射线管(CRT)或液晶显示器,从人体反射回来的超声信息最终从显示器荧光屏幕上展示为图像,高分辨力的彩色显示器,一般采用逐行扫描,无闪烁,图像稳定,清晰。

根据成像和显示方式不同,分为静态成像和动态或实时成像以及灰阶或双稳态显示。静态成像图像展示范围较广,图像较清晰,但成像速度慢,检查时间长,现已很少使用。目前应用最为广泛者为实时(帧频大于 30 f/s)及灰阶(灰阶数大于 64)仪器。

(二)超声换能器

超声换能器根据晶片的个数,分为单晶片和多晶片。前者用于 A 超、M 超及机械的扇扫 B 超仪中,但目前已很少应用,后者即用于线阵、凸阵、相控阵和环阵等电子扫描换能器中。

1.线阵探头

将多个晶片组成若干个阵元沿一直线排列,并用电子开关按一定时序将激励电压加至某些阵元上,发射出一束超声,同时由电子开关按一定时序去接通某些阵元接收反射回的超声信息,由此形成声束扫描。高频的线阵探头主要适用于浅表小器官的检查。

2.凸阵探头

晶片是沿圆圆弧排列并按一定组合和顺序工作,向外发射并按超声脉冲的换能器阵元,其内部结构类似线阵,只是各窄条晶片均匀分布在凸形圆弧上,其振动面的法线是呈扇形辐射状的,其波束以扇面扫描故呈扇面显示图像。凸阵扫描介于线阵扫描和相控阵扫描之间,故应用范围较广。

3.相控阵探头(扇形探头)

利用雷达天线的相控阵扫描原理,通过适当调整,控制各单元激励信号的时相,以实现声束偏转的换能器阵元为主体的超声探头。其扫描声束呈扇面,接触面小,远区视野广阔,故适于心脏的超声检查。

还有根据不同需要设计的各种专用探头如经食管、经直肠、经阴道等特殊的腔内探头以及为了借助声像图指导穿刺用的穿刺和术中探头,尤其是超高频探头的应用(20～40 MHz)。采用 20 MHz 频率的体表探头,可以进行皮肤的厚度、层次及弹性的测定。导管式的腔内微型探头,外径仅 2 mm 可做心脏冠状动脉、胆管和胰管内成像。有的甚至不用机械传动方式,而在人体外用磁场控制其旋转,从而进行管腔内无线超声成像。

(三)二维图像的分辨力与二次谐波成像

近年来随着高新超声工程技术的发展,诸如全数字化声束形成技术和信息处理技术以及二次谐波成像等新技术的应用,大大地提高了图像的分辨力与清晰度。

二维图像的分辨力包括以下几种。

1.空间分辨力

空间分辨力即细微分辨力,它与声束特性和像素的数量有关,纵向半波长越短发射频率越高,其轴向分辨力越好;侧向声束(长轴,短轴)越窄或越细,其侧向分辨力越好,亦即细微分辨力越高。

2.对比分辨力

对比分辨力指能显示器官组织回声信号间微小差别的能力,其与灰阶级数有关,灰阶级数越多,其对比分辨力越好。常用的有 64 级、128 级和 256 级灰阶等。

3.时间分辨力

时间分辨力即单位时间成像的帧速率,其帧速率越高(一般为 30 帧/秒),时间分辨力越好,越能真实地反映活动脏器的瞬间变化情况。

二次谐波成像技术即利用超声波在人体组织中传播、反射(和散射)均具有非线性效应,使发射的基波 f_0 会出现谐波频率。当接收时提取 $2f_0$ 的谐波回声信号,包括自然组织谐波与造影剂的谐波信号。在实际的谐波接收过程中,采取多种技术措施使二次谐波与基波相分离,而提取纯净的谐波成分。

谐波成像在成像困难的患者中,可提高信/噪比改善组织的对比分辨力、空间分辨力,消除近场伪像提高图像的清晰度。

二、实时二维超声的检查方法

(一)检查前的准备

一般的超声检查不需特殊准备,但在腹部检查时为了避免胃肠内容物或气体的干扰,一般应在空腹时进行。必要时需饮用温开水充盈胃腔,以此做"透声窗"进行检查。在经腹妇产科或盆腔部位检查时亦同样适度充盈膀胱,以避免气体干扰。

(二)检查时的体位以及常用的扫查切面

超声探测时常规采取仰卧位,也可根据需要取侧卧位或俯卧位、半卧位或站立位。露出皮肤,涂布耦合剂,探头紧贴皮肤进行扫查,常用的扫查切面如下。

(1)矢状面扫查(纵切面的一种)以扫查面由前向后并与人体的长轴平行。

(2)横向扫查(横切面、水平切面)即扫查面与人体的长轴垂直。

(3)斜向扫查即扫查面与人体的长轴成一定角度。

(4)冠状扫查(冠状切面或额状切面,属纵切面的一种)即扫查面与腹壁和背部平行或与人体额状面平行。

(三)扫查的手法

在操作过程中,使用探头常采用以下 4 种手法(图 1-19)。

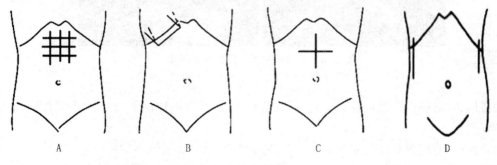

图 1-19　各种扫查手法示意

A.顺序连续平行断面法;B.立体扇形断面法;C.十字交叉法;D.对比加压扫查法

1.顺序连续平行断面法

顺序连续平行断面法即"编织"式扫查法,在选定某一成像平面后,依次将探头沿该平面平行移动作多个平行的断面图像,可从各个连续的图像中,观察分析脏器轮廓、内部结构及病灶的整体情况。

2.立体扇形断面法

立体扇形断面法即定点摆动扫查法,在选定某一成像平面后,不移动探头在体表的位置,而以顺序改变探头与体表之间的角度时,可在一个立体的扇形范围内,观察分析脏器及病灶的整体情况。

3.十字交叉法

十字交叉法即纵横平面相交扫查法。对某一切面为圆形的图像为了鉴别是圆球形还是管状,可采用十字交叉法的纵横切面相交予以鉴别。此外,在对病灶中心定位穿刺引导时,亦可采用此法即十字交叉中心定位法。

4.对比加压扫查法

对比加压扫查法即利用探头加压腹部观察回声有无变化,并对两侧腹部对应部位进行对比以鉴别真假肿块。各种特制的腔内探头使用时,除应严格选择适应证外,须按一定的操作规程进行。

(四)回声的描述与命名

超声图像是由许多像素所构成,像素的亮暗反映了回声的强弱。反映在荧光屏上从最亮到最暗的像素变化过程即从白到灰再到黑的过程称为灰度。将灰度分为若干等级,即为灰阶。在荧光屏上一侧用格数表示灰阶的标志称为灰标。人体被测脏器与病灶的断面图像即是根据各种不同界面的灰阶强度,回声的空间范围和几何形状来加以描述。

1.回声强弱的命名

根据图像中不同灰阶强度,将其回声信号叙述如下。

(1)强回声:强回声反射系数大于50%,灰度明亮,后方常伴声影,如结石和各种钙化灶等的回声(图1-20)。

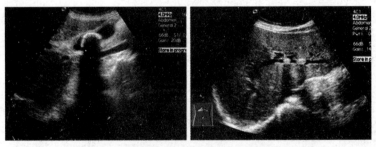

图1-20 强回声光团伴后方声影图像
左图示胆囊内结石,右图示肝内胆管结石

(2)高回声:高回声反射系数大于20%,灰度较明亮,后方不伴声影,如肾窦和纤维组织等为此类回声。

(3)等回声:等回声灰阶强度呈中等水平,如正常肝、脾等实质脏器的回声。

(4)低回声:低回声呈灰暗水平的回声,如肾皮质等均质结构即表现为此类回声。

(5)弱回声:弱回声表现为透声性较好的暗区,如肾锥体和正常淋巴结的回声即属此类。

（6）无回声：均匀的液体内无声阻差异的界面，即呈无回声暗区，正常充盈的胆囊、膀胱和肝肾囊肿等即呈典型的无回声区（图 1-21）。

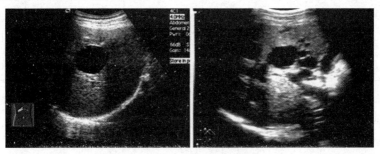

图 1-21　无回声暗区图像

左图示肝内单个囊肿，右图示肝内多发性囊肿

2.回声分布的描述

按其图像中光点的分布情况分为均匀或不均匀，不均匀者有：①随机性不均，包括点状、线状和小区性分布不均；②规律性的深度递减。此外，在病灶内部的回声分布可用均质或非均质表述。

3.回声形态的命名

（1）点状回声：回声呈细小亮点状。

（2）斑片状回声：回声聚积呈明亮的小片状，其大小在 0.5 cm 以下，有清晰的边界。

（3）团状回声：光点聚集呈明亮的光团，有一定的边界。

（4）环状回声：光点排列呈圆环状。

（5）带状或线状回声：回声光点排列呈明亮的带状或线状。

4.某些特殊征象的描述

某些病变呈现某种特殊征象，即形象化地命名为某征，用以突出或强调这些征象的特点，常用的有"靶环"征及"牛眼"征。即在某些病灶中心呈强回声区而其周围形成圆环状低回声，称晕圈或声晕。在结节外周呈 1～2 mm 无回声环形围绕者称"暗环"（图 1-22）。肝脏肿瘤自肝表面隆起者，称"驼峰"征；肝门部肝外胆管因阻塞扩张后在声像图上形成与肝门部门静脉平行，且管径相近或略宽，即所谓"双筒枪"征。肝内胆管扩张与相应的门静脉构成平行"管道"征。又如，胃肠肿瘤时壁增厚与残腔形成的"假肾"征。宫内避孕环强回声后方出现狭长带状强回声即"彗星尾"征。乳房内或肝内小囊肿无回声区后方回声增强所出现的"蝌蚪尾"征等。

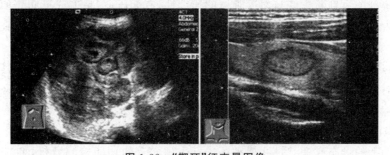

图 1-22　"靶环"征声晕图像

左图示转移性肝癌，右图示甲状腺实质性结节（腺瘤）

5.病灶后方回声的描述

在某些圆球形病灶声像图后方出现的回声,即回声增强效应和侧后声影、中心声影等。

(五)超声图像分析的内容

观察分析声像图时,首先应了解切面方位,以便于认清所包括的解剖结构,并注意分析以下内容。

1.外形

脏器的形态轮廓是否正常,有否肿大或缩小。如果是肿块,则其外形为圆形、椭圆形或不规则形,呈分叶状或条索形等。

2.边界和边缘回声

肿块有边界回声且显示光滑完整者为有包膜的证据,无边界回声和模糊粗糙,形态不规则者多为无包膜的浸润性病变。除观察边缘回声光滑或粗糙、完整或有中断等征象外,边缘回声强度也有重要区别,某些结节状或团块状肿块周边环绕一圈低回声暗圈,即"暗环"征或周边为高回声的边缘,即"光轮"征等。仔细地观察病变的形态和边缘,在病变性质的鉴别以及了解肿瘤的生物学活性等均有一定意义。

3.内部结构特征

内部结构特征可分为结构如常、正常结构消失、界面增多或减少、界面散射点的大小与均匀度以及其他各种不同类型的异常回声等。

4.后壁及后方回声

由于人体各种正常组织和病变组织对声能吸收衰减不同,则表现后壁与后方回声的增强效应或减弱乃至形成后方"声影",如衰减系数低的含液性的囊肿或脓肿,则出现后方回声增强,而衰减系数高的纤维组织、钙化、结石、气体等则其后方形成"声影"。另外,某些质地均匀,衰减较大的实质性病灶,内部可完全表现为低回声,在声像图上酷似液性病灶,但无后壁及后方回声增强效应可作区别。

5.周围回声强度

当实质性脏器内有占位性病变时,可致病灶周围回声的改变,如果是膨胀性生长的病变,则其周围回声呈现较均匀性增强或有血管挤压移位;如果是浸润性生长病变,则其周围回声强弱不均或血管走行中断。肝脓肿则在其边缘与正常组织之间出现从高回声向正常回声过渡的"灰阶梯度递减区"。

6.邻近关系

根据局部解剖关系判断病变与邻近脏器的连续性,有无压迫、粘连或浸润。如胰头癌时可压迫胆总管致肝内外胆管扩张、胆囊肿大以及周围血管的挤压移位,淋巴结或远隔脏器转移灶等。

7.量化分析

量化分析包括测量病变所在位置、数目、范围、大小等,即应用电子游标测量其径线、面积、体积(或容量)和时距四种基本时空度量。另外,还有谱分析,包括灰阶直方图、视频密度分析以及超声多普勒频差分析,对有关血流动力学参数的定量检测等。

8.功能性检测

根据声像图上的形态改变、活动、搏动等进行生理学上的功能检测分析,如应用脂餐试验观察胆囊的收缩功能,空腹饮水后测定胃的排空功能及收缩和蠕动状态以及心脏的各种复杂功能等。

通过以上内容的观察分析,以达到对病变进行定位、定量和定性诊断的目的。但在诊断分析中需要注意以下事项。

(1)对超声成像过程中某些伪回声或伪像要注意识别和避免,如多次反射或旁瓣效应所致的假界面等。

(2)注意临床思维,不能单纯地"看图论病"。因在影像检查中常有"同图异病"或"异图同病"的表现。故必须结合有关临床资料,综合分析。

(3)注意动态观察,以了解其不同病理阶段的变化,同时注意各项影像技术的互补作用,以达到正确诊断的目的。

三、应用的范围与局限性

实时二维超声是超声成像检查的主体和基础。它可提供人体各部位软组织器官和病变及管腔结构高清晰度断层图像,准确地反映其解剖结构和病变的形态学变化。由于成像速度快,对心血管等活动器官,能实时地观察其活动状态,反映其生理功能。在高清晰度断层图像上,叠加显示彩色血流信息,便可无创地检测有关血流动力学参数以及观察组织器官血流灌注状态等。因此,实时二维超声已广泛应用于内科、外科、妇产科、儿科和眼科等临床各科。它已成为许多内脏、软组织器官首选的影像学检查方法。尤其对肝、肾等实质性脏器内局限性病变的诊断以及胆囊内微小的隆起性病变和结石的诊断均有很高的敏感性。在妇产科领域对早期妊娠的诊断和围产医学中的应用均有一定价值。在计划生育、健康体检或防癌普查工作中超声亦已成为重要检查方法。

借助于多种腔内探头、术中探头,对某些微小病变的早期发现,肿瘤侵犯范围的精确定位,有无周围淋巴结的转移等,用以进行肿瘤的分期和制定合理的治疗方案。

超声引导定位穿刺技术即介入性超声诊断与治疗,进一步提高临床诊断与治疗水平。

应当指出,超声诊断也有其局限性,由于超声的物理性质,使其对骨骼、肺和肠道的检查易受到气体的干扰使图像显示不清楚,在应用上受到一定限制。另外,声像图表现所反映的器官和组织声阻抗差的改变只有一定的规律性而缺乏病原学上的特异性,需注意结合其他资料综合分析。此外,超声成像中的伪像亦较多,需注意识别。超声每一切面所显示范围较小,图像的整体性不如 CT 和 MR。因此,有选择地联合应用或有针对性地选择 CT、MR 等其他影像技术相互补充也是十分必要的。

（袁　泉）

第八节　血管内超声检查技术

血管内超声是无创性的超声技术和有创性的心导管技术结合诊断心血管病变的新方法,通过心导管将微型化的超声换能器置入心血管腔内,显示心血管断面的形态和(或)血流图形,主要包括超声显像技术和多普勒血流测定两方面。前者主要有血管内超声显像(intravascular ultrasound imaging,IVUS)和心腔内超声显像(intracardiac ultrasound imaging,ICUS),而后者主要为冠状动脉(冠脉)内多普勒血流速度描记。超声显像技术能反映血管和心脏内膜下各层的解剖形态,而多普勒血流描记技术则记录血管内的血流速度,并通过不同情况下血流速度的改变情况反映冠脉循环的病理生理功能。由于血管腔内超声技术将换能器直接置于血管腔内探测,声能衰减小,因此换能器的频率可达到 9～40 MHz,分辨力明显提高。

一、血管内和心腔内超声显像

(一)仪器和成像原理

IVUS 仪器由超声导管和图像处理系统两个主要组成部分,根据设计的不同,IVUS 导管分为两种主要类型:机械旋转型和相控阵型,前者又分为换能器旋转型和反射镜旋转型,两种类型 IVUS 的图像质量无显著的差别。血管腔内超声导管的直径从 2.6～9 F(0.86～2.97 mm),可适合于冠脉或周围血管(如腹主动脉)的成像需要。用于冠脉内的超声导管直径多为 2.6～3.5 F(0.96～1.17 mm),一般来说,换能器发放的超声频率越高,其分辨率越高,但穿透力就降低。用于冠脉成像的超声探头频率较高(20～40 MHz),适合于近距离成像,轴向和侧向的分辨率分别为 0.08～0.10 mm 和 0.20～0.25 mm。用于周围血管和心腔内成像的超声导管频率多为 9 MHz。

换能器旋转型的轴心顶端安置微型超声换能器,末端与驱动器连接,其外面包围有保护鞘管,工作时驱动器带动换能器以一定的速度(通常为 1 800 rpm)做 360°旋转,可以每秒 30 帧的速度成像。反射镜旋转型的结构与换能器旋转型超声导管相似,只是换能器固定于导管上,旋转轴心的顶端带有倾斜 45°的反射镜。目前所应用的机械旋转型超声仪器主要为美国波士顿科学公司的 ClearView 和 Galaxy 2 系统,新型的有 iLAB 系统。

相控阵型导管顶端环行安置有 32～64 个换能器,其优点是稳定性很好,没有旋转伪像和导丝伪像,导引导丝的轨道作用较好,导管的推送能力较优。目前由美国 Valcano 公司生产。该型导管没有活动的部分,易于与其他的一些介入器械如支架、定向旋切等结合在一起。

图像处理系统将接收到的超声信号经处理后在荧光屏上实时显示图像,新型的 IVUS 图像处理系统可以进行血管图像的实时三维重建,须采用经马达控制的自动回撤系统,以一定的速度匀速回撤导管以采集系列的图像。图像处理系统还提供定量分析功能,可配合专用的 IVUS 分析软件,一般均配备打印设备。

目前大多的 IVUS 图像处理系统提供的是黑白图像,不同回声的组织以不同灰阶表示,可根据回声强弱的不同判断病变的性质。VALCANO 公司开发的虚拟组织学血管内超声成像(VH-IVUS)采用新的后处理技术,利用反向散射的超声射频信号,通过功率频谱的处理进行比较分析,对不同性质的斑块标注成不同的颜色,把原来的黑白图像以彩色显示,并进行定量分析。

(二)操作方法

在血管造影检查的基础上,选定所需检查的血管和病变部位,以冠脉为例,采用 6F 及以上的指引导管放置到冠脉口,0.014 in(0.356 mm)的指引导丝送至靶血管的远端,将 IVUS 导管沿指引导丝送至需要进行检查的病变部位的远端,一般采用从靶血管的远端往近端以一定的速度连续回撤(手动或自动)的方法进行检查,然后对感兴趣的部位再进行重点检查,自动回撤是进行三维重建所必需的。冠脉内注射 200 μg 硝酸甘油可减少导管刺激可能诱发的血管痉挛,加用 3 000 U 肝素可预防血栓的形成。周围血管和心腔内超声显像检查方法与冠脉相似。

(三)图像判断

1.正常冠脉

正常的冠脉管腔呈圆形,管腔内的血液呈低回声或无回声,采用较高频率的换能器时

(30~40 MHz)可表现为弱而纤细、无特定结构的回声,能随血流移动和蠕动。管壁由具有不同回声特性的层状结构组成,正常血管壁有时可表现为三层结构:①内层,代表内膜和内弹力膜,此层与中层和管腔比,相对回声较强;②中层,为中间无回声层,代表中膜;③外层,有特征性的"洋葱皮"样表现,代表外膜和外膜周围的组织,在IVUS图像上,外膜和血管周围组织之间没有明确的界限。大约50%的正常冠脉表现为单层结构(图1-23)。须指出:IVUS图像上的三层结构并不等同于组织学上的内膜、中膜和外膜,而是不同的声学界面所致。

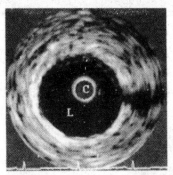

图1-23　正常冠脉的血管内超声图像

管腔呈圆形,无回声。从11点至3点部位,管壁呈现"三层结构",其余部分为单层结构。导管周围的白色晕圈即为环晕伪像(L:管腔,C:血管内超声导管)

2.冠脉粥样硬化病变

冠脉粥样硬化病变的IVUS表现为管壁上不同程度的斑块形成,可见到内膜和内膜下组织明显增厚,占据部分管腔,IVUS可评价粥样硬化病变的分布范围、严重程度和病变的组成成分。

(1)IVUS图像的定性分析:IVUS图像根据所显像组织的回声特性进行定性判断。回声的特性与纤维组织的含量有关,纤维组织含量越多,斑块的回声越强,钙化病变的回声最强。

IVUS图像上通常将斑块内的回声与血管周围代表外膜或外膜周围组织的回声比较来确定斑块的"软硬"程度。"软"斑块指斑块的回声较其周围的外膜组织要低,通常软斑块内脂质含量较多(图1-24A),然而斑块内的坏死带、斑块内容物溢出后留下的空腔、壁内出血、血肿或血栓等也可表现为低回声,应结合临床情况进行判断。"纤维化"斑块的回声强度中等,与外膜相似(图1-24B),回声密度介于软斑块和钙化斑块之间。"钙化"病变回声更强,并伴有下方的声影(图1-24C),钙化病变可分表浅和深部钙化。一般将纤维性斑块和钙化斑块均称为硬斑块。混合性斑块指的是斑块含有一种以上回声特性的组织,也有将其描述为纤维钙化斑块或纤维脂质斑块。血栓性病变在IVUS上常表现为管腔内的团块,可表现为分层、分叶,回声较弱,通常不均匀,有斑点状或闪烁状回声,血栓组织与原有的斑块组织可呈分层现象,两者的回声密度可有明显的差异(图1-25)。

IVUS图像上还根据斑块在管壁上的分布将病变分为偏心性和向心性,如斑块最厚部分的厚度超过最薄部分的2倍,或存在无斑块的管壁,则视为偏心性斑块,否则就为向心性斑块。

虚拟组织学血管内超声检查技术(VH-IVUS)采用四种颜色代表四种不同性质的病变:深绿色代表纤维性病变,浅绿色代表纤维-脂质性病变,白色代表钙化性病变,红色代表坏死组织。与病理研究比较,有良好的相关性。VH-IVUS在帮助识别不同性质的病变方面更直接,且可定量,尤其在不稳定性斑块的识别和研究中有特殊的应用价值。

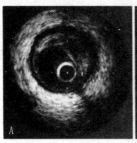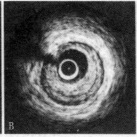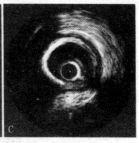

图 1-24　不同类型的斑块的血管内超声图像

图 A 为软斑块,病变内 2 点部位为低回声区,回声密度低于外膜及周围组织;图 B 为纤维性斑块,回声密度和外膜及周围组织相似;图 C 为钙化病变,从 6 点到 12 点强回声伴有后方的声影,钙化病变后方血管壁无法显示,往往影响血管的精确测定

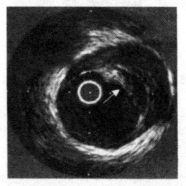

图 1-25　斑块破裂后继发血栓形成的血管内超声图像

图中从 10 点至 5 点之间为一偏心性软斑块。实
线箭头所指为斑块破裂后形成的血栓,可见血栓
的回声密度与原斑块回声密度不同,且不均匀

　　(2)IVUS 图像的定量测定:IVUS 图像上有两个非常清晰的声学界面,一是内膜和管腔之间,另一为中层和外膜之间,代表外弹力膜(EEM),这两个分界线是进行测量的主要参考。IVUS 上将内膜表面所包含的面积定义为管腔面积,而外弹力膜内包含的面积(EEM CSA)定义为血管面积。由于 IVUS 图像上很难确定内弹力膜的位置,因此无法测定组织学上斑块的面积(即以内膜表面和内弹力膜为边界的面积),常利用 EEM CSA 和管腔 CSA 计算得到的面积(斑块+中膜)来替代斑块面积,由于中膜面积在其中占的比例很小,因此很少影响对实际斑块面积的测定。最小和最大管腔直径分别指经管腔中心测定的直径的最小值和最大值,同样方法测定最小和最大血管直径(以 EEM 为界)。常用的指标和计算公式如下。

　　　　　　　　斑块与中膜面积=EEM CSA-管腔 CSA

　　　　管腔面积狭窄率=(参照节段 CSA-最小管腔 CSA)/参照节段 CSA

　　　斑块负荷(plaque burden,%)=斑块与中膜面积/EEM CSA×100%

　　斑块负荷与管腔的面积狭窄率有所不同,前者指同一截面上斑块在血管面积(EEM CSA)中占的比例,而后者指与参照节段比较得出的管腔狭窄程度。当病变部位发生明显的正性重构,即血管发生代偿性扩张时,通过 IVUS 测定得到的斑块负荷要大于面积狭窄率。评价血管重构的IVUS 参数为重构指数(remodeling index,RI),RI 的定义为病变处 EEM CSA 与参照血管平均面积之比。一般将病变处近端和远端 10 mm 内最接近正常的部位(管腔面积最大处)作为近端和远端参照血管,病变处和参照血管之间无大的血管分支汇入,参照血管平均面积为近端参照血管 EEM CSA 和远端参照血管 EEM CSA 之和的平均数。RI>1 为正性重构,RI<1 为负性重构。

对钙化病变可依据钙化组织在周长上占的象限进行半定量测定(图 1-26)。钙化分度:0 度为无钙化;Ⅰ 度为 1°～90°范围;Ⅱ 度为 91°～180°范围;Ⅲ 度为 181°～270°范围;Ⅳ 度为 271°～360°范围。

(3)心肌桥的 IVUS 图像:心肌桥是比较常见的先天性冠脉解剖变异,它是冠脉或其分支的某个节段走行于室壁心肌纤维之间,在心脏收缩时出现暂时性管腔狭窄甚至闭塞,舒张时冠脉管腔的受压减轻,造影上呈现挤奶现象。走行于心肌下的冠脉称为壁冠状动脉,行走于其上方的心肌为心肌桥。我们最先报道了心肌桥的 IVUS 特征,壁冠状动脉收缩期管腔缩小,舒张期增加,且发现心肌桥在 IVUS 图像上均有特征性的围绕壁冠状动脉一侧的半月形低回声或无回声区,该无回声区具有高度特异性和敏感性,存在于几乎所有的心肌桥部位,称为半月现象(图 1-27)。

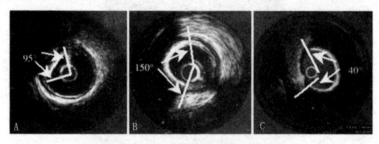

图 1-26 不同程度钙化病变的测定

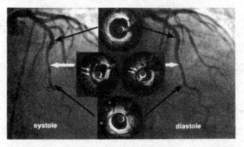

图 1-27 前降支心肌桥的冠脉造影和血管内超声图像

黑色箭头所指分别为近端和远端参照节段的血管内
超声图像;白色箭头所指为收缩期和舒张期心肌桥
节段壁冠状动脉的血管内超声图像;白色双箭头为
围绕壁冠状动脉一侧的半月形低回声区

(4)IVUS 图像的伪像:IVUS 图像上可因导管本身或冠脉的特殊解剖特征等因素引起一些伪像。常见的伪像:①环晕伪像,表现为围绕超声导管的较亮回声,有不同的厚度,使图像上导管的大小大于其实际的大小。②导丝伪像,只见于单轨很短的机械旋转型 IVUS 导管,表现为超声导管周围的管腔内强回声的点状影,后方可出现声影。③不均匀旋转伪像(NURD),会引起图像的"伸展"或压缩(图 1-28)。④血液回声,血液的回声密度随超声换能器频率的增加和血流速度的降低而增加,须与一些回声较低的组织如软斑块、新生的内膜和血栓鉴别。当病变高度狭窄,或发生夹层分离或壁内血肿,血液发生淤滞或形成"缗线"状时此现象更显著。⑤图像的几何扭曲,当超声导管在血管内呈倾斜的角度,超声束不垂直于血管壁时,圆形的管腔可成像为椭圆形,在实际应用中,应尽可能将导管放于同轴的位置。进行实时三维重建时,往往将弯曲的血管重建成直的血管,在进行图像分析时须注意。

(四)临床应用

1.诊断方面的应用

血管内超声显像可提供通过精确的定性和定量诊断。

(1)造影未能检出的病变:由于大部分冠脉在发生粥样硬化病变时出现正性重构代偿管腔的丢失,导致病变早期管腔可无明显狭窄。因此,冠脉造影检出早期病变的能力有限,而IVUS能在看似正常的部位检出早期的内膜增厚和斑块形成。

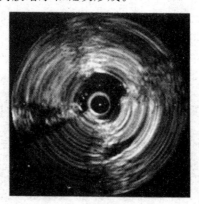

图 1-28 不均匀旋转伪像

影响图像的观察

当造影结果不能解释临床症状时,如造影无明显狭窄的急性冠脉综合征等,应对临床怀疑的病变血管进行IVUS检查,常能识别发病原因,避免误诊和漏诊。IVUS也可用于鉴别血管的痉挛和斑块,尤其对造影显像不满意的部位如血管的开口处等。病变的偏心性和正性重构是导致造影无法识别或低估病变狭窄程度的主要原因。

(2)严重程度不明确的病变:IVUS不受投照位置的影响,能检出造影无法做出明确判断的病变,如某些特殊部位如开口、分叉处等的病变,并可阐明造影上所见的临界性病变的性质和狭窄程度。对左主干病变而言,一般认为最小管腔面积界限值为 $6.0~mm^2$,最小管腔直径的界限值为 $3.0~mm$,小于此测值时可认为狭窄有临床意义,而其他主要分支近端血管的最小管腔面积界限值为 $4.0~mm^2$。分叉病变的处理方案可因分支血管累及程度不同而不同,造影常不能充分暴露分叉部位的病变,IVUS导管可分别送入不同的分支血管,以确定分叉病变的程度和累及范围。

(3)不稳定性(易损性)斑块的检出:由于斑块发生破裂并引发严重的临床事件前其管腔的狭窄程度常并不严重,因此人们期待能有新的技术提高对易损性斑块的识别能力。一般认为病理上,易损性斑块的主要特征包括:①薄的纤维帽;②斑块内含有丰富的脂质;③巨噬细胞的含量丰富,代表病变内炎症反应过程。

血管内超声不稳定的斑块多为偏心性软斑块,一般有薄的纤维帽,斑块内有面积较大的低回声或无回声暗区,代表脂核。纤维帽可完整,发生破裂者则纤维帽不完整,表面可出现溃疡或糜烂,一旦发生破裂,则可继发血栓的形成。血管内超声上判断易损性斑块的定量特征包括:斑块内脂核的面积$>1 \ mm^2$,或脂核占斑块的面积比$>20\%$,且斑块的纤维帽厚度$<0.7 \ mm$。

(4)斑块进展、消退的研究:IVUS的三维重建图像可用于进行斑块容积的定量测定,并根据与邻近结构如分支血管等的关系进行定位,从而可用于对病变进行进展和消退的定量研究。有报道经IVUS研究证实,采用他汀类药物进行强化降脂治疗后,粥样硬化斑块可能发生消退。

(5)移植心脏血管病:移植心脏的血管病变进展可能与慢性排异有关,影响患者的预后。对这些患者进行导管检查时常规进行IVUS检查,可以检出病变并确定其严重程度,指导临床预后的判断和治疗。

(6)主动脉疾病:评估主动脉夹层情况(图1-29)和破口位置,定量分析主动脉缩窄的部位和程度。

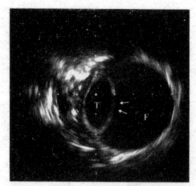

图1-29 主动脉夹层的血管内超声图像

箭头所指处为剥离的内膜。T:真腔;F:假腔

(7)评估慢性肺栓塞病变。

2.在介入治疗中的应用

IVUS通过对病变程度、性质、累及范围的精确判断,可用于指导介入治疗的过程,帮助监测并发症。

(1)确定斑块性质和范围以帮助治疗方法的选择:IVUS对病变性质的判断对治疗方案的选择是非常重要的,如严重的表浅钙化病变用球囊扩张不仅效果不佳,且可能发生严重的夹层分离,而高频旋磨是治疗表浅钙化病变最佳的治疗方法。对开口部位的软斑块,较适合定向旋切治疗,且IVUS可指导手术的进行。对分叉病变主支和分支血管病变累及范围的精确判断可用于指导手术方案的确定。

精确定量血管直径是IVUS指导介入治疗的重要依据。IVUS可对管腔直径、狭窄程度、"正常"参考血管的直径和介入后管腔直径能增加的程度做出正确的判断,选择更合适的器械。尤其是在目前药物洗脱支架(DES)应用越来越多的年代,未完全覆盖病变被认为是DES植入术后支架两端边缘发生病变内再狭窄的重要原因,使用IVUS指导显然对病变累及范围的判断明显优于冠脉造影,因此可能改善介入术的效果。然而,还没有前瞻性的研究结果显示须采用IVUS指导选择介入器械的大小以提高安全性和减少远期心脏事件。

(2)研究介入治疗扩大管腔的机制:IVUS可以直接观察到病变在介入治疗后形态所发生的改变,可用于研究介入治疗后管腔扩大的机制,如对大多数患者来说,球囊扩张所引起的夹层分离是其扩大管腔最主要或唯一的机制,而斑块的"挤压"或再分布所引起的管腔扩大并不常见,定向旋切和高频旋磨扩大管腔的主要机制是斑块的消除,支架植入术后管腔扩大最显著。

(3)指导介入治疗的过程:支架植入术是目前临床应用最多的介入治疗技术。由于造影剂可充填入支架和管壁之间存在的间隙,因此,造影无法识别支架的贴壁不良(图 1-30),扩张不对称的支架在造影上结果也可表现为良好的结果。研究显示,如果 IVUS 证实支架放置非常理想,则可安全地降低全身抗凝的水平。这些 IVUS 研究结果推动了临床上支架植入术方法的改进,即常规使用高压球囊扩张以使支架完全扩张和贴壁。支架植入理想的 IVUS 标准包括:①支架贴壁良好;②支架最小的横截面积(CSA)与正常参照血管 CSA(支架近端与远端 CSA 的平均值)之比>0.8;③对称指数(支架最小直径与最大直径之比)>0.7。IVUS 也可用于指导定向旋切过程,避免过度切割导致血管穿孔等并发症的发生,IVUS 对定向旋切后效果的评价也用于指导是否须进一步采用其他的介入治疗手段(如是否须植入支架)。

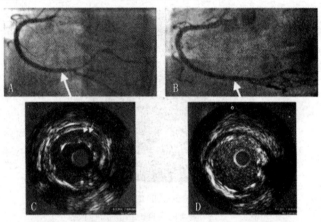

图 1-30　支架贴壁不良的血管内超声和造影图像

图 A 为 14 atm 标准大气压(1 atm=101.325 kPa)扩张释放支架后的右冠脉
造影图像;图 B 为经 20 atm 高压扩张后的造影图像,与 A 图像无明显差异;
图 C 为白色实线箭头所指部位的血管内超声图像,可见支架和管壁之间存在
明显的间隙;图 D 相应部位的血管内超声图像,示支架与管壁之间贴壁良好

IVUS 也可用于指导主动脉疾病的介入治疗,心腔内超声显像可用于指导先天性心脏病的经导管封堵术、房间隔穿刺术,并可指导房颤的射频消融过程。

(4)并发症的监测:IVUS 证实成功的球囊扩张术后,40%～80%的病变存在夹层分离,通常发生在软、硬斑块交界处。IVUS 对夹层分离深度和范围的判断有助于指导下一步治疗方案的选择,指导支架植入的时机,以及植入的位置。IVUS 也可识别壁内血肿,指导采取进一步的治疗措施。

(5)晚期贴壁不良:如果支架的金属丝和管壁分离则称为支架贴壁不良,IVUS 是检出支架贴壁不良的最有价值的方法。随访过程中发现的支架贴壁不良有些可能是植入后即刻就存在的,往往发生于支架直径小于血管,或病变节段邻近血管局部存在瘤样扩张,这种贴壁不良容易发生在支架的近端。晚期获得的支架贴壁不良(late acquired incomplete stent apposition,LAISA 或 late stent malapposition,LSM)则指在随访过程中新发生的(图 1-31)。

LSM 的主要发生机制是由于血管 EEM CSA 的增加值超过支架周围"斑块+内膜"面积的增加值,裸金属支架(BMS)术后 LSM 的发生率为 4%～5%,而 DES 植入术后 LSM 的发生率明显高于 BMS。SIRIUS 研究中,LSM 的发生率在 Cypher 组为 8.7%。发生 LSM 的部位支架内皮化不完全,可能与 DES 术后迟发晚期支架内血栓的增加有关。

(6)支架内再狭窄的评价:IVUS 研究结果显示,支架植入术后发生再狭窄的主要机制是支架内的内膜增生。目前所用的支架很少发生弹性回缩,事实上,采用抑制平滑肌增生的 DES 在临床上取得了很好的预防再狭窄发生的效果。

IVUS 测定的晚期管腔丢失明显较造影评价更有说服力。支架放置不理想尤其是扩张不充分是 DES 术后发生支架内再狭窄的重要原因,DES 术后支架内最小管腔面积$<5.0\ mm^2$者发生再狭窄的可能增加。IVUS 研究结果显示,支架内内膜增生的形式在 DES 和 BMS 是不同的,BMS 的内膜增生在整个支架节段是均匀的,但 DES 对内膜增生的抑制在支架中间较两端边缘要强,不过,均显著强于 BMS。须指出的是,目前所使用的 IVUS 的分辨率还不足以用于评价 DES 术后支架表面的内皮化程度。

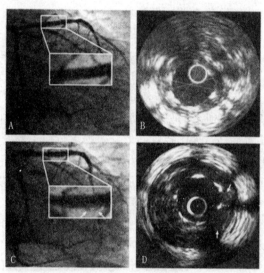

图 1-31 药物洗脱支架晚期贴壁不良的冠脉造影和血管内超声图像

图中 A 和 B 分别为左前降支植入支架后即刻的冠脉造影和血管内超声图像,造影所见支架植入处管壁光滑,血管内超声提示支架贴壁良好;图 C 和 D 分别为 9 个月随访时的冠脉造影和血管内超声图像,可见植入支架处血管壁不规则,呈锯齿样改变(白色箭头),相应部位的血管内超声图像(D)示支架面积与术前相似,但支架和管壁之间存在间隙(白色箭头),该间隙可被造影剂充填形成造影图像上的锯齿样改变

(五)血管内超声显像的局限性

IVUS 对图像判断依赖于相邻组织间声阻抗的差别,图像的重建是基于来自组织的声反射,而不是真正的组织,不同组织的声学特性(回声密度)可能相同。例如,低密度的病变可能代表冠脉内血栓,但也可能为富含脂质的软斑块。IVUS 不能可靠地识别血栓,不如血管镜。IVUS 的分辨率有时不足以分辨较小的斑块纤维帽的破裂、支架的内皮化情况等,而新型成像技术如光学相干断层扫描(OCT)的分辨率是目前所用的 IVUS 导管分辨率的近 10 倍,达到 10 μm,对检出细微的斑块破裂有重要价值。但行 OCT 检查时须暂时阻断血流,可能加重或诱发心肌缺血,且不能用于开口病变的检出,另外,OCT 的穿透力有限,有时无法观察到整个血管的形态。

二、冠脉内多普勒血流速度描记

(一)仪器和原理

多普勒血流测定仪器由两部分组成。一为信号处理仪器,发射和接收来自多普勒探头的信号并经处理得到血流速度和其他的参数,配备有显示、存储和打印设备。另一部分为送入冠脉的多普勒导管或导丝。早期曾采用 3 F(1 mm)多普勒导管,目前已经成功地被多普勒导丝取代。多普勒血流描记仪器主要为 VALCANO 公司生产的 FloMap,多普勒导丝 FloWire(r)顶端的换能器发射并接收反射回的多普勒超声信号,传到仪器中,经快速傅立叶转换,以频谱的方式将血流速度显示在监视器上,可提供的参数包括平均峰值血流速度(APV)、舒张期和收缩期流速之比(DSVR)、近远端流速比(PDR)和血流储备(CFR)。新一代的 Combo Map 仪器,同时兼有血流测定和压力测定的功能,分别采用多普勒导丝和压力导丝进行测定;可同时测定血流速度和压力的导丝也已问世。

多普勒导丝 FloWire(r)为柔软、容易操作的导引导丝,顶端安装有压电晶体,频率为12～15 MHz,直径为 0.018 in(0.457 2 mm)或 0.014 in(0.356 mm),顶端可为直型或预塑成 J 型。取样容积位于导丝顶端前方 5.2 mm 处,能精确测定高达 4 m/s 的血流速度。

冠脉内多普勒血流速度测定的原理是多普勒效应。根据多普勒效应,当多普勒信号到达移动的靶物质(如冠脉内的红细胞)后,探头接收到的反射频率与探头的发射频率之间会产生差异,即多普勒频移,从多普勒频移可根据多普勒方程计算血流移动的速度。

随心肌需氧量的增加(如运动等),冠脉扩张而血管阻力下降,血流量增加。冠脉阻力血管最大限度扩张情况下血流增加的能力即为冠脉血流储备(coronary flow reserve,CFR)。理论上,在冠脉血管的横截面积保持恒定的情况下,冠脉血流速度的变化程度和血流量的变化程度是相同的,因此,测定阻力血管最大限度扩张状态(即充血状态)下血流速度的储备可以反映血流量的储备,此时 CFR 的定义为充血状态与基础状态下的血流速度之比。当心外膜血管存在限制血流的狭窄病变时,远端的微血管扩张以维持静息状态下的基础血流,然而,最大充血状态下的血流会受到狭窄的影响,因而 CFR 会降低。同样,微血管功能障碍也可导致冠脉循环血流增加能力的受限,CFR 同样会降低。因此,CFR 可反映冠脉循环的功能和心肌的血流情况。

(二)检查方法

冠脉造影后,将指引导管放置到冠脉口,一般在冠脉内注射硝酸甘油后,将多普勒导丝送至冠脉内,注意多普勒探测的范围(取样容积的位置)是其前方 5 mm 左右。一般检查血管狭窄病变的远端、狭窄部位和近端的血流情况,加以对比分析。须将导丝顶端放在病变远端至少 2 cm 的位置,以尽量减少狭窄后的血流涡流或跨狭窄射流的影响,且避免将导丝放在冠脉的分叉部位和开口位置。理想的多普勒血流频谱信号在每个心动周期中呈较致密的、易重复的、规则的频谱包络线(图 1-32),同时可清晰听到多普勒声音。

在测定 CFR 时,先记录基础状态的血流参数,然后给予冠脉阻力血管扩张药物(最常用腺苷),待阻力血管达到最大限度扩张后,记录充血状态的血流参数,仪器可自动得出 CFR。在重复测定时,可采用趋势显示的模式,待观察到冠脉血流速度恢复到基础状态时可再次重复进行血流储备的测定。

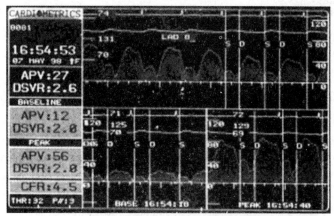

图 1-32　左前降支(LAD)的多普勒血流速度和血流储备图像
同时记录并显示血压和心率(APV:平均峰值血
流速度;CFR:冠状动脉血流储备;DSVR:舒张期
与收缩期血流速之比;S:收缩期;D:舒张期)

(三)临床应用

冠脉血流储备可用于在导管室内评价冠脉循环的生理功能,在临床诊断和介入治疗过程中均有应用价值。

1.诊断方面应用

(1)冠脉微循环功能的评价:X 综合征的定义并不统一,传统上指有胸痛和心肌缺血的客观证据(运动试验阳性)但冠脉造影正常,且除外冠脉痉挛。越来越多的研究者认为 X 综合征的主要机制为冠脉微循环功能受损而导致的心肌缺血,也被称为"微血管性心绞痛",因此诊断 X 综合征的"金标准"应是冠脉造影心外膜血管"正常"的情况下,发现 CFR 降低。

(2)心肌梗死:急性心肌梗死直接介入治疗术后,尽管心外膜血流可恢复 TIMI 3 级,但仍可能存在微血管功能的障碍。有研究显示,心肌梗死后急性期和恢复期梗死相关冠脉的血流速度、血流形式及 CFR 的变化与心肌灌注、ST 段的恢复有关,能预测微循环和收缩功能的恢复情况。

(3)旁路搭桥术:成功的旁路搭桥术可使冠脉的血流储备恢复正常。静脉桥和动脉桥血管静息状态下血流的形式存在差异,这可能是两者远期通畅性不同的影响因素。

(4)心脏移植:移植心脏冠脉 CFR 的改变可能有助于识别排异和弥漫性的冠脉粥样硬化(即移植动脉病),用于指导这些患者的干预性治疗。

(5)研究血管活性药物、体液因素等对冠脉血流的影响:联合应用冠脉内超声和多普勒血流测定的研究显示,硝酸甘油和麦角新碱主要影响心外膜冠脉,腺苷主要影响阻力血管。

(6)研究心肌桥对冠脉血流和储备功能的影响:心肌桥近端冠脉内血流频谱可出现特异性的指尖现象和收缩期逆向血流,硝酸甘油可激发收缩期逆向血流,心肌桥远端 CFR 可降低。

2.介入治疗中的应用

(1)评价临界病变:临界病变的处理是临床上的难题,须结合患者的临床症状、病变的性质(是否稳定)和功能(是否导致心肌缺血)综合考虑。CFR 是评价中等度狭窄或临界狭窄病变生理意义的可靠方法。CFR 能识别"罪犯"血管,指导临床进行有针对性的介入治疗。跨狭窄速度阶差和(或)CFR 正常提示狭窄病变对血流无限制作用,对这样的病变推迟介入治疗是安全的。由于微血管功能障碍可能和冠脉狭窄病变同时存在,加重 CFR 的降低,因此相对 CFR(rCFR,病变血管狭窄远端 CFR 与同侧正常冠脉 CFR 之比)可能较 CFR 能更准确反映狭窄病变对血流影响的程度,rCFR 的正常值为 1,一般取 0.75 作为界限值,rCFR<0.75 时和负荷心电图、超声心动图或放射性核素检出的心肌缺血相关性良好,可作为临界病变须干预的参考。

(2)评价介入治疗效果:冠脉血流速度可用于评价介入治疗的结果,有报道在成功的球囊扩张、定向旋切、高频旋磨术后,APV 和 DSVR 能恢复正常。但 CFR 的恢复正常并不常见,而植入支架后,CFR 能得到进一步的提高。

介入治疗术后即刻 CFR 不能恢复正常的原因很多,同时存在的微血管功能障碍是原因之一,另外在介入治疗过程中可能诱发远端血管的微栓塞,或反应性充血状态,使基础状态下的血流速度增加,从而降低 CFR,这种情况下,随访过程中 CFR 可能有进一步的增加。

(3)并发症监测:冠脉内多普勒血流测定技术还可用于并发症的监测。FloMap 可设置为"趋势模式"以连续记录冠脉血流随时间的变化,用于在介入治疗后及时发现由于夹层分离、血管痉挛、血小板聚集或血管张力变化所引起的造影上不明显的血流受损,对血流不稳定的患者采用放置支架或强化抗血小板治疗可能改善其预后。可采用多普勒血流监测存在"无复流"高危者的介入治疗过程,并评价冠脉内注射维拉帕米(异搏定)等治疗措施对血流恢复的作用。

(四)局限性

多普勒的局限性是其测定冠脉血流速度的变化而不是血流量的变化,血流速度的储备反映血流量储备的前提是基础和充血状态下冠脉的横截面积维持恒定。CFR 的影响因素较多,所有影响基础 APV 和充血 APV 的因素均可以影响 CFR,除了狭窄病变限制血流引起 CFR 降低外,微循环功能障碍也导致 CFR 的降低,同时存在微血管功能障碍和狭窄病变时,影响 CFR 对病变狭窄程度的判断。CFR 也可能对血流动力学条件的变化比较敏感,如心率、血压和心肌收缩力均可能影响 CFR。rCFR 则不受微血管功能的影响,可用于更精确评价狭窄病变的生理意义。另外 CFR 还缺乏公认的明确的正常值。在急性心肌梗死的患者行介入治疗中,CFR 在评价残余狭窄的功能意义方面的价值较小,因为这些患者梗死相关冠脉的 CFR 是受损的。

此外,冠脉内多普勒血流测定容易受技术因素的影响,如导丝头端的位置,冠脉的扭曲及信号的稳定性等,且不能用于同一血管多处病变的评价。处于研究阶段的冠脉阻抗指标应较 CFR 更能反映微循环功能。

(邹丹丹)

第九节 经颅多普勒超声检查技术

经颅多普勒超声是利用超声波的多普勒效应来研究脑底大血管及其分支的血流动力学的一门新技术。由于经颅多普勒超声能无创伤性地穿透颅骨,直接获得颅内动脉,包括脑底动脉环的血流动态信息,对诊断脑血管病、研究脑循环有独特的使用价值。

一、经颅多普勒超声应用范围

(1)诊断脑底大血管狭窄、闭塞性病变及治疗前后随访对照。
(2)诊断脑血管痉挛发生的时间、部位和程度,指导治疗。

（3）诊断脑动脉硬化，了解其程度，评价脑供血。

（4）诊断颅内动静脉畸形、颈内动脉海绵窦瘘的部位，供养血管、手术前后的评价等。

（5）诊断颅内大动脉瘤，判定病变部位。

（6）诊断脑血管功能性疾病，如偏头痛、眩晕、血管性头痛等。

（7）诊断缺血性脑血管疾病及各种疾病引起的脑供血不足。

（8）诊断锁骨下动脉盗血综合征。

（9）诊断颅内压增高及脑死亡。

（10）脑血管外科手术前后的评价。

（11）对任何可能影响脑血流的治疗方法进行监测。

（12）栓子监测。

（13）脑血管的自动调节功能评价。

（14）了解脑底动脉环是否完整及其代偿功能。

（15）病理生理的研究：观察和研究不同生理和病理条件下血压、二氧化碳分压、氧分压、颅内压等对脑血流的影响。

二、对经颅多普勒超声技术的评价

经颅多普勒超声技术在国内的应用已十余年，由于它具有简便、快速、无创伤、易重复、可监测等特点而迅速发展，不论是用于临床诊断，还是用于科学研究，都有较高的实用价值。它可与数字减影血管造影、磁共振血管成像、CT血管造影相辅相成，相互弥补。它可以提供这些影像学检查所不能得到的重要的血流动力学资料。当然，经颅多普勒超声技术也还存在许多有待解决的问题，经颅多普勒超声主要检测指标之一是血流速度，而缺乏相应的管径，因此，不能计算出局部血流量。另外，影响脑血流的因素很多，如心脏，主动脉，颈内动脉，脑底大动脉，脑内的中、小动脉及全身情况，因此，必须密切结合临床分析其结果，做出综合性评价。

三、脑血管解剖

（一）脑动脉的构成

脑动脉由两大动脉系，即颈内动脉系和椎-基底动脉系构成。两个系统的供血范围大致划分为：以小脑幕为界，幕上部分基本由颈内动脉系统供血，幕下部分基本由椎-基底动脉系统供血；或以顶枕裂为界，脑前3/5即大脑前全部及部分间脑由颈内动脉系统供血，脑后2/5，包括颞叶和间脑一部分、枕叶、小脑和脑干由椎-基底动脉供血。左颈总动脉发自主动脉弓，右颈总动脉发自无名动脉，两条椎动脉分别起源于左右锁骨下动脉。脑底动脉环由双侧颈内动脉与椎-基底动脉及其主干分支所构成。脑底动脉的中膜内含有大量的平滑肌，在一定程度上可根据生理需要适当地调节血液供应，经颅多普勒超声技术所能探测到的颅内动脉主要是这些动脉及其分支。

（二）颈动脉系

1.颈动脉颈段

约在第4颈椎水平、下颌角下方、甲状软骨上缘处，颈总动脉分为颈内和颈外动脉。这一分叉位置的高度可有一定变异，根据颈内动脉的行程，可将其看作是颈总动脉的直接延续，颈内动脉初居颈外动脉后外方，继而转到其后内侧，沿咽侧壁上升至颅底，这部分颈内动脉称颈内动脉颈段，此段动脉无分叉，起始部呈棱形膨大称颈动脉窦。颈外动脉与颈内动脉不同，自颈总动脉分出后,发出甲状腺上动脉、面动脉、舌动脉、咽升动脉、耳后动脉、枕动脉、颞浅动脉等。颈内动脉闭塞后,颈外动脉可成为脑部侧支循环来源之一。

2.颈内动脉颅内段

颈内动脉达颅底进入颞骨岩部颈动脉管后移行为颅内部分,按其行走分为4段,即岩骨段、海绵窦段、床突上段和终末段。其海绵窦段和床突上段又称虹吸段。颈内动脉颅内段与颈段行程不同点在于各段行程弯曲,具有分支。因此,经颅多普勒超声探测时可出现双向或多向血流频谱。

3.颈内动脉主要分支

(1)眼动脉:一般自颈内动脉内侧面发出,与视神经伴行经视神经孔入眶。颈内动脉闭塞时,颈外动脉也可通过眼动脉提供侧支血流。

(2)后交通动脉:起始于颈内动脉床突上段后壁,向后连于椎-基底动脉系的大脑后动脉。后交通动脉的血流方向主要取决于大脑后动脉和颈内动脉的压力。

(3)大脑前动脉:在视交叉外侧由颈内动脉发出,左右大脑前动脉由一横支交通,为侧支血流的重要途径。

(4)大脑中动脉:是颈内动脉的直接延续,自发出后以水平方向在外侧裂内沿脑岛表面往后行,然后再折向外侧至皮质表面,沿途发出分支。

(三)椎-基底动脉系

两侧椎动脉起自锁骨下动脉,发出后不久即穿经第6至第1颈椎横突孔向上行走。绕寰椎上关节突后方,向前内突穿过硬脑膜,经枕骨大孔进入颅后窝,然后于延髓腹侧面向前内行走。至脑桥下缘,左右椎动脉汇合成一条基底动脉。椎动脉颅内段主要分支有脑膜支,脊髓前、后动脉,小脑后下动脉。基底动脉位于脑干的脑桥基底沟内,主要分支有脑桥支、内听动脉、小脑前下动脉、小脑上动脉和大脑后动脉。椎-基底动脉系的变异较多见,应予以重视。

(四)脑底动脉环及侧支循环

在正常情况下,来自两侧颈内动脉和椎动脉的血液各有其供血区,互不相混,当供应脑的4支动脉中的一支慢慢发生闭塞时,而动脉环又发育良好时,则血液可通过此环而重新分配,建立新的平衡。动脉环有许多变异、发育不全等,异常率较高,且最常发生在动脉环的后部。

其他脑动脉侧支循环有颈内动脉与颈外动脉间的吻合、椎-基底动脉与颈外动脉间的吻合及脑与脑膜动脉间的吻合等。

四、检查方法

(一)颈总动脉和颈内、外动脉近端

患者仰卧,头置正位,在锁骨上缘、胸锁乳突肌下内侧触及颈总动脉搏动,沿其走行方向,用4 MHz探头,尽可能将超声束与血管走行方向保持45°的位置进行探测。正常情况下对颈总动脉及颈内、外动脉检测识别不困难,因其频谱形态和声频有明显区别。

(二)颅内血管

1.颞窗

颞窗为探测脑底动脉的主要窗口,探测时患者取仰卧或侧卧,用2 MHz探头,置于颞弓之上,耳屏和眶外缘之间,成人通常将起始深度调至50 mm,寻找大脑中动脉,小儿酌减。经颞窗可探测到大脑中动脉(MCA),大脑前动脉(ACA),大脑后动脉(PCA)的交通前、后段及颈内动脉终末段。颞窗的检出率与年龄、性别等因素有关,老年、女性肥胖者较难检测。

2.枕骨大孔窗

枕骨大孔窗为天然的颅孔,探测时患者取坐位或侧卧位,头前倾,颈屈曲,探头置于颈项中线,声束对准枕骨大孔区,经枕窗可探测椎动脉(VA)颅内段、小脑后下动脉(PICA)、基底动脉(BA)。此窗检出率为99%～100%。

3.眶窗

受检者取仰卧位,两眼闭合,探头轻置于眼睑上,声束对准眶后视神经孔,眶上裂,与矢状面夹角小于15°,可探测同侧眼动脉(OA)、颈内动脉虹吸段(CS),此窗检出率达100%。

此外,有额上窗和前囟窗,主要适用于新生儿和1岁以下小儿。

脑底动脉的识别在很大程度上取决于操作者丰富的脑血管解剖知识和实践经验。一般根据超声探头位置、声束角度、取样深度、血流方向、信号的音频特点和颈总动脉压迫试验,区别多普勒来自哪条血管并不困难,但不能忽略某些血管的变异和病变时的侧支通道。

五、经颅多普勒超声检测指标

(一)频谱形态

血流频谱的波动与心动周期基本一致。在心动周期开始时,首先出现一陡直上升的曲线称上升支,达顶点形成频谱图中的最高峰称收缩峰1(SP1),高峰后以较缓斜度下降的曲线称下降支。约在下降支的上2/3处常有一向上凸曲线称收缩峰2(SP2),当下降支出现第3个明显的回升切迹时称之为舒张峰(DP)。正常健康成人 SP1>SP2>DP,三峰清晰,外层包络线光整,上升支陡直,可见频窗存在。某些病变情况下,SP1 和 SP2 触合,或 SP2>SP1,频窗消失,出现湍流。上升支时间延长,外层包络线毛糙,为动脉壁顺应性减退或血管狭窄等病变引起。

(二)血流速度(V)

血流速度随年龄变化各异,5～6岁时血流速度达一生中最高值,之后随年龄增长而逐渐下降,16岁左右基本接近成人,血流速度分收缩期流速(V_s),舒张期流速(V_d),或平均流速(V_m)。一般成人 MCA V_m 在50～90 cm/s,ACA V_m 45～85 cm/s,PCA V_m 30～60 cm/s。BA、VA V_m 30～55 cm/s。ICA V_m 25～55 cm/s,血流速度降低多见于血管狭窄的前后段,脑梗死、脑动脉硬化症、各种原因引起的脑供血不足、频发早搏、脑内盗血、各种脑病等。血流速度增高则见于狭窄段血管、代偿性流速增高、血管痉挛、缺氧后血管麻痹、过度灌注、血管收缩状态、动静脉畸形、感染、甲状腺功能亢进、贫血等。

(三)搏动指数和阻力指数

搏动指数和阻力指数均是反应血管顺应性的指标,也就是血管阻力的大小和弹性扩张的程度。当外周阻力增大、动脉弹性减弱、血流量减少时,搏动指数和阻力指数增高。正常搏动指数为0.56～0.96。小孩、新生儿和大于60岁的老年人,搏动指数呈生理性增高。病理性搏动指数增高主要见于脑动脉硬化、颅内压增高、动脉瘤等,而搏动指数降低则多见于动静脉畸形、颈内动脉海绵窦瘘、重度血管狭窄或狭窄后血流、过度灌注、大动脉炎等。

(四)血流方向

血液沿一定路径流动,当血流朝向探头时呈正向频移,否则为负向频移。如 MCA 主干应为正向频移,ACA 为负向频移。当血流方向改变时,提示有血管狭窄或闭塞、侧支循环或脑内盗血现象。

(五)音频信号

正常血液以层流形式流动,其音频信号呈平滑哨笛样声音,由于某种原因造成血管腔径较大改变时,会使血流紊乱,产生粗糙杂音。

(六)脑底动脉血流速度排列

按动脉流速的高低,正常排列为 MCA>ACA>PCA>BA>VA>ICA>OA。当排列顺序颠倒时,除了考虑血流速度不对称和先天血管变异外,还应注意探测对侧是否有狭窄的血管存在,排除代偿性流速增高。

(七)左右两侧相应动脉的对称性

一般左右两侧相应动脉流速非对称值应小于 20 cm/s。颈内动脉颅外段和椎动脉小于 15 cm/s,不对称多见于偏头痛和血管狭窄性病变。

(八)其他比值

(1)MCA:ICA 血流速度正常比值为 2.5:1,如大于 3:1 应视为异常,如大于 6:1 多为血管痉挛或血管狭窄等病变引起。

(2)S:D 即收缩峰值比舒张峰值,正常为 3:2 或 2:1,大于 3:2 或小于 2:1 均为异常。

六、功能试验

(一)颈总动脉压迫试验

(1)用于进一步区分脑底动脉,了解生理或病理状态下脑底动脉环的侧支循环功能。

(2)了解脑血管的自动调节功能。

(3)有助于动静脉畸形、动脉瘤等病变血管的识别。

(4)为颈动脉系手术效果的评价提供客观依据。

(二)转颈试验

(1)用于椎-基底动脉疾病及颈椎病的辅助诊断。

(2)评价脑血管的代偿能力。

(三)过度换气和二氧化碳吸入试验

(1)评价脑血管舒缩反应能力。

(2)区分脑动静脉畸形的供养血管。

七、经颅多普勒超声的临床应用

(一)脑底动脉狭窄和闭塞

引起脑底动脉狭窄和闭塞的病因很复杂,最常见的原因是脑动脉粥样硬化、脑血栓形成和脑栓塞,其他原因有脑动脉炎、先天性血管畸形、外伤、肿瘤、手术损伤、结缔组织病等。经颅多普勒超声对脑底动脉狭窄和闭塞的诊断率较高,其特征有以下几点。

(1)狭窄段的血流速度异常增高,搏动指数降低。

(2)狭窄近端和远端的流速较狭窄段减低。

(3)当狭窄程度大于 90% 时,流速减慢消失。

(4)侧支循环效应,表现为血流方向逆转。

(5)频谱异常,出现频谱充填、湍流。

(6)可闻及血管杂音。

(二)脑血管痉挛

常见的病因有蛛网膜下腔出血、脑出血、高血压脑病、重症颅脑损伤后、颅内感染、头面部感染、偏头痛及颅脑手术后等。由于血管管腔截面积与血流速度成反比,故用经颅多普勒超声技术测量血流速度,可间接测定血管痉挛的范围及其程度,经颅多普勒超声表现有以下几点。

(1)血流速度增高,多表现为多支血管流速增高,呈非节段性。轻度痉挛 V_m 90～140 cm/s,中度痉挛 V_m 140～200 cm/s,重度痉挛 V_m >200 cm/s。

(2)频谱异常,可出现湍流现象。

(3)MCA∶ICA 血流速度比值大于 3∶1。

(4)搏动指数降低。

(5)当病因控制后,血流速度可恢复正常。

(三)脑动静脉畸形

由于动静脉直接短路、供血动脉管腔内压力降低、血流阻力降低、流速增快,经颅多普勒超声表现为以下几点。

(1)供血动脉流速增快。

(2)供血动脉搏动指数明显降低。

(3)呈低阻力型频谱,似静脉样伴频谱充填。

(4)二氧化碳分压反应试验和压颈试验血管反应性降低或消失。

(5)脑内盗血现象:由于畸形血管阻力降低,导致供应正常脑组织区域的血液向畸形血管中灌注,可出现流速增高和血流方向逆转。

(四)颈内动脉海绵窦瘘

颈内动脉海绵窦瘘是指颈内动脉和海绵窦之间形成异常的动脉海绵窦沟通,经颅多普勒超声改变为以下几点。

(1)病侧颈内动脉及瘘口下端流速明显增快,而瘘口上端流速降低。

(2)搏动指数明显降低。

(3)频谱波形紊乱,波峰融合,包络线不清晰,呈毛刺样。

(4)可闻及血管杂音。

(5)压迫同侧颈总动脉,紊乱的频谱及杂音均消失,压迫对侧颈总动脉则无变化。

(6)经眼眶可测及粗大眼上静脉。

(五)动脉瘤

动脉瘤是颅内动脉壁上异常膨出部分,瘤体大多很小,直径在 1 cm 以下,经颅多普勒超声检测阳性率较低,若巨大动脉瘤时典型经颅多普勒超声改变为以下几点。

(1)瘤体内呈高阻力低流速频谱。

(2)搏动指数明显增高。

(3)收缩峰呈锯齿样改变。

(4)可闻及水泡样血管杂音。

(六)偏头痛

偏头痛为周期性发作性神经-血管功能障碍,以反复发作的偏侧或双侧头痛为特征,间歇期正常,经颅多普勒超声表现为以下几点。

(1)多见于两侧或单侧大脑中动脉或前动脉流速轻到中度增高,或全脑流速轻度增高。

（2）两侧流速可不对称,差值大于 20 cm/s。

（3）搏动指数及频谱形态均正常。

（七）脑动脉硬化症

脑动脉硬化症是指供应脑组织血液的小动脉内皮下平滑肌纤维发生玻璃样变性,或小动脉内皮下出现纤维素样变性,动脉内膜增厚致血管管腔变窄,血管阻力增大,血流量减少,从而引起慢性缺血性脑功能障碍。经颅多普勒超声特征为以下几点。

（1）频谱波形异常:可表现为转折波,波峰融合呈平顶状,波幅降低。亦可呈陡直的高阻力波形。

（2）搏动指数增高:当血管弹性严重减退和外周阻力极度增加时,搏动指数明显增高。

（3）血流速度下降:动脉硬化晚期,血管阻力增大,脑灌注减少,血流速度降低。

（4）对二氧化碳的反应性降低。

（八）颅内压增高

颅内压增高常见的病因有颅内占位性病变、炎性病变、血管性病变、外伤性疾病、全身性疾病等。由于颅内压增高的程度不同。经颅多普勒超声频谱改变也不同,主要表现为以下几点。

（1）高阻力型频谱,因颅内压增高、血管外周阻力增大,收缩期流速及舒张期流速均降低,以后者明显。S∶D>2∶1。

（2）搏动指数明显增高。

（3）平均血流速度降低。

（4）无血流:当颅内压高于动脉压时,收缩期及舒张期血流信号均消失。

（九）脑死亡

（1）平均流速降低,以舒张期流速降低明显,V_m 为 20 cm/s 以下。

（2）呈极高阻力频谱,收缩期为正向,舒张峰为负向,即震荡血流、来去血流。当颅内压进一步增高,收缩期波形呈钉尖状,舒张期血流信号消失。

（3）搏动指数极高或因无舒张期血流而不显示。

（4）无血流信号,频谱图零位线上、下均无血流信号。

（吕铁军）

第二章

医用辐射防护措施

第一节　放射治疗辐射防护措施

一、放射治疗仪器与防护原则

放射治疗(简称放疗)与手术治疗一样,是一种局部治疗手段,其追求目标是提高放疗的增益比,将放射线最大限度地集中到靶区内,以便杀灭肿瘤细胞,并有效地保护周围正常组织和器官。

(一)辐射源与设备

放疗使用的源主要有三类:①放射性同位素放出的 α、β、γ 射线;②X 线治疗机和加速器产生的不同能量的 X 线;③各类加速器产生的电子束、质子束、负 π 介子束,以及其他重离子束等。这些放射源以两种基本照射方式进行疾病的治疗:一种是源位于人体外,集中照射人体某一部位,称为体外远距离照射,简称外照射;另一种是将放射密封源直接放置于患者被治疗的组织内或者人体的天然腔内,如口腔、鼻咽、食管、子宫颈等部位进行照射,称为组织间放疗和腔内放疗,又称近距离治疗;还有一种情形是利用人体某种器官对某种放射性同位素的选择性吸收,将该种放射性同位素通过口服或静脉注入人体内进行治疗,如用 ^{131}I 治疗甲状腺癌、^{32}P 治疗癌性胸腔积液等,称为同位素内照射治疗。

放疗所用辐射源及主要放疗设备列于表 2-1。

(二)放疗的防护原则

放疗属于医疗照射,应遵循医疗照射的防护原则。

1.放疗正当化

放疗是应用电离辐射治疗疾病,接受治疗的患者,面临双重危险:一是未能控制原发疾病而危及生命;二是正常组织受照的危害,如正常组织受照体积过大或累积辐射剂量过大,导致机体免疫功能的破坏和正常组织难以治愈的损伤(如放射性溃疡、肺炎、肠炎、膀胱炎等)。因此,放疗医师对接诊的患者要进行正当化判断,根据患者的病情(如肿瘤的部位、类型、期别、对射线的敏感程度及其周围的组织器官等)选择最适宜的治疗手段和方式。

表 2-1　主要放疗设备与辐射源

放疗类型	放射设备			辐射源		
	名称	源强(或 X 线能量)		核素	射线	能量(MeV)
远距治疗	X 线机	10～400 kV				
	^{60}Co 治疗机	111～259 TBq(3 000～7 000 Ci)		^{60}Co	γ	平均 1.25
	γ 刀	201(或 30 个源),总活度 222～333 TBq(6 000～9 000 Ci)		^{60}Co	γ	平均 1.25
	医用电子加速器	4～25 MV			X	4～25 MV
	χ 刀	射线与能量同所用加速器			电子束	4～25
近距治疗	后装机	370 GBq(10 Ci)		^{192}Ir	γ	平均 0.36
				^{137}Cs	γ	0.662
				^{60}Co	γ	平均 1.25

2.放疗最优化

放疗的策略是既要使局部控制肿瘤的机会增加到最大,又要使用适宜的辐射剂量和治疗计划使得正常组织并发症的发生率和程度降低到可以接受的水平。因此,对放疗不能应用剂量限值或剂量约束值来推导其防护最优化水平。

3.对 4 种照射均需防范

在放疗过程中,职业照射、医疗照射、公众照射和潜在照射均可能存在或发生,对其均需要有防护措施和技术措施加以防范,以确保安全。

(三)放疗防护现状

随着国民经济和医疗卫生事业的发展,放疗设备成倍增加,在我国经济发达地区的省市级医院已形成普及之势。但在辐射防护的某些方面,尚不能与之相适应。

1.职业照射

在放疗(近距与远距治疗)过程中,放疗操作人员接受职业照射主要来自以下两个方面。

(1)在治疗室摆位时来自放疗设备机头的漏射线以及高能电子加速器产生的感生放射性。

(2)在控制室内接受穿墙而过的贯穿辐射。目前对上述职业照射,通过对放疗设备机头的漏射线的严格控制(不达标者不能出厂),治疗室内良好的通风以及屏蔽墙足够的防护厚度,使职业照射的受照剂量已达到国家标准规定的年剂量限值。

2.公众照射

在放疗过程中公众个人可能受到的照射,主要来自治疗室机房门与墙体泄漏辐射的照射。但目前由于对治疗室、墙体和迷路外口防护门的设计均偏安全,各地实际监测结果表明,很少有超过公众的年剂量限值者,大多数接近或达到本底水平。

3.潜在照射

发生潜在照射的主要原因是设备故障和操作失误。据近 10 年有关调查,发生放射事故 307 起,其中放疗事故 22 起,在医用辐射中占首位;而且,由于治疗设计不合理,照射野对位不准确,导致正常组织受照体积过大、剂量过高而造成的本不应出现的损伤(并发症)还未统计在放射事故中。

4.医疗照射

肿瘤患者接受医疗照射的目的是为了根治或者控制肿瘤发展,以延长生存期和提高生活、生命质量。而实现这一目标的关键是对整个治疗计划进行精心设计和准确地执行,这决定于医院有无先进的治疗计划系统(TPS),较好的剂量分布和时间-剂量-分次模型以及放疗医师、物理工作者、放疗技术员的相互配合和共同努力。我国目前在放疗工作中存在较普遍的问题,就是缺乏上述这些基本条件。没有上述这些基本条件,就难以达到患者接受医疗照射的目的。

上述现状分析表明,放疗防护的重点是放疗的质量保证、放疗人员专业知识与防护知识的培训以及对患者的防护问题。

二、医用治疗 X 线机的防护

临床治疗用的 X 线机根据能量高低分为接触治疗机(40～50 kV);表层治疗机(50～150 kV);中层治疗机(150～180 kV);深层治疗机(180～500 kV);高压治疗机(500 kV～1 MV)。

低能 X 线机与钴-60、加速器相比,由于百分深度剂量低、能量低、易于散射和剂量分布差等缺点,逐渐被后者取代。

医用治疗 X 线机与医用诊断 X 线机的防护原理、原则和方法基本相同,可参考本章放射诊断的辐射防护。本节仅对其有别于诊断 X 线机的部分做些介绍。

(一)治疗 X 线机的特点

治疗 X 线机在应用上与诊断 X 线机的主要区别有以下几点。

1.曝光时间

曝光时间要按治疗计划预置,并能准确控制。

2.照射条件

管电压(kV)、管电流(mA)、附加过滤器(mmAl 或 Cu)和限束器(可调限束器或集光筒)要根据每个患者的治疗计划进行准确预置。管电压和附加过滤器决定 X 线的能量、射线穿透组织的深度,即深部剂量;限束器要根据病灶大小调节其出口照射野面积,目的是尽量减少对周围正常组织不必要的照射。

3.照射剂量

照射剂量要按治疗计划设定,通过照射条件和照射时间严格控制。根据上述特点,治疗X线机的构造与功能必须能满足上述治疗要求。

(二)对治疗 X 线机的技术要求

1.限制泄漏辐射

为了尽可能减少对患者病灶区之外正常组织的不必要照射,对泄漏辐射提出如下要求。

(1)X 线管组件外的空气比释动能率,根据 X 线管的额定管电压不同有不同要求,管电压大于 150 kV 者距 X 线管焦点 1 m 处为 10 mGy/h;小于或等于 150 kV 者,降为 1 mGy/h;如果是小于或等于 50 kV 的手持接触治疗机,要求距 X 线管组件表面 50 mm 处不超过 1 mGy/h。

(2)限束器(可调限束器或集光筒)出线口处用相当于照射野面积 1.5 倍的铅板屏蔽时,在距铅板边缘 20 mm 以外任何位置的最大空气比释动能率不大于同一平面上、无铅板时射线中点处空气比释动能率的 0.5%;如果铅板的面积相当于照射野面积 1.1 倍,则为 2%。

2.累积辐射输出量的重复性和线性

管电压≤150 kV 者,照射野内有用线束累积空气比释动能的重复性应不大于 5%;管电压

＞150 kV 者,应不大于 3％;照射野内有用线束累积空气比释动能的非线性应不大于 5％。

3.控制台

应具有照射条件预置、辐射安全连锁、应急中断照射等安全控制设备。

4.计时器或剂量监测仪

二者必有其一,并且准确无误。

5.安全设备

治疗机出现错误或故障时,能中断照射,并有相应故障显示。

三、钴-60 治疗机的防护

(一)钴-60 治疗机的一般结构

钴-60 治疗机是比较常用的 γ 射线体外射束远距放疗设备,辐射源为放射性核素^{60}Co,其半衰期为 5.27 年,平均每个月约衰变 1％,发射能量分别为 1.17 和 1.33 MeV 的两组 γ 射线,其平均能量为 1.25 MeV。^{60}Co γ 射线的照射量率常数为 13.2 R·cm^2/(mCi·h),或空气比释动能率常数为 0.309 μGy·m^2/(MBq·h)。

外照射用的^{60}Co 源通常由 1 mm×1 mm 的柱状源集合在一个不锈钢的圆筒形的源套内,其源套直径一般在 2.0～2.6 cm 范围,其高度决定于整个源的总活度。由于钴源本身的自吸收以及准直器的限束,致使一定活度的钴源在治疗距离处的照射量率(R/min)比由照射量率常数按距离平方反比定律推算的照射量率要低。

钴-60 治疗机一般由以下几部分组成:①一个密封的^{60}Co 放射源;②一个源容器及防护机头;③具有开关的遮线器装置;④具有定向限束的准直器;⑤支持机头的治疗机架,用以调节线束方向;⑥治疗床;⑦计时器及运动控制系统;⑧辐射安全及连锁系统。钴-60 治疗机装源的总活度一般为 111～259 TBq(3 000～7 000 Ci);国家标准规定必须不少于 37 TBq(1 000 Ci)。

(二)对钴-60 治疗机的技术性能与安全防护要求

该项要求属于钴-60 治疗机设备本身的技术指标问题,设备制造商必须提供符合国家标准要求的设备。

(三)钴-60 治疗室设计

1.治疗室尺寸

据调查,国内现有钴-60 治疗机的型号有十几种,经现场实际测量,其外形尺寸最大者,高 3 m,宽 2.35 m,长 4.79 m。仅就钴-60 治疗机本身的体积而言,治疗室长、宽、高尺寸至少分别不得少于 6.0 m、4.5 m 和 3.5 m。

治疗室的面积和高度需根据机器构造、在治疗室内的布置、机器安装、检修以及治疗操作等来决定,根据多年的实践经验,其面积以 30～40 m^2 为宜,高度不低于 3.5 m。^{60}Co 源强 259 TBq(7 000 Ci)治疗室的净空间尺寸,推荐值长×宽×高为 6 500 mm×5 000 mm×3 500 mm;当要求能为全身放疗时,净空间尺寸为 6 500 mm×7 000 mm×3 500 mm。

2.迷路设计

对迷路的设计与医用电子加速器相同,主要有 L 型与 Z 型迷路两种。据对国内 43 个^{60}Co 治疗室迷路类型的调查,L 型迷路占总数 23％,Z 型迷路占总数 77％。迷路内口、外口和迷路通道的宽度以方便治疗机进入为原则。陈敬忠调查 31 台^{60}Co 治疗室迷路的长度与宽度,迷路长度最短者 3.7 m,最长者 9.5 m,但这是个别的;5.5～7.0 m 长者占总数的 65％,7.0 m 以上者占

19％。迷路宽度最窄着为 1.2 m,最宽着为 2.2 m,1.4～1.8 m 者占总数的 55％。据此建议:迷路长取 6～7 m;迷路宽(包括迷路内口和外口)取 1.5 m。

3.治疗室屏蔽设计

治疗室屏蔽墙结构形式与许多因素有关,根据治疗室周围环境情况,其结构形式可分为以下两类。

(1)封闭式屏蔽墙结构:治疗室处于以下环境时必须采用以下这种结构形式。①治疗室三壁外侧(控制室壁面除外)有房间或治疗机工作时,其外侧有人居留。②处于多层建筑的底层或附近有高于 ^{60}Co 治疗室屋顶的建筑。③治疗室下有地下室或其他特殊情况,当地辐射防护部门要求作防护屏蔽。

封闭式治疗室的 6 个面或 5 个面(除地面)都应有可靠的屏蔽防护,防护墙厚度要达到防护要求。

治疗室某些墙外空间确保在 ^{60}Co 治疗机工作时无人居留。顶上无上层建筑,邻近高于它的建筑与它的直线距离以达到防护距离,而且这段距离的空间无人居留。治疗室建于地下或半地下室。凡以上情况,治疗室外居留因子 T＝0 的一侧可不采用屏蔽墙结构,或采用较薄的屏蔽墙。

在设计墙体的屏蔽厚度时,要考虑到 ^{60}Co 治疗机是直立型还是旋转型,有无遮线平衡锤。因为只有治疗机旋转照射时,有用射线才能射向侧(立)墙或天花板。对于带防护(遮线)平衡锤的旋转治疗机,按设计要求,平衡锤对有用射线的透过率不大于 0.1％,即射线阻止率为 99.9％。考虑到旋转治疗概率(据调查为 1％)和射线的利用因素,则只有百万分之几的有用射线照射墙壁,较漏射线和散射线对照射墙的剂量小约 2 个数量级,在此情况下,可不考虑对它的防护。对于不带防护平衡锤,而只带配重平衡锤的机器,以及没有任何平衡锤的直立式机器,由于机头的转动,有用射线能够直接照射墙壁,要考虑防有用射线的问题。

(2)迷路墙屏蔽厚度计算:关于迷路墙(迷路内墙和迷路外墙)的防护厚度计算问题,考虑到迷路内墙和迷路外墙一般均为共同防护迷路外某区域的安全问题,故可作为一个整体来计算其屏蔽厚度(计算方法同其他主、副防护墙)再由内、外墙均分,可使内墙稍厚些,但与迷路内口相对的迷路外墙应适当加厚,因此处仅由迷路外墙决定墙外的安全问题。

4. ^{60}Co 治疗机防护门的防护厚度

迷路外口防护门屏蔽厚度计算比较复杂,因其与许多因素有关。计算结果与实际监测数据差别较大。笔者收集 4 台治疗机的监测数据,这 4 台 ^{60}Co 机器的源强在 111～148 TBq(3 000～4 000 Ci),迷路内墙厚度为 73～80 cm 混凝土,迷路宽均为 1.6 m,迷路长分别为 3.9 m,4.3 m,5.5 m,防护门的铅当量为 8 mmPb,其中一台为 6 mmPb,而机房门口剂量率范围为 0.38～3.5 μGy/h。这一经验数字说明,放射源强度在 259 TBq(7 000 Ci)以下,治疗室迷路长度等于或小于 5 m,欲将防护门外的剂量率降至 2.5 μGy/h 以下,防护门的铅当量需要 7～8 mmPb;长 L 型迷路(7 m 左右)需 6～7 mmPb;Z 型短迷路需 5～6 mmPb;Z 型长迷路需 4～5 mmPb。

四、γ 刀的防护

(一)结构与特点

γ 刀是 γ 射线立体定向治疗系统的简称,由主机装置、^{60}Co 放射源(其数量有 18、30、201 个者不等)、治疗控制系统、头部和体部定位装置、治疗计划软件系统、测量器具和附件组成。

放射源为 ^{60}Co 密封源。初装源活度在 9.95～10.8 TBq,共 30 枚(有的为 18 枚)总活度为

306.3(1%±10%)TBq,源存放在内径为 395 mm、外径为 510 mm 球冠形源体中。由于 γ 刀结构的特殊性和完善的防护措施,在离源 1 m 处屏蔽体表面 γ 射线的漏射线剂量率最大不超过 20 μGy/h,因此,在屏蔽计算中可忽略不计。由于有屏蔽体和屏蔽门的限制,主射线不能直接射到四周墙壁和顶棚,故屏蔽计算以散射线为主要考虑对象。

(二)γ 刀治疗室结构与墙体屏蔽厚度

1.治疗室结构

治疗室净长 8.5 m,净宽 6.5 m,净高 3.6 m。为安装方便,有的治疗室不设迷路,如设迷路,则运输通道净宽度不小于 2.2 m,保证设备单件 10 吨重安全通过。

2.治疗室墙壁屏蔽厚度

有的 γ 刀生产厂家提供治疗室平面图和墙内剂量分布以及墙体屏蔽厚度。有的厂家提供治疗室平面布置示意图及墙体屏蔽厚度,要求墙壁屏蔽厚度不小于 1 m,房顶屏蔽防护厚度不小于 1 m,设在底层的机房地面防护厚度 0.5 m。

五、后装治疗的防护

近距离治疗是一种使用密封放射源在近距离内释放放射线,通过组织间插值、腔内或表面敷贴照射来治疗肿瘤的方法,又称腔内组织间治疗,现今主要采用后装源法。后装技术系用手动或遥控的传动方式将一个或多个密封放射源从储源器传送到预先定好位置的施源器后进行腔内治疗的技术。后装技术的应用使医护人员摆脱了以往进行近距离治疗时手持放射源直接受照的危险。用于后装技术的治疗装置即后装治疗机。

(一)后装机的组成与防护要求

1.后装机的组成

后装治疗机由机架、储源器、施源器、通道、控制台等组成。

(1)储源器:可容纳一个或多个放射源的容器,当这些源不用时,它可提供电离辐射的防护。当储源器内装载最大容许活度时,距离储源器表面 5 cm 处的任何位置,泄漏辐射的空气比释动能率不得大于 100 μGy/h;距离储源器 100 cm 处的球面上,任何一点的泄漏辐射不得大于 10 μGy/h。

(2)施源器:它是将一个或多个放射源送入预定位置的部件,也可带有防护屏蔽。施源器的形状、结构设计以及材料选择应适应靶区的解剖特点,保证放射源在其中正常驻留或运动,并按照剂量学原则,形成各种预定的剂量分布,最大限度地防护邻近正常组织和器官。

(3)通道:在遥控后装机中,专供密封放射源或组件在其中运动的轨道。此管道与施源器和储源器相连接,其接头要衔接严密、牢固,防止放射源冲出或脱落。管道应尽量平滑,具有可允许的最小曲率半径,以保证放射源传输畅通无阻。

(4)控制台:后装机的控制系统必须能准确地控制照射条件,应用放射源启动、传输、驻留及返回工作储源器的源位显示以及治疗日期、通道、照射总时间及时间倒计数的显示。控制系统应用安全锁等多重保护和连锁装置。必须能防止由于计时器控制、放射源传输系统失效,源通道或控制程序错误以及放射源脱落等电气、机械发生故障或发生误操作的条件下造成对患者的误照射。严禁在去掉保护与连锁装置的条件下运行。

实施治疗期间,当发生停电、卡源或意外中断照射时,放射源必须能自动返回工作储源器。必须同时显示和记录已照射的时间和剂量,直到下一次照射开始,同时应发出声光报警信号。

在控制台上,必须能通过 γ 射线监测显示放射源由工作储源器内输出和返回储存位置的状态。

控制照射时间的计时误差必须小于 1%。

(二)对整机的要求

当自动回源装置功能失效时,必须有手动回源措施进行应急处置;必须在生产厂家给出的放射源最大安全传输次数内,不发生放射源脱落、卡源等故障;在后装机随机文件中必须给出放射源从储源器到施源器的最大传输时间。

目前常用后装辐射源有以下几种。

(1)微型^{137}Cs、^{60}Co 辐射源,主要用于腔内后装。

(2)高活度^{60}Co 源,主要用于高剂量率遥控后装。

(3)丝状、粒状^{192}Ir 源,用于组织间后装。

(4)^{125}I 粒状源,用于永久性组织间插值。

上述放射源物理特性与有关数据列于表 2-2,以供参考。

表 2-2 后装用辐射源的物理特性及有关数据

核素	半衰期 Tr	γ 射线能量 (MeV)	照射量率常数 (R·m²/Ci·h)	比释动能率常数 (mGy·m²/GBq·h)	HVT 铅(mm)	混凝土(cm)
^{60}Co	5.27a	1.25	1.32	0.357	12(13)	6.1(7)
^{137}Cs	33a	0.662	0.33	0.089	7	4.9
^{192}Ir	74.02d	0.317	0.48	0.13	6(3)	4.1(5)
^{125}I	59.7d	0.036	0.004(γ)	0.0011		

(三)治疗室防护要求

后装机治疗室如同钴-60 治疗室一样,同样需经专业人员设计。治疗室必须与准备室和控制室分开设置。治疗室的面积应不小于 20 cm²,室内净高以 2.8~3.0 m 为宜。治疗室与控制室之间应设观察窗(或监视器)与对讲机。

治疗室内应设迷路,迷路的长度与宽度应根据治疗室的净尺寸以及方便后装机的安装、检修、患者治疗床的安置、移动和患者担架推车进出来确定。以治疗室净面积 4 m×5 m 为例,迷路内口与迷路的宽度设 1.2 m,则迷路长度仅能有 3.4 m 左右;如果净面积改为 5 m×5 m,则迷路长度可增加到 4.4 m 左右。

治疗室屏蔽厚度计算:现时常用后装治疗机多为 0.37 TBq(10 Ci)的^{192}Ir 放射源。治疗时,假设放射源全部被传送至施源器,将其看作点源和裸源来计算屏蔽墙的厚度。既然是裸源,就没有固定的照射方向,不分主、副防护,屏蔽墙的厚度仅决定于源与考查点的距离以及墙外环境人员居留情况。采用点源公式先计算出考查点的空气比释动能率,确定考查点剂量控制水平,和墙外人员居留情况,即可求出减弱倍数 K,据此查表或利用半值层法即可求出屏蔽墙的混凝土厚度(cm)。

(四)近距离治疗的质量保证

1.辐射源

辐射源 QA 有下述内容。

(1)辐射源必须有生产厂家提供的说明书及检验证书。说明书应标明辐射源编号、核素名称、化学符号、等效活度、表面污染与泄漏检测日期和生产单位名称等。

（2）辐射源使用前必须有法定计量机构认可的参考点空气比释动能率，其总不确定度不大于±5％。

（3）辐射源更换必须由合格的专业技术人员在辐射防护监督下进行。

（4）退役辐射源必须及时还原生产厂家或指定的放射源废物库统一处理或妥善保存。

（5）对所有使用的后装机辐射源必须至少每月进行一次清点。长寿命辐射源应定期修正源活度（衰变校正）。^{60}Co每月一次，^{137}Cs每半年一次；^{192}Ir和^{125}I，应半衰期较短，使用前和使用中都必须进行衰变校正，并成为治疗计划设计的一部分。

2.遥控后装机

遥控后装机QA有下述内容。

（1）源在施源器中的到位精度，应至少每月一次用假源检查驱动机构控制源到达施源器的到位精度及其重复性，这种检查应包括所有能使用的条件。

（2）源在储源器内的位置，当后装机出于关闭位时，源应回到储源器的中心位置，应至少每年两次检查储源器周围的防护情况，并记录在册。

（3）计时器，后装机一般配备一道或多道计时系统，控制源的到位和照射时间，应每月一次对计时系统进行校验。

（4）更换放射源后，应进行放射源活度的校正。

3.治疗的质量控制

后装机治疗一般分为三步。

（1）首先将带有定位标记的无源施源器按一定规则送入或插入治疗区域，按一定条件拍摄正、侧位X线片。

（2）根据正、侧位片重建施源器或源的几何位置，并根据医师要求，作出治疗计划。

（3）根据治疗设计，通过假源试行正常后，开始正常治疗。

4.污染检查

如果仍然使用镭源，必须每年检查一次镭源的泄漏情况，因镭针的铂金壁很薄（0.5 mm厚），容易损坏。一旦发现镭源泄漏，应立即封存。送至有关部门处理。对其他类型的放射源，污染问题不很严重，^{60}Co和^{137}Cs一般在出厂前由厂家检查表面污染情况，并在源的检测证书上加以说明。以后每两年一次检查器污染程度。污染检查还包括储源器、铱-192丝切割（对手动后装）和后装施源器等。

六、放疗的质量保证

质量保证（QA）是指经过计划而采取的一系列措施控制和维持所设置的质量标准，包括质量管理与质量控制，它贯穿于放疗的全过程。

（一）质量保证组织

QA组织的中心任务是在部门QA组织负责人（一般是科主任或由科主任指定）领导下，协调成员间的责任分工，及时发现和纠正QA执行过程中的差错，随时总结经验，提高本部分的QA工作水平。QA组织中各成员的职责如下。

放疗医师负有治疗方针的制订、治疗计划的评定、监督治疗计划执行等责任，在QA组织中起主导作用。

物理工作者的主要任务是进行治疗机、治疗机上安装的现代影像设备(如锥形束 CT 系统、射野影像系统等)和其他辅助设备(如模拟定位及治疗计划系统等)的特性的确定及定期检查,射线剂量的定期校对,参与治疗计划的设计,保证工作人员和患者的安全防护等。

放疗技术员是放疗计划的主要执行者。治疗计划能否被忠实执行的关键决定于技术员对具体治疗计划的理解程度、对机器性能的掌握和了解以及对患者的服务态度。

(二)质量保证内容

见表 2-3。

表 2-3　肿瘤放疗科内 QA 的内容

目的	QA 内容	执行者
建立 QA 程序	整个治疗环节包括临床计划、物理计划、纠正措施等;治疗病例,各种记录等文件的同意与保存;QA 人员的组织	QA 负责人(科主任)
患者剂量控制	剂量学	物理人员
	剂量控制,体外、腔内放射源	技术员
	治疗设备	工程师
	患者定位(标记、证实等)	医师
	患者材料(靶区、危险器官)	物理人员
	外轮廓等	技术员
	治疗计划,剂量计算(包括体内剂量测量)	物理人员
	治疗单	医师
患者安全	靶区和射野外患者剂量	医师、物理人员
	机器设备连锁(射线连锁、机械连锁)	技术员、工程师
	患者监视和通话系统	技术员
	电安全(设备接地等)	技术员、工程师
	放射性污染、臭气、毒气排出等	技术员、工程师
工作人员安全	建筑防护[X(γ)射线、中子]	物理人员
	工作人员剂量监督[X(γ)射线、β 射线、中子]	物理人员
	电器安全(高压操作、设备接地)	工程师
	系统连锁(治疗室门、灯、紧急开关、设备连锁)	物理人员

(杨　华)

第二节　核医学辐射防护措施

一、核医学简介

(一)核医学常用诊疗项目

核医学是采用开放性放射性核素诊断和治疗疾病及进行医学科学研究的新型学科。核医学是现代医学的重要内容,也是医学现代化的重要标志之一。

根据临床应用目的不同,放射性核素分密封型和开放型。开放型放射性核素是将放射性核素制成药物直接引入人体,对疾病进行放射性核素诊断和放射性核素内照射治疗。密封型放射性核素是将放射性核素封闭在包壳或覆盖层内,通过射线辐照组织(外照射)实现疾病治疗。放射性核素在医学中应用的基本内容示意图见图 2-1。

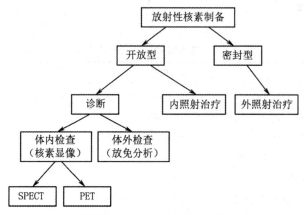

图 2-1　放射性同位素在医学中应用的基本内容

(二)放射性药物

1.放射性药物基本概念

放射性药物是指含有放射性核素,能直接用于人体进行临床诊断、治疗和科学研究的放射性核素及其标记化合物。某些放射性药物可以是放射性核素本身,如^{99m}Tc、^{201}Tl、^{131}I 等可直接用于临床诊断和治疗。大部分临床用放射性药物是利用特定的核素及其标记物同时发挥作用,它既具有普通药物的生物学行为,又具有标记核素的性质和作用。

放射性药物与普通药物的主要区别是含有放射性,通过药物发射的射线作用达到诊断、治疗以及示踪研究的目的,而不依赖药物本身的药理作用。理想的放射性药物辐射特性要求有合适的物理半衰期、合适的放射线类型和能量,进入人体内的放射性核素及其衰变产物毒性效应尽可能小。放射性药物的生理、生化特性取决于被标记物的固有特性,药物在标记前后的生物学特性基本一致。与一般非放射性药物一样,在进入机体后,由于其本身的特点,会在某一器官或组织中参与代谢。根据放射性药物的射线特性,借助放射性探测仪器在体表探测并显示出其在体内的分布定位,获得疾病的诊断信息,利用射线在定位病变处的电离辐射生物效应,可达到治疗疾病的作用。

2.放射性核素的来源

临床应用的放射性核素来源主要有核反应堆、回旋加速器和放射性核素发生器等。

(1)反应堆:反应堆生产放射性核素是利用反应堆提供的高通量中子流照射靶材料,引起核反应而得到的。它生产的放射性核素品种多,成本低,是目前医用放射性核素的主要来源。

(2)回旋加速器:回旋加速器是利用带电粒子引起的核反应生产放射性核素,得到的产物一般为短寿命的缺中子核素,大多以电子俘获或发射 β^+ 的形式进行衰变。与 PET 配套使用的发射正电子核素^{11}C、^{13}N、^{15}O、^{18}F 等短寿命核素均由回旋加速器生产。

(3)放射性核素发生器:放射性核素发生器是一种从较长半衰期的母体核素中分离出由它衰

变而产生的较短半衰期核素的装置。临床较常用的有^{99}Mo-^{99m}Tc发生器,母体^{99}Mo半衰期66 h,经β衰变后产生子体^{99m}Tc,其半衰期6.02 h,发射γ射线的能量为140 keV。

3.放射性药物分类

(1)诊断用体内放射性药物:诊断用体内放射性药物主要用于显像和功能测定,用于显像时亦称显像剂。这一类药品种类多,各自具有特殊的化学性质、生物学行为,符合无菌、无热源和化学毒性小等要求以外,其射线的种类、能量和半衰期还必须相当。诊断用的放射性核素原则上使用直接或间接发射γ光子的放射性核素制备,这是因为γ光子穿透力强,引入人体后易在表面测量到,而且产生放射生物效应较轻。γ光子的能量以80~200 keV为宜。

目前常用诊断用放射性核素,^{99m}Tc是SPECT显像检查中最常用的放射性核素,在显像药物中,^{99m}Tc及其标记的化合物占80%以上,广泛应用于心、脑、肾、骨、肺、甲状腺等多种脏器检查。

正电子放射性药物是指用正电子放射性核素制备的放射性药物,主要是供PET显像。由于正电子放射性药物大多数是用生理性核素制备,如^{18}F、^{11}C、^{13}N、^{15}O等,它们在体内的代谢和生化反应与它的稳定性元素完全或几乎完全一样。将这些放射性核素引入人体后,在体外用PET即可记录到它们的摄取、吸收、分泌、代谢、转归、排泄等一系列的生理和生化反应过程。

(2)治疗用放射性药物:用放射性药物治疗疾病主要是利用其核射线的电离辐射产生的生物学效应来达到治疗的目的。治疗用的放射性核素主要是β粒子的放射性核素,如^{131}I、^{89}Sr、^{32}P等。因为β粒子在病变组织中的电离密度大,产生的生物学效应比相同物理量的X线、γ光子大得多,同时β粒子在组织中射程短,对病变以外的脏器组织辐射损伤较轻。^{131}I是目前治疗甲状腺疾病最常用的放射性药物,^{89}Sr-SrCl$_2$、^{153}Sm-EDTMP等放射性药物在骨转移缓解疼痛治疗中也取得较为满意的结果。α粒子^{223}Ra也可用于骨转移治疗。

(3)体外放射诊断试剂:用于体外放射分析,如放射免疫分析药盒等。这类体外放射诊断试剂中放射性核素不进入人体内,操作的放射性活度甚微,例如^{125}I的标记物每份样品仅用千贝分级。

二、核医学辐射防护要点

(一)核医学实践中辐射防护的基本原则

核医学的辐射防护与常规X线、X线CT检查不同,核医学工作中不仅会受到放射性物质导入体内的内照射,还可能受到外照射,而且还存在着患者排泄物的放射性影响因素。核医学诊疗辐射防护与其他辐射防护一样,首先要坚持医疗照射防护的基本原则,即医疗照射的正当性原则、医疗照射的防护最优化原则和个人剂量限值,但核医学诊疗也有着许多特殊的要求。

1.核医学诊疗实践的正当性判断

只有当某项核医学诊治项目给患者带来利益完全超过辐射危害时才能实施。申请医师应该掌握核医学诊治项目的特点及适应证。在确定核医学诊断或治疗程序前,首先必须做出正当性判断,以确保拟使用的核医学诊治技术的预期利益,将超过该医疗照射可能带来的潜在危险,并在比较可供选择的各种检查技术后,根据实际情况选用危险较小的方法。

核医学治疗的正当性要求应注意如下几项。

(1)除有临床指征并必须使用放射性药物诊断技术外,宜尽量避免对怀孕的妇女使用诊断性放射性药物;若必须使用时,应告知患者或受检者胎儿可能存在潜在风险。

(2)除有临床指征并必须使用放射性药物诊断技术外,应尽量避免对哺乳期妇女使用放射性药物;若必须使用时,应建议患者或受检者适当停止哺乳。

(3)除有临床指征并必须使用放射性药物诊断技术外,通常不宜对儿童实施放射性核素显像检查,若需对儿童进行这种检查,应减少放射性药物施用量,而且宜选择短半衰期的放射性核素。

(4)除非是挽救生命的情况,对怀孕的妇女不应实施放射性药物的治疗,特别是含^{131}I 和^{32}P 的放射性药物。为挽救生命而进行放射性药物治疗时,应使用正确的方法对胎儿接受剂量进行评估,并书面告知患者胎儿可能存在潜在风险。

(5)除非是挽救生命的情况,宜尽量避免对哺乳期妇女进行放射性药物治疗;若必须使用时,应建议患者或受检者适当停止哺乳。

2.核医学诊疗实践的防护最优化措施

诊疗过程中患者防护最优化的基本目标是使利益最大限度地超过危害。应最优先考虑在诊断性照射中获得可靠信息和在治疗性照射中达到治疗效果。

核医学诊疗中的防护最优化措施如下。

(1)对患者或受检者进行核医学诊断中应注意和采取如下最优化措施:①使用放射诊断药物之前,应有确定患者或受检者身份、施药前患者或受检者的准备和施药程序等有关信息的程序,应确保给每例患者或受检者施用的放射性药物活度与处方量相符,并做好给药记录;②对每个诊断程序,应适当考虑与该程序有关的核医学诊断参考水平;③应适当选择准直器、能量窗、矩阵尺度、采集时间和放大因子等,以及单光子发射计算机断层成像(SPECT)或正电子发射计算机断层扫描(PET)的有关参数和放大因子;④采用动态分析时,为获取最佳品质影像,也应适当选取帧的数量、时间间隔等参数;⑤在实施诊断后,尤其是在检查后的短时间内,应鼓励患者或受检者(特别是儿童)多饮水、多排泄,以加快排出放射性药物。

(2)采用^{99m}Tc 及其放射性药物对孕妇进行核医学诊断时,可直接采用较小的施用药量和延长成像时间来进行优化,此时通常不需要估算胎儿受照剂量;放射性碘等放射性核素易于穿过胎盘屏障,从而引起胎儿摄入,这时应对胎儿受照剂量进行评估,以避免造成事故性照射。

(3)仅当有明显的临床指征时,才可以对儿童实施放射性核素显像检查,并应根据患儿的体质量、身体表面积或其他适用的准则尽可能减少放射性药物施用量,选择半衰期尽可能短的放射性核素。

(4)应建议告知已接受放射性药物治疗的妇女在一段时期内避免怀孕。

(5)已接受^{131}I(碘化物)、^{32}P(磷酸盐)或^{89}Sr(氯化锶)治疗的男性宜采取避孕措施 4 个月。

(6)在对患者进行核医学治疗时,应采用以下最优化措施:①在使用放疗药物之前,应有确定患者身份、施药前患者的准备和施药等有关信息的程序。②在给妇女使用放射性药物前,应询问确认患者是否怀孕或哺乳。③除非是挽救生命的情况,孕妇不应接受放射性药物的治疗,特别是含^{131}I 和^{32}P 的放射性药物;放射性药物的治疗,通常应在结束怀孕和哺乳期后进行;为挽救生命而进行放射性药物治疗时,若胎儿接受剂量不超过 100 mGy,可以不终止怀孕。④要特别注意防止由于患者的呕吐物和排泄物造成的放射性污染。⑤当需要进行患者剂量估算时,宜由具备专门知识的人员对每次治疗所致患者辐射剂量进行评估并予以记录,特别是婴儿和胎儿所受剂量。

3.核医学辐射防护的基本措施

核医学诊疗中辐射防护包括外照射辐射防护和内照射辐射防护。而内照射防护的基本原则是:采取有效措施,切断放射性物质进入人体内的各种途径,尽可能减少放射性物质进入人体的一切机会。基本措施如下。①围封包容:采取严密而有效的围封包容措施,以防止放射性物质向周围环境扩散。②保洁去污:遵守安全操作规定,防止或减少污染的发生;保持工作场所内的清洁与整洁,防止食物和物体表面受到污染,防止放射性物质进入人体内。③个人卫生防护:根据工作性质正确穿戴相应的防护衣具,避免皮肤直接接触放射性物质。④妥善治理放射性废物:采取合理而有效的措施治理放射性"三废",是保护工作环境,减少放射性核素体内转移的重要步骤。

(二)核医学实践工作中的辐射防护

1.核医学工作场所要求

(1)选址和布局:核医学科属于开放性放射性核素操作场所,应设在单独的建筑物内,或集中于一般建筑物内的一端或一层,与非放射性工作科室有明显的分界隔离,有单独的出入口,注意远离妇产科、儿科等科室,避免注射过放射性药物的患者途经妇产科、儿科以及人口密集的门诊大厅等区域,在核医学出、入口处要有辐射警示标志。

核医学布局总原则:将放射性区域与非放射性区域分开,避免相互交叉;各功能区域的布局应符合工作流程,便于工作;工作人员通道与注射了放射性药物的患者通道分开,避免交叉。

(2)核医学工作场所分级、分类、分区及建筑相关要求:临床核医学工作场所应按照开放型放射性工作场所规定进行分级,并采取相应放射防护措施。操作开放型放射性物质的活度不同,对工作场所和对环境的污染程度也不同,操作活度越大,污染程度就越明显。根据开放源的日等效最大操作活度不同,工作场所分为甲、乙、丙三级,见表2-4。

表 2-4　非密封源工作场所的分级

工作场所级别	日等效最大操作活度(Bq)
甲级	$>4 \times 10^9$
乙级	$2 \times 10^7 \sim 4 \times 10^9$
丙级	豁免活度值以上 $\approx 2 \times 10^7$

核医学工作场所分类:一般核医学的活性实验室、病房、洗涤室、显像室等工作场所属于规定的乙级或丙级非密封源工作场所。为了便于操作,针对临床核医学实践的具体情况,GBZ120-2020依据计划操作最大量放射性核素的加权活度,把工作场所分为Ⅰ、Ⅱ、Ⅲ三类,见表2-5。

表 2-5　临床核医学工作场所具体分类

分类	操作最大量放射性核素的加权活度*(MBq)
Ⅰ	$>50\ 000$
Ⅱ	$50 \sim 50\ 000$
Ⅲ	<50

注:* 加权活度=(计划的日操作最大活度×核素的毒性权重因子)/操作性质修正因子。

按照表 2-5 划分的三类工作场所室内表面及装备结构的基本放射防护要求,见表2-6。

表 2-6　不同类别核医学工作场所的室内表面及装备结构要求

场所分类	地面	表面	通风橱①	室内通风	管道	清洗及去污设备
Ⅰ	地板与墙壁接缝无缝隙	易清洗	需要	应设抽风机	特殊要求②	需要
Ⅱ	易清洗且不易渗透	易清洗	需要	有较好通风	一般要求	需要
Ⅲ	易清洗	易清洗	不必	一般自然通风	一般要求	只需清洗设备

注:①仅指实验室;②下水道宜短,大水流管道应有标记以便维修检测。

合成和操作放射性药物所用的通风橱,工作中应有足够的风速(不小于 1 m/s),排气口应高于本建筑屋脊,并酌情设有药用炭过滤或其他专用过滤装置,排出空气浓度不应超过有关法规标准规定的限值。

凡Ⅰ类工作场所和开展放射性药物治疗的单位应设有放射性污水池,以存放放射性污水直至符合排放要求时方可排放。废原液和高污染的放射性废液应专门收集存放。

临床核医学工作场所应备有收集放射性废物的容器,并贴有放射性标志。放射性废物应按长、短半衰期分别收集,并给予适当屏蔽。固体废物如污染的针头、注射器和破碎的玻璃器皿等贮于不泄漏、较牢固、有适当屏蔽的容器中。放射性废物应及时按《医用放射性废物的卫生防护管理》进行处理。

(3)分区管理:核医学工作场所根据管理需要分为 3 区,即控制区、监督区和非限制区,在建设核医学科室时应把它们分开。

控制区:任何需要或可能需要特殊防护措施或安全条件的区域被划为控制区。目的是在正常的工作条件下,控制正常照射或防止污染的扩散;并防止或限制潜在照射的程度和范围。确定控制区的边界时,应考虑预计的正常照射的水平,潜在照射的可能性和大小以及所需要的防护手段与安全措施的性质和范围。实际工作中,要采用实体边界划定控制区,采用实体边界不现实时,也可以在源的运行或开启只是间歇性的或仅是把源从一处移至另一处的情况下,采用其他适当的手段。采用与主导情况相适应的方法划定控制区,并对照射时间加以规定。在控制区的进出口及其他适当位置处设立醒目的警告标志并给出相应的辐射水平和污染水平的指示。制定职业照射的防护与安全措施,包括适用于控制区的规则与程序。运用行政管理程序如进入控制区的工作许可制度和实体屏障(包括门锁和连锁装置)限制进出控制区,限制的严格程度应与预计的照射水平和可能性相适应。按需要在控制区的入口处设置防护衣具、监测设备和个人随身清洁衣物的贮存柜;按需要在控制区的出口处设置皮肤和工作服的污染监测仪、被携带出物品的污染监测设备、冲洗或淋浴设施以及被污染防护衣具的贮存柜,定期审查控制区的实际状况以确定是否有必要改变该区的防护手段或安全措施或该区的边界。如果区域内要操作和制备高活度或高挥发性放射性核素和放射性药物,则应按制备工艺流程及所要求的空气洁净级别进行合理布局,放射性操作区应保持负压,与非放射性工作区应隔开。核医学的控制区包括可能用于制备、分装放射性核素和药物的操作室,放射性药物给药室,放射性核素治疗的床位区等。

监督区:监督区是未被定为控制区的区域,在其中通常不需要专门的防护手段或安全措施,但需要经常对职业照射条件进行监督和评价。在监督区入口处的合适位置张贴辐射危险警示标记;并定期检查工作状况,确认是否需要防护措施和安全条件,或是否需要更改监督区的边界。核医学的监督区包括标记实验室,显像室、诊断患者的床位区,放射性废物贮存区等。

非限制区:非限制区是指核医学工作场所除了控制区和监督区以外的其他区域。在此区域内不需要专门的防护手段或安全措施,也不需要对职业照射条件进行监督和评价,可以自由出入,但最好刻有出入的方向性。包括办公室、电梯和走廊等。

2.放射性药物操作的辐射防护要求

放射性药物操作的一般辐射防护要求主要包括以下几个方面。

(1)操作放射性药物应有专门场所,操作放射性碘化物等挥发性或放射性气体应在通风柜内进行;若要求检查床旁给药,则需要采取适当的防护措施,给药用的注射器应有适当的屏蔽,难以屏蔽时应缩短操作时间。

（2）放射性物质贮存器应有适当屏蔽，每次取放的放射性物质应只限于需要的部分。贮存和运输应使用专门的容器，取放容器中内容物时，不应污染容器，容器在运输过程中应达到辐射防护要求。

（3）操作放射性药物应在衬有吸水纸的托盘内进行，工作人员应穿戴个人防护用品。在临床上静脉给药欲排除注射器内空气时，应在装药液的容器中进行，或在针头上附一无菌棉球，以防污染。工作人员操作后离开工作室前应洗手和进行表面污染监测，如污染水平超过规定值，应采取去污措施。

（4）放射性药物操作人员在操作前应将工作服、口罩、帽子、鞋穿戴整齐，并戴手套、防护镜、穿防护铅衣，尽可能减少皮肤暴露在外，这样在操作过程中如意外发生放射性药物外溅，便可避免溅在操作者的皮肤上。注射过程中如果疑有放射性污染，应立即更换治疗巾、手套，并根据具体情况给予相应处理。注射完成拔针后，将用过的空针立即放入铅棒中，后将其由铅棒倒入放射性污物处理区。

（5）在控制区和监督区内不得进食、饮水、吸烟和化妆，也不得进行无关工作及存放无关物件。在控制区取出任何物件应进行表面污染水平监测，超过规定水平的物品不得带出控制区。

（6）为体外放射免疫分析目的而用的 ^3H、^{14}C 和 ^{125}I 等核素的放免药盒可在一般化学实验室进行。存储的放射性物质应登记建档，登记内容包括生产单位、到货日期、核素种类、理化性质、活度和容器表面放射性污染擦拭试验结果等。

（7）根据《女职工劳动保护特别规定》（国务院令第 619 号），女职工禁止在孕期和哺乳期从事非密封源放射性物质的操作、参与核事故与放射事故的应急处理。

3.正电子药物生产及使用中的辐射防护

（1）加速器室的屏蔽防护：①安装加速器的位置应该远离住院病房，尽量选择比较独立的区域或建于地下层。②加速器室四周屏蔽墙及屋顶应为加厚的混凝土墙，出口要设有迷路。为了减弱中子对外部环境的影响，在加速器室及迷路墙壁的内表面均涂以碳化硼，屏蔽门应为石蜡门。③应该有良好的通风净化系统，通过内配预过滤、药用炭吸附段，高效过滤段的组合式通风净化箱进行室内的通风净化，以减少对周围环境的辐射影响。④为防止加速器运行时有人员误入事故，防护门与加速器安装连锁装置，只有防护门关闭后加速器才能够启动。没有特殊理由不得旁路连锁系统，确因工作需要旁路连锁时应采用其他的应急措施。⑤加速器室入口处设有放射性标志及警示灯，在加速器室内墙设置 γ 剂量率报警探头，当 γ 剂量率超过阈值时，控制室及迷路入口应发出报警信号。

（2）生产及使用流程中的辐射防护。①制备过程的防护：回旋加速器都带有自屏蔽，在核素生产时加速器室内的辐射水平基本可以接近本底。生产核素结束 2 h 后再进入加速器室或尽量缩短在加速器室内的逗留时间，以减少工作人员所受辐射。回旋加速器产生的放射性核素传输到合成器后，合成器室内存在大量的放射源。放射性核素合成结束后，大部分被传出到产品收集瓶内，剩余部分会残留在反应管、纯化柱等处。设计合理的器室可以将器室外的辐射降低到本底，一般合成器室都是由 60 mm 以上铅当量的铅砖围成，也可以通过使用机械手解决合成过程中出现的问题。②使用过程中的防护：可以通过自动分装系统或是机械手分装减低工作人员的手部照射，如果没有则可以根据日常合成过程中的参数指示及经验，估测药物的比活度进行抽取；熟练掌握取药和给药技巧，以最短的时间完成放射性药物的操作；用长距离操作工具、放射性药物等。分装好的药物由护士为检查者注射，药室和注射室如不是同一房间，可将装有抽取好的药物的注射器防护套放入防护罐内运输。正电子放射性药物的注射应选择在防护屏下进行,防护屏的防护标准应不低于 50 mm 铅当量。操作人员使用预先建立的静脉通路,快速将药物注射完毕。

4.核医学诊断中的辐射防护要求

(1)诊断场所的布局应按照核医学工作场所分级分区原则,并有利于诊断工作流程,如一端为放射性贮存室,依次为给药室、候诊室、检查室,无关人员避免通过。

(2)放射性给药室与检查室分开,如必须在检查室给药,应具有相应的防护设施。给药前的候诊区应与注射后候诊区分开,候诊室应靠近给药室和检查室,在患者候诊区域,须有患者专用厕所。

5.核医学治疗中的辐射防护要求

(1)使用治疗量 γ 射线的放射性药物的区域应划为控制区,用药或床边 1.5 m 处或单人病房应划为临时控制区。控制区入口应有放射性标志,除医护人员外,其他无关人员不得入内,患者也不能随便离开该区域。

(2)给药室尽量靠近病房,尽量减少放射性药物和已接受治疗的患者通过非限制区。应根据核医学工作场所分级、分区原则和使用放射性核素的种类、特性及活度,确定核医学治疗病房的位置及其放射防护要求。

(3)接受治疗的患者应使用专用的便器或设有专用浴室和厕所;使用过的放射性药物注射器、绷带和敷料,应做放射性污染件处理或做放射性废物处理。治疗患者的被服和个人用品使用后应做去污处理,并经过表面污染监测合格后方可作为一般物品处理。

(4)治疗患者的出院,须考虑剂量约束值,以控制患者家庭与公众成员可能受到的照射。对近期做过放射性药物治疗的患者,外科手术处理应遵循下列原则:应尽可能推迟到患者体内放射性水平降低到可接受水平,不需要辐射安全保护时,再作手术处理;进行手术的外科医师及护理人员也应佩戴个人剂量计;对手术后的手术间应进行辐射监测和去污,对敷料、覆盖物等其他物件也应进行辐射监测,无法去污可作放射性废物处理。

(5)对近期使用过治疗剂量的放射性核素的患者,其死后尸体的处理应遵循以下原则:按照表 2-7 的要求,对没有超出表 2-7 中列出的不同放射性核素上限值以下尸体的掩埋、火化、防腐无须特殊防护;尸检应符合上文中关于外科手术处理的原则;尸检样品的病理检查,如所取组织样品放射性明显,应待其衰变至无显著放射性时进行。

表 2-7　无须特殊防护即可处理的含放射性核素尸体的活度上限值(MBq)

放射性核素	死后防腐	掩埋	火化
[131]I	10	400	400
[198]Au(微粒)	10	400	100
[125]I	40	4 000	4 000
[90]Y	200	2 000	70
[198]Au(胶体)	400	400	100
[32]P	100	2 000	30
[89]Sr	50	2 000	20

6.核医学治疗病房的辐射防护要求

(1)核医学病房应集中在建筑物的一端或一层,与非放射性工作科室相对隔离,有单独的出入口,以利于对患者的管理和公共安全。

(2)核医学病房应设"三区制",无活性区为医、护人员工作场所,活性区为已接受 ^{131}I 治疗的患者病房,高活性区为放射性核素储存、分装场所。三区之间应有严格的分界和过渡通道。

(3)内部设施及附属设施应符合辐射防护要求:①病房每间设一床位,如果设两床位,床距应大于 1.5 m,中间加铅防护屏。患者和工作人员的厕所及淋浴室应分开。每间病房应配备一套卫生系统,设立废水处理池和净水系统,为患者大小便处理所专用,废水处理系统和医院下水道相连,10 个半衰期后即可排入医院总的排污系统。②活性区和高活性区进行防护设计时,必须考虑位置和周围环境,屏蔽厚度计算方法可参考国家相关标准。地面为水磨石,铺上易于清洗及除污染的材料。③每间病房设有电话、通风系统、中央空调、中央供氧系统,每个床位应配有一部电话,便于医师和护士电话查房及患者间进行交谈。中央空调保持室内温度适宜,中央供氧系统为重症患者抢救及一些情绪焦虑的患者提供基础设施。④住院患者原则上无陪伴;患者服用放射性药物后不得在病室内串门;患者服用放射性药物后要求户外活动必须征得医师同意,在规定的时间和指定地点进行;探视患者尽可能采用可视系统,如要见面必须在规定时间和指定地点进行,在服用放射性药物 1 周内,一次探视时间不得超过 15 min。⑤接受核素治疗的患者,根据《临床核医学卫生防护标准》中的指导水平为 1 100 MBq。患者出院时,距患者 1 m 处的剂量率一般应低于 5 μGy/h。患者出院后要求定期门诊随访。⑥治疗患者的被服和个人用品应经常去污,经表面污染监测确认在控制水平以下时方可重复使用。使用过放射性药物的注射器、绷带和敷料,应作为放射性废物收集,待处理。

7.放射性粒子植入治疗的辐射防护

放射性粒子植入治疗技术是一种将放射源植入肿瘤内部,让其持续释放出射线以摧毁肿瘤的治疗手段。由于粒子植入具有精度高、创伤小和疗效肯定等优势,具有较好的临床价值。对于患者粒子植入主要是内照射,但是工作人员在使用放射性粒子植入过程中如果不遵守操作规程、不注意辐射防护,有可能受到外照射的损害,也会给患者造成治疗外不必要的照射。

(1) ^{125}I 粒子源管理要求:① ^{125}I 粒子源应设有专用贮存室, ^{125}I 粒子源的贮存应该在适当屏蔽厚度的铅罐,并放置在保险柜里,专人保管。专用贮存室定期进行剂量监测,无关人员不得入内和接触。② ^{125}I 粒子源运输包装表面的辐射剂量必须小于国家允许辐射剂量水平(5 μSv/h)。③建立粒子源采购、贮存、使用、回收的管理制度。贮存的 ^{125}I 粒子登记时,应包括生产单位、到货日期、核素种类、活度和贮存的容器以及患者使用情况;应定期清点、记录。④建立放射性粒子遗落、丢失、泄漏等情况的应急预案;建立患者的随访制度。

(2) ^{125}I 粒子源植入治疗中的辐射防护:①放疗医师必须根据临床检查结果,对患者肿瘤诊断进行分析,确定肿瘤体积和所需粒子总活度,并计算靶区所需粒子数量。②治疗前至少抽取 2% 的粒子源,采用适当方法进行泄漏试验,确保它的完整性和安全性。③操作前应佩戴个人剂量计和穿戴好防护用品,防护衣厚度不应小于 0.25 mmPb,性腺防护可再穿 0.5 mmPb 的三角裤,戴铅手套、铅围脖和铅玻璃眼睛。操作人员应站在铅屏风后实施操作,粒子源拿取应使用长柄器具,尽可能远离放射源,快速完成必要的操作程序。④放疗医师应根据勾画实际肿瘤靶区,在 B 超或 CT 引导下或术中,通过植入针准确无误地将粒子源植入肿瘤靶区部位。粒子源植入后,尽快对靶区进行正、侧位 X 线摄片,确认植入粒子数目。⑤如果粒子源破损引起泄漏而发生污染,应封闭工作场所,将粒子源封闭在一个容器中,控制人员走动,进行场所和人员去污。

(3)^{125}I粒子源植入治疗后患者的辐射防护管理:①行放射性粒子植入治疗的患者住在单一病房或者集中在同一病房统一管理。对住院患者应在植入部位穿戴0.25 mmPb的铅背心、围脖或腹带,植入粒子源的患者床边1.5 m处或单人病房应划为临时控制区。控制区入口处应有电离辐射警示标志。植入粒子源的患者应使用专用便器或设有专用浴室和厕所。治疗期间房间内不做清扫,除食物盘外,房内任何物品不得带出房间。②为保证放射性粒子植入体内后不丢失到环境中,对前列腺植入粒子的患者,要求戴两周避孕套,以防止粒子源随精液排出而丢失。为防止随尿液排出,在植入两周内,推荐对尿液用4 cm×4 cm见方的药用纱布过滤。如果患者出现植入粒子源流失到膀胱或尿道,用膀胱内镜收回粒子源放入铅罐中贮存。③家属近距离接触患者时,可在患者的粒子植入部位遮盖0.18~0.25 mmPb橡胶布。当发现患者排出了粒子源,不要用手拿,应当用勺子或镊子取出粒子源,放在预先准备好的容器内。该容器将返还给负责治疗的放疗医师。④对出院患者建立登记制度,内容包括姓名、性别、年龄、住址、联系电话、身份证、植入部位、植入源个数、植入时间、陪护者姓名和联系电话等。患者出院2个月内,陪护和探视者与患者长时间接触时,距离至少应保持在1 m远处;儿童和孕妇不得与患者同住一个房间;患者不能长时间接触和拥抱儿童;植入种子源患者在植入240 d后,方可到公共场所活动。⑤如果住院患者死亡,放疗医师应从患者治疗部位取出粒子源,并监测患者躯体和房间。^{125}I粒子植入后,尸体火化和掩埋时无须特殊防护处理的活度上限值为4 000 MBq;火化后遗物不能散落在环境中。

8.敷贴治疗防护要求

敷贴治疗中的辐射防护要求如下。

(1)敷贴治疗应坚持实践正当化和防护最优化的原则,必须制定并实施质量保证计划,确保治疗剂量准确,既能使治疗病变获得合理的剂量及其分布,又能最大限度地缩小正常组织的受照范围与剂量。

(2)实施敷贴治疗前,必须详细登记治疗日期、使用敷贴源的编号、辐射类型、活度、照射部位与面积,并发给具有患者姓名、性别、年龄、住址、诊断和照射次数等项目的治疗卡。

(3)每次治疗前,先收回患者的治疗卡,再给予实施敷贴治疗。治疗完毕,先如数收回敷贴器再发给治疗卡。由工作人员收回敷贴器放回贮源箱内保存。

(4)治疗前依照病变的部位、形状、面积、病变程度和治疗源的有效面积及源面空气吸收剂量率,合理设计治疗方案,精确计算疗程的分次照射剂量(时间)和累积照射剂量(时间)。

(5)实施敷贴治疗时严禁将敷贴源带出治疗室外(自制^{32}P敷贴器除外)。

(6)实施治疗时,必须用3 mm厚的橡皮泥或橡胶板屏蔽周围的正常组织。对颜面部位的病变,屏蔽其周围正常皮肤;对其他部位的病变,则在病变周围露出正常皮肤0.5 cm。并在周围已屏蔽的皮肤上覆盖一张玻璃纸或塑料薄膜后,将敷贴器紧密贴在病变部位。

(7)敷贴治疗时,照射时间长的可用胶布固定、请患者或陪同人员协助按压敷贴器,照射时间短的可由治疗人员亲自按压固定敷贴器,有条件者可利用特制装置进行远距离操作。

(8)敷贴器须定期进行衰变校正,以调整照射剂量。每次治疗时应有专人使用能报警的计时器控制照射时间。治疗过程中应密切观察治疗反应和病变治疗情况,及时调整照射剂量,防止产生并发症。

(9)敷贴治疗中,医务人员应采取有效的个人防护措施,如戴有机玻璃眼镜或面罩和尽量使用远距离操作工具。

(10)操作敷贴器时,不得将源面朝向人,更不得用眼睛直视源面。

(11)敷贴器使用中应避免锐器损坏源窗面。不得将敷贴器浸入水、酒精等溶剂中,使用后应存放于干燥处。

(12)一次最大允许敷贴面积,成人不得大于 200 cm^2,儿童不得大于 100 cm^2,婴幼儿应酌情减少。

9.核医学实践工作中的放射性废物处理的原则

放射性废物(radiation waste)是指在生产和使用放射性物质过程中废弃并含有放射性的物质或被放射性物质污染而又不能用简单的方法加以分离的废弃物。按照放射性废物的形态可将它们分为液态、气态和固态三大类。放射性废物的特点是,它们不能用任何物理的、化学的或生物学等处理方法来改变其放射性的本质,而只能靠其自然衰变。

(1)核医学实践工作中放射性废物的来源与分类。①常见的放射性固体废物:放射性核素发生器;遮盖用的纸、手套、空的药水瓶和注射器;用放射性核素治疗的住院患者使用过的各类物品;用作设备的标定、校正和质量控制的废弃密封源、点源以及解剖标记物;使用过放射性核素的患者与动物尸体、废弃的组织与器官及其他生物废物。②常见的放射性液体废物:放射性核素的残液;患者的分泌物、排泄物;试验与诊断使用过的液体闪烁液;其他放射性核素与放射性药物操作与实践产生的放射性液体。③常见的放射性气体废物:使用 ^{133}Xe 做通气试验的患者呼出的气体;^{14}C 呼气试验受试者呼出的气体;放射性药物生产、转运和使用过程中产生的放射性气溶胶等。

(2)医用放射性液体废物的管理。①放射性废液:a.使用放射性核素日等效最大操作量 $\geqslant 2 \times 10^7$ Bq 的临床核医学单位和医学科研机构,应设置有放射性污水池以存放放射性废水直至符合排放要求时方可排放。放射性污水池应合理选址,池底和池壁应坚固、耐酸碱腐蚀和无渗透性,应有防止泄漏措施。b.产生放射性废液而可不设置放射性污水池的单位,应将含短半衰期的废液注入专用容器中存放 10 个半衰期,经审管部门审核准许,可做普通废液处理。对含有长半衰期核素的废液,应专门收集存放。c.经审管部门确认的下列低放废液可直接排入流量大于 10 倍排放流量的普通下水道,每月排放总活度或每一次排放活度不超过标准中规定的限制要求,且每次排放后用不少于 3 倍排放量的水进行冲洗,每次排放应做记录并存档。d.含放射性核素有机闪烁废液,应存放在不锈钢或玻璃钢容器内。含放射性核素的有机闪烁液,其活度浓度大于或等于 37 Bq/L,应按放射性废液处理。②注射过或服用过放射性药物的患者的排泄物:a.使用放射性药物治疗患者的临床核医学单位,应为住院治疗患者提供有防护标志的专用厕所,对患者排泄物进行统一收集和管理。b.专用厕所应具备使患者排泄物迅速全部冲洗入专用化粪池的条件,而且随时保持便池周围清洁。c.专用化粪池内排泄物在贮存衰变后,经审管部门核准方可排入下水道系统。池内沉渣若难于排除,可进行酸化处理后再排入下水道系统。d.对不可设置专用厕所和专用化粪池的单位,应为注射或服用放射性药物如 ^{131}I、^{32}P 等的住院治疗患者提供具有辐射防护性能的尿液、粪便收集器和呕吐物收集器。收集器内的排泄物在贮存衰变后,经主管部门批准可作免管废物处理。e.收集含 ^{131}I 患者排泄物时,应同时加入 NaOH 或 10% KI 溶液后密闭存放待处理。f.对含有放射性核素的试验动物排泄物,如本单位不具备专用化粪池,可以按照 d 处理。g.对同时含有病原体的患者排泄物应使用专用容器单独收集,在贮放衰变、杀菌和消毒处理后,经审管部门批准可排入下水道系统。h.注射或服用放射性药物的门诊患者排泄物、符合出院条件的患者排泄物,不需要统一管理。

(3)医用放射性固体废物的管理。①废物收集:a.按废物的可燃与不可燃、有无病原体毒性分开收集废物。b.供收集废物的污物桶应具有外防护层和电离辐射标志。污物桶放置点应避开工作人员作业和经常走动的地方。c.污物桶内应放置专用塑料袋直接收纳废物。装满后的废物袋应密封,不破漏,并及时转送贮存室,并放入专用容器中贮存。d.对注射器和碎玻璃器皿等含尖刺及棱角的放射性废物,应先装入硬纸盒或其他包装材料中,然后装入专用塑料袋内。e.每袋废物的表面剂量率应不超过 0.1 mSv/h,重量不超过 20 kg。②废物临时贮存:a.产生少量放射性废物的非密封型放射性核素应用单位,经审管部门批准可以将其废物临时贮存在许可的场所和专门容器中。贮存时间和总活度不得超过审管部门批准的限制要求。b.贮存室建造结构应符合放射卫生防护要求,且具有自然通风条件或安装通风设备,出入处设电离辐射标志。c.废物袋或废物包、废物桶及其他存放废物的容器必须安全可靠,并应在显著位置标有废物类型、核素种类、比活度范围和存放日期的说明。d.废物包装体外表面的污染控制水平应为 $\alpha < 0.04 \text{ Bq/cm}^2$;$\beta < 0.4 \text{ Bq/cm}^2$。e.应在临时贮存期满前及时将废物送往城市废物贮存库或废物处置单位。③废物处理:a.焚烧可燃固体废物必须在具备焚烧放射性废物条件的焚化炉内进行。b.同时污染有病原体的固体废物,如可以焚烧的,直接焚烧处理;不可以焚烧的,应消毒、灭菌后处理。c.未知核素的废物在其活度 $\leq 2 \times 10^4 \text{ Bq/kg}$ 时,或废物中的核素已知且其活度浓度符合标准时,可作免管固体废物处理。

(4)医用放射性气载废物的管理:①操作放射性碘化物等具有挥发性的放射性物质时,应在备有药用炭过滤或其他专用过滤装置的通风橱内进行;②凡使用[133]Xe 诊断检查患者的场所,应具备回收患者呼出气中[133]Xe 的装置,不可直接排入大气。

(5)含放射性核素尸体的管理。①核医学治疗患者死后尸体的管理:近期接受过放射性药物治疗量的死亡患者,其尸体处理按照标准处理原则进行。②核医学试验动物尸体的管理:含有放射性核素的动物尸体应防腐、干化、灰化。灰化后残渣按固体放射性废物处理。含有长半衰期核素的动物尸体,可先固化,然后按固体放射性废物处理。含有较高放射性的动物尸体一般不应进行防腐处理,而应及时做焚化处理。焚化后残渣按固体放射性废物处理。

10.核医学辐射事故的防范与应急处置措施

辐射事故是指放射性同位素、射线装置等辐射源失控引起的放射性物质丢失、人员受到超剂量照射、放射性污染等异常事件,它能直接或间接地危害生命和健康,造成财产损失。核医学实践过程中,从放射性核素的生产、包装、订购、运输、接收、检查、开封,贮存到放射性药品的制备和给药以及放射性废物的收集与处置等各个环节均可能发生辐射事件或事故。一般情况下,核医学实践过程中发生的辐射事故的等级属一般辐射事故。

(1)核医学辐射事故的原因。①放射源的使用与管理方面:核医学实践过程中因为放射源的使用与管理的多个环节发生错误,包括订购环节上,因为各种因素导致未经核实的放射性核素或放射药物的订购,或错误核素及放射药物的订购;运输过程中,导致运输事故。在接收和开封放射源的过程中,可能出现包装的破损;放射性核素或放射药物贮存的过程中,由于多种原因控制不当,导致放射源的丢失;在放射性药物的制备和给药过程中,因为多种原因导致工作人员获得高剂量照射;放射性废物的收集与处置过程中,由于多种原因控制不当,致放射源的丢失。②患者的处理方面:由于对患者的处置不当可能会导致放射事件或放射事故的发生,包括身份识别过程失误,导致给错误的患者实施诊疗;程序要求和计划错误,导致给错误的患者实施诊疗;患者信息的采集和核对失误,导致妊娠或哺乳期女性可能得到不必要的核医学诊疗;放射性药物的给药过程的操作失误,导致错误的给药,包括剂量错误;摄入放射性药物后候诊过程中,可能对环境的污染以及对公众和对非放射职业的医务人员构成辐射危险;诊疗过程失误导致低质量的影像和(或)数据不佳;接受核医学诊疗的患者离开科室或出院,可能出现医疗急症或死亡。③公众方面。核医学实践过程中,公众可能因为下述原因导致辐射事件或辐射事故的发生:放射性核素或放射性药物的运输发生问题,导致运输事故;放射性核素或放射性药物贮存过程中,由于多种原因控制不当,使放射源丢失;对放射源的操作不当,导致污染的扩散;放射性废物处置失误,导致放射源控制不当、放射源的丢失和放射性污染;接受核医学诊疗的患者,可能使其他人受到照射或污染他人。

(2)核医学辐射事故的预防:核医学事故的预防控制应遵守预防医用辐射事故发生的基本要求,即贯彻法律、法规标准,加强人员培训;实现设备防护最优化与技术监管;制定全面的规范操作程序或规定;制定辐射事故预案并演练。针对核医学诊疗实践工作中辐射事故的预防,应加强工作人员的放射防护知识培训,贯彻执行核医学有关的防护与技术标准,严格遵循实践的正当化、放射防护最优化、个人剂量限值三原则,有效防范辐射事故的发生。

(3)辐射事故处理原则。①核医学辐射事故的调查:核医学实践过程中发生的任何辐射事故,应立即启动应急响应程序,调查事故发生的过程和原因,其记录的内容包括事故发生的时间和地点;所涉及的事故责任人和受害者的名单;对任何可能受到照射的人员所做的辐射剂量估算结果;所做的任何医学检查及其结果;采取的任何纠正措施;事故的可能原因;进行追溯性剂量评价所必需的资料;为防止类似事件发生所采取的措施。②核医学辐射事故处理原则:处理辐射事故时应注意以下几个关键环节。a.控制事故源:如污染事故首先要把污染源控制住,以防蔓延乃至造成更大的事故;为控制事故应尽快采取保护性措施,如封闭现场、划定禁区等,同时尽快采取应急处理措施。b.迅速采取有效的防护措施是减少和控制事故危害的关键:如通过个人剂量计、模拟试验、生物和物理检测以及事故现场样品分析等方法迅速估算人员的受照射剂量,积极采取医学救护,必要时组织控制区内人员撤离。c.及时报告和对事故的处理:一旦发生事故,医疗机构应立即启动应急预案,按照事故报告制度立即报告当地环境保护主管部门、公安部门和卫生主管部门,主管部门接到辐射事故报告后,应立即派人到现场,进行现场调查,采取有效措施,控制并消除事故影响。d.控制事故的不良影响:发生事故后,首先要判明事故的性质、范围,正确估计事故的可能后果,进行科学的宣传和解释,减少或消除不良的社会影响。夸大、不符合事实的宣传都不利于控制事故的影响。③核医学辐射事故的处理原则:常见的核医学辐射事故主要是放射性物质污染事故,导致人员受照的方式除了外照射,主要是内照射,通常会造成人体污染,室内、室外环境污染。其处理原则是控制污染。保护现场,禁止无关人员随意出入,以防污染范围扩大;及时处理。一般来说,污染的时间越长,去污越困难,去污染工作应尽早进行;方法适宜。据放射性物质的物理、化学状态和被污染物体表面的理化状态及接触时间,选取适宜方法,能得到较好的效果。发生场所、地面、设备污染事故时,应首先确定污染的核素、范围、水平,并尽快采取相应的去污措施。发生放射性气体、气溶胶或者粉尘污染空气时,应采取相应的通风、换气过滤等净化措施。

(三)核医学诊疗实践的质量保证

1.核医学医疗照射的质量保证

根据 GBZ120-2020 标准,核医学单位应制定全面的质量保证大纲,建立规范的质量控制方案:①处方程序(病史、体征、诊断、适应证和禁忌证等);②放射性药物的施用程序(用药程序、患者信息和患者准备);③临床工作程序(核准的供方和材料、储存、放射性药物制备、临床环境、患者运送和准备、设备的性能、采购规程和废物处理等);④技术培训及经验收集程序(核医学从业工作人员培训及经验收集等);⑤数据分析和处理程序(处理规范、设备性能、数据精确度和完整性等);⑥结果报告程序(数据、图像审读、结果和进一步的建议等)。

2.放射性药物的质量控制

放射性药物必须进行严格的质量控制,才能引入人体进行诊断与治疗,以确保患者安全和诊治效果。放射性药物的质量控制主要包括:①物理鉴定(如包装、外观现状、颜色、透明度、颗粒度、比活度及放射性核纯度等);②化学鉴定(如离子强度、pH、化学纯度及放射化学纯度等);③生物学鉴定(如无菌、无热源、毒性鉴定和生物分布试验等)。

核医学单位对放射性药物的质量控制,应以质控的过程和程序控制为重点,要求所有的作业程序都有书面形式,并按质量体系的要求准确记录和保存。核医学单位应建立放射性药物使用档案,包括放射性药物的购买、贮存、使用、废物处理等记录。

3.核医学显像设备的质量控制

核医学设备的质量控制分类包括常规质量控制(如日质控、周质控、月质控、年质控等);验收质量控制和参考质量控制。

(1)SPECT质量控制:SPECT探头性能决定平面图像的质量。测试指标分为固有性能和系统性能。SPECT平面成像质量控制项目包括:空间分辨率、空间线性、固有能量分辨率、均匀性、多窗空间配准度、计数率特征、灵敏度、探头屏蔽性能。断层成像质量控制项目包括:断层均匀性、空间分辨率、旋转中心、断层对比度、断层灵敏度和准灵敏度,全身成像还须增加:全身扫描空间分辨率和全身扫描系统均匀性。

SPECT验收质量控制是对所有项目进行测试,与出厂指标进行对比,常规质量控制中,均匀性及能量分辨率为要求测试频度最高的项目,每周测试。固有空间分辨率及空间线性、系统灵敏度、系统空间分辨率、断层分辨率及全身分辨率至少每年测试。常规质量控制结果与验收质量控制结果进行对比。

(2)PET常规质量控制应当包括以下项目:探头性能检查;线路与晶体设置;更换棒源;性能测试。PET验收质量控制,要求对所有性能指标(空间分辨率、灵敏度、散射分数、计数率随活度变化、计数丢失及随机符合校正精度、衰减校正和散射校正精度)进行测试,与出厂指标进行对比。

(3)PET/CT及SPECT/CT的质量控制主要分为三部分:PET及SPECT的质量控制主要见前文,PET/CT及SPECT/CT中的CT质量控制与诊断用设备基本一致参照CT质量控制进行。PET/CT及SPECT/CT的整体质量控制主要为PET图像与CT图像的融合精度,其主要的影响因素为检查床在行走过程中的偏差及软件的配准精度,包括检查床的移动精度、PET及SPECT图像和CT图像的融合精度。

4.体外放射分析质控

评价的主要指标包括灵敏度、准确度、精密度、特异性、非特异结合率、剂量-反应曲线和工作范围等。实验室内质控指标分为实验室内批内质控和批间质控,主要指标包括总放射性活度、最大结合率、非特异性结合、标准曲线的稳定性、反应误差关系、平均批间变异、精密度和精密度图、准确度和偏差系数、批内漂移监测、分离技术误差监测、Shewart质控图等。 **(柴 峰)**

第三节　医用电磁辐射防护措施

一、磁共振的原理与防护

磁共振是指物质的磁性和磁场相关的共振现象。根据物质中原子的结构,原子核中的核子(质子、中子)也具有轨道运动和自旋运动,由于原子核是带电荷的,在自旋过程中将伴随产生微磁性,通常各个原子核自旋的轴线方向是无规则的,将所有原子核置于一个稳定而均匀的静磁场中,则每个自旋原子核便以平行静磁场的轴线方向排列成行,此时若向这些排列成行且稳定旋转的原子核,按一定序列发射短暂的射频脉冲,便会形成一个与静磁场成一定角度的旋转磁场,如果射频脉冲的频率与原子核旋转的固有频率相同,原子核就发生共振吸收,停止射频脉冲照射之后,原子核又把所吸收的能量以电磁波的形式发射出来,称为共振发射。

磁共振早期用于药物和生化分析中,通过磁共振可以确定物质的化学成分、推断化学结构、探明溶液的构象,后来科学家开拓性地将其引入医学成像领域,并成为当今最有影响的影像诊断手段之一。

磁共振成像技术的原理是利用人体内的某些物质(^{1}H、^{7}Li、^{13}C、^{19}F、^{31}P、^{127}I 等)的原子核在置于磁场并受到一种特定的射频激发时,所发射的电磁信号而通过计算机成像的。在 MR 检测中,患者躺在强磁场中,然后用无线电射频脉冲辐照人体,同时利用复杂的电子系统去检测获得的信号,并将这些信号转换成人体组织在各个特定层面上清晰可认的图像,将这些在不同层面上获取的信号进行合成,便得到人体各脏器的三维图像。

(一)磁共振的生物学效应

磁共振的生物效应是三种磁场复合作用的结果,静磁场是持续存在的,射频场和梯度磁场只有在进行扫描时才存在,而且它们的强度与不同磁共振设备的静磁场强度有关。目前 MR 常用的静磁场强度是 0.2～3.0 T。

1.静磁场的健康效应

有关静磁场短期辐照的生物学效应,国内外学者已经进行许多研究,涉及的磁场强度最高达 8 T,研究对象包括细胞、哺乳类动物和志愿者,观察指标涉及细胞学、DNA 结构和基因表达、动物生殖和胚胎发育、血-脑屏障、神经活动、认知功能和行为学、心血管动力学、血常规、温度调节、心脏节律、免疫反应等,除观察到志愿者血压随磁场增强轻微增加外,大多数研究得出的结论是静磁场不会产生潜在的有危害的生物学效应。

但也有一些研究显示,在静磁场中发现有红细胞沉积速度加快现象。已经肯定静磁场对心电图(electrocardiogram,ECG)改变有一定的影响,其主要表现为 T 波的抬高以及其他非特异性的波形变化,0.3 T 时观察到 T 波的幅度有变化,但并未发现心律不齐或心率的改变,而且一旦切断磁场,ECG 又恢复正常。目前将上述情况归结为生物电位的变化,一般认为没有生物风险。然而,对于有心脏疾病的患者,有必要在 MR 检查中监测 ECG 的变化。

2.梯度磁场的健康效应

梯度磁场是脉冲式的,也称交变磁场,作用是鉴别不同部位的空间信号并进行空间定位,梯度磁场只有在扫描时产生,它可在患者不同组织引起感应电流,为此,多从感应电流给人体带来的影响方面进行研究。

研究发现,1 kHz 的梯度磁场可以产生末梢神经和肌肉刺激,外周末梢神经刺激可通过"麻刺"感被感知;若梯度磁场的水平高于感知阈值的 $50\% \sim 100\%$,被检者可感觉不舒服或疼痛。人体心脏颤动的电流阈值为 $100 \sim 1\,000$ mA/cm^2,1 T/s MR 时约产生 1 mA/cm^2 的电流,因此 20 T/s 也不足以产生引起心脏颤动的电流,所以,NRPB 建议 MR 梯度磁场的最大变换频率不得超过 20 T/s。

磁致光幻视(magnetic photopsia)是指在梯度磁场作用下受检者眼前出现闪光感或色环的现象。在静磁场 1.5 T 以下,梯度磁场的变化率在 20 T/s 以下不会出现这种幻视觉。但试验发现,当双眼暴露于 4.0 T 的静磁场中时,梯度磁场的变化($20 \sim 40$ Hz)很容易使正常人产生磁致光幻视。梯度磁场的时间长短是影响磁致光幻视的关键因素,如果按目前定的 3 T/s 的谨慎标准,大多数磁共振装置的梯度磁场时间都很短促(不足 1 s)。美国 FDA 安全标准规定,MR 扫描过程中患者所经受的梯度磁场变化率不能超过使外周神经出现的刺激阈值,且至少要有 3 倍以上的安全系数;英国 NRPB 规定,10 ms 以上的梯度磁场不得超过 20 T/s。常规 MR 检查的梯度磁场一般不会超出上述标准,因此临床 MR 使用的磁场强度一般不会引起眼的磁致光幻视等生物学效应。

3.射频场的健康效应

射频辐射的健康效应与本章第一节论述的内容相同。应当注意的是,人的睾丸和眼睛等对温度的升高非常敏感,这些器官是射频场最易损伤的部位,研究显示,38 ℃ $\sim$ 42 ℃ 就有可能有睾丸功能的伤害,虽然 MR 检查过程中没有达到这样的局部温度,但眼晶状体属于血供较差的组织,散热较慢,高射频能量吸收率(SAR)的 MR 或长时间 MR 检查的致热效应需要进一步研究,应关注睾丸、眼晶状体的健康效应。

(二)磁共振成像检查的要求

MR 检查是一种无放射性损伤的诊断方法,一般认为在现有场强范围内对人体不会造成损害,但为安全起见,对 MR 的检查仍做了严格规定,如对植有心脏起搏器、人工关节、心脏瓣膜、动脉瘤夹等金属物件的患者,有可能出现心脏停搏的患者,患有心肌代偿失调、发热、排汗功能障碍患者,无知觉或过分镇静、思维紊乱无法与医师可靠交流患者,以及有幽闭恐惧症者均不宜进行 MR 检查。

由于目前还没有足够的证据认为 MR 对胎儿存在不良影响,MR 妊娠妇女的安全性仍然是一个有争议的话题。为此,美国 FDA 至今未对孕妇(胎儿)、婴儿接受 MR 检查的安全性作出明确规定;英国 NRPB 仅建议"在妊娠的头 3 个月谨慎应用"。除了妊娠妇女接受 MR 检查要慎重权衡利弊之外,孕期的工作人员对 MR 电磁场的接触也应受到限制,一般说来,她们的活动范围要尽量在 1 mT 线以外。

我国医用磁共振成像(MR)设备影像质量检测与评价规范对该设备使用中的验收、状态和共振频率检测进行了具体的规范,提出了质量控制的具体要求。我国医用电气设备(第二部分)"医疗诊断用磁共振设备安全专用要求"指出,对静磁场超过 2 T 或超过地方规定场强限值的 MR 设备,必须获得试验人体研究协议的批准,并在重要人体功能得到监护后才可进行,这些设备必须配备紧急磁场切断装置、梯度磁场和射频扫描中断装置,专业人员对 MR 检查每次扫描的风险与收效需要做确实的评估和判断。对 MR 的其他设备如生理监护、门控设备和射频线圈等可造成烧伤或其他损伤的设备,使用说明书中必须有明确的警告和提示。

二、医用激光技术的防护

激光是一种新光源,"激光"一词表示"因受激辐射而产生的放大光",它是一种人造的、特殊类型的非电离辐射。

产生激光的装置称为激光器。激光器发射的波长,既有可见光,也有属于红外、紫外波段的。激光医学上用于眼病、皮肤病治疗及外科手术等。

随着激光技术在医学领域的广泛应用,长期从事激光操作的人员不断增多,在操作和使用激光器时,由于激光器所发出的射线通过其他物体或者墙壁等产生的微量反射,即使没有直接被激光照射,也有可能损害长期在这种环境中工作的人群。

(一)激光器的分级与防护措施

由于不同波长的激光对人体组织器官伤害不同,医学上把各类型激光器按功率输出大小分为四级,它们对人体危害的防护要求列于表 2-8。

表 2-8 激光器的类别与对人体危害的防护要求

类别	危害	防护措施
一级激光器(免控激光器)	直视不会损害眼睛	对这类激光器不需任何防护
二级激光器(功率≤1 mW)	一般不造成眼损伤,长时间直视可损害视网膜,皮肤无热损伤	不能长时间地直视,机房门、操作面板等张贴警告标志
三级激光器(功率≤5 mW)	若聚焦会造成眼损伤,但非聚焦、漫反射无危险,对皮肤尚无热损伤	①掌握紧急处理方法;②须专业人员使用和管理,房间光线合理,瞳孔缩小,减少进光量,激光束路应避开眼睛水平位置;③佩戴安全防护镜,场所张贴危险标志;④设立安全门-机连锁装置等,保证其他人员不得进入受控区,并有防止光束泄漏措施;⑤调试激光器应采取严格防护措施,保证人眼所受到的辐照量低于安全限值
四级激光器(功率>5 mW)	对眼和皮肤造成严重损伤,漫反射也造成眼损伤	要求具有经验的持证人员操作,只有防护专管人员才能启动激光器,尽可能把原光束、镜式反射和漫反射光束都封闭起来,外罩应装连锁开关,必须有"危险"警告标志

(二)防护要求

1.工作人员的要求

工作人员必须持安全许可证上岗。严禁裸眼观看激光束,注意操作规程;确定操作区及危险带,并要有醒目的警告牌,无关人员不得随意进入;当所用激光超过最大容许照射量值时,必须始终使用个人防护用品(防护眼镜、防护手套等)和设备,定期检查身体,特别是眼睛。

2.工作环境要求

激光工作室防护结构应使用吸光材料制成,色调宜暗。实验室和工作场所应设有良好的照明条件,人处于明亮环境,瞳孔缩小,可减少或限制激光束照射到视网膜上的进光量。房间内的墙壁、天花板、地板、工作台应具有深色不反光的粗糙表面,以减少对激光的反射和散射,在整个激光光路上应设置不透明的反光罩。

3.使用激光防护镜

激光防护学认为,对于低功率(≤1 mW)的激光器,就应该采取防护措施,否则会引起眼睛的激光累积性损伤;对于激光输出功率>1 mW且<0.5 W的激光器,只有佩戴激光防护镜才允许直视光束,否则在瞬目反射时间约0.25 s内,其输出激光即可引起眼的损伤;对于功率>0.5 W的激光器,对眼睛的危害最大,无论是直视光束或受其反射光照射皆可引起眼的损伤,对这类激光器必须采取严格的防护措施。

激光防护镜的品种繁多,从材料上可分为玻璃和塑料两大类;从防护机制上可分为反射型、吸收型和复合型三种,必须按具体使用要求对激光防护镜进行合理的选择。首先根据所用激光器的最大输出功率(或能量)、光束直径、脉冲时间等参数确定激光输出最大辐照度或最大照射量,而后,按相应波长和照射时间的最大允许照射量(眼照射限值)确定眼镜所需最小光密度值,并据此选取合适防护眼镜。选择防护眼镜应注意:①最大照射量 H_{max}(J/m²)或最大辐照度 E_{max}(W/m²);②特定的防护波长;③在相应防护波长所需的最小光密度值 D_{min};④防护镜片的非均匀性、非对称性、入射光角度效应等;⑤抗激光辐射能力;⑥可见光透过率;⑦材质和舒适性。

三、医用超声波的应用与防护

超声波属于机械波,由振动产生。超声波在医学领域应用产生了超声医学,它是声学、医学和电子工程技术相结合的学科,包括超声诊断学、超声治疗学和生物医学超声工程。超声波可用于探测病变信息并进行适当处理,但是,同时它又是一种机械振功能量形式,当超过一定量时,可以对人体组织造成损伤,甚至破坏。

超声诊断应注意对胎儿及眼睛等方面可能有不良影响,警示探头破损,尤其是腔内探头可能对人体造成伤害。在具有临床指征需要应用时,仪器的使用者必须对声输出有足够的了解或能获得相关的热指数值,在空气中即可觉察出发热的超声探头,不可用于经阴道探查;遇有孕妇发热时,应特别注意减少对胚胎或胎儿的辐照声输出和辐照时间。

为保证治疗安全,提高疗效,防止不良反应,使用超声波进行治疗时,针对患者和操作人员的防护问题需注意以下几点。

(一)注意患者反应

超声波治疗时,患者局部不能有"烫"或"痛"的感觉,如有,必须停止治疗,检查原因,在未查明原因前不得继续治疗。

(二)控制治疗量

头部治疗时,严格掌握辐射量。操作必须正规,防止对脑细胞的损害。治疗过程中,如患者发生头晕,应减少剂量或停止治疗。

(三)特殊患者的治疗

脑血管意外(脑瘫)的患者需超声波治疗时,必须诊断明确,定位准确,方可开始。在治疗时,随时观察血压的变化,血压过高或过低时,均不宜做超声波。患者有腹泻、发热时,应停止超声波治疗。进行胃肠治疗时,患者应于治疗前饮温开水 300 mL 左右,平坐位或立位进行治疗。注意女患者的生理情况对超声波治疗的影响。

(四)操作防护

为防止超声波损害,操作者不得直接手持声头,声头握柄应有橡胶或塑料外套保护。进行治疗时,操作人员应戴好双层手套。

(徐学刚)

第三章

颅脑疾病的影像诊断

第一节　正常脑白质的发育成熟

脑白质的髓鞘化始于胚胎的第 5 或第 6 个月,在出生后 2 岁内基本完成,出生时小脑上、下脚及皮质脊髓束已完成髓鞘化。一般脑白质髓鞘化的顺序为由下向上,由后向前,由中央白质向周边白质,最后为皮层下白质,MRI 能较好地反映脑白质的发育过程。未髓鞘化的脑信号与成熟的刚好相反,即未髓鞘化的白质表现为 T_1WI 低信号,T_2WI 高信号,而成熟的白质则为 T_1WI 高信号,T_2WI 低信号。MRI 信号与髓鞘结构之间的关系目前尚不完全清楚,大体上认为 MRI 信号的改变反映了白质内自由水和与胆固醇及糖脂结合水的比例不同。成熟的髓鞘化白质内疏水性的胆固醇和糖脂代替了自由水,同时蛋白和多链不饱和脂肪酸的饱和度亦发生变化,因而 T_1WI 表现为高信号,而自由水减少及脑脂质增加,T_2WI 弛豫缩短,T_2WI 呈低信号。成熟灰质与白质相反,T_1WI 为低信号,T_2WI 为高信号。因此,在观察白质成熟过程中,通常前 6～8 个月 T_1WI 观察白质髓鞘化较 T_2WI 好,因为 T_1WI 上白质呈高信号,灰白质对比好,因为 T_2WI 对成熟白质更敏感,所以 6～18 个月 T_2WI 像观察更好。正常白质发育时间与 T_1WI 和 T_2WI 像关系见表 3-1。

表 3-1　正常脑白质髓鞘化与年龄关系

解剖部位	T_1WI 上出现高信号年龄(月)	T_2WI 呈低信号年龄(月)
桥脑背侧、延脑及中脑背侧	出生	出生
桥脑腹侧	3～6 个月	3～6 个月
小脑上下脚	出生	出生
小脑中脚	出生至 1 个月	3～6 个月
小脑白质	1～3 个月	8～18 个月
皮质脊髓束、半卵圆中心的中部	出生	出生
丘脑腹外侧部	出生	出生
内囊后肢后部	出生	出生至 2 个月
内囊后肢前部	出生	4～7 个月
内囊前肢	2～3 个月	7～11 个月

解剖部位	T_1WI 上出现高信号年龄（月）	T_2WI 呈低信号年龄（月）
胼胝体压部	3～4 个月	6 个月
胼胝体体部	4～6 个月	6～8 个月
胼胝体膝部	6 个月	8 个月
中央前后回	1 个月	9～12 个月
半卵圆中心	出生	2～4 个月
视束、视交叉	出生	出生
视放射	出生	3 个月
距状回白质	出生	4 个月
额叶	7～11 个月	11～18 个月
颞叶	7～11 个月	12～24 个月
枕叶	3～7 个月	9～12 个月

一、T_1WI 像

未成熟的白质 T_1WI 为低信号，T_2WI 为高信号，与成人型脑相反。出生时脑干背侧、小脑上、下脚均已发育（图 3-1），1 个月时小脑深部白质已发育，2 个月时小脑中脚发育完全，3 个月时小脑皮层下白质呈高信号，到 3 个半月时小脑基本发育完成，类似于成人型小脑（图 3-2，图 3-3，图 3-4），桥脑腹侧发育较慢，3～6 个月发育完全。

幕上区，出生时内囊后肢、丘脑腹外侧部、皮质脊髓束、半卵圆中心的中部、视束、距状回区已经髓鞘化，表现为高信号。中央前后回、皮层下白质约在 1 个月发育（图 3-1，图 3-2）；3 个月时中央前后回、半卵圆中心的后部发育成熟（图 3-3）；4 个月时内囊前肢发育；胼胝体的发育由后向前，压部于 2～3 个月时出现高信号，4 个月完成，体部于 4～6 个月完成；膝部发育最晚，于 6 个月出现高信号，通常 4～5 个月时，压部为高信号，而膝部仍为低信号，8 个月时胼胝体近成人水平（图 3-3，图 3-4）。深部白质发育晚，除视放射和运动区外，大约于 3 个月开始，一般由后向前，由中央向周边发育，枕叶发育最早，在 7 个月左右完成（图 3-1～图 3-5），额叶、颞叶发育最晚，在 9～11 个月完成，18～24 个月在 T_1WI 像上类似成人型脑（图 3-5～图 3-7），但白质的发育仍在继续，T_2WI 像上观察到的白质成熟时间晚于 T_1WI。

二、T_2WI 像

T_2WI 像白质信号与 T_1WI 像相反，未成熟的白质为高信号，而成熟的白质为低信号。出生时小脑上、下脚及脑干背侧为低信号，小脑中脚于出生后 2～3 个月开始信号变低，3～6 个月完成发育，小脑皮层下白质从 8 个月开始发育，18 个月达成人水平。

幕上区，出生时丘脑腹后外侧、内囊后肢部分区（后部）及结合臂交叉处呈低信号，中央前后回的皮层下白质在 1 个月内出现低信号，2 个月时半卵圆中心出现片状低信号。出生后 1 个月视神经呈低信号，2～3 个月视放射呈低信号，4 个月时距状裂周围白质呈低信号，大脑深部白质束于 6～12 个月出现低信号，内囊后肢后部于 2 个月内出现低信号，而后肢前部则在 4～7 个月时出现低信号，10 个月时完成发育，内囊前肢约在 11 个月完成发育。胼胝体压部约在 6 个月为低信号,而膝部需要到 8 个月完成。皮层下白质除距状回和皮质运动区外,发育呈持续性,从枕叶到额、颞叶,枕叶 9～12 个月开始,额叶为 11～14 个月,颞叶发育最晚,约 12 个月开始,于22～24 个月完成。

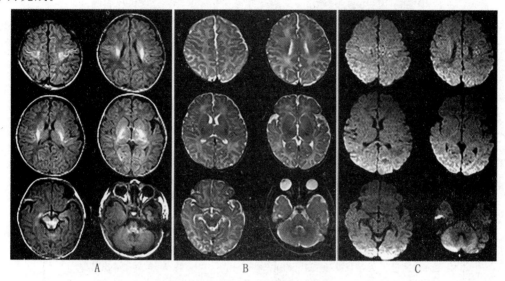

图 3-1　出生后 16 天婴儿正常 MRI

A.T_1WI 像(SE 500/20)显示脑干背侧、小脑上脚、视束、内囊后肢、丘脑外侧、视放射和放射冠的中央部呈高信号,同时见运动皮层区和旁区也有信号增高(T_1WI 像上白质呈高信号,反映白质已经髓鞘化);B.T_2WI(SE 2500/80)显示脑干背侧、内囊后肢后部、丘脑腹外侧及旁中央回的白质呈低信号(T_2WI 信号反映白质已经完成髓鞘化);C.弥散加权成像(diffusion weighted imaging,DWI)像显示大脑内未髓鞘化的白质为低信号,而髓鞘化的白质为等或稍高信号

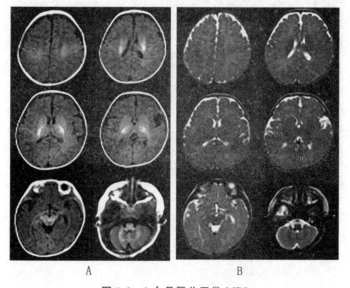

图 3-2　2 个月婴儿正常 MRI

A.T_1WI 像显示中央前后回白质、半卵圆中心、放射冠、内囊前、后肢、枕叶距状回区白质、小脑深部白质呈高信号,范围比图 3-1 扩大;B.T_2WI 像见中央前、后回皮层下白质、半卵圆中心的中部、内囊后肢及小脑脚呈低信号,内囊前肢仍为高信号

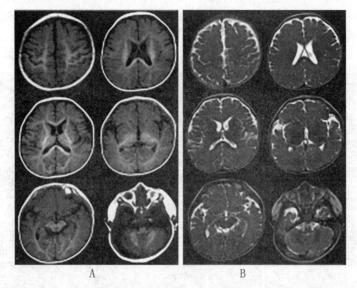

图 3-3　5 个月婴儿正常 MRI

A.T$_1$WI 像显示小脑、脑干呈高信号，半卵圆中心区及中央前、后回皮层下白质亦呈高信号，整个视放射通道上均呈高信号，内囊前和后肢、外囊、胼胝体压部和膝部出现高信号；B.T$_2$WI 像上显示半卵圆中心的中部、内囊后肢、胼胝体压部、膝部、视放射、脑干和小脑呈低信号，内囊前肢仍为高信号

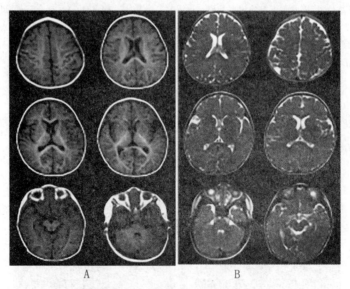

图 3-4　8 个月婴儿正常 MRI

A.T$_1$WI 像显示所有深部白质均已髓鞘化，旁中央区和枕叶皮层下白质呈高信号，仅额叶和颞-顶区后部白质尚未完全成熟；B.T$_2$WI 像显示胼胝体和内囊均呈低信号，枕叶和旁中央区白质信号下降，与皮质信号相等，这时观察脑结构 T$_1$WI 像最好

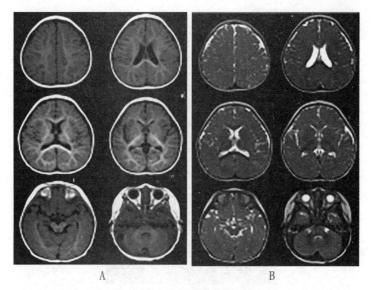

图 3-5 12 个月婴儿正常 MRI
A.T$_1$WI 像显示大部分脑白质均呈高信号,但颞叶和额叶皮层下白质仍为低信号;
B.T$_2$WI 像显示除顶叶和枕叶的皮层下白质外,其余大脑皮层下白质均为高信号

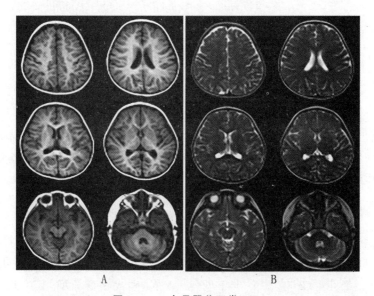

图 3-6 24 个月婴儿正常 MRI
A.T$_1$WI 像显示所有脑白质均呈高信号,与成人脑相似;B.T$_2$WI 像显示除额叶、颞叶前部的皮层下白质及三角区后部呈片状高信号外,其余脑白质均为低信号

在 T$_2$WI 像上,位于侧脑室三角区附近有一片区域,表现为持续高信号,10 岁前儿童均可看到,有些人 20 岁前仍能看到,为正常延迟发育区,称为终末区域。准确位置为侧脑室三角区的后上方,并可扩展到侧脑室体部的侧外方,为顶叶后下和颞叶后部的结合区,这个区域有些树突到 40 岁仍无髓鞘,需要与脑白质脱髓鞘或脑白质软化症相鉴别。

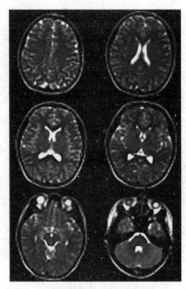

图 3-7　12 岁儿童正常终末区

T₂WI 像显示双侧脑室后部,相当于三角区后上方两侧对称性片状稍高信号区

（刘洪福）

第二节　脑白质病变

脑白质异常包括脑白质脱髓鞘和髓鞘发育异常两类,前者是由缺氧缺血、感染或感染后免疫反应引起的脑白质髓鞘破坏,如感染性脑炎、多发硬化、急性播散性脑炎等,后者为脑代谢障碍或原因不明的脑白质病。

一、异染性脑白质营养不良

异染性脑白质营养不良（metachromatic leukodystrophy,MLD）为一组常染色体隐性遗传的进行性白质病变,可能为 22 号染色体异常,导致芳基硫酸酯酶 A 缺乏。临床依据发病年龄分为4 型:即先天型、晚期婴儿型（2～3 岁）、少年型（4～6 岁）和成年变异型,其中晚期婴儿型常见。临床症状表现为共济失调、癫痫、四肢痉挛性瘫痪、进行性精神运动倒退和痴呆等。实验室检查芳基硫酸酯酶 A 活性下降可以确诊。

MLD 的典型的 MRI 表现为双侧侧脑室周围的白质内对称性病变,T₁WI 像呈稍低信号,T₂WI像高信号,早期不累及皮层下白质（图 3-8）。早期病例异常信号首先出现在侧脑室前后角处,即额-顶角区和顶-枕角区,以后病变进一步扩大,融合成片,向半卵圆中心发展,后期累及皮层下白质及小脑白质。MLD 早期病变在侧脑室前后角处同时起源,仅仅是轻重程度不同。另外,半卵圆中心的病变 T₂WI 像呈不均匀高信号,高信号区内有散在片状或点状低信号区,称为"虎纹"或"豹斑"征（图 3-8,图 3-9）,这些低信号的片状或点状结构为脑内穿支血管鞘周围残余的正常白质结构,有关这些白质结构为什么能保留下来的机制不清楚。

胼胝体受累是 MLD 的另一个重要 MRI 征象，MLD 早期可累及胼胝体，尤其是胼胝体膝部和压部同时受累，对病变的早期诊断和鉴别极为重要(图 3-8,图 3-9)。其他的白质病如肾上腺脑白质营养不良通常只累及胼胝体压部，而亚历山大病只累及膝部，但均不同时累及膝部和压部。MLD 也累及脑干的皮质下行束，表现为双侧或单侧点状 T_1WI 低信号，T_2WI 高信号，可累及中脑或桥脑。肾上腺脑白质营养不良也累及脑干皮质脊髓束，但更强调桥、延脑同时受累。MLD 的丘脑在 T_2WI 像出现低信号(图 3-8)，可能与多巴胺的耗尽或铁质沉积有关。二乙三胺五乙酸钆(Gadolinium-DTPA,Gd-DTPA)增强扫描病变区不强化，但能更好地显示"虎斑"或"豹斑"结构。

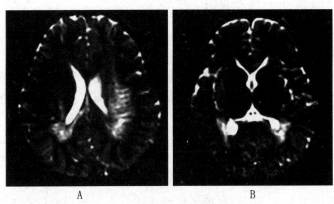

图 3-8　异染性脑白质营养不良

A～B.轴位 T_2WI 像见双侧侧脑室前、后角处白质内呈对称片状高信号，白质病变信号不均，高信号内有条状低信号("虎纹"征)，皮层下白质未受累，胼胝体膝部和压部呈高信号，丘脑呈低信号

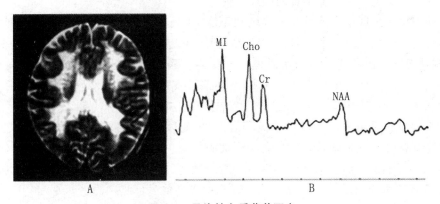

图 3-9　异染性白质营养不良

A.轴位 T_2WI 像显示侧脑室前后角及胼胝体膝部和压部呈高信号；B.磁共振波谱(Magnetic Resonance Spectroscopy,MRS)成像显示病变区的 N-乙酰天门冬氨酸(N-acetyl aspartate,NAA)明显下降，有丝分裂指数(mitotic index,MI)升高

病变区的白质在弥散加权成像(diffusion weighted imaging,DWI)上水分子的运动可下降，如果在高分辨率 DWI 图像上也可观察到水平方向的受累和未受累的髓鞘交错呈条纹状，未受累的髓鞘区的水分子弥散正常，而受累的髓鞘区的水分子运动也可以增加。

MLD 的质子磁共振波谱(Magnetic Resonance Spectroscopy,MRS)较为经典的表现为脑内

不同程度的 NAA 降低和显著的 MI 增高(图 3-9),灰质和白质中 MI 含量可为正常的 2～3 倍。白质中总胆固醇(total cholestero,Cho)和肌酐(Creatinine,Cr)值也升高,有些患者可探及血清乳酸(Blood Lactic Acid,Lac)峰,MI/NAA 比值是诊断 MLD 最敏感的代谢指标,正常脑实质 MI/NAA 比值<0.5,而 MLD 患者的灰质中 MI/NAA 比值为 1,白质中 MI/NAA 比值>2,其他脑白质病变中 MI 升高则相对较低。MI 的升高较特异地反映了神经胶质细胞代谢的异常,它与 MLD 活动性的神经胶质增生和炎症区吞噬现象有关。MRS 对白质病的代谢异常敏感,但特异性较差。另外 MRS 能早期发现亚临床期患者,可用于家系筛查。

二、肾上腺脑白质营养不良

肾上腺脑白质营养不良(adrenoleuko dystrophy,性连锁肾上腺脑白质营养不良)为一组病因不明的遗传性脂类代谢病,病变以累及中枢神经系统和肾上腺为主要特征。性连锁肾上腺脑白质营养不良分为新生儿肾上腺脑白质营养不良、性连锁肾上腺脑白质营养不良和肾上腺脊髓神经病。新生儿肾上腺脑白质营养不良为常染色体隐性遗传,有多种过氧化物体酶缺乏,新生儿出生后 2 周发病,病情进展快;儿童型性连锁肾上腺脑白质营养不良和性连锁肾上腺脑白质营养不良及肾上腺脊髓神经病为 X-连锁遗传。儿童型性连锁肾上腺脑白质营养不良最常见,发生于 5～10 岁的男孩,以中枢神经系统病变为主,主要表现为视力、听力受损。性连锁肾上腺脑白质营养不良及肾上腺脊髓神经病为性连锁肾上腺脑白质营养不良的变异型,15～33 岁发病,病变以脊髓、外周神经和肾上腺为主,症状轻,预后较性连锁肾上腺脑白质营养不良好。性连锁肾上腺脑白质营养不良的发病机制为过氧化物酶体蛋白异常,使体内饱和的极长链脂肪酸(主要为$C_{23}～C_{26}$)不能及时被切断为短链脂肪酸,而在体内的中枢神经系统白质、肾上腺皮质和睾丸组织内沉积。根据血浆、皮肤或纤维细胞中极长链饱和脂肪酸异常增高可以确诊。本节重点介绍儿童型性连锁肾上腺脑白质营养不良的影像表现。

儿童型性连锁肾上腺脑白质营养不良的典型 MRI 表现为双侧对称性顶-枕部(侧脑室三角区)白质内异常信号,呈 T_1WI 低信号,T_2WI 高信号,病变通过胼胝体压部,使两侧病变融合,形成典型的"蝴蝶样"外观,早期特征为胼胝体压部受累。病变早期起源于枕叶白质,向上向前扩展,累及颞叶和顶叶,病变以中央区白质为主,晚期累及皮层下白质和小脑白质。脑白质病变在病理上分为三个区域。①中央区:该区域髓鞘已全部被神经胶质所代替,有时出现坏死空洞,MRI 表现为 T_1WI 像低信号,T_2WI 像呈极高信号(病变区内信号最亮区域);②中间区:代表与活动性炎症改变有关的脱髓鞘,由于血-脑屏障被破坏,注入造影剂后可呈花边状强化,该区域 T_2WI 像呈低信号或轻微低信号;③外周区:活动性脱髓鞘的边缘区域,不存在炎症反应,注入造影剂不强化,T_1WI 像为稍低信号,T_2WI 像呈轻到中等高信号(图 3-10)。

性连锁肾上腺脑白质营养不良的另一个特征性改变为脑干皮质脊髓束受累,表现为脑干内双侧呈对称性点状,T_1WI 低信号,T_2WI 高信号,病变可累及皮质脊髓束的全程,从内囊后肢及膝部达延髓,也可仅累及脑干(图 3-10)。脑桥-延髓的皮质脊髓束受累对性连锁肾上腺脑白质营养不良的诊断具有特异性,敏感性达 80%～100%,特异性达 100%,可用于和 MLD 等脑白质病引起的脑干病变相鉴别。其他受累结构包括外囊后部、内囊后肢及丘脑腹后外侧部(内、外侧膝状体)。Gd-DTPA 增强扫描见顶枕区脑白质内的病变周边呈环形的强化(中间区),受累的脑干皮质脊髓束亦强化(图 3-10)。约 12% 的病例影像学改变不典型,病初累及额叶,可为单侧或双侧病变,向后向上发展,应与亚历山大病鉴别。除生化检查外,如有脑干受累,特别是脑桥-延髓部皮质脊髓束受累,多提示性连锁肾上腺脑白质营养不良。有不典型病变仅累及皮质脊髓束,从内囊膝部达延髓,同时有小脑内白质受累,而大脑白质正常,根据皮质脊髓束受累,提示为性连锁肾上腺脑白质营养不良,最后经临床证实为性连锁肾上腺脑白质营养不良。

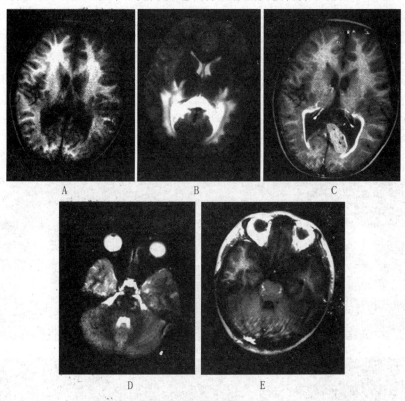

图 3-10　X-连锁肾上腺脑白质营养不良

A.轴位 T_1WI 像;B.轴位 T_2WI 像;C.增强 T_1WI 像显示双侧枕叶、顶-枕交界处、胼
胝体压部呈 T_1WI 低信号,T_2WI 高信号,双侧对称,而枕叶皮层下白质未受累,病灶
呈"蝴蝶状"外观,病变向前累及内外囊后部,增强扫描见病灶周边强化;D~E.桥脑水
平的 T_2WI 和增强 T_1WI 像显示脑干内双侧皮质脊髓束异常信号,而且强化

性连锁肾上腺脑白质营养不良和肾上腺脊髓神经病为成人型性连锁肾上腺脑白质营养不良中最常见的类型,主要累及脊髓和周围神经,脑白质正常或仅有轻微的炎症反应。约 50％的病例影像学正常或改变轻微,另外 50％则表现为脑干(皮质脊髓束和皮质小脑束)和小脑白质对称的 T_2WI 像高信号,病变可向中脑或内囊后肢扩展。有研究显示,85％的病例有脑桥皮质脊髓投射纤维、大脑脚及内囊对称性 T_2WI 像高信号,57％的病例有视觉通道受累。

外侧膝状体的脱髓鞘改变,33％累及听觉通路,包括内侧膝状体、下丘臂、外侧膝状体和听放射。脊髓病变主要表现为萎缩,以胸段多见,外侧皮质脊髓束、背侧脊髓小脑束和内侧丘系可见脱髓鞘改变。女性杂合子一般无症状,但 30 岁以后可出现痉挛性轻瘫,20％的病例有脑部异常,最常见的表现为顶枕或额叶白质内 T_2WI 像呈弥漫轻度高信号。另外,也可有皮质脊髓束受累和胸髓萎缩,少数患者亦可有颈髓萎缩。

新生儿肾上腺脑白质营养不良的临床症状和病理改变较重,病变进展迅速,脑白质呈广泛脱髓鞘,其中以枕叶受累较重,灰质亦有轻度变性,有些伴有轻度多微小脑回。在 MRI 上显示显著

长 T_1、长 T_2信号的受累区域,弥散增高和弥散的各向异性下降;在病变的早期,常规序列外周白质不受累,但是,在弥散张量成像上表现为水分子的弥散轻度增加和各向异性下降。

性连锁肾上腺脑白质营养不良的 MRS 表现有一定的特异性,许多作者的研究显示 NAA/Cr、NAA/Cho 比率下降,而 Cho/Cr 比率增高,或 NAA 浓度减低,而 Cho 和 MI 浓度增高(图 3-11)。MRS 的表现通常与临床症状及 MRI 的改变相平行,但较 MRI 敏感,且其改变发生在临床症状和 MRI 改变之前。额叶白质 MR 表现为正常的性连锁肾上腺脑白质营养不良患儿,MRS 通常能发现 NAA 降低及 Cho 和 MI 升高。另外,在 X-连锁肾上腺脑白质营养不良患者的典型 MRI 病变区域内,各代谢产物的改变在中央区最明显,当感兴趣区(region of interest,ROI)向外移时,代谢产物的改变将变得轻微(图 3-11)。MI/NAA 比值的改变能更特异地评价神经元的轴索的损害程度及脱髓鞘的活动性进程,MI/NAA 比值在 MR 正常的白质中为 0.9,受累白质为 3.2,严重受累白质为 5.6。

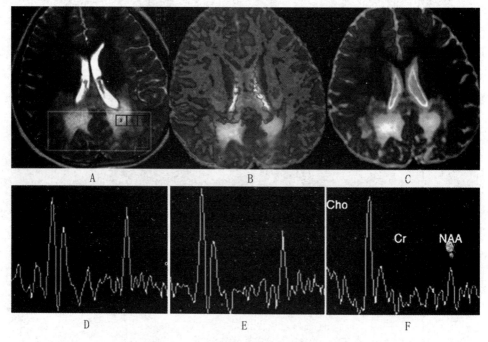

图 3-11　X-连锁肾上腺脑白质营养不良

A.枕叶 T_2WI,方框区为波谱与弥散张量成像(DTI)测量 ROI,信号从外到内逐渐增高;
B.ADC 图,显示病变从外到内颜色加深,代表 ADC 逐渐增高;C.FA 图,病变从外到内颜色逐渐减淡,代表 FA 值从外到内逐渐降低;D~F.MRS 中 NAA 逐渐降低,Cho 逐渐升高,NAA/Cho 比值逐渐降低,NAA/Cho 比值依次为 0.995、0.713、0.419 和 0.36

对无症状的性连锁肾上腺脑白质营养不良患者进行早期连续 MI/NAA 比值监测是非常有效的,因为 MI/NAA 比值的升高明显先于临床表现,因此,MRS 可用于家系筛查及治疗监测。

三、海绵病

海绵病又称天门冬氨酸酰基转移酶缺乏症(Canavan 病),为常染色体隐性遗传,常见于东北欧犹太人和沙特阿拉伯人。临床分为新生儿型、婴儿型和少年型。新生儿型少见,症状有嗜睡、易怒、活动少、吞咽困难、肌张力低,多于数周内死亡;婴儿型最常见,症状有肌张力低、癫痫、去皮层状态,常于发病后 3~4 年内死亡,此型可有巨脑;少年型于 5 岁后发病,症状有震颤、共济失调、眼睑下垂、精神倒退、痴呆和强直。Canavan 病的确切病因不明,可能与星形细胞内三磷酸腺苷(Adenosine triphosphate,ATP)水平下降,导致退行性变有关。实验室检查尿和血浆 NAA 增高,它继发于天冬氨酸酰化酶(aspartoacylase,ASPA)缺乏,但此酶和线粒体内 ATP 是如何导致该病的病理改变尚不清楚。病理表现为脑内多发充满液体的空腔,大体上呈海绵样外观。特异性诊断为脑穿刺活检。

　　MRI 上表现为广泛的大脑和小脑白质病变,呈双侧对称性,T_1WI 为低信号,T_2WI 为高信号。Canavan 病的白质病变与其他白质病不同,病变早期累及皮层下白质,然后向中央区白质发展,而其他在脑白质病的病变多由中央区白质向周边白质发展。枕叶病变常较颞叶、额叶重,由于髓鞘丢失不涉及胼胝体及内囊,在幕上白质广泛受累时,胼胝体和内囊区一般不受累为特征性,Gd-DTPA 增强扫描不强化。皮层下白质早期受累(图 3-12)有利于与异染性脑白质营养不良的鉴别。Canavan 病的基底节区特异性表现为苍白球受累而邻近的壳核正常,病变早期脑室变小,后期脑室扩大,并有脑萎缩表现。MRS 表现为 NAA 明显增高,且灰质中升高的程度大于白质,对海绵病的诊断具有特异性。其他改变包括 Cho 浓度降低,MI 浓度升高,Cr 水平基本保持正常。

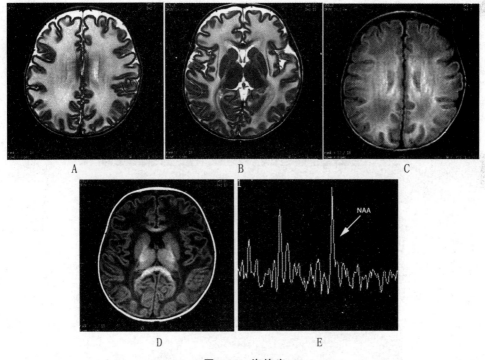

图 3-12　海绵病

A~B.T_2WI 像扫描层显示广泛白质(包括皮层下白质)高信号,但内囊及胼胝体正常,苍白球信号增高;C~D.面同 T_1WI 显示脑白质内广泛受累,呈低信号,皮层下白质亦受累,但内囊区和胼胝体白质信号正常;E.MRS 显示 NAA 峰增高

四、亚历山大病

亚历山大病是一种少见的由于星形细胞功能缺陷导致的中枢神经系统退行性病变,可能为

常染色体隐性遗传,临床上分为婴儿型、少年型和成人型。婴儿型最多见,男性多于女性,发病年龄为 6 个月至 2 岁,主要为广泛白质脱髓鞘改变,临床症状包括精神运动倒退、巨脑、僵直和癫痫,多数病儿于发病后 5 年死亡;少年型发病年龄为 7~14 岁,主要为斑片状脱髓鞘,以脑干为主,症状包括吞咽困难、眼球震颤、眼睑下垂、双侧面瘫、舌萎缩,没有精神倒退,组织学上表现为星形细胞内有嗜伊红小体,电镜下发现有罗森塔尔纤维。亚历山大病的酶和生化没有异常,诊断由脑穿刺活检确定。

亚历山大病的 MR 诊断有以下 5 条标准:①广泛的白质病变,以额叶为主;②侧脑室周边环状病变,呈 T_1 低信号和 T_2 高信号;③基底节和丘脑异常信号;④脑干异常;⑤灰、白质结构的对比强化。MR 表现为开始在额叶白质出现 T_1、T_2 弛豫时间延长,并向后发展至顶叶白质、内囊,皮层下白质在病变的早期受累,侧脑室周边存在环状短 T_1、T_2 信号,增强扫描见侧脑室三角区的室管膜有强化,通常基底节受累,特别是尾状核头和壳核前部。在病程早期出现水肿并有强化,苍白球和丘脑较少受累,脑干特别是导水管周围和延髓背侧出现 T_2 高信号和增强。病变的后期在受累区域内出现囊肿或囊变。受累的脑区出现水的扩散增加,DWI 呈低信号,表观弥散系数(apparent diffusion coefficient,ADC)呈高信号。MRS 显示病变区 NAA 和 Cr 峰下降,有时 MI 增高,并可见有 Lac 峰(图 3-13)。这些改变与星形细胞瘤的 MRS 改变很相似。

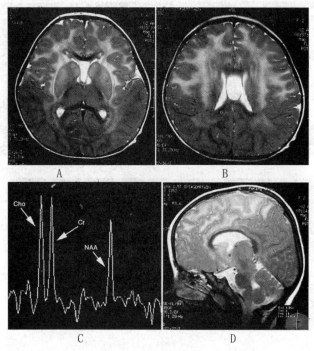

图 3-13 亚历山大病

A~B.轴 T_2WI 像;C.矢状位 T_2WI 显示双侧额叶白质呈 T_2WI 高信号,皮质下白质早期受累,并向后扩展到顶叶和岛叶,基底节的神经核团也受累,呈高信号;D.MRS 显示病变区 NAA 峰下降,可见倒置 Lac 峰

五、佩-梅病

佩-梅病(Pelizaeus-Merzbacher disease,PMD)是一种少见病。婴儿型为 X-连锁隐性遗传,

也有散发和常染色体隐性遗传的报道,成人型则为常染色体隐性遗传。佩-梅病用来表示一组具有相同临床表现和病理改变的嗜苏丹性白质营养不良脑病。临床表现包括眼球运动异常、小脑共济失调及精神运动发育缓慢。该病为构成髓鞘的基本成分之一的一种蛋白脂蛋白缺乏所造成,而且生化上没有发现有脱髓鞘的代谢产物,因而传统上认为是髓鞘发育异常。病理上发现脱髓鞘区和有髓鞘区交错,大体呈"虎斑"样外观,镜下有嗜苏丹样物质沉积于半卵圆中心、脑干和小脑内。

佩-梅病的影像学表现主要是髓鞘发育不良或髓鞘完全缺失。病变初期表现为白质发育落后于正常同龄儿,在随后的白质发育过程中,髓鞘形成没有变化或倒退,MRI 上表现为类似新生儿的脑外观,T_1WI 像仅见内囊后肢、视放射和放射冠有高信号,余均为低信号(图 3-14)。T_2WI像上呈不均匀高信号,尤其在半卵圆中心,高信号区内有不均匀片状或点状低信号,称为"虎纹"或"豹斑"征。随着病变进展,白质容积逐渐丧失,表现为脑室扩大,胼胝体变薄,皮质内陷萎缩。丘脑和基底节核团可表现为异常的 T_2WI 低信号,可能与过度的铁质沉积有关。

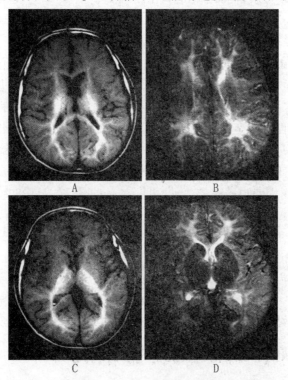

图 3-14 3 岁,男孩,佩-梅病

A、C.T_1WI 像(500/20)显示仅半卵圆中心、中央前后回、内囊后肢及视
放射区呈高信号,余白质均为低信号;B、D.T_2WI 像显示仅视放射及内
囊后肢为低信号,余白质均为高信号,类似 2~3 个月小儿脑

佩-梅病的 MRS 表现为 MI 和 Cr 升高,Cho 有轻度下降,NAA 水平在灰质和白质中均显示正常。与其他脑白质病相比,Cho 下降具有一定的特征性。

六、合并弥漫性中枢神经系统髓鞘形成不良的儿童共济失调

儿童共济失调合并弥漫性中枢神经系统髓鞘形成不良是近年来描述的一种病症,表现为患

儿在儿童早期发育正常,然后出现反复的进行性共济失调和痉挛性双瘫,在 20 岁左右死亡。发病可以在儿童期到成年早期,极少数在新生儿或婴儿期发病,病变进展迅速而且致命,患者有外伤或感染后病情恶化的趋势,脑脊液、血清或尿液检查有甘氨酸水平升高。该病有家族性,基因图上定位在染色体 3q27,该位点为真核起始因子 2B(eukaryotic initiation factor 2B,eIF2B)的 β 亚单位,有意思的是该位点也是 Cree 脑白质病的基因反应位点,因此,认为这两个病为同一种病的两个不同的表型。该病的诊断标准:①儿童最初精神运动发育正常或轻度延迟;②神经系统退化呈慢性进展和发作的病程,在轻微感染或头部损伤后病变发作,可导致昏睡和昏迷;③神经系统症状主要为小脑共济失调和僵直状态,也可出现视神经萎缩或癫痫但不是主要症状,智力也可受影响但与运动功能异常不平行;④MR 扫描显示双侧大脑半球脑白质对称性受累,以及部分或全部的脑白质表现为与脑脊液一样的信号强度(在 T_1WI、T_2WI 像上),小脑有不同程度萎缩,从轻度到严重萎缩,主要累及小脑蚓部,MRS 为诊断提供额外信息。

少数病例的病理检查显示,在深部白质内出现轴突丧失、髓鞘形成不良、脱髓鞘及神经胶质增生,而皮层下 U 纤维、胼胝体和内囊不受累。在桥脑腹侧的桥脑横行纤维对称受累而桥脑保持完整,在桥脑背侧的顶盖中央束和中央上核对称性脱髓鞘。

MR 扫描显示广泛脑白质信号异常,在 T_1 加权像(T_1WI)和 T_2 加权像(T_2WI)上与脑脊液的信号相同,皮层下白质早期受累,而且病变严重。白质变性至脑脊液样信号首先从中央白质开始,逐渐累及全部的大脑白质,此时仅存脑室旁的白质呈线状。髓鞘的信号改变仅在纹状体区域和小脑出现。小脑萎缩程度不等,可从轻度到严重的萎缩,主要累及小脑蚓部。脑干的异常高信号最初出现在桥脑中央背盖束,但最终也会累及桥脑腹侧。在新生儿期,脑白质表现为异常 T_1WI 低信号和 T_2WI 高信号,在磁共振成像液体衰减反转恢复序列(fluid attenuated inversion recovery,FLAIR)和质子密度加权像(proton density weighted im,PDWI)。病变的脑白质的部分区域表现为较正常的白质信号低,可能的原因为白质稀疏或囊性退变。在足月时看不到白质髓鞘化的迹象。脑回轻度增宽,表明有脑沟发育延迟或轻度白质水肿(图 3-15)。

质子 MRS 表现为 NAA 峰、Cho 和 Cr 峰显著降低,有的病例可有 Lac 和糖的峰轻度升高,更具特征性的白质波谱为"正常"信号明显降低或完全消失,而乳酸和糖的峰在其他代谢物的峰高降低的情况下显得很突出。在损伤较轻的区域,NAA/Cr,MI/Cr 的比值较正常下降 30%～40%。皮层的波谱除 NAA 下降和 Lac 不同程度的增高外,其他代谢峰大致正常。

七、伴分层蛋白缺陷的先天性肌营养不良症

先天性肌营养不良(merosin-deficient congenital muscular dystrophy,CMD)是一组不同种类的疾病,以肌张力减退、无力及频繁性先天性肌肉挛缩为特征,肌肉活检证实合并肌肉营养不良性改变的存在。CMD 可分为以下三种情况:①脑 MRI 正常且没有中枢神经系统症状和体征;②有中枢神经系统症状和体征,影像上可见脑白质区异常的脱髓鞘性改变而大脑和小脑皮层正常,几乎所有的患者肌肉活检可见有分层蛋白(肌纤维基膜上的一种分子成分)缺乏;③有中枢神经系统症状和体征,影像学检查显示相应区域脑皮质畸形。

神经影像检查应首选 MR。患者典型表现为中央脑白质区髓鞘化延迟或髓鞘形成不良,脑桥和小脑蚓部有轻度发育不良,如果存在则可提示该病(图 3-16)。确定性的诊断应根据肌肉活检、脑 MR 表现和临床检查综合判断得出。

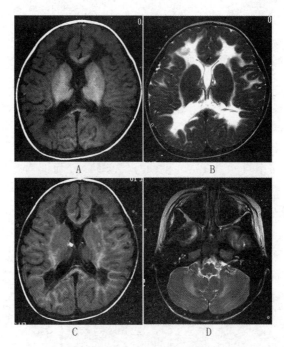

图 3-15 弥散性脑白质病

A.轴位 T_1WI 像;B.轴位 T_2WI 像;C.轴位 FLAIR 像,显示广泛白质(包括皮层下和中央)
长 T_1 和 T_2 信号,尤其侧脑室周围白质明显,FLAIR 像显示与侧脑室脑脊液信号一致,但内
囊和胼胝体膝部和压部不受累;D.小脑水平 T_2WI 像显示双侧小脑中央白质为高信号

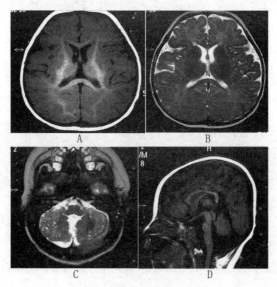

图 3-16 男,10 月,伴分层蛋白缺陷的先天性肌营养不良症

A～B.轴位 T_1WI 像,T_2WI 像,显示脑白质的发育落后,相当于 4～5 月婴
儿;C.小脑水平轴位 T_2WI 像显示小脑的脑叶异常,白质内多个囊状高信
号区(为扩大血管间隙);D.矢状位 T_1WI 像显示脑干和小脑发育不良

（刘洪福）

第三节 灰质病变

　　脑灰质与白质一样也有一个发育成熟过程,只是这个过程变化没有白质明显,较少引起注意。出生时,大脑中央沟、距状回及岛叶的灰质 T_2WI 呈较低信号,约 4 个月时信号与其他灰质相似;丘脑和基底节区在 3 个月亦为 T_2WI 低信号,大约 10 个月时与其他灰质信号相等;大约在 6 个月时,其他灰质 T_2WI 像呈低信号,这个阶段灰质 T_2WI 信号下降主要为触突髓鞘化所致,而当灰质周围白质髓鞘化后,灰质信号又较白质高。灰质核团第二次在 T_2WI 像上呈低信号开始于 9~10 岁。灰质核团内铁质沉积导致苍白球和黑质(主要为网状部)于 10 岁左右出现 T_2WI 低信号,15 岁时约 90% 呈低信号(图 3-17),而齿状核 T_2WI 低信号出现较晚,开始于 15 岁,到 25 岁时约 30% 呈低信号(图 3-18)。正确认识这些灰质核团改变,有利于区别正常与异常病变。

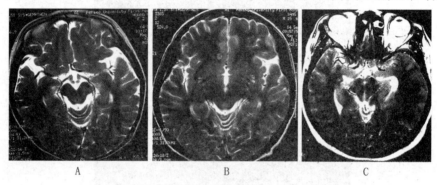

图 3-17　正常儿童灰质发育——黑质、红核

A.2 岁正常儿,T_2WI 显示黑质和红核与导水管周围的灰质核团呈等信号;B.15 岁正常儿童,T_2WI 显示黑质网状部和红核低信号(与导水管周围的灰质核团相比);C.28 岁正常成人,T_2WI 显示黑质和红核区明显低信号(与导水管周围的灰质核团相比)

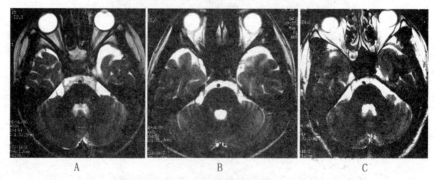

图 3-18　正常儿童灰质发育——齿状核

A.2 岁正常儿,T_2WI 显示齿状核区与小脑皮层等信号;B.15 岁正常儿童,T_2WI 显示齿状核区与小脑皮层等信号;C.28 岁正常成人,T_2WI 显示齿状核区低信号(与小脑皮层相比)

　　灰质病变包括单纯皮层受累、深部灰质受累及灰质与白质同时受累三大类。单纯累及皮层的病变包括先天发育异常和代谢病;代谢性病变包括蜡样质脂褐质沉积病、糖原累积症或神经节苷脂沉积病;单纯深部灰质受累需区分受累部位,如纹状体(尾状核和壳核)受累病变亚 Leigh 综合征、线粒体脑肌病伴乳酸酸中毒和脑卒中样发作、戊二酸尿症、肝豆状核变性、少年亨廷顿舞蹈症、窒息和低血糖等。局限于苍白球受累的病变分为长 T_2WI 和短 T_2WI 信号,短 T_2WI 信号为钙化性病变,如哈勒沃登-施帕茨病,长 T_2 信号病变有甲基丙二酸尿症、丙酸血症、CO 中毒及核黄疸症,同时累及灰质皮层和白质但非发育障碍的疾病有 Alpers 综合征、Menke 病。同时累及丘脑的病变有 Krabb 病、神经节苷脂病 II 型新生儿窒息及急性播散性脑脊髓炎。同时累及苍白球的病变有海绵病、Kearns-Sayre 综合征、甲基丙二酸尿症和丙酸血症。枫糖尿病、CO 中毒、海绵病和 Kearns-Sayre 综合征常同时累及边缘白质和深部白质,而枫糖尿病则累及内囊、大脑脚、桥脑背侧和小脑。同时累及纹状体的病变有 Leigh 综合征、脑卒中样发作、肝豆状核变性、中毒、窒息和低血糖。认识灰质受累部位及结构,有利于对灰质病变作出正确诊断。

一、肝豆状核变性

肝豆状核变性为一种常染色体隐性遗传疾病,是因血清铜蓝蛋白缺乏导致铜在体内异常沉积而致病,尤其在肝和脑内明显,引起肝功能异常及神经系统症状。

神经影像学上表现为广泛或局限性脑萎缩,并有深部灰质和皮层下白质病变。深部灰质受累常为双侧对称性病变,以基底节最为常见,包括壳核、尾状核、丘脑和苍白球,表现为 T_1WI 低信号,T_2WI 像大部分为不均匀高信号,呈条纹状改变(图 3-19)。其病理基础为胶质增生、水肿和坏死囊变。少部分 T_2WI 像为低信号,可能由多种离子过度沉积所致,尤其是铁离子,铜离子是否能产生顺磁效应目前尚不清楚。病变早期基底节改变类似于肝性脑病,T_1WI 像为高信号,T_2WI 像为低信号,而后期 T_1WI 像则出现低信号,T_2WI 像高信号。脑干和小脑的灰质核团也常受累,包括红核、黑质、导水管周围灰质、中脑顶盖部和齿状核,均表现为 T_1WI 低信号和 T_2WI 高信号。中脑受累可出现特征性"大熊猫面容",此时,除红核、黑质的网状部和上丘的部分区域正常外,整个中脑均受累。脑白质受累以皮质下白质和半卵圆中心为主,最常受累部位为额叶,其后依次为颞叶、枕叶和顶叶,表现为 T_1WI 低信号、T_2WI 高信号。随着病变进展,脑白质体积缩小,出现脑室(特别是侧脑室)扩大。

未治疗的患者的 MRS 表现所有的代谢产物均轻度下降,NAA/Cho 和 NAA/Cr 的比值较正常对照组下降,治疗后的患者的 MRS 表现正常。

二、线粒体脑肌病

线粒体脑肌病(mitochondral encephalomyopathy,ME)由一组病变构成,共同病因为线粒体能量代谢酶的缺陷导致细胞 ATP 生成障碍,该病通常累及横纹肌和脑。这组疾病包括线粒体脑肌病伴乳酸酸中毒卒中样发作(mitochondrial encephalomyopathy, lactic acidosis, and strokelike episodes,MELAS)、Leigh 病、Alpers 综合征、Menke 病和肌阵挛性癫痫伴破碎红纤维。其共同症状有癫痫、身材矮小、精神倒退、肌无力、运动不耐受、感觉神经性听力丧失等,但各种病又有其特征性表现,如 MELAS 有乳酸酸中毒卒中样发作,肌阵挛癫痫伴破碎红纤维综合征(myoclonic epilepsy with ragged red fibre,MERRF)有肌阵挛性癫痫,Leigh 病有眼肌麻痹及延髓性麻痹等。病理上常累及深部核团和白质。

神经影像学上表现为深部灰质核团,尤以基底节区的明显异常,并可有弥漫性白质异常。

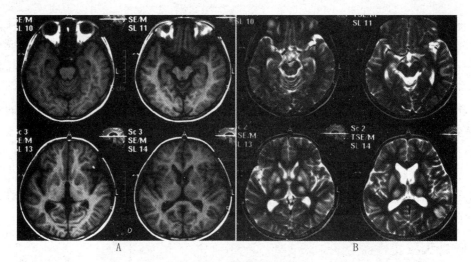

图 3-19　肝豆状核变性

A.轴位 T_1WI 示双侧壳核、苍白球和丘脑腹外侧核区对称性低信号区,双侧尾状核
头部轻度萎缩,侧脑室前角扩大;B.同层面 T_2WI 像显示双侧尾状核头部、壳核、苍
白球、丘脑腹外侧核、中脑前部(大脑脚)和导水管周围对称性高信号区

(一)线粒体脑肌病伴乳酸酸中毒卒中样发作

　　MRI 显示局部脑结构类似梗死样改变,常发生于顶叶和枕叶区,少部分也发生于额、颞叶及小脑。病变呈楔形改变,急性期受累的脑区肿胀和长 T_1、T_2 信号,病灶分布与动脉的供血区不一致,增强扫描可有皮层强化,但数字减影血管造影(DSA)和磁共振血管成像(MRA)显示局部血管正常,病变不限定于某一特定的血管分布区,这有助于 MELAS 与梗死和血栓形成鉴别(图 3-20)。随后,受累的皮层出现 T_1 缩短(高信号),提示有皮层永久性损伤,接着会发生萎缩。病理改变与梗死不同,表现为微小囊性液化和海绵样变性灶。也有研究显示是一过性水肿,MRI 追踪复查发现病灶区可以消失,局部脑结构恢复正常,但也有部分病例晚期局部出现脑萎缩。病变可累及基底节区神经核团,表现为 T_1WI 低信号,T_2WI 高信号,可以不伴有脑的其他区域梗死样灶,与其他线粒体脑肌病难以鉴别。病变后期出现脑萎缩,但一般无脑白质脱髓鞘改变。MRS 表现为受累脑区域出现高的乳酸峰,但这种增高的 Lac 峰也可见于其他梗死,并无特异性。短回波时间(echo time,TE)的 MRS 有乳酸峰而 T_2WI 或 DWI 正常的脑皮层区提示为线粒体病可能性更大。短 TE 的 MRS 显示葡萄糖峰增高和 NAA、谷氨酸酯和谷氨酸盐及 Cr 峰明显降低。关于MELAS 的 DWI 改变有争议,一种说法为受累区的弥散下降,而另外一种说法则有增高,这些差异可能反映疾病的病程或严重程度不同。

(二)亚急性坏死性脑脊髓病

　　急性坏死性脑脊髓病又称 Leigh 病,Leigh 病的特征性病理表现为中脑、基底节、小脑齿状核及大脑白质内出现微囊腔、血管增生、神经元丢失及脱髓鞘改变。MRI 上表现为双侧壳核、苍白球、尾状核、黑质、中脑导水管及大脑脚区病灶呈 T_1WI 低信号,T_2WI 高信号,大多数双侧呈对称性改变,偶尔也累及皮层灰质、下丘核、绳状体、小脑上脚交叉和大脑白质(图 3-21)。一组病例的 MRI 结果显示 67% 累及基底节,50% 以上累及黑质,98% 累及被盖,亦可累及脊髓,病变主要位于锥体束、前角和背柱区。MRS 上显示有明显增高的 Lac 峰和 NAA 峰降低,反映局部有氧代谢缺乏和神经元的丢失(图 3-21)。

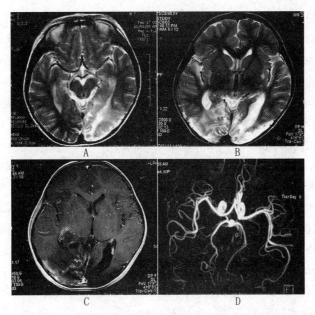

图 3-20 线粒体脑肌病伴乳酸酸中毒及中风样发作

A.男,7 岁,第一次发病(2003.2.17),轴位 T_2WI 像显示左侧枕部呈大片高信号,病灶呈楔形改变,有轻度占位效应;B.第二次发病(2003.5.28),轴位 T_2WI 像显示左侧枕部脑软化和萎缩,侧脑室三角区扩大,而右侧枕部出现新的病变,呈大片高信号,病灶呈楔形改变,有轻度占位效应;C.增强 T_1WI 显示右枕叶皮层表面有强化,而左侧病变区不强化;D.MRA 显示双侧大脑后动脉主干和主要分支正常

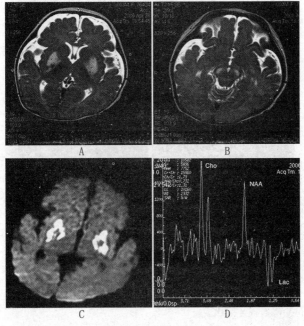

图 3-21 Leigh 病

A~B.轴位 T_2WI 像示双侧壳核和苍白球后部、中脑腹和背侧呈高信号;C.DWI 示双侧壳核和苍白球后部水的扩散受限制(高信号);D.MRS 显示 NAA 峰下降,低于 Cho 峰(正常 NAA 峰高于 Cho 峰),Cho 峰增高,1.32×10^{-6}(ppm)处有倒置的 Lac 双峰

本病有四组主要的缺陷引起病例的相关改变,在影像上表现不完全相同。

(1)第一组是丙酮酸脱氢酶复合物的缺陷,影像学的典型表现为纹状体(尾状核和壳核)的长T_1、T_2信号,同时有脑白质髓鞘化延迟,质子波谱显示病变区有乳酸峰和小的 NAA 峰。DWI 在急性受累区表现为水的弥散下降,而慢性区增高,提示有明显的囊性变,也可以有脑的发育不全,特别是 E1α 亚单位缺陷的患者,为 X-连锁疾病,有胼胝体发育不良、延髓内锥体束缺乏、橄榄核异位、小脑齿状核发育不良、皮层下灰质异位和多微小脑回。

(2)第二组是细胞色素氧化酶(cytochrome oxidase,COX)的缺乏。几乎所有病例的下列结构均受累,包括丘脑的亚核、延髓、小脑的下脚、延髓的下橄榄核和孤束核、桥脑背侧的中央顶盖束和网状部及中脑导水管周围的灰质,表现为 T_1WI 低信号和 T_2WI 高信号。黑质、红核和小脑齿状核受累较少见,有些病例可见丘脑内侧受累,急性病灶区的弥散下降。该类型的 MRS 上无 Lac 峰。

(3)第三组突变表现为母系遗传,是由于三磷酸腺苷酶基因的突变引起的。研究显示病变累及壳核前部、中脑背侧和桥脑背侧。

(4)第四组为复合体Ⅰ缺乏,是一大组患者。有少量病例报道脑白质内广泛的空腔形成,神经影像学上早期表现为广泛皮层下白质长 T_1、T_2信号,后期为皮层下软化,类似多囊性脑软化。

(三)肌阵挛性癫痫伴破碎红纤维

MERRF 综合征与 Leigh 病有许多相似之处,头颅 CT 显示深部灰质的变性和钙化,特别是在苍白球和齿状核区。MRI 上在相同的区域有 T_1WI 低信号,T_2WI 高信号改变,通常为双侧对称性改变,同时 MRI 上发现大脑和小脑白质内 T_2WI 像亦有高信号,大脑白质病变常发生在侧一脑室的背侧上方(即后角区),病理上为海绵样变性(图 3-22,7-23)。

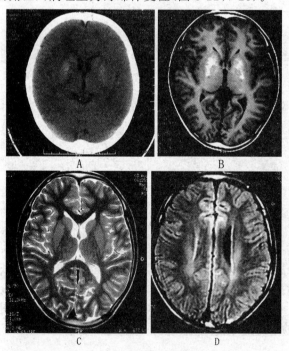

图 3-22　肌阵挛性癫痫伴破碎红纤维

A.平扫 CT 显示双侧尾状核头和壳核对称高密度(钙化);B.轴位 T_1WI 显示双侧尾状核头和壳核对称高信号(钙化);C.轴位 T_2WI 像显示双侧尾状核头和壳核信号正常;D.放射冠水平 FLAIR 像显示放射冠和侧脑室前后角的白质内呈高信号;E.DWI 显示双侧基底节区正常

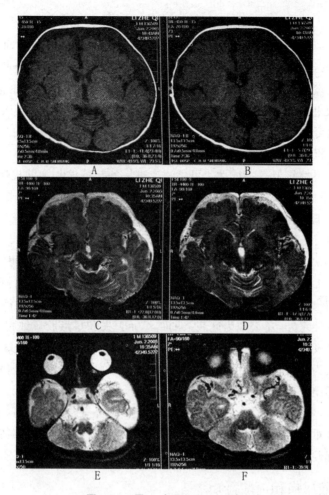

图 3-23　男,9 个月,Menkes 病

A.基底节水平轴位 T_1WI 像,显示双侧额颞前部蛛网膜下腔扩大,硬脑膜下带状稍高
信号(高于脑脊液的信号,为出血),大脑白质髓鞘化明显落后(仅见内囊和胼胝体压
部有高信号);B.与 A 同平面的轴位 T_2WI 像显示双侧额颞前部硬脑膜下带状呈明
显高信号,有线状低信号与蛛网膜下腔分隔,内囊和胼胝体及侧脑室周围白质呈高信
号;C.鞍上池水平轴位 T_2WI 像,显示大脑中动脉走行区有迂曲扩大的血管

(四)卡恩斯-赛尔综合征

卡恩斯-赛尔综合征(Kearns-Sayre Syndrome,KSS)是以进行性外眼肌麻痹伴心脏和视网膜
异常为特征的线粒体脑病。要确立 Kearns-Sayre 综合征的诊断,患者最少必须具备眼外肌麻
痹、色素性视网膜炎以及在 20 岁之前出现神经系统或肌肉功能障碍。

影像表现:CT 扫描显示脑皮层和白质萎缩,在大脑和小脑脑白质出现低密度改变,以及大、
小脑深部神经核团不同程度的低密度或钙化。尚不清楚这种钙化是由于原发的异常还是由于该
病伴发的甲状旁腺功能减退造成的。MR 扫描显示脑白质内呈斑片状长 T_2 信号,以皮层下白质
为主,皮层下 U 形纤维早期受累,而脑室旁白质早期表现正常。后期累及深部灰质核团,特别是
中脑背部、丘脑和苍白球,呈长 T_2 信号(高信号)改变。受累的脑白质区弥散下降,质子波谱显示
受累区域的乳酸峰增高和 N-乙酰基天门冬氨酸(NAA)峰降低。

(五)Menkes 病

Menkes 病是一种 X-连锁隐性遗传疾病,是由于肠道对铜的吸收障碍而导致线粒体内细胞色素氧化酶活性降低(细胞色素包含有两个铜原子)。患者常常早产,典型表现为婴儿期出现躯干张力过弱、低体温、发育停滞和癫痫发作。出生时头围可能正常或小于正常,很快就低于正常生长曲线。患者毛发粗糙、僵硬、毛发稀疏易断裂、扭结和末梢磨损,由此该病又称作毛发扭结病。患者皮肤色素减低且过度松弛,关节活动度增大,大多数患者在两年内死亡。病理学检查显示大脑和小脑半球弥漫性萎缩合并大脑动脉扭曲、管壁变薄。

放射学检查表现不特异但有特征性。可见快速进展的脑萎缩和大脑皮层的短 T_1 短 T_2 信号改变,继发于硬脑膜下血肿,大脑动脉迂曲和扩张。要记住的重要一点是,快速进行的脑萎缩合并巨大的双侧硬脑膜下血肿和皮层表面出血并非一定是窒息性或外伤的表现。

(六)戊二酸尿Ⅰ、Ⅱ型

戊二酸尿是一种常染色体隐性遗传性疾病,是由于戊二酰-CoA 脱氢酶缺乏引起的,位于线粒体内,与 L-赖氨酸,L-羟赖氨酸和 L-色氨酸代谢有关。患者可表现为急性脑病、巨头或渐进性神经系统退化,包括张力减退、进行性张力障碍、舞蹈手足徐动症以及四肢瘫痪。病理学上除了大脑白质的海绵样变性之外,还表现为基底节的神经元丢失和星形胶质细胞增生。

神经影像检查表现为额-颞部脑脊液间隙扩大,双侧外侧裂前部/颞极蛛网膜囊肿。基底节(最多见于壳核,其次为尾状核,而苍白球罕见)和脑室周围白质内的长 T_2 信号改变,脑白质的改变在病程的早期可不出现。随着病程的进展,基底节出现萎缩和脑沟扩大。20%~30%的患者有慢性硬脑膜下血肿,典型表现在相对轻微的外伤后出现,并且常常合并有视网膜出血。这类患者排除儿童虐待非常重要,还应该记住蛛网膜下腔扩大或大的蛛网膜囊肿的患者,更有可能在相对轻微的外伤时出现硬脑膜下血肿,最终,患者发展为弥漫性脑萎缩(图 3-24)。

三、甲基丙二酸尿症和丙酸血症

甲基丙二酸尿症和丙酸血症为较常见的有机酸血症,均同时累及脑白质和灰质,在影像上有相似改变,一并叙述。

MR 和 CT 扫描常显示在局部的水分增加(分别表现为长 T_1、长 T_2 信号和低密度改变),甲基丙二酸尿症最常见累及苍白球,而丙酸血症出现在壳核和尾状核(图 3-25)。异常的低密度改变(CT)和长 T_2 信号(MR)有时出现在脑室旁白质区。在病变的早期即表现为髓鞘化延迟,在病变的后期阶段出现脑容量的减少(图 3-25,图 3-26)。急性期在临床失代偿的情况下,受累的区域有水的弥散下降,与线粒体功能异常的结果相似。

有研究显示丙酸血症质子 MRS 表现为基底节 NAA 和肌醇峰的减低和谷氨酸盐/谷氨酰胺的升高。一个案报道有乳酸峰,PET 检查显示病程早期(第一年)[18]F-2-2-脱氧葡萄糖的摄取增加,病程后期(第二和第三年)基底节的摄取下降。

四、黏多糖病

黏多糖病是由于多种不同的酶缺陷引起酸性黏多糖的代谢障碍,使之在溶酶体内蓄积致病。临床上将其分为 8 个类型。

影像和病理研究显示,根据黏多糖积存的位置和程度不同,其 MRI 上改变也不同,且各型之间有一定差异。黏多糖病的脑白质病变在 MRI 上有两个不同类型表现：①第一类改变为广泛的脑白质病变，以中央区白质为主，呈片状 T_2WI 高信号，同时脑灰白质对比下降，边界模糊，主要见于黏多糖病 I H、II 和 IV 型，更广泛的白质病变可以引起脑萎缩和侧脑室扩大，该类改变的病理基础为黏多糖积存于神经元和星形细胞内，导致脑白质髓鞘退变所致；②第二类改变为脑白质内见多数小囊性结构，MRI 上边界清楚，呈长椭圆形或线状，呈 T_1WI 低信号，T_2WI 高信号，特点为所有序列上均与 CSF 信号相同，尤其在 PD 像和 FLAIR 上为低信号，能与脑内软化灶或腔隙梗死灶相鉴别。病变主要分布于胼胝体、基底节及侧脑室后部的白质内，不累及脑干及小脑，病理上为血管间隙扩大，内为 CSF，随着病情进展，囊性病灶可进一步扩大和增多，并可出现脑萎缩。侧脑室扩大可以由脑萎缩引起，也可以为软脑膜受累增厚引起的交通性或梗阻性脑积水。此外软脑膜受累可以引起蛛网膜囊肿及脊髓压迫症。脑萎缩和脑白质病变在 I、II、III 和 VII 型出现较早，通常在病变的前几年即出现，而 IV 和 VI 型的脑白质病变和脑萎缩出现晚，通常在 20 岁以后出现。IV 和 VI 型通常引起椎体和脊髓压迫症，常发生于 $C_1 \sim C_2$ 水平，可以引起椎体发育不良，环-枢椎半脱位，颈横韧带松弛和增厚及硬脑膜增厚，压迫颈段脊髓。

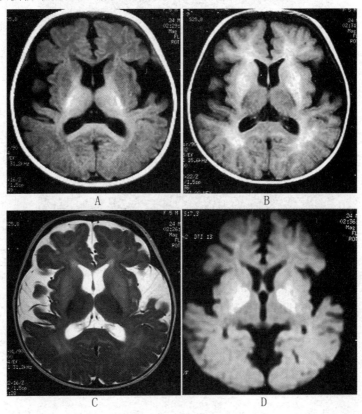

图 3-24 戊二酸尿症

A～C.基底节水平轴位 T_1WI 像、FLAIR 像和 T_2WI 像显示双侧额颞前部蛛网膜下腔扩大，尤其外侧裂区明显扩大，双侧尾状核头、壳核和苍白球对称性 T_1WI 像低信号，T_2WI 和 FLAIR 像高信号；D.DWI 显示双侧壳核呈高信号（水的扩散受限制）

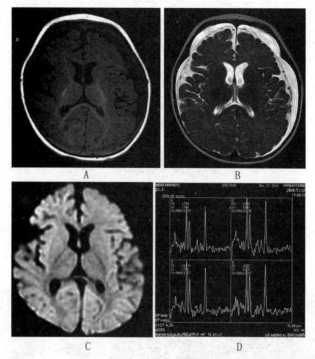

图 3-25　甲基丙二酸血症,男,6 个月

A.轴位 T_1WI 像显示双侧额颞前部蛛网膜下腔扩大,侧脑室前角扩大,脑白质发育落后(相当于 3～4 个月水平);B.轴位 T_2WI 像显示脑实质内未见异常信号,仅表现为白质髓鞘落后,双侧额、颞部硬脑膜下带状积液;C.DWI 显示双侧大脑内正常;D.双侧基底节区 MRS 显示 NAA 峰低于 Cho 峰

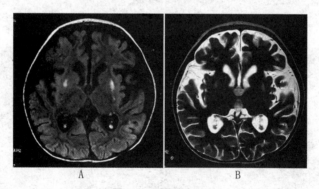

图 3-26　丙酸血症

A.轴位 FLAIR 像显示双侧壳核区呈对称高信号,双侧额颞前部蛛网膜下腔和侧脑室扩大;B.轴位 T_2WI 像,与 A 同一层面,显示双侧壳核内高信号

五、青少年 Huntington 舞蹈病

　　Huntington 舞蹈病为常染色体显性遗传病,约 5％发生于 14 岁以前的儿童,影像学上早期可以正常,后期 MRI 表现为尾状核和壳核异常,呈 T_1WI 低信号,T_2WI 条纹状高信号,并伴有萎缩,以尾状核头部明显,侧脑室前角明显扩大变钝。后期有脑皮层萎缩,以额叶为重。正电子发射断层扫描(PET)上显示早期纹状体糖代谢下降,早于 CT 发现。壳核的萎缩程度与尾状核

相当或更严重,MR 上较 CT 更易观察,皮层的萎缩在额叶最显著。尚未见有比较 PET 和 MR 对检测该病变敏感性的报道。

(刘洪福)

第四节 脑血管病变

脑血管病变在儿童及青少年期不常见,按发病时间分为先天性脑血管异常和后天性脑血管病两类。根据病变性质可分为阻塞性脑血管病和出血性脑血管病。

一、脑血管畸形

脑内血管畸形指胚脑发育过程中的脑内血管结构先天性异常。绝大多数为散发病例,具体发病率不详,男女发病率之间无差异。病理上将血管畸形分为动-静脉畸形、静脉畸形、海绵状血管畸形和毛细血管扩张症四个亚型。

(一)动-静脉畸形

动-静脉畸形(artriovenous malformations,AVM)指脑内动脉和静脉之间无毛细血管床,直接由一团异常的薄壁血管通道将扩张的动脉和静脉连接。由于缺乏毛细血管,动脉和静脉之间阻力减小,加快了动脉-静脉之间异常通道的形成。这些畸形通道随年龄增长呈进行性扩大,导致供血动脉和引流静脉增宽,血流速度加快,可造成 Willis 动脉环及畸形血管近端供血动脉形成动脉瘤。畸形血管内的高压及涡流也影响引流静脉,导致静脉狭窄或阻塞,特别是在引流静脉进入硬脑膜窦的入口处,狭窄静脉的近端可形成静脉瘤或出血(图 3-27)。

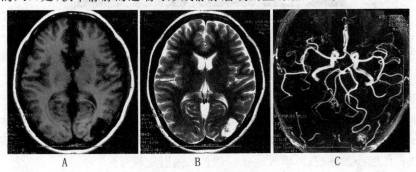

图 3-27 动脉-静脉畸形

A～B.轴位 T_1WI 和 T_2WI 像显示左侧枕叶局限软化区(长 T_1,T_2 信号),
内呈不规则类圆形低信号截面(血管);C.MRA 显示左枕异常血管团,左侧
大脑后动脉二级分支(P2)以下血管增粗并供血于异常血管团

临床上,20% 的患者在 20 岁以前出现症状。常见症状有癫痫、复发性头痛,枕叶病灶常表现为偏头痛,并有进行性神经功能缺陷、脑积水和脑内出血。AVM 为脑内不明原因出血的常见病因之一,约 20% 的脑中风由 AVM 引起。初次出血的发生率为 30%～50%,而死亡率为 10%,儿童再出血发生率高于成人。出血破向侧脑室少见,多为深部 AVM 所致。约 50% 的患者有脑内杂音,小于 4 个月的儿童颅内有杂音时应高度怀疑有 AVM,约 70% 的 AVM 患者有癫痫发作。

MRI 为诊断 AVM 的首选方法,不仅能观察到局部异常血管区、供血动脉和引流静脉,还能观察到病灶出血、周边胶质增生和脑萎缩。MRA 能显示异常血管。自旋回波序列(SE)上可显示特征性的匍行的血管流空区,如果有出血,则能观察到出血的数量和时间。甚至出血后数月至数年 MRI 仍能显示病灶周围 T_2WI 上有环状低信号区,为含铁血黄素沉积,反复出血则 MRI 能显示不同时相的出血灶。AVM 常为楔形,尖端朝向侧脑室,病变没有明确的好发区。流空血管周边脑白质内 T_2WI 常为高信号,为胶质增生所致。MRA 上 AVM 表现为一团异常血管,近端有扩大的供血动脉,有时能显示明显增宽的引流静脉,如果有动、静脉瘤形成,则表现为畸形血管团边缘供血动脉近端呈梭形扩大。尽管 MRA 能很好显示 AVM,但外科手术前仍须做 DSA 进一步观察更细微的结构。

(二)海绵状血管瘤

海绵状血管瘤为异常的血窦状血管呈团块状聚结,供血动脉和引流静脉的管径正常,没有异常的动、静脉通道。大多数患者无明显临床症状,为偶然发现,病变可为单发或多发,可有家族倾向。临床症状有癫痫和亚临床的出血。MRI 上表现为 T_1WI 低信号团状物,内有斑片状高信号;T_2WI 像表现为不同时相的出血,即亚急性出血为高信号,陈旧出血表现为周边环状低信号带,具有特征性。肿块没有占位效应,不恶化,MRA 无异常发现(图 3-28)。

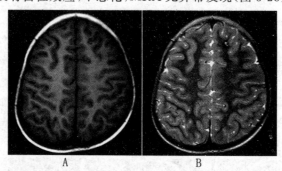

图 3-28　海绵状血管瘤

A～B.轴位 T_1WI 和 T_2WI 像显示左侧额叶皮层下白质病灶,呈 T_1WI 不均匀低信号,T_2WI 为中央高信号(慢性期),周边有低信号带(含铁血黄素沉积)

(三)静脉畸形

静脉畸形为白质内或皮层下静脉扩张,呈放射状聚积,汇入一条扩张的引流静脉内,该病没有动-静脉通道,扩张的皮层下或白质内静脉呈丛状改变,血管间有正常脑组织相间隔。MRI 上表现为呈丛状扩张的小静脉汇合,流入一条迂曲扩张的引流静脉内。

二、盖仑静脉畸形

大脑内静脉和大脑大静脉总称为盖仑静脉。盖仑静脉畸形是一种少见的先天性异常,为脑内动脉(通常为丘脑穿支、脉络丛及大脑前动脉)的血液直接进入扩大的或静脉瘤性的盖仑静脉。见于新生儿和 1 岁以内儿童。根据临床表现分为三型:新生儿型表现为先天性心衰和脑内杂音;婴儿型多表现为脑积水和癫痫;较大儿童或青年型表现为脑出血。如不治疗死亡率很高(达 50%～90%),经治疗后存活率为 50%～100%。

影像学上表现为幕切迹区巨大肿物样结构,MRI 显示有流空效应,所有序列均呈低信号,约 15% 血管壁有钙化。脑内缺血后可继发钙化,但 MRI 对小钙化不敏感,MRA 能显示畸形的血管。

三、脑内动脉瘤

儿童脑内动脉瘤少见,发病高峰在 2 岁以下,男性多于女性。儿童期动脉瘤多为血管壁的退变而非先天性薄弱所致。动脉瘤分为囊性动脉瘤和感染性动脉瘤。感染性动脉瘤常见原因为先天性心脏病(右向左分流)、风湿性心脏病及颅底感染波及颅内(如中耳炎、副鼻窦炎、脑膜炎及颅骨骨髓炎等)。囊性动脉瘤 50% 发生于颈内动脉分叉处,25% 来源于大脑前动脉,12.5% 来源于大脑后动脉,后交通动脉占 46%,前交通动脉占 4%,基本为颈内动脉分支处。常见临床症状为脑内肿块和突发蛛网膜下腔出血,伴有头痛、呕吐和精神改变,20%~40% 的病例为巨大血管瘤,较大病灶(>2.5 cm)可压迫周边结构,引起局部神经症状。约 25% 的蛛网膜下腔出血病例由动脉瘤破裂引起,约 20% 可再次出血。

影像上,MRI 可显示局部脑实质出血或蛛网膜下腔出血,较大的血管瘤(>5 mm)可以直接显示,表现为 T_1WI、T_2WI 均为低信号的流空影,MRA 可作为高危人群的筛选,能显示 >5 mm 的病灶,较小的病灶容易遗漏,需做脑血管造影。

四、动脉炎

大多数脑动脉炎继发于脑膜炎、脑炎、肉芽肿性动脉炎、放疗后、血红蛋白病(特别是镰状红细胞贫血)、先天性代谢异常及斑痣性错构瘤。此处重点介绍烟雾病(图 3-29)。

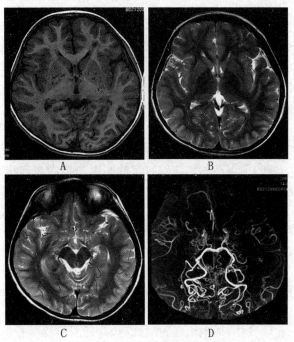

图 3-29 烟雾病

A~B.轴位 T_1WI,T_2WI 像显示双侧基底节区呈蜂窝状流空的小血管断面,左侧脑室前角长 T_1,T_2 信号灶(梗死);C.鞍上池水平轴位 T_2WI 像显示正常的 Willis 环的血管流空消失,呈蜂窝状流空的小血管断面(侧支血管);D.MRA 双侧颈内动脉虹吸部变细,双侧大脑前、中和后动脉主干及正常分支未显示,代之以团状小血管(侧支)

烟雾病为一种慢性进行性动脉病,由于颈内动脉的床突上段狭窄,并扩展到其他血管,导致其他动脉的侧支(常见豆纹动脉和丘脑穿支动脉)代偿性增生,因动脉造影时侧支循环显示如同烟雾状染色而得名。烟雾病约 70％ 发生于 20 岁以下,50％ 发生于 10 岁以下,以日本人多见。临床上表现为急性脑缺血发作、突发偏瘫、精神倒退等症状,部分症状可消失,但神经损伤为永久性。小儿常见有部分性或继发全身性癫痫发作,较大儿童可有反复发作头痛。

影像学诊断方法包括脑血管造影和 MRI。动脉造影能显示血管本身改变,但观察脑实质改变不如 MRI。动脉造影的典型表现包括颈内动脉床突上段及大脑前、中动脉近端狭窄,豆纹动脉的侧支增生以代偿狭窄动脉的供血区。MRI 平扫显示双侧基底节区多发点或线状流空区(侧支循环),脑实质内的缺血梗死多发生于分水岭区及狭窄动脉供血分布区,呈 T_1WI 低、T_2WI 高信号。MRA 显示颈内动脉虹吸部及大脑中、前动脉近端狭窄或中断,大脑中动脉远端分支稀少,局部有蜂窝状或团状扩大的侧支循环。MRA 对细小动脉显示欠佳,因此仅作为病例筛选及初步评估,不能代替动脉造影,但可以作为术后追踪的方法。

(刘洪福)

第五节 脑 出 血

脑出血是指非外伤性脑实质内的自发性出血,占各类型脑卒中的 20％～30％。主要由高血压性脑内细小动脉病变引起,也称高血压动脉硬化性脑出血或高血压性脑出血。一般认为,长期高血压促使的微小动脉瘤或小血管透明样变性节段破裂是脑出血的主要原因,约 70％ 的高血压性脑出血发生在基底节区,其次为脑叶、脑干和小脑等部位。

一、病因病理

其原因很多,临床上概括为损伤性和非损伤性两大类。后者又称为原发性或自发性脑出血,是指脑内血管病变、坏死、破裂而引起的出血。自发性脑出血绝大多数由高血压和动脉硬化(引起脑小动脉的微型动脉瘤或玻璃样变)所致,其次为脑血管畸形和动脉瘤所致。其他原因还有颅内肿瘤出血、出血性梗死、脑血管淀粉样变、全身出血性疾病、维生素缺乏、新生儿颅内出血、重症肝炎(可合并脑出血、梗死)等。出血好发于壳核和内囊区(约占 50％)、中心部脑白质、丘脑和下丘脑、小脑半球、脑桥,以及脑室内。病理可分为以下三期。

(一)急性期
血肿内含新鲜血液或血块,周围脑组织有不同程度的水肿,还可有点状出血。
(二)吸收期
血肿内红细胞破坏、血块液化,周围出现吞噬细胞,并逐渐形成含有丰富血管的肉芽组织。
(三)囊变期
坏死组织被清除,缺损部分由胶质细胞及胶原纤维形成瘢痕,血肿小可由此类组织充填,血肿大时则遗留囊腔。

二、临床表现

本病常突然发生剧烈头痛、意识障碍、恶心、呕吐、偏瘫、失语、脑膜刺激征等,按病情发展可分为急性期、亚急性期和慢性期。临床预后与出血的部位及出血量的多少有关。出血位于皮质下白质区,血肿及水肿引起占位效应,导致出血区功能丧失,但预后相对较好,出血量＞30 mL为手术指征。小脑或脑干出血压迫四脑室,继发急性颅内压升高,常伴延髓生命中枢损害,直接危及生命,血肿直径＞3 cm 应立即手术。

三、CT 表现

血液形成影像的主要成分为含铁的血红蛋白,血液的密度高于脑组织,故 CT 表现呈高密度。由于脑血管较细,受部分容积效应影响,故血管内血液多不能显示。严重贫血的患者急性期脑出血亦可呈等密度甚至低密度(图 3-30)。

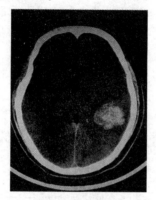

图 3-30　脑出血

(一)出血量的估计

一般采用以下公式计算:$V(mL)=1/6\pi(A \times B \times C)$,A 为血肿前后径,B 为左右径,C 为上下径。A、B、C 的单位均为厘米。

(二)CT 分期

通常将脑内血肿分为急性期(1 周内)、吸收期(2 周～2 个月)和囊变期(2 个月后)。也有学者根据密度分为高密度期、等密度期、低密度期、慢性期。

1.高密度期(1～14 天)

血液逸出血管后,红细胞分解释放含铁的血红蛋白,表现为高密度区,CT 值为 50～80 Hu。出血 3～4 天因血液凝固成血块,血浆被吸收,红细胞压积增加,血肿密度达到高峰,甚者达 90 Hu,周围有水肿。严重贫血者可为等密度,甚至低密度,但血肿有占位征象。

2.等密度期(14～64 天)

血红蛋白分解,含铁血黄素开始被吸收,血肿呈等密度。但仍有占位效应,水肿仍存在,增强扫描呈环状强化。

3.低密度期(30～84 天)

血肿周围的新生血管及神经胶质增生形成血肿壁,血肿内含铁血黄素及血红蛋白被吸收,CT 呈低密度灶。水肿消失,无占位效应,增强扫描仍呈环状强化。

4.慢性期(3 个月后)

少量脑出血被胶质和胶原纤维替代而愈合,CT 呈略低密度灶。大量脑出血形成囊腔,CT 近水样密度,并可出现牵拉现象,增强扫描无或轻微强化。

(三)脑室内出血

单纯脑室出血与脑实质内出血破入脑室系统表现一样。少量出血时多沉积在侧脑室后角、第三脑室后部或第四脑室顶部,大量出血常呈脑室"铸型"样表现。早期可有分层现象,以后呈等或低密度,脑室内出血可形成脑积水。

此外,在诊断时应注意以下几点。

(1)急性脑出血大的血肿可形成脑疝。

(2)脑出血可直接破入脑室系统和蛛网膜下腔,亦可由脑室系统进入蛛网膜下腔。

(3)出血周围水肿,在第 1 天内可出现或表现轻微;3~7 天达高峰;出血 16 天左右占位效应开始减退。

(4)发现灶周水肿与血肿期龄不符时,应考虑肿瘤出血可能。

(5)如局部伴有钙化或血肿密度不均等表现,除考虑到肿瘤出血外,也应考虑到脑血管畸形的可能。

(刘洪福)

第六节 脑 梗 死

脑梗死是指各种原因导致脑动脉血流中断,局部脑组织发生缺血缺氧性坏死,而出现相应神经功能缺损。导致脑动脉血流中断的原因主要有动脉血栓形成、栓塞、痉挛、动脉壁外受压和血流动力学改变等。按病理机制可将脑梗死分为动脉血栓性、栓塞性、腔隙性脑梗死等类型。脑梗死一般形成白色梗死,但大面积脑梗死或栓塞性脑梗死可发生出血性梗死,其好发的闭塞血管依次为颈内动脉、大脑中动脉、大脑后动脉、大脑前动脉和椎-基底动脉等。

一、病因

最常见的病因是高血压、动脉粥样硬化。长期的高血压,使脑血管经历反复的功能代偿、结构代偿和失代偿等阶段,损害了脑血管的自动调节功能,使其失去随血压波动而舒缩的能力。当血压下降时,可引起脑局部的血流量减少。高血压可损害动脉内皮细胞的超微结构,使血管壁的渗透性增高,脂质沉积于动脉壁,使动脉壁的肌层发生透明变性,内膜增厚,形成粥样硬化、管腔狭窄。当血压降低、血流缓慢或脱水等血液黏度增加时,致使供血减少或促进血栓形成。尤其是当血管内膜损伤破裂形成溃疡后,血小板及纤维素等血中有形成分黏附、聚集、沉着,形成血栓。动脉粥样硬化的斑块碎片或血栓脱落,栓塞远端较小动脉,形成动脉栓塞。

另外,吸烟、饮酒(40 g/d)、口服避孕药、高血糖、高血脂、肥胖、免疫功能紊乱均是脑梗死的危险因素。尤其是脂蛋白是缺血性脑卒中的一个独立危险因素。另外,抗磷脂抗体、胰岛素抵抗等和脑梗死的关系也越来越受到重视。比较少见的原因还有动脉的各种炎症、先天性血管畸形、真性红细胞增多症、血液高凝状态等。

二、临床表现

脑动脉血栓性阻塞在脑梗死中最为常见,是指供应脑部血流的某一支(或数支)动脉受阻,以至其供应范围内的脑组织血流量急剧下降,发生缺血性梗死。梗死可发生于任何年龄的人群中,但大多数在 40 岁以上,最多见于 50～60 岁,男女比例为 3:2。

其临床表现较为复杂,取决于梗死的大小、部位及脑组织的病理生理反应。主要临床症状为头昏、头痛,部分患者有呕吐及精神症状,可有不同程度的昏迷。绝大多数的患者出现各种不同的脑部损害,如偏瘫、偏身感觉障碍及偏盲,也可表现为失语、抽搐或共济失调症状、体征。起病较重的病例可表现为意识丧失、两便失禁、瞳孔一侧或两侧放大、呼吸不规则等脑疝症状。实验室检查特异性不高,脑脊液常可有蛋白轻度至中度增高。

三、病理基础

脑缺血 0～6 小时,神经细胞的 ATP 生成明显减少,依赖 ATP 工作的钠钾泵功能失常,钠在细胞内潴留,使细胞内渗透压升高,细胞外间隙的水分子进入细胞内,使细胞内水分增加,出现早期细胞毒性脑水肿,随着脑水肿的加重,动脉血供氧中断,大脑细胞开始死亡,梗死区血流量降低,脑组织缺血;6～24 小时,血脑屏障破坏,脑细胞坏死,蛋白质等大分子物质渗出细胞外间隙,出现血管源性脑水肿,继之发生的占位效应会阻滞微循环,扩大梗死范围。2～7 天,脑梗死加重,压迫神经和血管,脑梗死周围血流量超过脑组织代谢需要,呈过度灌注状态,7～30 天脑水肿减轻,血脑屏障破坏达高峰,脑细胞坏死区出现胶质细胞增生,髓鞘脱失,坏死区变为囊腔,出现牵拉收缩征象,局部脑室扩大,脑沟增宽。

脑栓塞是栓子进入血循环骤然阻塞脑动脉系统所致的脑梗死,又称为栓塞性脑梗死。脑栓塞占脑梗死的 1/3～1/2,栓子最易进入大脑中动脉,大脑前后动脉受累较少,椎-基底动脉栓塞占 1/5。栓子有 3 个来源:以风心二狭伴房颤、亚急性感染性心内膜炎引起的心源性栓子;以动脉粥样硬化斑块脱落引起的非心源性栓子以及血管造影、手术引起的医源性栓子。脑血栓往往为永久性动脉阻塞,脑栓塞的动脉阻塞常在 1～5 天溶解,缺血区血管床再通,过度灌注易引起出血性梗死。

四、CT 表现

早期 CT 表现为梗死区密度减低,灰白质交界消失,24 小时后,大部分病例可见一边界清晰的低密度灶,无或有轻微占位效应,脑沟消失,中线结构移位,脑水肿涉及灰质和白质。一般情况下,梗死部位与闭塞动脉分布区一致,但栓塞性梗死可形成多支大小不等的动脉闭塞,呈多发病灶,有时连成一片,很难以某一动脉闭塞来解释。在缺血性脑梗死发生 2～15 天期间,梗死灶密度降低更明显,且逐渐均匀一致,边界更加清楚,此时组织坏死和细胞水肿达到高峰,根据梗死大小与程度不同,可出现不同程度的脑水肿和占位效应。梗死后第 2～3 周,低密度区变得模糊不清,呈等密度改变,称为"模糊效应",主要由于梗死灶内大量毛细血管增生、侧支循环形成和局部充血引起。3 周后,梗死灶再次变为低密度区,坏死组织被巨噬细胞吞噬、移除,仅留下一囊腔。由于胶质增生,这一囊腔稍小于原有梗死灶,邻近侧脑室、脑沟、脑池扩大,皮质萎缩。增强后扫描对于诊断脑梗死有很重要的意义。一般在梗死后 5～6 天即可出现增强现象,持续 1 个月或更久。梗死区强化是由于血脑屏障的破坏、新生毛细血管和血液灌注过度所致。

(吕铁军)

第七节 颅 脑 损 伤

一、硬脑膜外血肿

硬脑膜外血肿是指血液积聚于硬脑膜外腔与颅骨之间。与颅骨损伤有密切关系,骨折或颅骨的短暂变形撕裂位于骨沟内的硬脑膜动脉或静脉窦引起出血,或骨折的板障出血。血液积聚于颅骨与硬脑膜之间,在硬脑膜与颅骨分离过程中,又可撕破一些小血管,使血肿更加增大。由于颅盖部的硬脑膜与颅骨附着较松,易于分离,颅底部硬脑膜与颅骨附着较紧,所以硬脑膜外血肿一般多见于颅盖部。

(一)病因病理

1.脑膜中动脉损伤

此动脉损伤引起的出血最为常见,骨折线通过翼点时,极易损伤脑膜中动脉主干,导致颞部的大血肿;骨折损伤脑膜中动脉的前支也较常见,血肿常见于额部或额顶部;骨折损伤脑膜中动脉的后支较少见,血肿常见于颞部或颞顶部。

2.脑膜前动脉损伤

可见于前额部着力,骨折损伤筛前动脉及其分支脑膜前动脉,可形成额极或额底部硬脑膜外血肿。

3.上矢状窦损伤

骨折线经过上矢状窦时,可形成矢状窦旁血肿或跨过矢状窦的骑跨性血肿。

4.板障静脉损伤

所有类型骨折均可能引起板障血管损伤出血,引起局部血肿。

5.横窦损伤

骨折线经过枕部时可引起横窦的损伤出血,血肿多位于颅后窝,亦可产生枕极或跨过横窦的骑跨性血肿。

总之,硬脑膜外血肿的部位应根据骨折线通过脑膜血管或静脉窦的部位来判断,一般多位于着力点和其邻近部位。幕上硬脑膜外血肿以颞部多见,额顶和额部次之,颞顶部和矢状窦旁少见,额极或枕极更少见。

(二)临床表现

1.意识障碍

硬脑膜外血肿本身引起的意识障碍为脑疝所致,通常在伤后数小时至1~2天出现。急性硬脑膜外血肿患者多数伤后昏迷时间短,少数甚至无原发昏迷。因颅内出血使颅内压迅速上升,出现急性颅内压增高症状,头痛进行性加重,烦躁不安,频繁呕吐,出现再次昏迷。两次昏迷之间的清醒时间称为"中间清醒期"或"意识好转期",在各种颅内血肿中,硬脑膜外血肿的中间清醒期最为常见。如果原发性脑损伤较重,或血肿形成较迅速,则见不到中间清醒期,可有"意识好转期",未及清醒却又加重,也可表现为持续进行性加重的意识障碍;少数血肿是在无原发性脑损伤或脑挫裂伤甚为局限的情况下发生,早期无意识障碍,只在血肿引起脑疝时才出现意识障碍。大多数患者在进入脑疝昏迷之前,已先有头痛、呕吐、烦躁不安或淡漠、嗜睡、定向不准等表现,此时已足以提示脑疝发生。

2.生命体征变化

表现为进行性的血压升高、脉搏和呼吸减慢,即"两慢一高"的皮质醇增多症。由于颞区的血肿大都先经历小脑幕切迹疝,然后合并枕骨大孔疝,故严重的呼吸循环障碍常在经过一段时间的意识障碍和瞳孔改变后才发生;额区或枕区的血肿则可不经历小脑幕切迹疝而直接发生枕骨大孔疝,可表现为一旦有了意识障碍,瞳孔变化和呼吸骤停几乎是同时发生。

3.颅内压升高

在昏迷或再昏迷前,因颅内压增高,患者可表现为剧烈的头痛、恶心、呕吐、躁动不安、血压升高、脉搏变慢、脉压增大等。

4.神经系统体征

幕上的硬脑膜外血肿可以压迫相应的大脑功能区而出现典型的症状如偏瘫、失语、肢体麻木等。随血肿增大及颅内压增高,逐渐出现脑疝症状。一般表现为意识障碍加重,血肿侧瞳孔先缩小,后散大,对光反应也随之减弱或消失,血肿对侧明显的锥体束征及偏瘫。继之则对侧瞳孔也散大,生命功能随之衰竭,终因呼吸首先停止而死亡。

5.瞳孔改变

小脑幕切迹疝早期患侧动眼神经因牵扯受到刺激,患侧瞳孔可先缩小,对光反应迟钝;随着动眼神经和中脑受压,该侧瞳孔随即表现进行性扩大、对光反应消失、睑下垂以及对侧瞳孔亦随之扩大。应区别于单纯颅前窝骨折所致的原发性动眼神经损伤,其瞳孔散大在受伤当时已出现,无进行性恶化表现。视神经受损的瞳孔散大,有间接对光反应存在。

(三)CT表现

因硬脑膜与颅骨紧密相连,故血肿局限呈梭形高密度,CT值为50～70 Hu。血肿的脑侧缘光滑(图3-31),好发于骨折处。由于硬脑膜在颅缝处与骨结合紧密,故血肿不超越颅缝。但骨折如跨越颅缝,则血肿亦可跨越颅缝,也可从幕上延及幕下或跨越中线。血肿有占位效应,但较硬脑膜下血肿轻,多不伴脑实质损伤,但压迫邻近血管时可发生脑水肿或脑梗死。少数受伤时无症状,以后才发生慢性硬脑膜外血肿。慢性硬脑膜外血肿其壁机化增厚并可钙化。

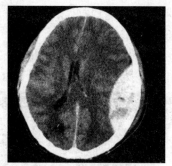

图3-31 硬脑膜外血肿

二、硬脑膜下血肿

硬脑膜下血肿是原发性脑外伤的一种表现,占脑外伤的10％～20％,常见于儿童,是脑外伤致死的主要原因。有报道,死亡率为50％～85％。但在部分老年人,硬脑膜下血肿可以无明确的外伤史。

（一）病理

由于外力作用，导致横跨硬脑膜的桥静脉撕裂，血液在硬脑膜下积聚，同时多合并蛛网膜的损伤，使脑脊液进入硬脑膜下腔，形成硬脑膜下腔内血液和脑脊液的混合肿块。20％～30％的慢性硬脑膜下血肿患者有反复出血的证据，其原因可能是皮层静脉通过硬脑膜下腔时被拉长破裂，或血肿颅板形成的血管化假膜破裂。

硬脑膜下血肿发生于硬脑膜与蛛网膜之间。95％位于幕上，额顶部和颅中窝是最常见的位置。85％的硬脑膜下血肿为单侧。与硬脑膜外血肿不同的是，硬脑膜下血肿有15％为双侧性并可以越过中线进入对侧。

（二）临床表现

急性硬脑膜下血肿临床上病情较重，通常发生于严重颅外伤后，有严重意识障碍，发展迅速。由于多合并严重脑挫裂伤，常缺乏局部定位症状，出现中间清醒期或意识好转期者较少。以颅内压增高、病灶侧瞳孔散大、对侧轻瘫出现最为重要。腰椎穿刺均为血性脑脊液。

亚急性硬脑膜下血肿临床表现与急性者相似，相对来讲症状出现较晚。

慢性硬脑膜下血肿患者年龄较大，只有轻微的外伤史而往往被忽略。外伤后的特征性表现是无脑膜刺激症状，仅有钝性头痛及轻度眩晕。一般多在损伤后数月乃至数年才出现颅内压增高和脑压迫症状。当临床上发现一些智能正常的老年人近期内出现明显健忘，反应迟钝，淡漠无欲，表情呆滞并有行为怪异，即应想到本病可能。

（三）CT 表现

1.三期表现

（1）急性期：伤后3天内。一般呈均匀高密度的新月形，血肿可跨颅缝，但不超过中线。占位效应显著，常伴脑挫裂伤，可形成脑疝。有3种非典型表现。①血肿密度不均：可能与急性出血还未凝固、凝血早期血清外溢或蛛网膜破裂脑脊液进入硬脑膜下有关。②血肿呈梭形表现：可能与出血没有及时散开有关。③血肿同侧侧脑室扩大：可能为同侧室间孔被迅速挤压梗阻所致。此外，多不伴骨折，但骨折后硬脑膜撕裂也可形成急性硬脑膜下血肿。

（2）亚急性期：伤后4天～3周内。血肿可逐渐变为等密度，而表现为皮质区均匀受压，脑沟消失，灰白质交界处被均匀向内推移。但双侧均有血肿，中线推移可不著。亚急性血肿的较早期出现细胞沉淀效应可出现密度上低下高的液体界面。

（3）慢性期：伤3周后。此时血肿包膜形成，凝血块液化，逐渐变成液性低密度，血肿壁机化增厚或钙化。血肿内肉芽组织增生、机化形成包膜，故可见慢性硬脑膜下血肿有分隔表现（图3-32）。

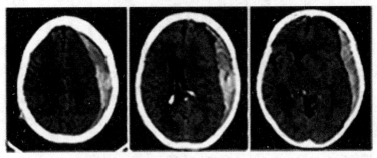

图3-32　硬脑膜下血肿

2.等密度硬脑膜下血肿

平扫表现为中线结构及脑室受压移位、变形,脑沟、裂池变窄消失、灰白质界面内移等,均属间接征象。增强扫描可显示血肿的位置、大小、形态而确诊。

三、脑内血肿

脑内血肿是指脑实质内出血形成的血肿,可发生在脑组织的任何部位,占颅内血肿的 5% 左右,好发于额叶及颞叶前端,占全数的 80%。多发生在受力或对冲部位,常伴发脑挫裂伤,并多与同一部位硬脑膜下血肿伴发。

(一)发生机制

脑内血肿多发生在对冲部位。当枕部着力时,血肿 80%～90% 发生在额叶及颞叶。少数血肿可由于外伤的剪切力造成,而发生在胼胝体、脑干以及深部的灰质。脑内血肿通常由脑挫裂伤、脑内出血灶形成小血块融合而成,或由于脑梗死坏死继发出血。血肿常位于大脑、小脑凸面或脑底挫裂伤处,少数发生在大脑镰、小脑幕旁及脑干内。有两种类型:浅部血肿多由于挫裂的脑皮质血管破裂所致,常与硬脑膜下血肿同时存在,以额极、颞极及其底面多见,深部血肿系脑部血管破裂所引起。脑表面无明显挫裂伤,很少见。急性脑内血肿在形成初期为血凝块,形状多不规则或与脑挫伤、坏死脑组织混杂。位于深部、脑干、小脑的血肿多相对规则,周围有受压水肿、坏死组织包绕。

(二)临床表现与诊断

脑内血肿与伴有脑挫裂伤的复合性硬脑膜下血肿的症状很相似,而且事实上两者常同时存在。神经系统症状主要决定于血肿部位和出血的多少。血肿增大和邻近脑水肿都可产生严重的占位效应,而加重了意识障碍。额、颞前端及底部的血肿与对冲性脑挫裂伤、硬脑膜下血肿相似,除颅内压增高外,多无明显定位症状或体征。若血肿累及重要功能区,则可出现偏瘫、失语、偏盲、偏身感觉障碍以及局灶性癫痫等征象。因对冲性脑挫裂伤所致脑内血肿患者,伤后意识障碍多较持久,且有进行性加重,病情转变较快,容易引起脑疝。因冲击伤或凹陷骨折引起的局部血肿,病情发展较缓者,除表现局部脑功能损害症状外,常有头痛、呕吐、眼底水肿等颅内压增高的征象。

(三)CT 表现

CT 平扫血肿为形态不规则的高密度肿块,CT 值 50～90 Hu,周围有水肿及占位效应。2～4 周血肿可为等密度,超过 4 周可为低密度。血肿体积小,患者年龄小者,血肿变化快。急性期不做增强扫描。慢性期增强扫描,周围可见环形强化。内部密度可以是低密度,也可以是中间密度高,周围密度低,这与外周血红蛋白被吸收和稀释有关。

四、脑挫裂伤

脑挫裂伤是脑挫伤和脑裂伤的合称,前者指脑组织遭受破坏较轻,软脑膜尚完整者;后者指软脑膜、血管和脑组织同时有破裂,伴有外伤性蛛网膜下腔出血。属原发性闭合性颅脑损伤。脑挫裂伤的严重程度与暴力的大小成正比。致伤后昏迷程度深、持续时间长,脑组织有器质性损伤,有相应的神经系统体征。脑挫裂伤的继发性改变为脑水肿和血肿形成。

(一)病理生理

脑挫裂伤可单发,也可多发,好发于额极、颞极及其基底。挫伤时软脑膜下有散在的点状或片状出血灶。脑挫裂伤后早期的脑水肿多属血管源性,随后因脑组织缺血、缺氧,脑细胞直接受损,钙离子大量逆流进入细胞,造成膜磷脂代谢障碍,生成减少及脑细胞膜脂质过氧化反应增强等,最终使脑细胞肿胀、崩解,引起细胞毒性脑水肿。外伤性脑水肿反应多在伤后 3~7 天,第3~4 天为高峰。此期间易发生颅内压增高,甚至脑疝。伤情较轻者,脑水肿可逐渐消退,伤灶区日后可形成瘢痕、囊肿或与硬脑膜粘连,成为外伤性癫痫的原因之一;如蛛网膜与软脑膜粘连可影响脑脊液循环,有形成外伤性脑积水的可能;广泛的脑缺氧及脑挫裂伤可导致弥漫性或局限性的外伤性脑萎缩。

(二)临床表现

1.意识障碍

意识障碍是衡量脑损伤轻重的客观指标。脑挫裂伤患者意识障碍一般比较显著,其持续的时间和深度与损伤的部位、范围和程度有关。丧失时间大于 30 分钟,轻症者意识障碍多在 2 小时以上,可出现轻微的颅内压增高症状,机体的肌张力、肌力、腱反射不对称及颅骨骨折和血性脑脊液等。脑挫伤严重者意识障碍持续 6~12 小时且程度较深,更有单瘫、偏瘫或失语等局灶症状。若意识障碍超过 12 小时,持续加深,颅内压增高和局灶症状也逐渐加重,患者常可死亡或成为植物人状态。如有脑干延髓损伤,伤后患者立即陷入昏迷状态,多数持续数天、数周或数月,中脑损害为瞳孔大小不等,对光反应消失,四肢肌张力增高,至大脑强直。脑桥损害可见双侧瞳孔常极度缩小,对光反应消失,眼球同向偏斜等。延髓损害突出表现为呼吸功能障碍,如呼吸不规律、潮式呼吸或呼吸迅速停止。

2.伤灶症状

依损伤的部位和程度而不同,如果仅伤及额、颞叶前端等所谓"哑区"可无神经系统缺损的表现;若是脑皮质功能区受损时,可出现相应的瘫痪、失语、视野缺损、感觉障碍以及局灶性癫痫等征象。脑挫伤早期没有神经系统阳性体征者,若在观察过程中出现新的定位体征时,即应考虑到颅内发生继发性损害的可能,及时进行检查。

3.头痛、呕吐

头痛症状只有在患者清醒之后才能陈述;如果伤后持续剧烈头痛、频繁呕吐;或一度好转后又复加重,应究其原因,必要时可行辅助检查,以明确颅内有无血肿。对昏迷患者,应注意呕吐时可能有吸入引起窒息的危险。

4.生命体征

多有明显改变,一般早期都有血压下降、脉搏细弱及呼吸浅快,这是因为头部伤后脑机能抑制所致,常于伤后不久逐渐恢复,如果持续低血压,应注意有无复合损伤。反之,若生命体征短期内迅即自行恢复且血压继续升高,脉压加大,脉率变缓、呼吸亦加深变慢,则应警惕颅内血肿及/或脑水肿。脑挫裂伤患者体温可轻度升高,一般不超过 38 ℃,若持续高热则多伴有丘脑下部损伤。

5.脑膜激惹

脑挫裂伤后由于蛛网膜下腔出血,患者常有脑膜刺激征象,表现为闭目畏光,蜷曲而卧,早期的低热和恶心呕吐亦与此有关,颈项抗力约于 1 周左右消失,如果持久不见好转,应注意有无颅颈交界处损伤或颅内继发感染。

(三)CT 表现

1.常见表现

(1)局部脑组织呈低密度水肿,界限不清,多位于皮层区。水肿区内有一处或多处点片状出血灶称为灶状出血。

（2）一处或多处脑内血肿（出血灶＞2 cm 称为血肿），形态、边缘不规整（图 3-33）。血肿周围有不同程度水肿和占位效应。灶状出血及小血肿可在数小时内扩大融合，并可引起脑疝如镰下疝、天幕疝等。

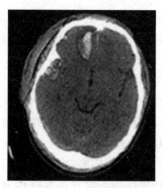

图 3-33　脑挫裂伤

2.外伤性迟发性脑内血肿

伤后首诊 CT 扫描未发现血肿，相隔数小时、数天复查或手术发现有新的血肿者称为外伤性迟发性脑内血肿。属于原发性脑损伤，可发生于伤后 1.5 小时至数天，90％以上出现在伤后 24～48 小时，也有报道多见于 3 天至 1 周。此外，颅脑损伤的迟发性表现还有脑挫裂伤、硬脑膜外血肿、硬脑膜下血肿、蛛网膜下腔出血、脑水肿等。

3.其他伴发的外伤性颅内病变

硬脑膜外或硬脑膜下血肿、蛛网膜下腔出血、弥漫性脑水肿、硬脑膜下积液、弥漫性轴索损伤（DAI）等。

五、脑干损伤

脑干损伤是指中脑、脑桥和延髓的损伤，是由外界暴力直接造成脑干撞击在小脑幕切迹或斜坡上，或脑干扭转牵拉导致损伤，也可表现为直接贯通伤，伤后立即发生。是一种严重的、致命的损伤，死亡率很高。10％～20％的重型颅脑损伤伴有脑干损伤。分为原发性和继发性两类。前者指受伤当时直接发生的脑干损伤，后者指颅内血肿或脑水肿造成的损伤。弥漫性轴索损伤多为头部遭受加速性旋转暴力时，因剪应力而造成的神经轴索损伤。孤立的原发性脑干损伤很少存在，实际上是弥漫性轴索损伤的一部分。

（一）病理和机制

直接外力造成的损伤是在外力作用下脑干和周围结构发生撞击而损伤，以中脑被盖区多见，颅骨骨折可造成直接损伤，另外，颅内压迅速增高也能造成损伤。间接外力损伤主要为坠落和挥鞭样损伤所致。脑干损伤的病理变化可见脑干神经组织结构紊乱、轴突断裂、挫伤伴灶性出血和水肿，多见于中脑被盖区，脑桥及延髓被盖区次之。继发性脑干损伤常因严重颅内高压致脑疝形成，脑干受压移位、变形使血管断裂引起出血和软化等继发病变。轻者可见点状出血和局限性水肿，重者可见脑干内神经结构断裂、片状出血和软化灶形成。

（二）临床表现

脑干不仅含有大部分的脑神经核（除了嗅神经和视神经），全身感觉、运动传导束皆通过脑干,呼吸循环中枢亦位于此,而脑干网状结构则是参与维持意识清醒的重要结构。所以脑干损伤后,除了有局部脑神经受损的表现外,意识障碍、运动感觉障碍的表现往往较重,而且还可有呼吸循环功能的衰竭,危及生命。

1.意识障碍

伤后即刻出现严重意识障碍,轻者对痛刺激可有反应,重者昏迷程度深,一切反射消失。昏迷持续时间长,恢复慢,甚至终身昏迷不醒。昏迷原因与脑干网状结构受损、上行激活系统功能障碍有关。

2.呼吸循环功能紊乱

严重原发性脑干伤,可产生急性呼吸功能衰竭、伤后自主呼吸立即停止,或呼吸先浅而快,后深而慢,且不规则,直至完全停止。同时,循环功能亦出现衰竭表现,但比呼吸衰竭程度轻。当呼吸停止后,心跳多不停止。如抢救及时,可维持数小时或数日。继发性脑干损伤的患者,多有逐渐演变的过程,早期可有中枢代偿,表现为血压升高、脉搏缓而有力、呼吸深快。随着损害进一步加重,表现为血压下降、脉搏细速、呼吸慢而不规则的失代偿表现,直至呼吸心脏停止。

3.去大脑强直

是中脑损伤的重要表现之一。因为中脑前庭核水平存在促进伸肌收缩的中枢,而中脑红核及其周围网状结构是抑制伸肌收缩的中枢所在。两者之间切断时,便出现去大脑强直。表现为伸肌张力增高,两上肢过伸并内旋,下肢亦过度伸直,头部后仰呈角弓反张状。损伤较轻者可为阵发性,重者则持续强直。

4.眼球活动和瞳孔变化

眼球活动和瞳孔调节功能由动眼、滑车及展神经等脑神经管理,它们的神经核均位于脑干。脑干损伤时可有相应变化,临床上有定位意义。脑干损伤严重者,眼球固定,双侧瞳孔散大,光反射消失。中脑损伤时,可出现两侧瞳孔大小不等、大小变化不定或双侧瞳孔散大。脑桥损伤时,一侧或双侧瞳孔极度缩小,光反射消失;侧视中枢受损时出现两眼同向偏斜或两眼球分离,头眼水平运动反射消失。

5.锥体束征

锥体束征包括肢体瘫痪、肌张力增高、腱反射亢进及病理反射阳性。脑干损伤后多出现锥体束征,但双侧可不对称,伤势严重时,各种反射及病理反射不能引起,四肢肌张力降低,病情稳定后又出现阳性体征。

6.其他症状

患者还常出现高热、多汗、呼吸急促、痰鸣、大量泡沫状血性痰液、呕吐、顽固性呃逆、应激性溃疡等。

(三)CT 表现

因受后颅窝伪影干扰和分辨率限制。故对非出血性脑干损伤诊断困难。

1.原发性

常表现为局部脑池消失,亦可显示小灶状出血。

2.继发性

可见出血、梗死,并可见幕上血肿、弥漫性脑肿胀、弥漫性脑水肿、天幕裂孔疝和脑干受压移位等表现。

(吕铁军)

第四章

气管疾病的影像诊断

第一节　气管正常影像学表现

一、概述

气管把喉与肺连接起来,可以净化吸入的气体。发生于气管的疾病很罕见,但由于它们所引起的症状呈现非特异性,误诊或延迟诊断也不罕见。因此,气管疾病的及时准确诊断,对于提升治疗效果、改善预后非常关键。气管镜及活检仍是确定病变性质的主要手段,但在明确肿瘤的范围、侵袭的深度以及了解肿瘤与邻近纵隔结构的关系方面,影像学检查方法有不可替代的优势。气管影像学检查方法主要有 X 线、CT、MR 等,临床上在检查、诊断气管疾病时,影像学检查方法的合理选择十分重要。气管疾病的 X 线表现作为病理生理及病理解剖的体现,需紧密结合临床资料全面分析从而做出正确诊断。随着高千伏摄影技术的应用,通过仔细观察气管的形态、位置和轮廓可以发现气管本身和纵隔病变的重要信息。CT 检查具有较高的软组织分辨率,能检出微小肿瘤,判断瘤体内部有无钙化、坏死、囊变并发现颈部、纵隔淋巴结肿大等。多层螺旋CT 轴位图像结合多种三维重建,互补长短,能提高诊断的准确性,并给诊断带来更多的信息,对临床具有一定的指导价值。CT 增强扫描可对瘤体造成的血管或气道等邻近组织结构的侵犯予以清晰显示,对于肿瘤的定性诊断及治疗方案的选择均有重要的价值。目前,MR 对气管疾病的临床应用尚少,但在部分领域也可以起到对 CT 的互补作用,尤其由于其没有辐射,对气管疾病可以提供额外的信息,可应用到儿科气管疾病诊断上。

二、解剖、生理

气管始于环状软骨下缘,约相当于第 6 颈椎水平,向下至胸骨角平面、第 4~5 胸椎处分叉为左、右主支气管。气管管壁分为黏膜、黏膜下和外膜三层。黏膜表面覆盖纤毛柱状上皮,由纤毛细胞、杯状细胞、基细胞、刷细胞和弥散的神经内分泌细胞等组成;其中杯状细胞分泌的黏液可黏附吸入空气中的灰尘颗粒,纤毛细胞的纤毛不断向咽部摆动将黏液与灰尘排出,以净化吸入的气体;基细胞位于上皮深部,是一种未分化的细胞,有增殖和分化能力,可分化形成前述两种细胞;在其游离面具有许多带微绒毛的刷细胞,这些细胞在其基部具有传入神经末梢,被认为是感受体;神经内分泌细胞由于其胞质内有许多致密核心颗粒,故又称小颗粒细胞。黏膜下层为疏松结缔组织,与外膜无明显分界。外膜主要由16~20个马蹄形的透明软骨构成管壁支架,以保持呼吸道的通畅;软骨间有弹性纤维组成的筋膜相连,保持了持续张开状态,并有收缩能力;40岁以后此软骨可发生钙化,马蹄形软骨的缺口位于气管后壁,缺口处有弹性纤维组成的韧带和平滑肌束。在气管腔内形成的一锐性隆起,称为隆嵴。

气管分为颈段或胸外段气管及胸内段气管两部分。颈段气管自环状软骨下缘至胸腔入口,其下方的外侧壁及前壁紧贴甲状腺的左、右叶及峡部;颈段气管的中、后1/3处毗邻颈总动脉及颈静脉;颈段气管的左后方为食管,其可随同后方的气管膜突入到气柱内。胸内段气管包括自胸腔入口至气管分叉前的一段气管,其后方稍偏左为食管,其余与纵隔内的大血管相毗邻;在胸腔入口处,左侧颈总动脉位于气管的左侧;气管的左侧后方为左锁骨下动脉,它向前外方左第一肋骨方向走行;气管的正前方或稍偏右为无名动脉,无名动脉的右外方为右侧无名静脉的横断面,前方为左侧无名静脉,自左侧越过中线向右呈横向走行,略呈弧形,凹面在后;右肺尖与气管右侧壁的后半部或后1/3相接,大多数人右肺亦与气管后壁的1/3到2/3相接触;稍下层面,气管的前壁及左侧壁与主动脉弓相邻,右侧则为奇静脉弓;在接近隆嵴的层面,气管的左侧组成主肺动脉窗的底部。气管与上述这些血管之间皆有纵隔脂肪组织分隔,分界清晰,可衬托出纤细的气管壁厚度,特别是较肥胖的患者;瘦小的患者,因无足够的纵隔脂肪,亦可能分界不清。

三、影像学表现

(一)正常表现

1.正常X线表现

气管在X线片上可以显示,表现为柱状低密度区域;其位于上纵隔中部,由于其左侧有主动脉,因此可轻度右偏;气管分叉部略偏右侧,其下壁形成隆嵴。断层摄影,尤其是数字断层摄影(DTS)能够更加清晰和直观地显示管腔内部有无狭窄及占位。

2.正常CT表现

气管管腔内空气呈明显低密度,管壁为等密度,气管在短轴断面表现为环状影,在长轴断面管壁呈两条平行线状影。

气管分为颈段气管及胸段气管两部分。颈段气管CT上呈马蹄形、椭圆形或圆形。约50%正常人后方的气管膜部轻度突入到气柱内,勿误认为是肿物。颈段气管下方紧贴的甲状腺密度高于邻近的肌肉组织,尤其是强化扫描时,密度更高。胸段气管在CT上基本位于中线位置,常呈圆形或轻度卵圆形,但亦可呈马蹄形甚或倒梨状,儿童呈圆形。由于气管前方及两侧通常有较低密度的纵隔脂肪包绕,在纵隔窗上气管与周围大血管结构分界多较清楚,但后壁为纤维膜,多呈均匀的线状影,与椎前软组织无法区分。气管壁的软骨40岁以后可发生钙化,表现为不连续的高密度影。在肺窗上,气管壁与周围结构难于区分,仅显示低密度的气管腔。在上腔静脉起始至奇静脉弓层面,气管的右侧后壁通常与右上肺相邻,此处气管壁厚度如超过4mm,要注意有无气管壁或气管旁病变存在。

3.正常MR表现

气管腔内为气体,其质子稀少,因而不产生MR信号。气管管壁由软骨、平滑肌纤维和结缔组织构成,且较薄,通常在MR图像上不易分辨,管腔由于周围脂肪的高信号所衬托而勾画出其大小和走行,气管的右侧壁及右主支气管与肺相邻的部位有时可见管壁呈中等强度信号。由于胸段气管自上而下的走行过程中向后倾斜,因此只有平行于气管长轴的倾斜冠状面或矢状面检查才能显示气管的全程。

(二)气管正常值

气管全长 10~12 cm。在正常的成年男性中,气管的横径为 1.3~2.5 cm,前后径为 1.3~2.7 cm;在正常的成年女性中,气管的横径为 1.0~2.1 cm,前后径为 1.0~2.3 cm。左、右主支气管的分叉角不超过 90°。右主支气管较直而短粗,与气管中线成 20°~30°,长约 2.5 cm,内径 1.5~2.3 cm;左主支气管稍细长,与气管中线成 40°~55°,长约 5 cm,内径 1~1.5 cm。气管的前壁和两侧壁用来保持呼吸道的通畅的马蹄形软骨宽 3~4 mm,厚 1~1.5 mm。气管分为颈段或胸外段气管及胸内段气管两部分。颈段气管全长 2~4 cm,胸内段气管全长 6~9 cm。

(三)有价值的解剖标志

气管隆嵴:左右两侧主支气管交角处的气管环呈三角形突起,组成气管分叉,其内形成一边缘光滑锐利的矢状嵴突称气管隆嵴,为支气管镜检查的重要标志。气管分叉相当于第 4 胸椎下缘水平,胸骨角和第二肋软骨为其体表标志。该平面也为心房上缘和上下纵隔交界水平。

(四)注意事项

(1)扫描范围自环状软骨至气管隆嵴。

(2)由于常规吸气相变为呼气相后,胸内气管的横断面积相应减小 23% 左右,故气管的扫描常规是仰卧位吸气末屏气扫描,以便气管能最大程度地扩张。

(王建民)

第二节 气 管 异 物

一、病理与临床表现

(一)病理

气管、支气管异物主要见于儿童和老年人。主要以植物性异物如花生米、瓜子、果核多见,其次为动物性异物,如鱼骨等。气管异物引起的病理改变主要是机械性阻塞和异物所致的损伤刺激及继发感染,与异物的形态、是否活动及异物停留的时间有关。

(二)临床表现

临床表现多样,较大异物位于喉腔,可发生剧烈呛咳、哮鸣,甚至窒息。气管内异物上下活动,可出现刺激性咳嗽及呼吸困难。较小异物可进入支气管,由于右主支气管较左侧粗大,且走行更竖直,故右侧支气管异物较易进入,主要表现为呛咳,长时间停留可出现肺部感染。

二、影像学表现

(一)X 线表现

1.直接征象

直接征象可见气管走行区内异常高密度影。若异物为扁平状,其窄面常与声门裂平行,后前位显示为纵行条状影,侧位显示异物水平面,可与食管异物鉴别。

2.间接征象

气管内异物多引起呼气性活瓣,双肺透亮度增高,呼气相和吸气相透亮度变化不明显。

(二)CT 表现

普通 X 线不能确诊病例可选择 CT 检查。CT 平扫及其后处理技术可清晰显示气管异物位置、大小及与周围结构的关系,还可显示并发症(图 4-1)。

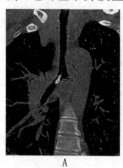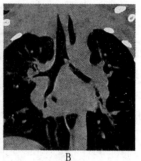

图 4-1　气管异物的 CT 表现

A.CT 冠状位最大密度投影(MIP)示右侧主支气管入口处致密性异物,管腔未完全闭塞;B.CT 冠状位多层面重建(MPR)示左侧主支气管入口处高密度异物影

三、诊断要点

(1)异物吸入史。

(2)直接征象:气道走行区内异常密度影。

(3)间接征象:患侧肺野透亮度增高;纵隔移位;继发感染。

四、影像报告书写的注意事项

(1)需准确描述异物部位、大小。

(2)间接征象的识别。

(3)必须结合临床病史。

五、鉴别诊断

气管不透 X 线异物需与食管异物鉴别。侧位示气管异物位于气管走行区内,食管异物则位于气管透亮影后方。

六、诊断价值

(一)胸部 X 线片

1.优势

快速简便,经济实惠,辐射小。

2.局限性

对于较小或不透 X 线异物易漏诊,对继发改变的识别能力有限。

(二)CT 检查

1.优势

对病变部位、密度、大小可清晰显示,尤其对于较小或不透 X 线异物。

2.局限性

常规 CT 扫描辐射剂量较胸部 X 线片大。

七、注意事项

(1)详细询问病史最为重要。影像检查是诊断异物的重要手段。

(2)若有异物吸入史或疑有异物吸入史,但 X 线检查阴性者,或有不明显原因的支气管阻塞以及久治不愈的急、慢性肺炎及肺不张的患者均应考虑行 CT 检查或进一步支气管镜检查明确诊断。

八、诊断思维

患者多有明确的异物吸入史及对应的临床表现,临床诊断不难。影像学检查目的在于明确诊断异物的部位、大小及并发症,为临床治疗提供依据。

(王建民)

第三节 气管先天性异常

一、病理与临床

气管及主支气管先天性异常较少见。主要包括解剖变异及先天性异常。

解剖变异以上叶多见,主要表现为异常分叉,右肺上叶可见尖段支气管缺如,右侧可见中叶小舌。临床多无症状。

先天性异常主要包括副心支气管(ACB)和气管性支气管,少见的有节段性支气管发育不全。

副心支气管指由右侧主支气管内侧壁或中间段支气管发出的向心脏走行的多余支气管,由 Brock 首次报道,具有正常支气管结构,区别于支气管憩室或支气管瘘。临床多无症状,但可继发感染或肿瘤。

气管性支气管由 Sandifort 首次报道,原指由气管发出的右肺上叶支气管,现将所有上叶气管异常来源于气管或主支气管者统称为气管性支气管。其中右侧气管性支气管发生率为 0.1%～2%;左侧气管性支气管发生率为 0.3%～1%。本病均无临床症状,常于 CT 检查时偶然发现。

二、影像学表现

1.X 线表现

多数患者 X 线无异常发现;继发感染后可出现肺内异常密度影。

2.CT 表现

CT 平扫及其后处理技术可重建支气管树,清晰显示气管解剖变异的部位、走行及相关并发症(图 4-2～图 4-6)。

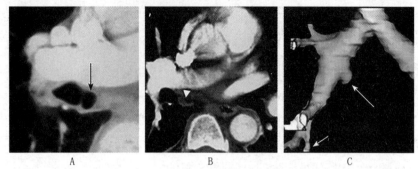

图 4-2　右侧盲端副心支气管的 CT 表现

A.CT 肺窗示右侧中间段支气管发出向心脏走行异常分支(长箭);B.CT 纵隔窗示该分支远端闭塞(箭头);C.CT 三维重建示该盲端副心支气管(长箭)及右侧其他正常支气管(短箭)

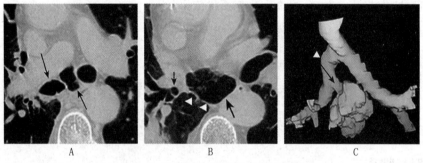

图 4-3　右侧副心支气管的 CT 表现

A.CT 肺窗示右侧副心支气管起自于中间段支气管(长箭),周围见肺小叶组织(短箭);B.CT 肺窗较低层面是该副心支气管(小箭),周围见肺小叶组织(箭头),其局部见肺大疱(大箭);C.CT 三维重建见起自于右侧中间段支气管(箭头)的副心支气管(长箭),其与通气肺小叶相连

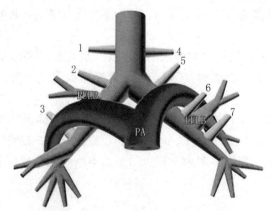

图 4-4　常见气管性支气管分布示意图

PA:肺动脉;LULB:左肺上叶支气管;RULB:右肺上
叶支气管;1～7:气管性支气管常见位置

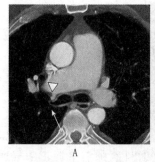
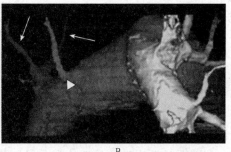

图 4-5　右侧气管性支气管合并右肺动脉异常分支的 CT 表现

A.CT 轴位示起自右主支气管的气管性支气管(长箭),并见一异常分支
起自右肺动脉主干(箭头);B.CT 肺动脉三维重建示正常右肺动脉分支
(长箭)及一起自右肺动脉主干的异常分支(箭头)

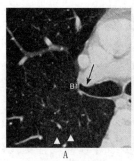
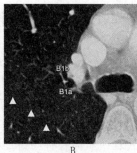
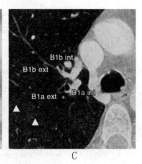

图 4-6　右肺上叶部分段支气管未发育的 CT 表现

A～C.CT 肺窗示右肺上叶节段性支气管发育不全,罕见,常见于肺发育不全
患者。未见右肺上叶前段及后段支气管(黑箭),并见向前移位的右侧斜裂
(箭头)。B1:右肺上叶尖段支气管;B1a:尖支;B1b:前支;B1aext:尖支外侧分
支;B1aint:尖支内侧分支;B1bext:前支外侧分支;B1bint:前支内侧分支

三、诊断要点

本病诊断主要依靠 CT 平扫及后处理技术,在熟悉正常气道解剖基础上准确识别异常改变。

四、影像报告书写的注意事项

(1)准确描述气道异常改变的部位、类型及与邻近组织的关系。

(2)判断是否有并发症。

(3)判断是否合并有其他先天异常。

五、鉴别诊断

本病诊断基于特征性影像学表现,一般无须与其他疾病鉴别。

六、诊断价值

(1)X 线诊断价值有限,仅能发现部分并发症。

(2)CT 为诊断本病的重要检查手段,其后处理技术可直观显示病变部位、类型。

七、注意事项

诊断本病需掌握正常气道解剖知识,并能熟练应用 CT 后处理技术。

八、诊断思维

认识和理解气管及支气管先天性异常对疾病诊断、支气管镜检查、放疗、手术及气管插管有重要价值。X 线诊断价值有限。CT 平扫及其后处理技术可重建支气管树,直观显示病变的部位、类型及相关并发症,是诊断本病的首选检查手段。放射科医师需掌握正常气道解剖知识,并能熟练应用 CT 后处理技术,方能作出准确诊断。

（王建民）

第四节　气管弥漫性疾病

一、巨气管支气管症

(一)病理与临床

巨气管支气管症是由气管或主支气管壁肌肉及弹力纤维萎缩导致的气管支气管异常扩张。非洲裔美国人多见,中年男性为主,家族性病例有隐性遗传倾向。分为三型。①Ⅰ型:气管支气管对称性扩张;②Ⅱ型:偏心性憩室样扩张;③Ⅲ型:合并远端支气管憩室样扩张。

临床表现为反复发作的呼吸道感染。实验室检查血清 α_1-抗胰蛋白酶和血清 IgE 水平正常。

(二)影像学表现

影像学表现为男性气管直径大于 27 mm,女性大于 23 mm,显著的气管和肺段支气管扩张,气管支气管壁软化,出现变形及憩室,远端支气管可受累(图 4-7),可继发肺部感染。

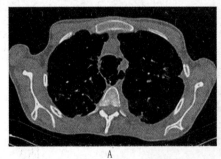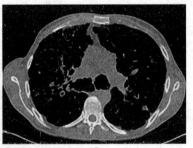

图 4-7　巨气管支气管症Ⅲ型的 CT 表现

A、B.CT 肺窗示气管支气管广泛扩张,远端支气管受累

(三)诊断要点

本病主要表现为气管及支气管广泛严重扩张,结合临床反复呼吸道感染,诊断不难。

(四)影像报告书写的注意事项

(1)描述病变段气道累及的范围、病变形态。

（2）描述病变是否合并有肺部感染。

（五）鉴别诊断

鉴别诊断包括 Ehlers-Danlos 综合征及 Marfan 综合征。Ehlers-Danlos 综合征又称先天性结缔组织发育不全综合征,指有皮肤和血管脆弱、皮肤弹性过强和关节活动过大三大主要症状的一组遗传性疾病。X 线检查可见皮下组织内有多个小结节状钙化阴影,可有牙齿异常和骨骼结构不良如尺桡骨的骨性结合、颅骨的骨化延迟等征象,遗传学检查可鉴别。Marfan 综合征为先天性中胚叶发育不良性疾病,系常染色体显性遗传性疾病,具体发病原因不明。主要累及骨骼、心血管系统和眼等器官组织,也可累及气道,表现与本病相似,但结合临床,与本病鉴别不难。

（六）诊断价值

（1）X 线诊断价值有限,对肺段支气管显示不佳。

（2）CT 为诊断本病的重要检查手段,可显示病变累及范围,并可显示肺内并发症。

（3）支气管镜和活检仍是诊断本病的金标准。

（七）注意事项

本病影像直接征象具有特征性,对于弥漫性气管及支气管显著扩张,或弥漫性憩室样改变,需考虑本病。但需注意排除肺实质病变导致的继发性支气管扩张。

（八）诊断思维

本病是一种罕见的先天性疾病。临床主要表现为反复发作的呼吸道感染。影像学表现具有特征性,主要为气管和肺段支气管显著扩张,气管支气管壁软化,出现变形及憩室。支气管镜和活检仍是诊断本病的金标准。

二、气管支气管淀粉样变性

（一）病理与临床

本病是由气管支气管黏膜下蛋白异常沉积导致的罕见疾病,进展缓慢,需靠组织病理学确诊,40～50 岁多见。本病约占气管支气管疾病的 0.5%。常见临床症状包括慢性咳嗽、呼吸困难、喘鸣、咯血、反复发作的肺炎等。

（二）影像学表现

胸部 X 线可表现为正常;异常表现包括肺不张、支气管钙化、支气管扩张或肺门淋巴结肿大。CT 显示支气管壁增厚、气道管腔不规则狭窄和黏膜下钙化结节(图 4-8、图 4-9)。

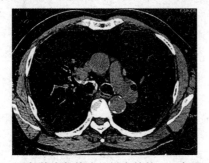

图 4-8　气管支气管淀粉样变性的 CT 表现(一)

胸部 CT 轴位显示右主支气管和中间段支气管壁增厚伴结节样钙化,管腔狭窄

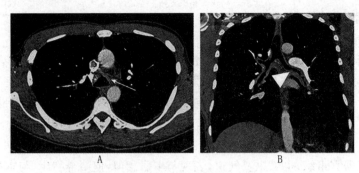

图 4-9　气管支气管淀粉样变性的 CT 表现(二)
A、B.胸部 CT 轴位(长箭头)及 MPR 冠状位(箭头)显示
气管支气管壁增厚伴结节样钙化,管腔狭窄

(三)诊断要点

1.直接征象

气管支气管壁局限性不规则增厚;壁结节样钙化;管腔狭窄。

2.间接征象

气管支气管树管腔狭窄可导致肺不张、复发感染、支气管扩张等。

(四)影像报告书写注意事项

(1)准确描述病变累及范围及病变特点。

(2)描述继发表现。

(3)通过多平面重组准确评估气道狭窄程度。

(五)鉴别诊断

气管支气管淀粉样变需鉴别诊断的疾病主要为弥漫性气道病变,如气管支气管骨化症、复发性多发软骨炎、韦格纳肉芽肿、结病、炎性肠病、气管支气管炎等。气管支气管骨化症和复发性多发软骨炎一般不累及气管膜部和支气管膜,但淀粉样变会累及。气管支气管骨化症是一种罕见疾病,往往表现为大气道骨性或软骨结构的形成,没有淀粉样沉积。与淀粉样变类似,肉芽肿性疾病、炎性肠病和气管支气管炎可出现黏膜结节状或不规则增厚,可通过相应临床症状进行鉴别诊断,组织活检有助于明确诊断。韦格纳肉芽肿可以导致支气管树溃疡形成,这在淀粉样变中很罕见。

(六)诊断价值

HRCT 为诊断本病的主要手段。对于气管支气管淀粉样变,HRCT 可准确评估管腔狭窄程度。通过容积评估和多平面重组,能精确计算出气道管腔直径、面积和气道壁增厚的程度。HRCT 也可用于指导支气管镜采样和局部治疗。

(七)注意事项

(1)流行病学:原发性淀粉样变患者除了血液系统疾病一般不合并其他疾病,平均发病年龄为 55~60 岁,肾衰竭和充血性心力衰竭是原发性淀粉样变患者最常见的死亡原因。继发性淀粉样变更常见,往往继发于克罗恩病、成人或青少年类风湿关节炎、强直性脊柱炎、干燥综合征、皮肌炎、血管炎、慢性骨髓炎、结核、梅毒、肾盂肾炎、支气管扩张、囊性纤维化、系统性红斑狼疮和寄生虫感染等。

(2)CT 表现无特异性,需结合临床综合考虑。诊断困难时需活检确诊。

(八)诊断思维

对患有可能并发淀粉样变的基础疾病,无明显诱因出现活动后气促、声嘶、咳嗽或咯血,纤维喉镜或支气管镜见气道斑片状肥厚或结节样隆起,胸部 X 线片示肺内孤立结节或网状结节状影或反复肺不张者,应考虑到本病,并积极做相关的病理组织学检查以明确诊断。

三、气管支气管软化症

(一)病理与临床

本病为最常见的气道先天性畸形,主要见于先天性软骨发育异常患者。由于气管支气管壁的软骨支撑力下降,导致气道顺应性增加和过度通气。早产儿多见。

临床表现主要为呼气性喘鸣和咳嗽,声似刺耳犬吠。

(二)影像学表现

本病影像诊断需要结合吸气相和呼气相对比。诊断标准为呼气末气道直径或面积较吸气末减少 50％以上。减少 50％～74％为轻度,75％～90％为中度,大于 90％为重度(图 4-10、图 4-11)。

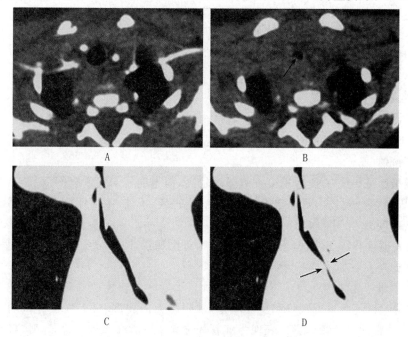

图 4-10 先天性气管软化症的 CT 表现

A～D.胸部 CT 扫描示吸气相(图 A、C)和呼气相(图 B、D)气管管径相差约 75％以上(黑箭)

(三)诊断要点

呼气末气道直径或面积较吸气末减少 50％以上,结合临床表现,即可诊断。

(四)影像报告书写的注意事项

报告需要明确病变部位,准确评估病变程度。

(五)鉴别诊断

1.支气管异物

多有异物吸入史,表现为剧烈咳嗽、呕吐、憋气、青紫等症状。肺部听诊呼气相延长,堵塞一侧或一叶的呼吸音减低,有明确吸入史,胸透下不难诊断。如病程长,否认吸入史或胸透正常者,可予纤支镜检查确诊。

2.支气管哮喘

临床以反复发作的喘息、气促、胸闷或咳嗽为主,听诊肺部可闻及高调哮鸣音,呼气相延长,与感染、变应原刺激有关,支气管舒张剂有效,需排除支气管异物、上下呼吸道畸形方可诊断。

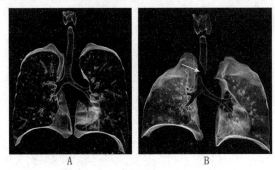

图 4-11 气管软化症的 CT 表现

A、B.胸部 CT 冠状位气道三维重建显示呼气末气管远端管径较吸气末显著狭窄(白箭)

3.先天性气管狭窄

本病可无早期发病情况,为明确诊断可行纤支镜检查确诊。

4.支气管、淋巴结结核

PPD 阳性,有结核病接触史,主要症状有消瘦、盗汗、咳嗽、乏力、长期低热等。胸部 X 线片和 CT 检查可明确,在疾病早期易误诊,可行纤支镜检查确诊。

(六)诊断价值

胸部 X 线摄影或传统 X 线透视检查敏感度较高,但不能显示气道解剖细节,患者配合受限。多排螺旋 CT 及其后处理技术对确定诊断、判断病变程度、术前/术后评估具有重要价值。

(七)注意事项

本病影像表现具有特征性,但须不同呼吸时相对比观察,同时结合临床表现。病变早期需要排除原发性肺结核。

(八)诊断思维

本病特点为生后不久出现喘鸣和反复咳嗽,常因感染而加重,对支气管舒张剂无效,听诊肺部可闻及高调、单音性哮鸣音。影像表现为气管和中央支气管在吸气时扩张,呼气时萎陷。纤支镜检查是目前诊断气管支气管软化症的金标准。

四、复发性多发软骨炎

(一)病理与临床

复发性多发软骨炎是一种罕见的多系统疾病。其特点是外耳、鼻、外周小关节、喉、气管及支气管软骨结构的复发性炎症。目前本病全世界报道仅逾 600 例。50%以上病例气道受累,是主要的致死原因。

本病临床表现为慢性咳嗽、咳痰。

(二)影像学表现

胸部多排螺旋 CT 检查可清晰显示气道病变征象,包括管腔变窄,气道壁增厚,可伴或不伴管壁钙化。其特征性改变为气道前壁、侧壁增厚，气道后壁正常（图 4-12）。这些改变考虑为软骨破坏和纤维化的晚期继发表现。可合并感染、肺段不张等。

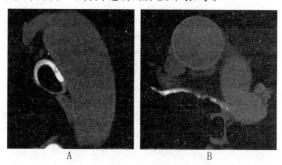

图 4-12　复发性多发软骨炎的 CT 表现

A、B.CT 轴位示气管、主支气管前壁及侧壁钙化增厚，后壁正常

（三）诊断要点

本病影像表现具有特征性，主要为气管、主支气管前壁及侧壁钙化增厚，而后壁正常。

（四）影像报告书写的注意事项

（1）描述病变部位及累及范围。

（2）继发征象的识别。

（五）鉴别诊断

本病需要与感染性肉芽肿病、结节病、肿瘤、淀粉样变性等疾病鉴别。主要鉴别点即本病主要累及气道前壁和侧壁，而后壁正常。

（六）诊断价值

CT 为诊断本病的首选检查方法，方便、快捷。可发现气管和支气管树的狭窄程度及范围，可发现气管和支气管壁的增厚钙化、管腔狭窄变形及可能伴有的肿大的纵隔淋巴结。呼气末CT 扫描可观察气道的塌陷程度。高分辨 CT 可显示亚段支气管和肺小叶的炎症。

（七）注意事项

CT 检查常在呼气末进行图像采集，多数病例吸气末气道可无狭窄。因此，呼气末动态 CT 成像是诊断气道复发性多发软骨炎的关键。

（八）诊断思维

本病诊断一般是基于临床特征，不一定要做活组织检查。符合下列三项以上即可诊断：①对称性耳软骨炎；②非破坏性、血清阴性多关节炎；③鼻软骨炎；④眼炎；⑤呼吸道软骨炎；⑥耳蜗或前庭功能障碍。累及气道时，CT 表现具有特征性，主要为气管、主支气管前壁及侧壁钙化增厚，而后壁正常。如果临床表现不确定，必须除外其他原因引致的软骨炎，尤其排除感染性疾病。

五、剑鞘样气管

（一）病理与临床

1.病理改变

尸检表明，大多数的剑鞘样气管的软骨环发生了不同程度的钙化，其病理学基础是由于慢性咳嗽而导致气管的软骨环反复损伤，于是在外来压力的作用下引起气管的变形，使其横径逐渐变窄，最终形成了剑鞘样改变。原来多数学者认为剑鞘样气管是一种典型静态畸形，后有学者提出当患者在用力呼气或 Valsalva 动作时进行 CT 扫描气管腔将进一步变窄,故现普遍认为剑鞘样气管是一种动态改变。

2.临床表现

绝大多数患者有上呼吸道梗阻症状,可伴反复的咳嗽、咳痰、咳喘、胸痛、胸闷、发热、呼吸困难等临床表现。

(二)影像学表现

1.X 线表现

剑鞘样气管的评定依据 Greene 叙述的 X 线诊断标准:①无纵隔肿块存在;②胸腔内的气管全长呈剑鞘样改变;③胸腔以上的气管形态正常,其横断面基本呈圆形;④气管壁可增厚并且气管软骨环状骨化(图 4-13)。

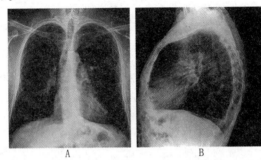

图 4-13 剑鞘样气管的 X 线表现

A.X 线正位片示气管横径狭窄,两侧缘凹陷,形如剑鞘;B.X 线左侧位片示气管纵径正常

2.CT 表现

胸廓入口以下气管纵径正常,而横径变窄。在主动脉弓顶上方 1 cm 处测量胸内气管的横径及纵径并计算气管指数(横径/纵径),气管指数小于 2/3 并伴有胸腔入口处以上胸外气管的横径突然增宽者可诊断。由于气管软骨软化导致气管侧壁向内弯曲,形如剑鞘。气管壁的厚度正常,内缘规则、光滑,部分轮廓不规则,可有小结节,壁可见弧形钙化(图 4-14)。

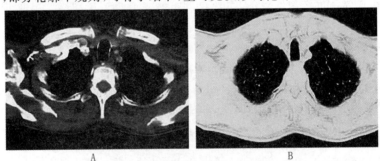

图 4-14 剑鞘样气管的 CT 表现

A.气管纵径正常,横径狭窄,气管指数<2/3,气管两侧缘凹陷,形如剑鞘,内壁光滑,侧壁局部气管软骨钙化;B.剑鞘样气管患者常伴有慢支、肺气肿及肺大疱

(三)诊断要点

(1)该病多发于 50 岁以上的老年人群,绝大多数患者有上呼吸道梗阻症状。

(2)剑鞘样气管与 COPD 密切相关,有学者统计约 95% 的患者有 COPD 的临床依据。

(3)气管指数小于2/3并伴有胸腔入口处以上胸外气管的横径突然增宽者可诊断。

(4)胸廓入口以下气管纵径正常,而横径变窄。由于气管软骨软化导致气管侧壁向内弯曲,形如剑鞘。气管壁的厚度正常,内缘规则、光滑,壁可见钙化。

(四)影像报告书写的注意事项

(1)注意支气管有无狭窄或肿块,并与气管旁肿块鉴别。

(2)要紧密结合临床,症状、体征等都是重要的参考信息。

(五)鉴别诊断

本病主要需鉴别的疾病为气管软化症。气管软化症气管内壁光滑,壁无钙化;而剑鞘样气管的气管内缘多光滑,部分轮廓不规则,可有小结节,壁可见弧形钙化,不同的呼吸时相管腔变化不如前者明显。

少见的疾病的鉴别主要有肉芽肿性和硬化性纵隔炎,可压迫形成局限性或普遍性支气管狭窄,但狭窄仅累及主支气管。

(六)诊断价值

1.胸部X线片检查

(1)优势:快速简便,经济实惠,辐射小。

(2)局限性:影像有重叠,可导致隐蔽部位病变漏诊,鉴别诊断价值有限。

2.CT检查

(1)优势:影像无重叠且密度分辨率很高,对病变范围、密度及支气管等周围结构的变化可以全方位显示。

(2)局限性:常规CT扫描辐射剂量较胸部X线片大。

(七)注意事项

(1)该病多发生于50岁以上的老年人群。大部分剑鞘样气管患者有吸烟史及慢性支气管炎病史。

(2)临床表现对诊断很重要。

(3)剑鞘样气管内缘多光滑,部分轮廓不规则,可有小结节,壁可见弧形钙化,不同的呼吸时相管腔变化较小。

(八)诊断思维

剑鞘样气管具有典型的临床表现及CT特征,结合两者可做出明确诊断。需要注意的是,有学者对肺减容术前后的气管进行了形态学评价,发现气管长度变小,宽度增加,但并未发现气管形态与术后肺功能的变化有相关性。气管径线的改变可能是胸腔内压随之变化的结果,因而不足以推测术后的肺功能,从而对剑鞘样气管与肺气肿的因果关系有所质疑。因此,肺气肿并不是诊断剑鞘样气管的必备因素。

六、气管支气管骨化症

(一)病理与临床

1.病理改变

发病机制不明,可能与骨钙蛋白-2过度表达及转化生长因子β调节失衡有关,主要病理表现为气管支气管壁多发的骨性或软骨性结节,从而使管壁明显僵硬甚至管腔阻塞,其症状轻重与病变范围和管腔阻塞程度有关。

2.临床表现

大多患者终身无症状,部分病例在行气管插管时或尸检时偶然被发现。慢性咳嗽是该病的最常见临床表现,其次为咯血。咯血原因多为结节继发感染或溃疡。部分患者可因病变广泛、严重而出现呼吸困难、气管插管困难等。气道黏膜的骨化、慢性炎症可使局部气道的纤毛活动受损,部分患者可出现反复呼吸道感染、某些机会致病菌感染等。

(二)影像学表现

1.X 线表现

多数患者胸部 X 线通常无明显异常,但病变严重时,可表现为胸内气管的不规则狭窄,气管和主支气管的钙化(侧位片或断层摄片可以更清楚地显示)可导致患者出现气喘和呼吸功能不全的症状。胸部 X 线可以出现肺膨胀不全、阻塞性肺炎、支气管扩张等改变。

2.CT 表现

胸部 CT 是诊断气管支气管骨化症的重要的线索和依据。早期胸部 CT 可能仅显示支气管壁的增厚和黏膜不规则,易被忽视和漏诊。气管支气管骨化症典型的 CT 表现为气管和主支气管黏膜下多发性直径 1～3 mm 的结节,突向管腔,有或无钙化(图 4-15)。结节多发生在气管的前壁和侧壁,造成管腔狭窄,气管横径减小。典型病灶常累及气管中下段、左右主支气管和叶支气管,而喉部和段支气管较少被累及。

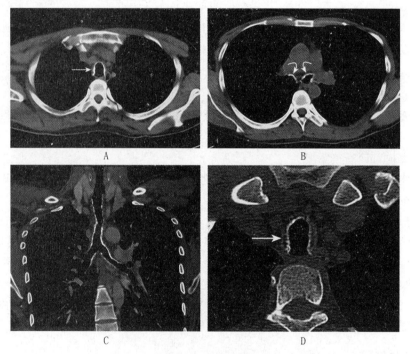

图 4-15 气管支气管骨化症的 CT 表现

A、B.CT 轴位示气管(细箭)和主支气管(弯箭)黏膜下多发高密度结节;C.CT 冠状位示病变累及范围较广;D.CT 轴位示多发高密度结节沿气管壁分布,部分突向管腔(粗箭)

(三)诊断要点

(1)该病胸部 X 线片可大致正常或可见散在的钙化灶。胸部 CT 特征性的表现常常是其诊断的重要线索,尤其是在气道三维重建技术应用于临床后,主要表现为大气道壁不规则增厚及钙化结节,部分可突入气管支气管腔内。

(2)支气管镜检查是该病诊断的关键,典型表现为气管的前壁和侧壁多个结节样突起,结节通常无蒂,呈灰白色或灰黄色,可散发也可融合成片,质硬,典型者呈鹅卵石样改变,突入管腔。经支气管镜黏膜活检的病理学检查有助于确诊,但并非诊断的必要因素。

(3)气管支气管骨化症的诊断依靠典型的影像学、支气管镜和组织病理表现。胸部CT是诊断的重要手段,支气管镜观察到其特征性表现时可作出初步诊断,组织学检查可证实其诊断。

(四)影像报告书写的注意事项

(1)胸部X线片检查对该病不敏感,可大致正常或可见散在的钙化灶。

(2)CT检查可以为该病的诊断提供线索,但不能确诊,局限性病变容易出现假阴性结果。

(3)要紧密结合临床,症状、体征以及支气管镜检查都是重要的参考信息。

(五)鉴别诊断

气管支气管骨化症应注意与气管支气管淀粉样变性、气管支气管扩张症、气管支气管软化症及气管乳头状瘤等病进行鉴别诊断。

气管支气管淀粉样变性在影像学上表现为弥漫性气管和支气管壁的增厚和钙化,支气管镜下表现为整个管壁的多发性结节样损害,而气管支气管骨化症则表现为气管前壁和侧壁的多发性灰白色结节,后壁一般不受累及,从而导致气管横径减小,管腔狭窄。组织学上淀粉样变性可见均质嗜伊红物沉积于支气管黏膜下,刚果红染色阳性,气管支气管骨化症组织学上表现为黏膜下钙化和骨质沉积。

气管支气管扩张症及气管支气管软化症分别导致气道的扩张和软化,而气管支气管骨化症导致气道的狭窄和僵硬。与气管支气管骨化症比较,气管乳头状瘤CT表现为非钙化的多发气管内结节。

(六)诊断价值

1.胸部X线片检查

(1)优势:快速简便,经济实惠,辐射小。

(2)局限性:影像有重叠,可导致隐蔽部位病变漏诊,对气管壁钙化的显示欠佳。

2.CT检查

(1)优势:影像无重叠且密度分辨率很高,对累及的范围及气管周围结构的变化可以全方位显示。

(2)局限性:常规CT扫描辐射剂量较胸部X线片大。

(七)注意事项

(1)气管支气管骨化症起病隐匿、临床症状不特异,易被漏诊。

(2)气管支气管骨化症支气管镜下表现与气管淀粉样变性、支气管内膜结核等很相似,易被误诊为上述疾病而给予抗结核治疗或化疗等。

(3)对于胸部CT表现为气道壁增厚或钙化结节的患者,应考虑到气管支气管骨化症的可能,尽早行支气管镜检查,避免漏诊、误诊及不必要的试验性抗结核治疗或化疗等。

(八)诊断思维

气管支气管骨化症可能出现咯血症状,需与支气管扩张、肺癌、结核感染等导致咯血的常见疾病进行鉴别,胸部CT及支气管镜检查对鉴别诊断有重要作用。部分患者在既往诊疗过程中一直未接受上述检查而仅仅停留在胸部X线片上,而长期误诊为陈旧结核。由于缺乏规范诊疗及医务人员对气管支气管骨化症认识不足,常导致误诊及漏诊。因此,对于胸部 CT 表现为气管、支气管壁增厚伴有钙化的患者,应警惕气管支气管骨化症的可能性。

(杨 华)

第五节 气管肿瘤

一、气管良性肿瘤

气管良性肿瘤非常少见,约占气管、主支气管肿瘤的不足 10%,良性肿瘤在儿童中比在成人中更常见,占儿童气管肿瘤的 90% 以上。据 Gilbert 报道,婴幼儿的气管肿瘤 93% 为良性,成人则 49.1% 为恶性。良性气管肿瘤组织学上多为鳞状细胞乳头状瘤、纤维瘤及血管瘤。其他良性肿瘤罕见,多属个案报道,包括神经鞘瘤、纤维组织细胞瘤、软骨瘤、脂肪瘤、平滑肌瘤、错构瘤、血管球瘤等。

(一)鳞状细胞乳头状瘤

乳头状瘤是最常见的气管良性肿瘤,男性比女性多约 4.5 倍,患者通常年龄范围在 50~70 岁间,被认为与病毒感染有关,吸烟为易患该病的风险因素。呼吸道鳞状上皮乳头状瘤可累及喉、气管、支气管、细支气管,甚至肺泡,以喉部多见,气管内较罕见。

1.病理与临床

(1)病理改变:肿瘤由上皮组织构成,呈乳头状增生,其表面被覆分化良好的复层鳞状上皮,可杂有少量杯状细胞。乳头轴心为富含毛细血管的纤维结缔组织,常伴有明显炎症。一般认为,鳞状上皮乳头状瘤与人乳头状瘤病毒(HPV)感染有关,可累及生殖道和呼吸道。因一般 HPV只侵犯鳞状上皮,正常气管上皮为柱状上皮,不应出现 HPV 的感染。当气管黏膜损伤,如吸烟等,可能以瘢痕和鳞状上皮修复组织,气道上皮出现鳞状上皮化生,则可被感染。两者交界部位,可能是乳头状瘤的好发部位。

(2)临床表现:早期可无任何症状,根据肿瘤生长部位及大小的不同,乳头状瘤逐渐长大过程中,患者逐渐出现咳嗽、咯血、喉鸣、进行性呼吸困难或打鼾等。可以有感染、阻塞症状,部分患者肿瘤可以坏死脱落,表现为咯出肉样物。本病发病率极低,因此早期往往容易误诊为支气管炎、支气管哮喘发作、神经官能症、肺部感染等。若有咯出肉样物的病史,行胸部 CT 检查或气管三维重建可以提示本病,行支气管镜检查则可明确诊断。

2.影像学表现

(1)X 线表现:在常规后前位胸部 X 线片上多无阳性征象,或仅见两侧阻塞性肺气肿表现,偶尔可见一侧肺不张或肺炎等中央阻塞性气道病变的间接征象。应用正、侧位高千伏摄影或CR、DR 检查,可以显示凸出于气管腔内的肿瘤影像。早期肿瘤较小,未构成气管狭窄及阻塞者,X 线上可无阳性表现。肿瘤增大到一定程度时可见气管内肿块或结节,边缘多光滑,也可为分叶不规则状。

(2)CT 表现:CT 上显示肿物起自气管黏膜,突入到管腔,呈广基底、带蒂息肉样或乳头状结节,表面光滑,少向管腔外生长且无钙化(图4-16)。肿瘤较大者可阻塞支气管,引起阻塞性肺炎或肺不张。

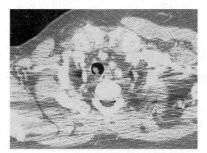

图4-16　气管乳头状瘤的CT表现

CT示气管腔内乳头状影,有蒂与气管后壁相连,边缘光滑、锐利

(3)MR表现:早期病变MR在显示气管管壁增厚及管腔内结节方面无明显优势。进展期病变可表现为气管肿块,在T_1WI上其信号稍高于肌肉组织,在T_2WI上其信号强度增高,呈稍高信号,增强后多为轻度强化。

3.诊断要点

(1)乳头状瘤男性较女性常见。

(2)有咯出肉样物的病史,结合CT三维重建图像可以提示本病。

(3)CT上显示肿物起自气管黏膜,突入到管腔,呈带蒂或乳头状结节。

4.影像报告书写的注意事项

(1)注意结节表面是否光滑。

(2)注意有无蒂与气管后壁相连。

(3)注意判断气管狭窄部位及程度。

5.鉴别诊断

本病发病率低,早期往往容易误诊。症状表现上需与支气管炎、支气管哮喘、肺部感染等进行鉴别。影像表现上不易与其他气管良性肿瘤相鉴别,但需与气管恶性肿瘤相鉴别。

(1)支气管炎:主要症状为慢性咳嗽、咳痰、活动后气短。CT尤其HRCT可见小叶中心性结节呈弥漫性分布,小支气管扩张呈管状或环状,伴有管壁增厚。

(2)支气管哮喘:临床上以反复发作性喘息并加剧的胸闷或咳嗽等为主要症状,且常在夜间或清晨发作。患者胸部CT表现呈多样性,可正常或为肺透亮度增加、过度膨胀、支气管壁增厚等。

(3)气管恶性肿瘤:其基底多大于肿瘤的最大径;与气管壁的夹角多为钝角,多无蒂;病灶边缘多凹凸不平;可使邻近管壁僵直增厚;多伴纵隔淋巴结肿大。

6.诊断价值

(1)胸部X线片检查:胸部X线由于重叠特性和密度分辨率不足等原因,其检测中央性气道病变的敏感性较差,为23%～66%。早期病变常难以发现,仅胸部X线片很难确定管腔内狭窄是由于内在气道病变还是由外部推压所致,故不作为诊断该病的首选检查。

(2)CT检查:为首选检查,对病变范围、密度及气管等周围结构的变化可以全方位高精度显示。

(3)MR检查:T_2WI及增强T_1WI可较好显示肿瘤形态,无X线辐射。MR冠状面、矢状面、横断面图像对显示气管肿瘤及肿瘤与周围组织的关系较清楚和全面。但在显示气管管壁增厚及管腔内结节方面无明显优势,且检查时间较长,相对昂贵。可作为临床补充检查手段。

7.注意事项

(1)流行病学:男性多见,被认为与病毒感染有关。

(2)全面观察,特别是反复发作喘息的病例,要留意有无气管占位所致的可能。对于不典型病变应建议支气管镜进一步检查。

(二)纤维瘤

气管纤维瘤是非常少见的良性肿瘤,多见于儿童,多发生在颈段气管。

1.病理与临床

(1)病理改变:肿瘤表面被覆正常气管黏膜,支气管镜下肿瘤呈圆形、灰白色,表面光滑,基底宽,不活动,不易出血。组成可从无细胞的纯纤维组织到疏松的细胞性纤维组织。根据纤维组织与其他肿瘤组织的不同混合,可分为纤维腺瘤、软骨纤维瘤或黏液纤维瘤等。

(2)临床表现:患者以咳嗽、气促为主要表现,且一般胸部 X 线片未见异常而容易造成误诊,应引起临床重视。病灶可向气管腔突出,可因肿瘤刺激出现刺激性干咳。当肿瘤逐渐增大,造成气管管腔狭窄时,出现气喘。如因肺部继发感染,可出现发热、咯血、呼吸困难、阵发性哮喘症状,以致肿物完全阻塞管腔。

2.影像学表现

(1)X 线表现:早期肿瘤较小,未构成气管狭窄及阻塞者,X 线上可无阳性表现。肿瘤增大到一定程度时可见气管内肿块或结节,边界清晰。

(2)CT 表现:CT 上多表现为孤立的界限清晰、广基底的气管内结节,但也可有蒂(图 4-17)。

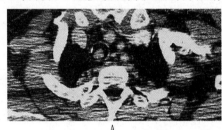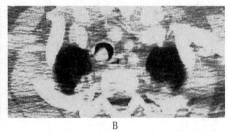

图 4-17　气管纤维瘤的 CT 表现

A、B.CT 纵隔窗及肺窗示上段气管右后壁突向管腔的结节影,呈广基底,边界清晰,气管管腔明显狭窄

(3)MR 表现:早期病变 MR 在显示气管管壁增厚及管腔内结节方面无明显优势。进展期可表现为气管肿块,T_1WI 多为接近肌肉信号的等信号或稍高信号,T_2WI 多为稍高信号,增强后多为轻度强化。

3.诊断要点

(1)多发生在颈段气管,儿童较常见。

(2)肿瘤表面被覆正常气管黏膜,常出现多次活检均为阴性的情况。

(3)胸部 CT 对此病诊断有重要价值,表现为孤立、界限清晰、广基底的气管内结节,可有蒂。

4.影像报告书写的注意事项

(1)注意肿瘤表面被覆的黏膜是否光滑。

(2)注意有无蒂与气管相连。

（3）要紧密结合临床症状、体征以及实验室检查等参考信息。

5.鉴别诊断

本病发病率极低，且早期出现喘憋，症状表现上需与支气管哮喘、神经官能症等进行鉴别。影像表现上不易与其他气管良性肿瘤相鉴别，但需与气管恶性肿瘤相鉴别。

（1）支气管哮喘：临床上以反复发作性喘息并加剧的胸闷或咳嗽等为主要症状，且常在夜间或清晨发作。患者胸部 CT 表现呈多样性，可正常或为肺透亮度增加、过度膨胀、支气管壁增厚等。

（2）神经官能症：多发生于中老年妇女，临床表现为以心慌、胸闷、气短、脾气烦躁为主要表现的一组症候群，其主要为功能性病变，客观体征较少。

（3）气管恶性肿瘤：其基底多大于肿瘤的最大径；与气管壁的夹角多为钝角，多无蒂；病灶边缘多凹凸不平；可使邻近管壁僵直增厚；多伴纵隔淋巴结肿大。

6.诊断价值

（1）胸部 X 线片检查：由于重叠特性和密度分辨率不足等原因，早期病变常难以发现，不作为诊断该病的首选检查。

（2）CT 检查：首选检查，对病变范围、密度及气管等周围结构的变化可以全方位高精度显示。

（3）MR 检查：由于其优越的软组织对比度，当 CT 不能完全表现气道病变的情况下，如含有脂肪性、纤维性、血管和软骨样组织的表现时可使用 MR。但在区分病变的良恶性上无明显优势，检查时间较长，相对昂贵，其价值仍然存在争议。

7.注意事项

（1）多见于儿童；对于不典型病变应建议做支气管镜进一步检查。

（2）发病率极低容易误诊：患者以咳嗽、气促为主要表现，胸部 X 线片未见异常而容易造成误诊。

（三）血管瘤

血管瘤是良性肿瘤，多见于皮肤、口腔或鼻腔黏膜，发生在气管黏膜的血管瘤国内外均较罕见。该病常发生于 18 岁以下的男性和处于生殖期的女性。目前发病原因还未明确，可能和创伤性损伤、病毒和细菌感染、怀孕期间的激素失衡、微动静脉畸形、血管生长因子及基因遗传相关。

1.病理与临床

（1）病理改变：肿瘤多发生在上部气管，或由颈部向下延伸到气管，并可伴有身体其他部位的血管瘤。根据血运程度，肿物可呈紫、蓝色。气管血管瘤组织学上多属海绵状血管瘤，少数为毛细血管型，可分为海绵状血管瘤、血管内皮细胞瘤、血管外皮细胞瘤等。可原发于气管，或由纵隔的血管瘤伸延入气管。

（2）临床表现：由于气管血管瘤组织中血管丰富，患者常以咯血为主要症状，诊断上应与支气管扩张症相鉴别。血管瘤可弥漫性浸润气管黏膜并使气管管腔狭窄，亦可突入气管腔内引起梗阻。纤维支气管镜下，突入腔内的血管瘤质软、色红、息肉样，一般禁止活检，以免引起出血，导致窒息。

2.影像学表现

（1）X 线表现：早期肿瘤较小，未构成气管狭窄及阻塞者，X 线上可无阳性表现。肿瘤增大到一定程度时可见气管内肿块或结节，边界清晰。

（2）CT 表现：CT 上表现为结节、肿块，偶伴有静脉石，并可能发生自发性缩小。增强后常有明显强化，强化高峰多出现在静脉期，并维持较长时间。

3.诊断要点

（1）在成人中罕见，但可能是儿童气管中最常见的良性肿瘤。

（2）多发生在上部气管，可伴有身体其他部位的血管瘤。

（3）胸部 CT 增强常有明显强化并维持较长时间。

4.影像报告书写的注意事项

（1）注意 CT 增强后的强化程度。

（2）注意 CT 强化高峰出现的期相。

（3）注意判断气管狭窄部位及程度。

5.鉴别诊断

由于气管血管瘤组织中血管丰富，患者常以咯血为主要症状，症状表现上应与肺癌、支气管扩张症相鉴别。影像表现上需与气管血管球瘤、气管恶性肿瘤相鉴别。

（1）肺癌：鳞状细胞癌和小细胞癌都会以咯血为主要症状，若胸部 CT 图像可见肺部肿块和纵隔、肺门肿大淋巴结时应考虑肺癌。

（2）支气管扩张症：临床上以反复发作性咯血、咳脓痰、肺部感染等为主要表现。影像学上表现为支气管管径增宽、管壁增厚，腔内可伴液平或黏液栓。

（3）气管血管球瘤：胸部 CT 增强后均常有明显强化，该肿瘤多位于气管的下 1/3、气管分叉的上方。且气管血管瘤在成人中罕见，但可能是儿童气管中最常见的良性肿瘤。

（4）气管恶性肿瘤：气管恶性肿瘤其基底多大于肿瘤的最大径；与气管壁的夹角多为钝角，多无蒂；病灶边缘多凹凸不平；可使邻近管壁僵直增厚；多伴纵隔淋巴结肿大。

6.诊断价值

（1）胸部 X 线片检查：由于重叠特性和密度分辨率不足等原因，早期病变常难以发现，不作为诊断该病的首选检查。

（2）CT 检查：首选检查，对病变范围、密度及气管等周围结构的变化可以全方位高精度显示，且 CT 增强扫描能够更好地诊断血管瘤。

（3）MR 检查：由于其优越的软组织对比度，对于血管瘤的病变表现有一定优势。但检查时间较长，相对昂贵，其价值仍然存在争议。

7.注意事项

（1）流行病学：儿童气管中最常见的良性肿瘤。

（2）全面观察，特别是以咯血为主要症状的病例，要留意有无气管占位所致的可能。对于不典型病变应建议支气管镜进一步检查。

（四）神经源性肿瘤

神经源性肿瘤包括神经鞘瘤、副神经节瘤和神经纤维瘤等，可发生在气管或主支气管。病变可能仅发生在气管，或气管病变为全身神经纤维瘤病表现的一部分。气管的神经源性肿瘤相当罕见，通常好发于气管的下 1/3 段。

1.病理与临床

（1）病理改变：气管神经源性肿瘤可单发或多发（神经纤维瘤病），可发生在气管或主支气管。气管神经纤维瘤是神经鞘的良性肿瘤，常为孤立性，有包膜、质硬，肿瘤可带蒂突入气管腔内。组织学上梭形细胞和黏液样基质交替,神经鞘细胞排列成典型的栅栏状。神经鞘瘤是一种起源于神经鞘许旺氏细胞的肿瘤,可根据免疫组织化学染色 S-100 及 Vimentin 阳性而证实。副神经节瘤有潜在恶性可能,病理上无可靠的良、恶性标准,远处转移是诊断恶性的唯一可靠依据。

(2)临床表现:患者可无症状,或有咳嗽、咯血或气道阻塞症状。副神经节瘤则以咯血为主要症状,亦可有声音嘶哑、喘鸣、呼吸困难或吞咽困难,有的因肿瘤分泌激素而产生相应的症状。气管神经纤维瘤多表现为咳嗽咳痰、发音困难及呼吸困难等症状,多起病隐匿,生长缓慢,早期不易发现,往往多在肿瘤体积较大、压迫邻近组织器官而产生较为明显的症状时才入院检查。

2.影像学表现

(1)X 线表现:早期肿瘤较小,未构成气管狭窄及阻塞者,X 线上可无阳性表现。肿瘤增大到一定程度时可见气管内肿块或结节,边界清晰。

(2)CT 表现:气管神经源性肿瘤在 CT 下多表现为密度均匀的广基底圆形或类圆形软组织密度影,表面光滑,起自黏膜下,突向管腔,个别可带蒂,部分肿块内部可见网条状分隔。肿物较大时可压迫邻近食管、腔静脉及其他血管,纵隔受累少见。在增强扫描后,大部分瘤体有强化,部分瘤体强化不明显(图 4-18)。

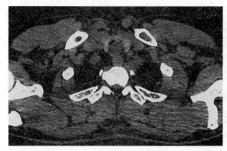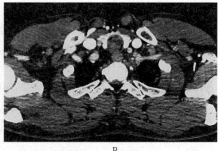

图 4-18 气管神经鞘瘤的 CT 表现

A、B.CT 平扫及增强扫描示胸 1 椎体水平气管内结节影,大小约 1.7 cm×2.0 cm,平扫 CT 值约 26 Hu;增强检查呈不均匀强化,CT 值约 79 Hu

3.诊断要点

(1)CT 下多表现为密度均匀的软组织密度影。

(2)通常好发于气管的下 1/3 段,部分肿块内部可见网条状分隔。

(3)增强扫描后,大部分瘤体有强化,部分瘤体强化不明显。

4.影像报告书写的注意事项

(1)注意 CT 增强后的强化程度。

(2)注意是否为多发的病变。

5.鉴别诊断

本病临床症状不典型,容易误诊;症状表现上需与支气管炎、支气管哮喘等进行鉴别。影像表现上不易与其他气管良性肿瘤相鉴别,但需与气管恶性肿瘤相鉴别。

(1)支气管炎:主要症状为慢性咳嗽、咳痰、活动后气短。CT 尤其 HRCT 可见小叶中心性结节呈弥漫性分布,小支气管扩张呈管状或环状,伴有管壁增厚。

(2)支气管哮喘:临床上以反复发作性喘息并加剧的胸闷或咳嗽等为主要症状,且常在夜间或清晨发作。患者胸部 CT 表现呈多样性,可正常或为肺透亮度增加、过度膨胀、支气管壁增厚等。

（3）气管恶性肿瘤：其基底多大于肿瘤的最大径；与气管壁的夹角多为钝角，多无蒂；病灶边缘多凹凸不平；可使邻近管壁僵直增厚；多伴纵隔淋巴结肿大。

6.诊断价值

（1）胸部 X 线片检查：由于重叠特性和密度分辨率不足等原因，早期病变常难以发现，不作为诊断该病的首选检查。

（2）CT 检查：为首选检查，CT 检查具有较高的软组织分辨力，不仅可对肿瘤进行准确定位，还可了解瘤体内部有无钙化、坏死以及囊变等情况，而且可根据瘤体的密度、形态等特征，对其做出定性诊断。

（3）MR 检查：T_2WI 及增强 T_1WI 可较好显示肿瘤形态，无 X 线辐射。但在显示气管管壁增厚及管腔内结节方面无明显优势，检查时间较长，相对昂贵。可作为临床补充检查手段。

7.注意事项

（1）CT 增强扫描后，大部分瘤体有强化。

（2）全面观察，由于该病临床症状不典型，对于不典型病变应建议支气管镜进一步检查。

（五）纤维组织细胞瘤

纤维组织细胞瘤常见于皮肤、肌腱、关节及软组织，而气管纤维组织细胞瘤在组织细胞瘤中颇为罕见，成人多数为恶性，儿童多数为良性。

1.病理与临床

（1）病理改变：肿瘤常位于气管上 1/3，呈息肉样，质软、灰白色，向管腔内突出。组织学上很难鉴别良、恶性，主要根据肿瘤有无外侵、转移及较多的细胞核分裂象来判断。

（2）临床表现：主要症状为刺激性咳嗽、阵发性哮喘、吸气性呼吸困难等。由于临床医师对该病认识不足，加上患儿年龄较小，同时又是在饮食过程中出现呛咳、咳嗽、呼吸困难，因而诱导医师考虑气管异物的可能性大，以致误诊。

2.影像学表现

（1）X 线表现：早期肿瘤较小，未构成气管狭窄及阻塞者，X 线上可无阳性表现。肿瘤增大到一定程度时可见气管内肿块或结节，边界可尚清或不清。

（2）CT 表现：纤维组织细胞瘤在 CT 下多表现为类圆形或不规则形软组织密度影，呈息肉样，向管腔内突出，肿物较大时可压迫邻近食管、腔静脉及其他血管。

3.诊断要点

（1）成人多数为恶性，儿童多数为良性。

（2）肿瘤常位于气管上 1/3，呈息肉样，质软、灰白色，向管腔内突出。

（3）纤维组织细胞瘤在局部切除后常易复发。

4.影像报告书写的注意事项

（1）注意肿瘤有无外侵、转移来区分良、恶性。

（2）结合气管三维 CT 图像来诊断疾病。

5.鉴别诊断

气管内原发纤维组织细胞瘤罕见，极易被误诊为支气管炎、支气管哮喘等疾病，症状表现上应与这些疾病相鉴别。

（1）支气管炎：主要症状为慢性咳嗽、咳痰、活动后气短。CT 尤其 HRCT 可见小叶中心性结节呈弥漫性分布,小支气管扩张呈管状或环状,伴有管壁增厚。

(2)支气管哮喘:临床上以反复发作性喘息并加剧的胸闷或咳嗽等为主要症状,且常在夜间或清晨发作。患者胸部 CT 表现呈多样性,可正常或为肺透亮度增加、过度膨胀、支气管壁增厚等。

6.诊断价值

(1)胸部 X 线片检查:由于重叠特性和密度分辨率不足等原因,早期病变常难以发现,不作为诊断该病的首选检查。

(2)CT 检查:为首选检查,能较好显示气管内肿物的位置、大小及外侵情况,对术前制定手术方案及术中气管切除长度有重要价值。

(3)MR 检查:T_2WI 及增强 T_1WI 可较好显示肿瘤形态,无 X 线辐射。但在显示气管管壁增厚及管腔内结节方面无明显优势,检查时间较长,相对昂贵。可作为临床补充检查手段。

7.注意事项

(1)流行病学:成人多数为恶性,儿童多数为良性。

(2)全面观察,特别是肺部体征与患者症状不相符时应怀疑是否为气管肿瘤。对于不典型病变应建议支气管镜进一步检查。

(六)软骨瘤

软骨瘤虽不少见,但发生在气管软骨环的软骨瘤却十分罕见,文献仅有少数个案报告。肿瘤可发生在气管的任何部位。

1.病理与临床

(1)病理改变:肿瘤表现为界限清楚、圆形、质硬、色白、表面光滑的肿块,附着于软骨环上,覆盖有正常上皮,常腔内、腔外同时生长。

(2)临床表现:临床症状主要为干咳,有继发感染时则有痰,肿瘤较大阻塞气道时则发生呼吸困难、喘鸣等。气管下部肿瘤延伸入支气管时可造成阻塞性肺气肿、肺炎及肺不张。个别肿瘤巨大(主要是气管外部分)者甚至可造成上腔静脉压迫及 Horner 综合征。

2.影像学表现

(1)X 线表现:早期肿瘤较小,未构成气管狭窄及阻塞者,X 线上可无阳性表现。肿瘤增大到一定程度时可见气管内肿块或结节,边界清晰。

(2)CT 表现:CT 上可显示肿瘤起自软骨环,同时向气管腔内和腔外生长,但不侵犯周围结构,腔内部分约数毫米至 3 cm 直径。这些肿瘤的 75% 可合并有钙化,若发现有软骨性基质的点彩状或不定形钙化,则可强烈提示本病的诊断(图 4-19)。

(3)MR 表现:早期病变 MR 在显示气管管壁增厚及管腔内结节方面无明显优势。进展期可表现为边界清楚、表面光滑、伴或不伴有钙化的肿块。在 T_1WI 上其信号类似于肌肉信号;在 T_2WI 上,其信号强度增高且不均匀。

3.诊断要点

(1)病变附着于软骨环上,覆盖有正常上皮。

(2)胸部 CT 可见软骨性基质的点彩状或不定形钙化。

4.影像报告书写的注意事项

(1)注意肿瘤是否延伸入支气管。

(2)注意肿瘤是否累及气管外上腔静脉。

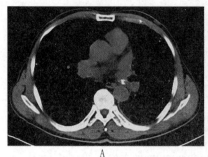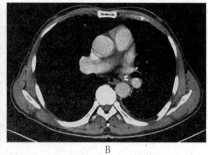

图 4-19 支气管软骨瘤的 CT 表现

A、B.CT 平扫及增强示左主气管上段内占位性病变,管腔完全
阻塞,伴有钙化灶,增强检查呈不均匀强化

5.鉴别诊断

气管内软骨瘤罕见,极易被误诊为支气管哮喘等疾病,症状表现上应与之相鉴别。影像表现上需与气管错构瘤、气管恶性肿瘤相鉴别。

(1)支气管哮喘:临床上以反复发作性喘息并加剧的胸闷或咳嗽等为主要症状,且常在夜间或清晨发作。患者胸部 CT 表现呈多样性,可正常或为肺透亮度增加、过度膨胀、支气管壁增厚等。

(2)气管错构瘤:除含有软骨钙化成分外,还可出现脂肪组织、平滑肌纤维、纤毛上皮和腺体。局部富含低密度的脂肪组织,或脂肪组织中存在钙化灶。CT 显示肿块内有爆米样钙化时更有诊断意义。

(3)气管恶性肿瘤:其基底多大于肿瘤的最大径;与气管壁的夹角多为钝角,多无蒂;病灶边缘多凹凸不平;可使邻近管壁僵直增厚;多伴纵隔淋巴结肿大或侵犯相邻纵隔结构。需注意与气管软骨肉瘤相鉴别。

6.诊断价值

(1)胸部 X 线片检查:由于重叠特性和密度分辨率不足等原因,早期病变常难以发现,不作为诊断该病的首选检查。

(2)CT 检查:为首选检查,对病变范围、密度及气管等周围结构的变化可以全方位高精度显示。CT 扫描若发现有软骨性基质的点彩状或不定形钙化,则强烈提示本病的诊断。

(3)MR 检查:由于其优越的软组织对比度,当 CT 不能完全显示气道病变的情况下可使用MR,特别是含有脂肪性、纤维性、血管和软骨样组织时。但在区分病变的良恶性上无明显优势,检查时间较长,相对昂贵,其价值仍然存在争议。

7.注意事项

(1)气管内软骨瘤罕见,应全面观察,对于不典型病变应建议支气管镜进一步检查。

(2)肿瘤起自软骨环,可同时向气管腔内和腔外生长。

(七)脂肪瘤

气管脂肪瘤极罕见,支气管脂肪瘤较气管脂肪瘤更常见。气管脂肪瘤具有显著的男性优势(约 90%),通常见于中年男性患者。

1.病理与临床

(1)病理改变:起源于分化成熟的脂肪细胞或原始的间质细胞,可发生在气管或主支气管的黏膜或管壁,主要由成熟的脂肪组织组成的柔软肿物,其间杂有少许纤维组织。纤维支气管下可见淡红色或黄色圆形肿物,阻塞管腔,表面光滑,多为广基底,有时有短蒂,被覆支气管黏膜,质较软。

(2)临床表现:常见的症状是干咳、气短、哮喘、喘鸣、呼吸困难等。

2.影像学表现

(1)X线表现:早期肿瘤较小,未构成气管狭窄及阻塞者,X线上可无阳性表现。肿瘤增大到一定程度时可见气管内肿块或结节,边界清晰。

(2)CT表现:CT上肿物呈类圆形或分叶状,密度较低,带蒂或广基底。CT示肿瘤内含低密度的脂肪组织是诊断本病的主要依据,增强后轻度或未见明显强化。

3.诊断要点

(1)主要由成熟的脂肪组织组成的柔软肿物,其间杂有少许纤维组织。

(2)CT示肿瘤内含有低密度的脂肪组织是诊断本病的主要依据。

4.影像报告书写的注意事项

(1)注意CT图像中病变是否含有低密度脂肪组织。

(2)注意CT增强后是否有强化。

5.鉴别诊断

气管脂肪瘤极罕见,极易被误诊为支气管哮喘等疾病,症状表现上应与之相鉴别。影像表现上需与气管错构瘤、气管恶性肿瘤相鉴别。

(1)支气管哮喘:临床上以反复发作性喘息并加剧的胸闷或咳嗽等为主要症状,且常在夜间或清晨发作。患者胸部CT表现呈多样性,可正常或为肺透亮度增加、过度膨胀、支气管壁增厚等。

(2)气管错构瘤:除含有脂肪组织成分外,还可出现软骨钙化、平滑肌纤维、纤毛上皮和腺体等。脂肪组织中存在钙化灶或CT显示肿块内有爆米花样钙化时更有诊断意义。

(3)气管恶性肿瘤:其基底多大于肿瘤的最大径;与气管壁的夹角多为钝角,多无蒂;病灶边缘多凹凸不平;可使邻近管壁僵直增厚;多伴纵隔淋巴结肿大。

6.诊断价值

(1)胸部X线片检查:由于重叠特性和密度分辨率不足等原因,早期病变常难以发现,不作为诊断该病的首选检查。

(2)CT检查:为首选检查,对病变范围、密度及气管等周围结构的变化可以全方位高精度显示。CT示其内含有低密度的脂肪组织是诊断本病的主要依据。

(3)MR检查:由于其优越的软组织对比度,当CT不能完全显示气道病变的情况下可使用MR,特别是如含有脂肪性、纤维性、血管和软骨样组织时。但在区分病变的良恶性上无明显优势,检查时间较长,相对昂贵,其价值仍然存在争议。

7.注意事项

(1)CT示肿物内有脂肪密度组织且轻度或未见明显强化则可提示该病。

(2)全面观察,对于不典型病变应该建议支气管镜进一步检查。

(八)平滑肌瘤

原发性气管平滑肌瘤发病率低,病程迁延。患病年龄12~71岁均见报道,患病人群无显著性别差异。

1.病理与临床

（1）病理改变：气管平滑肌瘤生长缓慢且很少带蒂，好发于气管后壁膜部，由气管黏膜下肌层向管腔内生长，大体病理呈淡粉色或灰白色，表面光滑，瘤体表面有丰富的新生血管，质地较韧，多为宽基底。光镜下表现为束状排列的梭形平滑肌瘤细胞，胞浆嗜伊红，无异型性，无核分裂象，瘤体表面覆盖完整的气管黏膜。病理上原发性气管平滑肌瘤需与转移瘤及气管神经源性肿瘤进行鉴别。免疫组化上平滑肌抗体及结蛋白染色阳性。

（2）临床表现：临床症状和大多数气管良性肿瘤相近，主要表现为刺激性咳嗽、痰少或无痰，有时痰中可带有血丝，随着肿瘤增长阻塞气管腔50%以上时，则出现气短、呼吸困难、喘鸣等。少数患者的气道阻塞对支气管舒张剂治疗有一定反应，这是易致误诊支气管哮喘的重要原因。

2.影像学表现

（1）X线表现：早期肿瘤较小，未构成气管狭窄及阻塞者，X线上可无阳性表现。肿瘤增大到一定程度时可见气管内肿块或结节，边界清晰。

（2）CT表现：CT上显示肿物为软组织密度的类圆形、广基底、无蒂、表面光滑、密度较均匀的气管内占位性病变，可表现似冰山状，即小部分肿物突入到含气的气管腔中而大部分肿块伸入到邻近纵隔内，瘤体对周围组织无明显浸润（图4-20）。

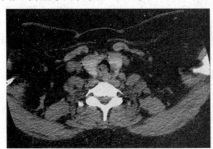

图4-20　气管平滑肌瘤的CT表现

CT示气管后壁软组织密度结节影突向气管腔
内，平扫CT值约45 Hu，表面较光滑

（3）MR表现：在T_1WI和T_2WI图像上，颈部MR显示气管内与肌肉信号相似的具有宽基底部的平滑类圆形结节或肿物。病变位于气管腔内，没有浸润邻近食管、椎骨或气管周围脂肪垫的征象。

3.诊断要点

（1）病灶多数位于气管下1/3的壁层。

（2）CT上显示肿物呈广基底、无蒂、表面光滑，可表现似冰山状。

（3）免疫组化尤其是平滑肌抗体及结蛋白染色有重要鉴别价值。

4.影像报告书写的注意事项

（1）注意肿物是否有蒂。

（2）注意邻近的纵隔是否有受累，瘤体对周围组织是否有浸润。

5.鉴别诊断

由于其症状缺乏特异性，症状表现上应与支气管哮喘及神经官能症等相鉴别。影像表现上不易与其他气管良性肿瘤相鉴别，但需与气管恶性肿瘤相鉴别。

（1）支气管哮喘：临床上以反复发作性喘息并加剧的胸闷或咳嗽等为主要症状，且常在夜间或清晨发作。患者胸部 CT 表现呈多样性,可正常或为肺透亮度增加、过度膨胀、支气管壁增厚等。

(2)神经官能症:多发生于中老年妇女,临床以心慌、胸闷、气短、脾气烦躁为主要表现,主要为功能性病变,客观体征较少。

(3)气管恶性肿瘤:其基底多大于肿瘤的最大径;与气管壁的夹角多为钝角,多无蒂;病灶边缘多凹凸不平;可使邻近管壁僵直增厚;多伴纵隔淋巴结肿大。

6.诊断价值

(1)胸部 X 线片检查:由于重叠特性和密度分辨率不足等原因,早期病变常难以发现,不作为诊断该病的首选检查。

(2)CT 检查:为首选检查,对病变范围及其与周边组织的关系可以全方位高精度显示。

(3)MR 检查:T_2WI 及增强 T_1WI 可较好显示肿瘤形态,无 X 线辐射。但在显示气管管壁增厚及管腔内结节方面无明显优势,检查时间较长,相对昂贵。可作为临床补充检查手段。

7.注意事项

(1)流行病学:好发于气管下 1/3 处的膜部。

(2)症状缺乏特异性:普通胸部 X 线片难以发现,临床极易漏诊和误诊,故需要全面观察,对于不典型病变应该建议支气管镜进一步检查。

(九)错构瘤

虽然错构瘤是最常见的肺部良性肿瘤,但仅约 10% 存在于气道内,发生于支气管较多见,发生在气管内者少见,病灶可发生在气管的任何部位。本病可发生于任何年龄,成年人多发,以 30~60 岁居多。男性多于女性,男女比例约 1.5:1。

1.病理与临床

(1)病理改变:由分化成熟结构紊乱的组织成分组成的瘤样增生病变,由软骨成分、脂肪、平滑肌纤维、纤毛上皮、腺体等组织构成,呈圆形或卵圆形,肿瘤表面光滑、坚硬、包膜完整,宽蒂多见,无周围黏膜浸润。纤维支气管镜活检钳不易取得肿瘤组织。

(2)临床表现:早期因肿瘤体积较小,且生长缓慢,多症状不明显;待病灶逐渐变大,占据大部分管腔时,表现为咳嗽、气喘和进行性呼吸困难;病灶位于隆嵴部位时症状出现较早;若病灶带蒂,则症状可能随体位改变而加重;当出现阻塞性炎症时,则有咳痰、发热和咯血等表现,多误诊为支气管哮喘、慢性支气管炎。就诊时肿块阻塞管腔多在 50% 以上,较少能早期发现。

2.影像学表现

(1)X 线表现:早期肿瘤较小,未构成气管狭窄及阻塞者,X 线上可无阳性表现。肿瘤增大到一定程度时可见气管内肿块或结节,边界清晰。

(2)CT 表现:典型者 CT 上示肿物边界清晰光滑,局部富含低密度的脂肪组织,或脂肪组织存在钙化灶,从而可做出肿瘤的定性诊断(图 4-21)。25%~30% 的病例中可出现点状或"爆米花状"钙化,故 CT 显示肿块内有爆米花样钙化时更有诊断意义。

3.诊断要点

(1)生长缓慢,症状多不明显,就诊时肿块阻塞管腔多在 50% 以上,较少能早期发现。

(2)由软骨成分、脂肪、平滑肌纤维、纤毛上皮、腺体等组织构成,故 CT 上示肿物边界清晰光滑,局部含低密度的脂肪组织和钙化灶。

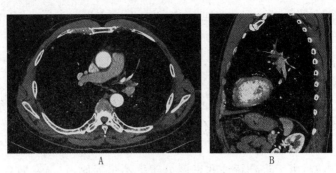

图 4-21　支气管错构瘤的 CT 表现

A、B.轴位及矢状位 CT 增强图像显示左主气管上段内占位性病变,管
腔完全阻塞,内可见低密度的脂肪组织,肿瘤实质呈轻度不均匀强化

4.影像报告书写的注意事项

(1)注意是否有脂肪密度组织。

(2)注意是否合并有钙化。

5.鉴别诊断

由于本病症状多不明显,临床表现上应与支气管哮喘相鉴别。影像表现上需与气管软骨瘤、气管脂肪瘤相鉴别。

(1)支气管哮喘:临床上以反复发作性喘息并加剧的胸闷或咳嗽等为主要症状,且常在夜间或清晨发作。患者胸部 CT 表现呈多样性,可正常或为肺透亮度增加、过度膨胀、支气管壁增厚等。

(2)气管软骨瘤:肿瘤起自软骨环,同时向气管腔内和腔外生长。肿物中软骨性基质伴有点彩状或不定形钙化可强烈提示本病,不同于错构瘤中的爆米花样钙化。

(3)气管脂肪瘤:是由成熟的脂肪组织组成的柔软肿物,其间杂有少许纤维组织。CT 示肿瘤内含低密度的脂肪组织是诊断本病的主要依据,增强后多轻度强化或未见明显强化。

6.诊断价值

(1)胸部 X 线片检查:由于重叠特性和密度分辨率不足等原因,早期病变常难以发现,不作为诊断该病的首选检查。

(2)CT 检查:首选检查,对病变范围、密度及气管等周围结构的变化可以全方位高精度显示。CT 显示其内含脂肪组织和钙化灶是诊断本病的主要依据。

(3)MR 检查:由于其优越的软组织对比度,当 CT 不能完全显示气道病变的情况下的可使用 MR,特别是含有脂肪性、纤维性、血管和软骨样组织的病变时。但在区分病变的良恶性上无明显优势,检查时间较长,相对昂贵,其价值仍然存在争议。

7.注意事项

(1)流行病学:可发生于任何年龄,成年人多发,男性多于女性。

(2)生长缓慢,症状多不明显,故需要全面观察,对于不典型病变应该建议支气管镜进一步检查。

(十)血管球瘤

血管球瘤被认为是动脉与静脉吻合处的血管球体形成的良性肿瘤。发生在气管则极罕见,肿瘤多位于气管的下 1/3、气管分叉的上方,少数位于上 1/3。

1.病理与临床

(1)病理改变:肿瘤多较小,多数起源于气管后外侧壁的黏膜下而上皮保持完整,呈小结节状或息肉状突出于管腔内。组织学上,典型的血管球瘤有 3 种成分:血管球细胞、脉管系统和平滑肌细胞;特征是具有丰富的血管成分,血管周围由血管球细胞围绕。典型的血管球细胞呈圆形或多边形,大小较一致,界限清楚,排列紧密,似上皮样细胞;细胞质呈嗜酸性至淡染透明;细胞核位于细胞中央,稍大,呈圆形或卵圆形,核染色质均细,少见核分裂象。肿瘤间质中有少许纤维组织,小血管呈鸡爪样分布于细胞之间,间质呈透明样或呈黏液样。

(2)临床表现:主要症状及体征为呼吸困难、咳嗽、咯血及哮喘等。

2.影像学表现

(1)X 线表现:早期肿瘤较小,未构成气管狭窄及阻塞者,X 线上可无阳性表现。肿瘤增大到一定程度时可见气管内肿块或结节,边界清晰。

(2)CT 表现:CT 上表现为富血供结节状肿块,增强后常有明显强化。

(3)MR 表现:颈部 MR 显示气管内具有宽基底部的平滑类圆形结节或肿物,T_1WI 上多为等信号、T_2WI 上多为稍高信号。增强扫描呈明显较均匀强化。

3.诊断要点

(1)有丰富的血管成分,血管周围由血管球细胞围绕。

(2)肿瘤多位于气管的下 1/3、气管分叉的上方。

(3)增强后常有明显强化。

4.影像报告书写的注意事项

注意 CT 增强后是否有明显强化。

5.鉴别诊断

原发于气管的血管球瘤非常罕见,且组织中富于血窦,诊断上应与气管血管瘤、血管外皮细胞瘤、副神经节瘤相鉴别。

(1)气管血管瘤:在成人中罕见,但可能是儿童气管中最常见的良性肿瘤。多发生在气管上部,可伴有身体其他部位的血管瘤。

(2)血管外皮细胞瘤:血管外皮瘤也可发生于气管,瘤体不大、界清、实性、血管丰富等与血管球瘤相似,但其血管分支呈特征性的鹿角状,外有完整基底膜,膜外为密集的瘤细胞,细胞边界不清,可见核膜、核仁;血管周围和单个细胞间分布丰富的嗜银纤维;免疫组化 Vimentin 阳性、结蛋白阴性,可与血管球瘤鉴别。

(3)副神经节瘤:常为孤立性包块,多位于肺外周部,富于血窦等表现与血管球瘤相似,但副神经节瘤的瘤细胞呈器官样排列,细胞常有大的泡状核;免疫组化 NSE、CgA、Syn、NF 可阳性,细胞巢周边有 S-100 阳性的支持细胞。

6.诊断价值

(1)胸部 X 线片检查:由于重叠特性和密度分辨率不足等原因,早期病变常难以发现,不作为诊断该病的首选检查。

(2)CT 检查:为首选检查,对病变范围、密度及气管等周围结构的变化可以全方位高精度显示。CT 增强扫描能够较好地诊断血管球瘤。

(3)MR 检查:由于其优越的软组织对比度,当 CT 不能完全显示气道病变的情况下可使用MR,特别含有脂肪性、纤维性、血管和软骨样组织时。但在区分病变的良恶性上无明显优势,检查时间较长,相对昂贵,其价值仍然存在争议。

7.注意事项

(1)流行病学:肿瘤多位于气管的下 1/3、气管分叉的上方。

(2)全面观察,对于不典型病变应该建议支气管镜进一步检查。

8.诊断思维

首先,气管良性肿瘤在临床表现上较少具有特征性,因此,对一些呼吸困难、声哑、喘鸣、刺激性咳嗽、咯血的患者,胸部 X 线片无异常发现或表现为双侧肺气肿者,放射科医师应提高警惕,选择适当的影像学检查方法;其次,对于影像学表现不典型病变需要明确病理类型者应该建议支气管镜进一步检查;最后,应注意与气管恶性肿瘤进行鉴别,根据患者年龄、病史、形态学特点进行全面分析,可以做出较可靠的诊断。

二、气管恶性肿瘤

气管和主支气管的恶性肿瘤少见,约占所有恶性肿瘤的 0.1%。可分为原发性和继发性恶性肿瘤,原发性恶性肿瘤以鳞状上皮癌最常见,约占半数左右;其次为腺样囊性癌,占 18%～40%;其他恶性肿瘤均少见,包括腺样上皮癌、淋巴瘤、类癌等。

(一)鳞状上皮癌

鳞状上皮癌是气管最常见的原发性恶性肿瘤,占气管原发性恶性肿瘤的 70%～80%。肿瘤主要见于中老年男性,与吸烟有强烈的相关性,多发生在气管的下 1/3,约半数位于距隆嵴 4 cm 范围内。

1.病理与临床

(1)病理改变:肿瘤可表现为息肉样突起型病变,亦可为溃疡型,呈浸润性生长,易侵犯喉返神经和食管,在气管内散在的多发性鳞状上皮癌偶可见到,表面溃疡型鳞状上皮癌亦可累及气管全长。当肿瘤同时累及气管和食管时,经支气管镜活检的组织很难从病理形态学上鉴别肿瘤来自气管或食管。

(2)临床表现:主要症状为慢性咳嗽、咯血及声音嘶哑,少数出现呼吸困难、吞咽障碍及体质量减轻等。因为咯血症状而发现肿物较为常见,就诊时病变通常较大,约 4 cm,个别肿瘤较小者亦可无临床症状。当管腔阻塞超过 50% 时,喘息和呼吸困难较为突出,患者常可听到喘鸣音,多发生在吸气初或呼气末。值得注意的是,在气管内鳞状上皮癌发现之前、同时或之后,约 1/3 以上病例可发现有身体其他部位的癌,包括喉癌、肺癌、牙龈癌或膀胱癌等。大约 1/3 气管鳞状上皮癌患者在初诊时已有深部纵隔淋巴结和肺转移,气管鳞状上皮癌常先播散到邻近的气管旁淋巴结,或直接侵犯纵隔结构。发生在气管近端的肿瘤,有时很难辨明病变来自气管本身、喉的基底部或是喉部肿瘤侵犯气管。

2.影像学表现

(1)X 线表现:早期肿瘤较小,未构成气管狭窄及阻塞者,X 线上可无阳性表现。肿瘤增大到一定程度时可见气管内肿块或结节,边缘欠规则。

(2)CT 表现:CT 上肿瘤起自管壁,境界清晰,呈广基底或息肉样突入管腔,表面不规整,部分病例有表面侵蚀或溃疡(图 4-22、图 4-23),个别可发生气管纵隔瘘。肿瘤起自气管黏膜,大小平均约 4 cm,近半数小于 2 cm。半数以上可见气管壁的直接侵犯,肿瘤较大者可穿过管壁突入到纵隔内或累及食管,高达 15% 的病例可能由于气管食管瘘的发展而复杂化。肿瘤偶尔可经支气管树种植到肺内。近1/3可见纵隔及颈部淋巴结转移。经血液则可转移至肺、骨、肝及脑。

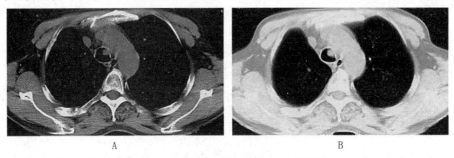

图4-22 气管鳞状上皮癌的CT表现

A、B.CT纵隔窗及肺窗示气管左侧壁结节样影突向管腔,边界较清晰,呈广基底,密度均匀,致管腔狭窄

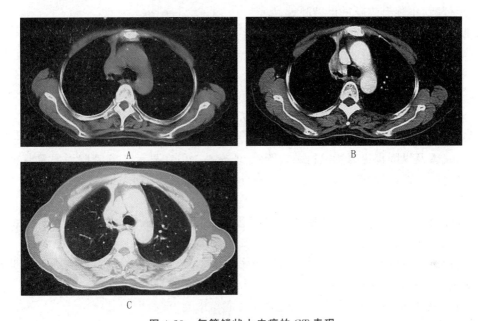

图4-23 气管鳞状上皮癌的CT表现

A～C.CT轴位平扫、增强纵隔窗及肺窗示气管隆嵴水平右主支气管内结节影,
向腔内突出,呈均匀强化。右主支气管管腔狭窄,右肺上叶不张

（3）MR表现:早期MR在显示气管管壁增厚及管腔内结节方面无明显优势。进展期可表现为气管肿块,T_1WI多为近肌肉的等信号,T_2WI多为不均匀高信号,增强后多为轻到中度强化。

3.诊断要点

（1）气管最常见的原发恶性肿瘤,主要见于中老年男性。

（2）肿瘤起自气管的上皮,以远端1/3处最好发。

（3）大约1/3的原发性气管鳞状上皮癌患者在初诊时已有深部纵隔淋巴结和肺转移。

4.影像报告书写的注意事项

（1）注意判断气管狭窄部位及程度。

（2）注意关注周围结构有无受累,包括喉部、食管或纵隔侵犯等。

（3）注意纵隔及颈部是否有淋巴结转移。

5.鉴别诊断

通过认真观察影像学表现,气管鳞状上皮癌多可明确诊断。应注意与支气管炎、支气管哮喘以及气管良性肿瘤等进行鉴别。

(1)支气管炎:主要症状为慢性咳嗽、咳痰、活动后气短。CT 尤其 HRCT 可见小叶中心性结节呈弥漫性分布,小支气管扩张呈管状或环状,伴有管壁增厚。

(2)支气管哮喘:临床上以反复发作性喘息并加剧的胸闷或咳嗽等为主要症状,且常在夜间或清晨发作。患者胸部 CT 表现呈多样性,可正常或为肺透亮度增加、过度膨胀、支气管壁增厚等。

(3)气管良性肿瘤:良性肿瘤附于气管壁的基底多小于肿瘤的最大径,且与气管壁的夹角多为锐角;良性肿瘤与气管壁间可呈蒂状,恶性肿瘤多无蒂;瘤灶内有钙化的多为良性,且对肿瘤邻近管壁多无侵犯,不伴有纵隔淋巴结肿大。

6.诊断价值

(1)胸部 X 线片检查:由于重叠特性和密度分辨率不足等原因,早期病变常难以发现,不作为诊断气管鳞状上皮癌的首选检查。

(2)CT 检查:为首选检查,可有效显示气管管壁增厚及管腔内结节。增强 CT 扫描可较清晰显示肿块轮廓及颈部、纵隔淋巴结肿大,以及血管、喉部、食管及纵隔侵犯等转移征象。

(3)MR 检查:T_2WI 及增强 T_1WI 可较好显示肿瘤形态,以及颈部及纵隔淋巴结肿大、周围血管、喉部、食管及纵隔侵犯等相关征象。无 X 线辐射。但在显示气管管壁增厚及管腔内结节方面无明显优势,检查时间较长,相对昂贵。可作为临床补充检查手段。

7.注意事项

(1)全面观察,特别是反复发作喘息和呼吸困难的病例,要留意有无气管占位所致的可能。对于不典型病变应建议支气管镜进一步检查。

(2)发生在气管近端的肿瘤,有时很难辨明病变来自气管本身、喉的基底部或是喉部肿瘤侵犯气管,应进一步结合临床进行检查。

(二)腺样囊性癌

腺样囊性癌是仅次于鳞状上皮癌的第二位常见的气管原发性恶性肿瘤。与鳞状上皮癌不同,该肿瘤没有性别偏好,与吸烟无关。就诊时常大于 2 cm,多位于胸内远端气管和主干支气管的后外侧壁。

1.病理与临床

(1)病理改变:肿瘤起源于腺管或腺体的黏液分泌细胞,可呈息肉样生长,但多沿气管软骨环间组织呈环周性浸润生长,阻塞管腔,亦可直接侵犯周围淋巴结。突入管腔内的肿瘤一般无完整的黏膜覆盖,但很少形成溃疡。隆嵴部的腺样囊性癌可向两侧主支气管内生长。最特征性的筛状结构显示瘤细胞在酸性黏多糖丰富的硬化性基底膜样物质中围绕圆柱体排列。肿瘤细胞由位于内层的导管上皮细胞、外层的肌上皮细胞两种细胞组成,两种细胞排列呈典型的筛状,筛孔内有黏液样物;导管上皮瘤细胞大小较一致,呈立方或短梭形,核异型性不明显。腺样囊性癌在组织学上分为假腺泡型和髓质型,细胞内外含 PAS 染色阳性的黏液是其主要特征。

(2)临床表现:临床症状无特异性,出现亦较晚,一般管腔阻塞达 75% 时才有症状。最常见症状为哮鸣音,特别是当肿瘤位于上端气管时;其次有咳嗽、呼吸困难(69%)、咯血(28%)、疼痛、体质量减轻及声音嘶哑等,可被误诊为慢性支气管炎或哮喘长达数月或甚至数年之久。有些病变恶性度较高,在原发于气管的肿瘤被发现之前已经有胸膜和肺的转移。在临床上见到的气管腺样囊性癌患者,几乎均接受过反复多次气管内肿瘤局部切除或气管节段性切除,这些患者往往都有远处转移。

2.影像学表现

(1)X线表现:早期肿瘤较小,未构成气管狭窄及阻塞者,X线上可无阳性表现。肿瘤增大到一定程度时可见气管内肿块或结节,边缘欠光滑。

(2)CT表现:除少数肿瘤在黏膜内呈浸润性生长造成黏膜增厚而不形成肿块外,绝大多数可见气管腔内软组织密度的肿块(图4-24、图4-25),钙化罕见。位于下段气管的肿瘤可向下延伸到一侧甚至双侧主支气管,并导致肺不张。肿瘤易经气管壁向纵隔结构扩展是本病的特征。约10%的腺样囊性癌在诊断时存在局部淋巴结转移征象。

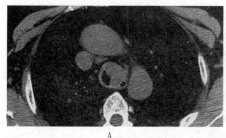 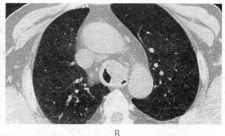

图4-24 气管腺样囊性癌的CT表现(一)

A、B.CT纵隔窗及肺窗示中段气管左侧及后壁增厚,见不规则软组织肿块影,密度均匀,管腔狭窄,且肿物局部向气管外侵犯

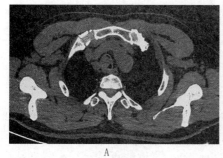 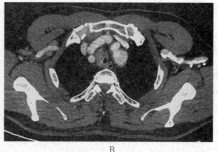

图4-25 气管腺样囊性癌的CT表现(二)

A.CT平扫示上段气管右前侧壁增厚,可见不规则软组织肿物突向腔内,气管管腔局限狭窄,最大截面积约2.2 cm×1.5 cm,平扫CT值约39 Hu;
B.CT增强扫描示肿块强化不均,CT值约90 Hu

CT上见气管腔内无蒂、宽基底软组织肿物,肿瘤基底部管壁浸润增厚,穿透气管壁向腔外生长时,与邻近结构脂肪间隙消失,提示为气管原发恶性肿瘤;管壁弥漫或移行状增厚,反映了肿瘤沿气管黏膜下浸润延伸的趋势,CT可多平面判断肿瘤的纵向侵犯范围;增强检查病变轻度及中度强化为主。

(3)MR表现:早期MR在显示气管管壁增厚及管腔内结节方面无明显优势。进展期可表现为气管肿块,T_1WI多为近肌肉的等信号,T_2WI多为不均匀高信号,增强后多为轻到中度强化。

3.诊断要点

(1)腺样囊性癌约 2/3 发生于气管下段,靠近隆嵴和左右主支气管的起始水平。

(2)突入管腔内的肿瘤一般无完整的黏膜覆盖,但很少形成溃疡。

(3)病变恶性度较高者在原发于气管的肿瘤被发现之前即可伴有胸膜和肺的转移。

(4)典型的腺样囊性癌多位于气管后外侧软骨与软组织膜连接处附近,因该处黏液腺最丰富。

4.影像报告书写的注意事项

(1)注意肿瘤与纵隔结构(如食管、大血管)之间的脂肪界面是否消失。

(2)注意是否有胸膜和肺的转移。

5.鉴别诊断

通过认真观察影像学表现,气管腺样囊性癌多可明确诊断。应注意与多形性腺瘤、气管腺样上皮癌及气管类癌等进行鉴别。

(1)多形性腺瘤:界限比较清楚,有包膜,常无周围组织的明显浸润。肿瘤由上皮与间叶成分混合构成,并呈软骨样基质和肌上皮细胞融入特征,上皮成分可形成角化珠,很少出现筛状结构。腺样囊腺癌在间质明显玻璃样变时易导致误诊,但只要多取材寻找典型的筛状结构可与其鉴别。

(2)气管腺样上皮癌:肿瘤细胞异型性明显,核分裂象易见,以腺管结构为主,管腔内可见黏液分泌物,无筛状结构。腺样囊腺癌以腺管结构为主时,特别是在取小组织活检时容易与腺样上皮癌相混淆,要注意多取材,多切片观察,寻找腺样囊性癌的典型结构,腺样上皮癌表达 CK、EMA 等上皮标志。

(3)气管类癌:气管类癌常位于黏膜下,呈黄色或灰色结节样肿块,肿瘤细胞呈多角形或卵圆形,细胞核均匀一致、单一,核分裂象少见,呈条索状、梁柱状排列,也缺乏腺样囊性癌的筛孔样特点。肿瘤细胞免疫组化 NSE、Syn、CgA 呈阳性。

6.诊断价值

(1)胸部 X 线片检查:由于重叠特性和密度分辨率不足等原因,早期病变常难以发现,不作为诊断该病的首选检查。

(2)CT 检查:为首选检查,可有效显示气管管壁增厚及管腔内结节。增强 CT 扫描可较清晰显示肿块轮廓及部位、管腔外侵犯、隆嵴及主支气管侵犯和远处转移。

(3)MR 检查:T_2WI 及增强 T_1WI 可较好显示肿瘤形态,可较好显示气管管腔外侵犯纵隔及主支气管侵犯,以及远处转移等相关征象。无 X 线辐射。但在显示气管管壁增厚及管腔内结节方面无明显优势,检查时间较长,相对昂贵。可作为临床补充检查手段。

7.注意事项

(1)CT 常规扫描对判断长轴侵犯范围、纵隔气管受累及纵隔淋巴结转移上不够敏感,应进行 CT 薄层扫描和三维重建。

(2)气管上段腺样囊性癌就诊时多数已侵及甲状腺组织,需要与原发于甲状腺的恶性肿瘤相鉴别。

(三)腺样上皮癌

发生在气管内的腺样上皮癌罕见,约占气管恶性肿瘤的 10%。

1.病理与临床

(1)病理改变:体积较小,质地为中等硬度,坏死少,切面呈灰白色。瘤细胞异型性明显,结构不一。有的呈实性团块或小条索状排列,有的可见腺腔形成,有的排列成管状或腺样结构。一般认为具有腺腔样结构者,分化程度较高,恶性程度较低。肿瘤极富血运,可广泛侵犯气管周围、纵隔及肺,以及肝、腹膜后等远处转移,治疗后预后差。

(2)临床表现:主要症状为呼吸困难、吞咽困难、哮喘、喘鸣、发绀及慢性咳嗽,体位改变、气管内分泌物均可使症状加重,就诊时肿瘤多已较大,直径超过 4 cm,可伴有声音嘶哑、吞咽困难等。

2.影像学表现

(1)X 线表现:早期肿瘤较小,未构成气管狭窄及阻塞者,X 线上可无阳性表现。肿瘤增大到一定程度时可见气管内肿块或结节,边缘欠规则。

(2)CT 表现:肿瘤不仅在气管腔内形成巨大肿块,而且可向深层穿越管壁至邻近纵隔(图 4-26)。增强后多明显强化。

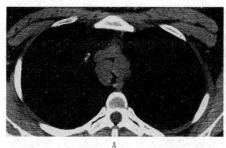 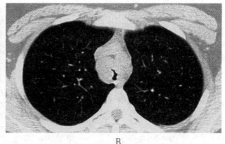

图 4-26　气管腺样上皮癌的 CT 表现

A、B.CT 纵隔窗及肺窗示气管周壁不规则增厚,气管腔内外均形成软组织肿块影,致管腔明显狭窄

(3)MR 表现:早期 MR 在显示气管管壁增厚及管腔内结节方面无明显优势。进展期可表现为气管肿块,T_1WI 多为近肌肉的等信号,T_2WI 多为不均匀高信号,增强后多为轻到中度强化。

3.诊断要点

(1)发生在气管内的腺样上皮癌罕见,约占气管恶性肿瘤的 10%。

(2)就诊时肿瘤多已较大,直径超过 4 cm。

(3)肿瘤极富血运,可广泛侵犯气管周围、纵隔及肺,以及肝、腹膜后等远处转移。

4.影像报告书写的注意事项

(1)注意是否侵犯气管周围、纵隔及肺。

(2)注意是否有肝、腹膜后等远处转移。

(3)注意判断气管狭窄部位及程度。

5.鉴别诊断

由于气管腺样上皮癌患者常以吞咽困难及慢性咳嗽为主要症状,诊断上应与支气管哮喘、气管良性肿瘤和气管腺样囊性癌相鉴别。

(1)支气管哮喘:临床上以反复发作性喘息并加剧的胸闷或咳嗽等为主要症状,且常在夜间或清晨发作。患者胸部 CT 表现呈多样性,可正常或为肺透亮度增加、过度膨胀、支气管壁增厚等。

(2)气管良性肿瘤:良性肿瘤附于气管壁的基底多小于肿瘤的最大径,且与气管壁的夹角多为锐角;与气管壁间可呈蒂状,而恶性肿瘤多无蒂;瘤灶内有钙化的多为良性,且对肿瘤邻近管壁多无侵犯,不伴有纵隔淋巴结肿大。

(3)气管腺样囊性癌：肿瘤细胞由位于内层的导管上皮细胞、外层的肌上皮细胞两种细胞组成，两种细胞排列呈典型的筛状，筛孔内有黏液样物；导管上皮瘤细胞大小较一致，呈立方或短梭形，核异型性不明显。此外，肿瘤易经气管壁向纵隔结构扩展是气管腺样囊性癌的特征。

6.诊断价值

(1)胸部 X 线片检查：由于重叠特性和密度分辨率不足等原因，早期病变常难以发现，不作为诊断该病的首选检查。

(2)CT 检查：为首选检查，可有效显示气管管壁增厚及管腔内结节。增强 CT 扫描可较清晰显示肿块轮廓及气管周围、纵隔、肺，以及肝、腹膜后等远处转移征象。

(3)MR 检查：T_2WI 及增强 T_1WI 可较好显示肿瘤形态，可较好显示气管侵犯纵隔及肺组织，以及肝、腹膜后等远处转移等相关征象。无 X 线辐射。但在显示气管管壁增厚及管腔内结节方面无明显优势，检查时间较长，相对昂贵。可作为临床补充检查手段。

7.注意事项

(1)全面观察，特别是反复发作喘息和呼吸困难的病例，要留意有无气管占位所致的可能。对于不典型病变应建议支气管镜进一步检查。

(2)气管腺样上皮癌组织中血管丰富，CT 增强明显异常强化。

(四)淋巴瘤

原发性气管淋巴瘤较为罕见。常规胸部 X 线检查易漏诊，结合临床症状，常易误诊为哮喘。

1.病理与临床

(1)病理改变：肿块被覆呼吸性上皮组织，淋巴细胞弥漫性浸润，可呈结节状，可为中心细胞样细胞或单核样 B 细胞，常伴浆细胞分化，可有 Dutcher 小体。肿瘤形成淋巴上皮病变，具有一定特征性。免疫组化 CD20、CD79a 阳性，CD5、CD10、CD23、Bcl-6 均为阴性。

(2)临床表现：临床表现无特异性，早期可无症状，随瘤体的增长可出现以下症状和体征：以不明原因咳嗽最多见；其次为喘息(常可闻及哮鸣音)、呼吸困难、咯血或痰中带血；可见三凹征。肿瘤若发生溃疡可出现咯血或痰中带血，而误以为支气管扩张症或肺癌；甚至少数患者可咳出鱼肉样肿瘤碎块。部分患者伴有喘息或呼吸困难，甚至为唯一表现，此类患者常被误诊为哮喘。呼吸困难类型与肿瘤位置有关：发生于上段气管表现为吸气性呼吸困难；发生于下段气管则为混合性；上下段气管均有病变则以吸气性为主。

2.影像学表现

(1)X 线表现：早期肿瘤较小，未构成气管狭窄及阻塞者，X 线上可无阳性表现。肿瘤增大到一定程度时可见气管管壁增厚，管腔狭窄。

(2)CT 表现：病变多位于气管分叉上方，气管环形增厚，浸润生长，相应部位气管管腔明显狭窄，增强扫描呈中度均匀强化(图 4-27)。

(3)MR 表现：早期 MR 在显示气管管壁增厚及管腔内结节方面无明显优势。进展期可表现为气管管壁明显增厚，T_1WI 多为近肌肉的等信号，T_2WI 多为高信号，增强后多为中度均匀强化。

3.诊断要点

(1)进展期肿瘤可呈浸润生长，相应部位气管管腔明显狭窄，增强扫描呈中度均匀强化。

(2)早期 CT 多表现为病变边缘光滑，需与气管内的良性肿瘤进行鉴别。

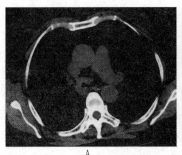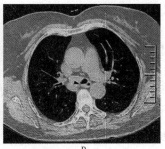

图 4-27　气管淋巴瘤的 CT 表现

A、B.CT 纵隔窗及肺窗显示气管隆嵴及右主支气管壁呈环形
增厚,浸润生长,相应部位气管管腔明显狭窄

4.影像报告书写的注意事项

(1)注意病灶 CT 强化方式。

(2)注意判断气管狭窄部位及程度。

(3)注意纵隔及颈部淋巴结是否有肿大。

5.鉴别诊断

由于患者可出现咯血、痰中带血、喘息或呼吸困难等症状,诊断上应与肺癌、支气管哮喘、气管良性肿瘤相鉴别。

(1)肺癌:鳞状细胞癌和小细胞癌都会以咯血为主要症状,若胸部 CT 图像可见肺部肿块和纵隔、肺门肿大淋巴结时应考虑肺癌。

(2)支气管哮喘:临床上以反复发作性喘息并加剧的胸闷或咳嗽等为主要症状,且常在夜间或清晨发作。患者胸部 CT 表现呈多样性,可正常或为肺透亮度增加、过度膨胀、支气管壁增厚等。

(3)气管良性肿瘤:良性肿瘤附于气管壁的基底多小于肿瘤的最大径,且与气管壁的夹角多为锐角;与气管壁间可呈蒂状,而恶性肿瘤多无蒂;瘤灶内有钙化的多为良性,且对肿瘤邻近管壁多无侵犯,不伴有纵隔淋巴结肿大。

6.诊断价值

(1)胸部 X 线片检查:由于重叠特性和密度分辨率不足等原因,早期病变常难以发现,不作为诊断该病的首选检查。

(2)CT 检查:为首选检查,可有效显示气管管壁增厚及管腔内结节。增强 CT 扫描可较清晰显示肿块轮廓及颈部、纵隔淋巴结肿大、纵隔侵犯等征象。

(3)MR 检查:T_2WI 及增强 T_1WI 可较好显示肿瘤形态,可较好显示肿块轮廓及颈部、纵隔淋巴结肿大、纵隔侵犯等征象。无 X 线辐射。但在显示气管管壁增厚及管腔内结节方面无明显优势,检查时间较长,相对昂贵。可作为临床补充检查手段。

7.注意事项

(1)全面观察,特别是反复咯血、发作喘息和呼吸困难的病例,要留意有无气管占位所致的可能。对于不典型病变应建议支气管镜进一步检查。

(2)早期 CT 多表现为病变边缘光滑,增强扫描呈中度均匀强化,与气管内的良性肿瘤较难鉴别。

(五)类癌

类癌多见于消化道和支气管的 Kulchitsky 细胞,发生在气管者极为罕见,大多数出现在主干和肺叶支气管,仅 15％ 发生在节段性支气管或肺外周。

1.病理与临床

(1)病理改变:起源于气管支气管黏膜的 Kulchitsky 细胞,细胞内含有神经分泌颗粒。纤维支气管镜下观察肿瘤突入管腔、质软、血管丰富、易出血。由于 Kulchitsky 细胞分布于支气管黏膜上皮的基底层,向腔内生长的肿瘤表面常被覆完整的黏膜上皮,所以在活检时不易取到肿瘤组织。病理上分为典型类癌和非典型类癌。典型的类癌细胞多表现为良性肿瘤的特点,如呈息肉样生长,有完整的包膜,镜下见细胞形态大小一致,核规则,有丝分裂少;而非典型类癌则多呈菜花样生长,表面黏膜易坏死而不完整,镜下见细胞形态不一,核分裂增多。典型类癌的恶性程度低,淋巴结转移少;不典型的类癌恶性程度比典型类癌高,淋巴结转移和远处转移率高,预后较差。

(2)临床表现:气管类癌早期由于肿瘤较小,往往无明显症状。随着肿瘤逐渐增大,患者可逐渐出现刺激性咳嗽、喘息、进行性呼吸困难,常历经数年。对于不明原因的反复咳嗽、喘息的患者在排除支气管哮喘后,要及时行胸部 CT 检查。由于气管类癌是一种神经内分泌肿瘤,可以分泌 5-羟色胺、肾上腺皮质激素等物质,故少于 5％ 的患者可以出现高血压、心动过速、色素沉着等类癌综合征的表现。

2.影像学表现

(1)X 线表现:早期肿瘤较小,未构成气管狭窄及阻塞者,X 线上可无阳性表现。肿瘤增大到一定程度时可见气管内不规则结节或肿块。

(2)CT 表现:典型和非典型类癌的 CT 成像特征是相似的,直径通常为 2～5 cm。CT 上肿瘤多见于气管的下 1/3 处,气管后方非软骨性纤维膜处为好发部位,少数起自前方软骨壁(图 4-28)。肿瘤多呈分叶状,境界清楚,表面光滑,血运丰富,可侵犯邻近纵隔结构及肺实质,特别是其后方的食管。邻近淋巴结亦可发生转移。增强后典型类癌可表现为明显、均匀的强化;而非典型类癌强化欠均匀。

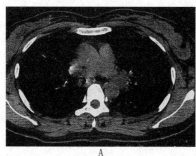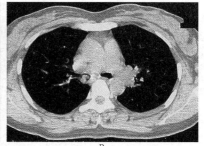

图 4-28 右主支气管类癌的 CT 表现

A、B.CT 纵隔窗及肺窗示肿瘤起自右主支气管后壁,呈不规则分叶状

(3)MR 表现:早期 MR 在显示气管管壁增厚及管腔内结节方面无明显优势。进展期可表现为气管肿块,T_1WI 多为近肌肉的等信号,T_2WI 多为不均匀高信号,增强后多为轻到中度强化。

3.诊断要点

(1)肿瘤多数发生在气管的下 1/3 处。

(2)气管后方非软骨性纤维膜处为好发部位。

(3)肿瘤多呈分叶状,可侵犯邻近纵隔结构,特别是其后方的食管。

4.影像报告书写的注意事项

(1)注意是否侵犯邻近纵隔结构,特别是其后方的食管。

(2)注意邻近淋巴结是否发生转移。

(3)注意判断气管狭窄部位及程度。

5.鉴别诊断

临床上由于症状不典型,往往容易误诊为支气管哮喘,诊断上应与支气管哮喘、气管良性肿瘤和气管腺样囊性癌相鉴别。

(1)支气管哮喘:临床上以反复发作性喘息并加剧的胸闷或咳嗽等为主要症状,且常在夜间或清晨发作。患者胸部 CT 表现呈多样性,可正常或为肺透亮度增加、过度膨胀、支气管壁增厚等。

(2)气管良性肿瘤:良性肿瘤附于气管壁的基底多小于肿瘤的最大径,且与气管壁的夹角多为锐角;与气管壁间可呈蒂状,而恶性肿瘤多无蒂;瘤灶内有钙化的多为良性,且对肿瘤邻近管壁多无侵犯,不伴有纵隔淋巴结肿大。

(3)气管腺样囊性癌:细胞内外含 PAS 染色阳性的黏液是其主要特征。典型的腺样囊性癌多位于气管后外侧软骨与软组织膜连接处附近,因该处黏液腺最丰富。病变恶性度较高者在原发于气管的肿瘤被发现之前可伴有胸膜和肺的转移。

6.诊断价值

(1)胸部 X 线片:由于重叠特性和密度分辨率不足等原因,早期病变常难以发现,不作为诊断该病的首选检查。

(2)CT 检查:为首选检查,可有效显示气管管壁增厚及管腔内结节。CT 薄层扫描和三维重建可较清晰显示肿块轮廓及颈部、纵隔淋巴结肿大,血管、食管及纵隔侵犯等转移征象。

(3)MR 检查:T_2WI 及增强 T_1WI 可较好显示肿瘤形态,可较好显示颈部及纵隔淋巴结肿大、周围血管、喉部、食管及纵隔侵犯等相关征象。无 X 线辐射。但在显示气管管壁增厚及管腔内结节方面无明显优势,检查时间较长,相对昂贵。可作为临床补充检查手段。

7.注意事项

(1)全面观察,特别是反复发作喘息和呼吸困难的病例,要留意有无气管占位所致的可能。对于不典型病变应建议支气管镜进一步检查。

(2)CT 常规扫描对判断长轴侵犯范围、纵隔气管受累及纵隔淋巴结转移上不够敏感,应进行 CT 薄层扫描和三维重建。

8.诊断思维

首先,气管恶性肿瘤在影像表现上具有一定的特点,但其病理类型较多,部分病理类型存在亚型,而各亚型间的生物学行为有着较大差别,故应从病理学及肿瘤生物学的角度结合影像特点进行诊断、研究。其次,应注意与气管良性肿瘤、气管转移性恶性肿瘤进行鉴别,根据患者年龄、病史、形态学特点进行全面分析,可以做出较可靠的诊断。

三、继发性恶性肿瘤

恶性肿瘤可直接侵犯或远处转移到气管黏膜,其中邻近气管的恶性肿瘤,如食管癌、甲状腺癌、肺癌及喉癌等可直接侵犯气管外;从原发性恶性肿瘤如黑色素瘤、结肠癌、淋巴瘤、乳腺癌等远处转移至气管的转移瘤则极为罕见。继发性恶性肿瘤发生于气管远较支气管少见。

（一）病理与临床

1.病理改变

气管继发性恶性肿瘤的细胞病理形态根据原发肿瘤而异。

2.临床表现

继发性恶性肿瘤的症状、体征和原发肿瘤相似，最常见的症状为咳嗽和咯血，其次为呼吸困难和哮鸣音。

（二）影像学表现

1.X线表现

根据原发肿瘤的部位不同在X线上的表现也不太一样。早期继发性恶性肿瘤较小，未构成气管狭窄及阻塞者，X线上可无阳性表现。肿瘤增大到一定程度时可见气管内肿块或结节，边缘欠规则。

2.CT表现

继发性恶性肿瘤的CT表现呈多样化，可单发或多发，呈广基底或带蒂肿物。支气管同时受累时可出现阻塞性肺炎和肺不张而类似原发性肺癌（图4-29）。食管癌、甲状腺癌、肺癌及喉癌可直接侵犯气管，表现为原发肿瘤累及气管，气管腔内可见肿物影（图4-30）。喉癌的气管入侵可表现为软组织肿块延伸至环状软骨下缘下方。

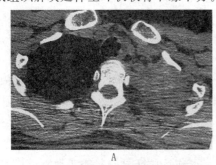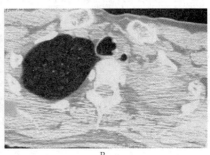

A   B

图 4-29　肺癌气管转移瘤的 CT 表现

"左肺鳞状细胞癌"全肺切除术后患者。A、B.CT 纵隔窗及肺窗示气管左侧壁不规则增厚，并向管腔内结节样突起，边缘光滑、锐利

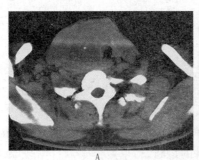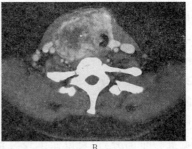

A   B

图 4-30　甲状腺癌气管侵犯的 CT 表现

"甲状腺癌"患者。A.CT 平扫示甲状腺右叶及峡部体积明显增大，见肿块影，密度不均，伴有钙化；B.CT 增强示肿块不均匀强化，推挤周围结构，气管左偏，气管腔内可见软组织影

（三）诊断要点

（1）有原发肿瘤的病史。

（2）合并有咳嗽、咯血、呼吸困难和哮鸣音这些临床表现中的一种或几种。

（3）气管管壁可见不规则增厚、结节或肿块影。

（四）影像报告书写的注意事项

（1）注意气管周围邻近结构，特别是食管、甲状腺、喉及肺组织。

（2）如周围邻近结构未见明显病变，注意是否有远处转移至气管的原发肿瘤。

（3）注意纵隔、肺门等淋巴结是否肿大。

（五）鉴别诊断

由于有些气管继发性恶性肿瘤的影像学表现不典型，诊断上应与原发性气管良性肿瘤、原发性气管恶性肿瘤相鉴别。

1.原发性气管良性肿瘤

影像学上其附于气管壁的基底多小于肿瘤的最大径，且与气管壁的夹角多为锐角；与气管壁间可呈蒂状；瘤灶内有钙化的多为良性，且对肿瘤邻近管壁多无侵犯，不伴有纵隔淋巴结肿大。

2.原发性气管恶性肿瘤

影像学表现上与气管继发性恶性肿瘤相类似。原发于气管，没有周围邻近结构侵犯或远处转移至气管的原发肿瘤。

（六）诊断价值

1.胸部 X 线片检查

由于重叠特性和密度分辨率不足等原因，早期病变常难以发现，不作为诊断该病的首选检查。

2.CT 检查

CT 检查为首选检查，可有效显示气管管壁增厚及管腔内结节。CT 薄层扫描和三维重建可较清晰显示肿块轮廓及颈部、纵隔淋巴结肿大，血管、食管及纵隔侵犯等转移征象。

3.MR 检查

T_2WI 及增强 T_1WI 可较好显示肿瘤形态，可较好显示颈部及纵隔淋巴结肿大、周围血管、喉部、食管及纵隔侵犯等相关征象。无 X 线辐射。但在显示气管管壁增厚及管腔内结节方面无明显优势，检查时间较长，相对昂贵。可作为临床补充检查手段。

（七）注意事项

（1）全面观察，特别是反复发作喘息和呼吸困难的伴有原发于食管、甲状腺、喉或肺组织的肿瘤病例，要留意有无气管继发性恶性肿瘤所致的可能。对于不典型病变应建议支气管镜进一步检查。

（2）CT 常规扫描对判断长轴侵犯范围、纵隔气管受累及纵隔淋巴结转移上不够敏感，应进行 CT 薄层扫描和三维重建。

（八）诊断思维

气管继发性恶性肿瘤的细胞病理形态根据原发肿瘤而异，故其影像学表现也呈现多样化，应根据患者年龄、病史、形态学特点进行全面分析，与气管原发恶性肿瘤进行鉴别，做出比较可靠的诊断。

四、类肿瘤样病变

（一）韦格纳肉芽肿

韦格纳肉芽肿是一种坏死性肉芽肿性脉管炎，主要累及肺、肾、鼻窦、鼻腔等，累及气管者少见,并常属于晚期表现,偶尔可首先或仅累及气管。CT 上,由于气管黏膜或黏膜下炎性肉芽肿性脉管炎,导致喉软骨及气管环内软组织异常增厚,并造成气管的狭窄。

(二)结节病

1‰~3‰的结节病患者可累及喉及声门下气管。偶尔,病变可始发于近端气管而后有或无其他部位的侵犯。在 CT 上可表现为气管和(或)主支气管内病变,呈多发软组织密度肉芽肿性结节;或由于增大的纵隔淋巴结或广泛纵隔纤维化而造成气管的外源性压迹。当病变累及气管黏膜下时,可显示气管壁的增厚。CT 有助于确定病变有无气管外的累及并估计病变的范围。

(徐学刚)

第五章

肺部疾病的影像诊断

第一节　肺部正常影像学表现

一、概述

呼吸系统是开放性器官,支气管及肺疾病高发,规律难寻,诊断治疗棘手。其中肺癌是全球发病率和死亡率第一的恶性肿瘤,慢性阻塞性肺疾病是全球第四大死因,肺部感染更是非常普遍,65 岁以上人群肺部感染死亡率可达 30% 以上。因此,肺部疾病的及时、准确诊断,对于提升治疗效果、改善预后非常关键。临床上在检查、诊断肺部疾病时,影像学检查方法的合理选择十分重要。肺部影像学检查方法主要有 X 线、CT、MR 等。X 线表现作为病理生理及病理解剖的体现,需紧密结合临床资料全面分析,才能做出正确诊断。CT 有助于检出微小肿瘤及肺门、纵隔淋巴结肿大等。此外,利用胸部 CT 检查引导肺内病变的穿刺活检已常规用于临床。目前,MR 对肺内病变的临床应用尚少,但在部分领域也可以对 CT 起到互补作用。

二、解剖、生理

(一)肺叶

肺作为呼吸系统的重要组成部分,位于胸腔内膈肌上方、纵隔两侧。肺的解剖可分为一尖、一底、三面和三缘(即肺尖、肺底、肋面、纵隔面、膈面、前缘、后缘、下缘),以及心切迹、斜裂、水平裂、肺叶。肺叶由叶间胸膜分隔而成,右肺包括上、中、下三个肺叶,左肺分为上、下两肺叶。此外,副叶为肺的先天性变异,由副裂深入肺叶内形成。①奇叶:呈细线状影,自右肺尖部向内、下走行至右肺门上方,终端为倒置的逗点状;②下副叶:又称心后叶,呈楔形,位于下叶的前内侧部,底部位于膈面,尖端指向肺门,以右肺多见。

(二)肺段

肺段的名称与相应的支气管一致,每个肺段均有独立的肺段支气管。肺段多呈圆锥形,尖端指向肺门,底部朝向肺的外周(图 5-1)。

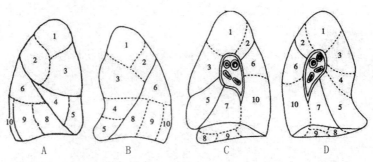

在静息状态下,成人每天约有1万升的气体进入呼吸道,成人肺的总呼吸面积约有100 m²(有3亿~7.5亿个肺泡)。右肺外面观(A)、右肺内面观(C):1.右肺上叶尖段;2.右肺上叶后段;3.右肺上叶前段;4.右肺中叶外侧段;5.右肺中叶内侧段;6.右肺下叶背段;7.右肺下叶内基底段;8.右肺下叶前基底段;9.右肺下叶外基底段;10.右肺下叶后基底段。左肺外面观(B)、左肺内面观(D):1、2.左肺上叶尖后段;3.左肺上叶前段;4.左肺上叶上舌段;5.左肺上叶下舌段;6.左肺下叶背段;7、8.左肺下叶内前基底段;9.左肺下叶外基底段;10.左肺下叶后基底段

图5-1　肺叶、肺段示意图

(三)肺门

肺门影为肺动脉、肺静脉、支气管和淋巴组织在X线上的综合投影,以肺动脉和肺静脉的大分支为主要组成部分。两肺门的结构排列自前向后分别是上肺静脉、肺动脉、主支气管、下肺静脉,左肺门的结构自上而下分别是左肺动脉、左主支气管、左上肺静脉及左下肺静脉,右肺门的结构自上而下分别是右主支气管、右肺动脉、右上肺静脉及右下肺静脉。肺门上部与下部形成的夹角称为肺门角。通常左侧肺门较右侧高1~2 cm。正常成人右下肺动脉干宽度不超过15 mm。

三、影像学表现

(一)正常表现

1.正常X线表现

(1)支气管:X线片可以显示段以上的支气管,表现为柱状低密度区域。断层摄影,尤其是数字断层摄影(DTS)可以显示更小的支气管分支,管腔内部有无狭窄及占位显示更加清晰和直观(图5-2)。

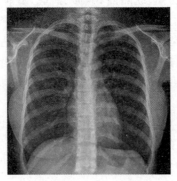

图5-2　正常胸部X线表现

（2）肺野：胸部 X 线片表现为透亮的区域，以第 2、4 肋骨前端下缘水平线分为上、中、下肺野，每侧肺纵向弧形三等分为内带、中带和外带。

（3）肺纹理：表现为自肺门向外呈放射状分布，逐渐变细的树枝状影，主要由肺动脉、肺静脉及结缔组织构成，胸膜下 2 cm 多不见肺纹理，下肺野肺纹理较上肺野多且粗，右下肺野肺纹理较左下肺野多且粗。

2.正常 CT 表现

（1）肺门：CT 可以准确显示肺门的组成和结构（图 5-3），还可以通过多平面重建显示肺门形态。右上肺动脉的分支分别与右肺上叶的尖、后、前段支气管伴行。右下肺动脉参与供应右肺上叶后段。右肺门下部有叶间动脉、右肺中叶动脉、右肺下叶背段动脉及基底动脉。右肺静脉包括引流右肺上叶及右肺中叶的右上肺静脉干和引流右肺下叶的右下肺静脉干。左上肺动脉通常分为尖后动脉和前动脉。左肺动脉跨过左主支气管后即延续为左下肺动脉。左肺静脉包括左上肺静脉干和左下肺静脉干。

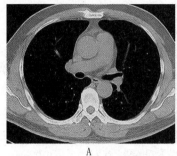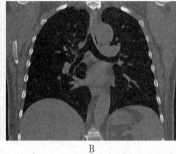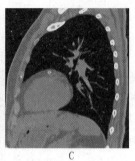

图 5-3　正常肺部 CT 表现

A.横轴位；B.冠状位；C.矢状位

（2）支气管血管束：支气管血管束由支气管、血管及周围的结缔组织组成。CT 可以显示 7～8 级支气管，通过多平面重建和最小密度投影可以显示支气管树的形态，并可直观显示管壁有无增厚、管腔有无狭窄或扩张。正常支气管管壁为均匀线状影，管腔自气管、支气管逐级变细，走行平滑自然。肺段动脉分支常伴行于同名支气管，多位于支气管的前、外或上方。肺段静脉位于同名支气管的后、内或下方，多不与支气管并行，从外围引流汇合成肺静脉主干而汇入左心房后上部。

（3）肺叶和肺段：肺叶和肺段依据相应支气管及伴随血管的分布及一般解剖位置来进行判断。高分辨率 CT（HRCT）可显示次级肺小叶（下称肺小叶），其由小叶核心、小叶实质和小叶间隔组成。小叶核心主要是小叶肺动脉和细支气管，其管径约 1 mm；小叶实质为肺泡结构；小叶间隔构成肺小叶边界，由结缔组织构成，内含小叶静脉与淋巴管，在 HRCT 上部分可显示为长为 10～25 mm 的均匀线状致密影，易见于胸膜下，且与胸膜垂直。

3.正常 MR 表现

（1）支气管：MR 可以显示段以上支气管，管壁呈线状且均匀（图 5-4）。

（2）肺实质：目前 MR 在肺实质的成像尚不理想，整个肺实质的影像基本呈无信号的黑色，与下述因素有关：①肺内氢质子密度较低，所产生的 MR 信号很微弱，不利于 MR 成像；②水与空气的磁敏感差异导致磁场中水-气交界面的微磁场不均匀，影响肺实质成像；③心跳和呼吸运动产生运动伪影；④肺部的血流和弥散运动影响射频脉冲的再次激励效果。

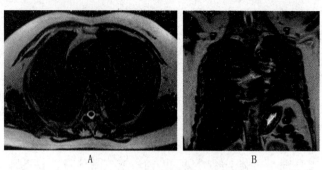

图 5-4　正常肺部 MR 表现

A.横轴位；B.冠状位

(二)支气管、肺正常值

1.支气管

支气管平均长度男性为 2.1 cm,女性为 1.9 cm;外径平均值男性为 1.5 cm,女性为 1.4 cm;嵴下角平均正常值男性为 21.96°,女性为 24.7°。

2.肺动脉

肺动脉起自右心室基底部,肺动脉主干宽且短,长度约 5.0 cm,直径约 3.0 cm,而后分为右肺动脉和左肺动脉,直径约为 2.0 cm。

3.肺静脉

肺静脉一般左右各两支,两者汇合开口于左心房。右上肺静脉直径 11.4~12.4 mm;左上肺静脉直径 9.6~10.5 mm;右下肺静脉直径 12.3~13.1 mm;左下肺静脉直径 9.0~9.9 mm。

4.肺实质

肺实质为肺部具有气体交换功能的含气间隙及结构,包括肺泡与肺泡壁,肺泡直径 80~250 nm。

(三)有价值的解剖标志

1.叶间裂

窄条状乏血管带或三角形乏血运区,可作分叶标志。

2.肺韧带

可作下叶内基底段和后基底段的分界。

四、注意事项

(1)扫描范围自胸廓入口至肺底。

(2)支气管、肺的扫描常规是仰卧位吸气末屏气扫描,以便肺组织能最大程度地膨胀。病变位于背侧胸膜下方或纵隔胸膜下方心脏大血管旁者,可以通过改变扫描体位(俯卧位或侧卧位)获得质量较高的影像。小气道病变可加扫呼气末期相,从形态学和功能学两方面加以评价。

(王富田)

第二节　细菌性肺炎

一、大叶性肺炎

(一)病理与临床

1.病理改变

典型病理分为以下四期。

(1)充血期:起病12~24 h,肺泡壁毛细血管扩张、充血、肺泡腔内浆液渗出。

(2)红色肝变期:2~3 d,肺泡腔内有大量纤维蛋白及红细胞渗出物,肺组织切面呈红色。

(3)灰色肝变期:4~6 d,肺泡腔内红细胞减少,代之以大量白细胞,切面呈灰色。

(4)消散期:发病1周后,肺泡腔内炎性渗出物被吸收,肺泡腔重新充气。

2.临床表现

本病多见于青壮年,突然高热、胸痛、咳嗽、咳铁锈色痰是常见临床症状。白细胞总数及中性粒细胞计数明显增高。

(二)影像学表现

1.X线表现

(1)充血期:可无阳性发现,或仅病变区肺纹理增多,肺野透亮度减低。

(2)实变期:见密度均匀的肺叶、段实变影,累及肺段者表现为片状或三角形致密影;累及整个肺叶时,呈现以叶间裂为界的大片致密阴影(图5-5),其中可见透亮支气管影,即支气管充气征。

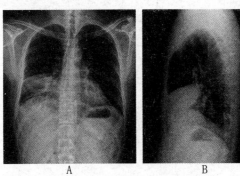

图 5-5　大叶性肺炎的 X 线表现

A.胸部 X 线正位片示右中下肺野类三角形大片致密阴影(黑箭);B.侧位片示右肺中叶呈致密阴影改变,边缘境界清晰(黑箭)

(3)消散期:实变区密度逐渐减低,呈大小不等、分布不规则的斑片状影。炎症最终可完全吸收,或只留少量条索状影,偶可演变为机化性肺炎。

2.CT 表现

(1)充血期:病变区正常或呈磨玻璃样密度。

（2）实变期：大叶或肺段分布的致密阴影，CT显示支气管充气征较X线片更清晰。

（3）消散期：实变区密度减低，呈散在大小不等、分布不规则的斑片状影，可完全吸收（图5-6）。

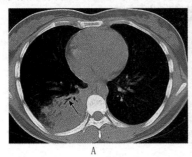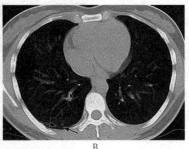

图5-6 大叶性肺炎的CT表现

A.CT肺窗示右肺下叶大片状高密度影，边界不清，密度不均，其内可见支气管充气征（黑箭）；B.抗感染治疗后10 d复查示右肺下叶散在条索影（黑箭），病灶基本吸收

（三）诊断要点

（1）多见于青壮年，突发高热、咳嗽、胸痛，典型者咳铁锈色痰；血白细胞计数与中性粒细胞计数增高。

（2）病程多为7～10 d，病理分充血期、红色肝样变期、灰色肝样变期和消散期。

（3）影像学典型表现与价值主要体现在实变期，在X线与CT上，病变区表现为相应肺叶/段形态的实变阴影，体积无缩小，密度较均匀，近端支气管通畅，多可见支气管充气征。

（4）消散期密度减低、不均匀，可呈斑片状或条索状，有时需与肺结核鉴别。

（四）影像报告书写的注意事项

（1）注意检查的前后对比，实变有无变化对性质和疗效的判断都很重要。

（2）注意支气管有无狭窄或肿块，以与阻塞性肺炎鉴别。

（3）要紧密结合临床，症状、体征以及实验室检查这些重要的参考信息进行分析。

（五）鉴别诊断

典型大叶性肺炎依据临床资料与影像学表现，多可明确诊断。CT有利于病变早期检出和鉴别。不典型者应与肺不张、大叶性干酪性肺炎、肺炎型肺癌等进行鉴别。

1.肺不张

影像学上表现为肺叶体积缩小、密度增高，叶间裂移位。肺不张原因众多，以阻塞性最为常见，可见近端支气管阻塞，伴肿块和肿大淋巴结时应考虑肺癌。

2.大叶性干酪性肺炎

临床上可出现结核中毒症状，影像学上病灶密度多较高、不均匀，其中可见多发大小不等的虫蚀样空洞及空气支气管征，病灶周围或其他肺野可见支气管播散灶。

3.肺炎型肺癌

病理上为非支气管阻塞的弥漫实质性肺浸润，呈斑片状或大叶性磨玻璃影或肺实变影，以外围分布为主，近端可见无支气管阻塞的空气支气管征；增强可见"血管造影"征。

（六）诊断价值

1.胸部X线片检查

（1）优势：快速简便，经济实惠，辐射小。适合大叶性肺炎急诊检查的需求。

（2）局限性：影像有重叠可导致隐蔽部位病变漏诊，对支气管阻塞性病变的鉴别能力有限。

2.CT 检查

（1）优势：影像无重叠且密度分辨率很高，对病变范围、密度及支气管等周围结构的变化可以全方位高精度显示。

（2）局限性：常规 CT 扫描辐射剂量较胸部 X 线片大。

3.MR 检查

（1）优势：组织分辨率很高，可区分大叶性肺炎、肺不张与其中的肺肿瘤等，无 X 线辐射。

（2）局限性：对于肺纹理、胸膜及钙化的显示不佳。检查时间较长，相对昂贵，临床上可用于需要与中央型肺癌鉴别的不典型病变。

（七）注意事项

1.流行病学

青壮年多见，当患者有免疫抑制时，应考虑干酪性肺结核、巨细胞病毒性肺炎、肺孢子菌肺炎等机遇性感染的可能。

2.病史参考

临床表现对诊断很重要，如有无寒战、高热及咳铁锈色痰的症状；体格检查有无肺部啰音及皮疹；血白细胞计数及中性粒细胞是否升高等均有助于提示该病的诊断。

3.复查

由于抗生素的广泛应用及治疗及时，典型的大叶性肺炎越来越少，影像学表现可以直接进入消散期。大叶性肺炎症状消退先于影像学改变，建议在症状消失后 15 d 至 1 个月复查。

二、小叶性肺炎

小叶性肺炎是主要由葡萄球菌、肺炎双球菌及链球菌等致病菌引起的，以细支气管为中心，向周围及末梢肺组织扩散的一种急性化脓性炎症。病变以小叶为单位，故又称支气管肺炎。

（一）病理与临床

1.病理改变

病变呈多灶性，早期为细支气管黏膜充血、水肿，黏液性渗出，继而细支气管管腔及其周围的肺泡腔内上皮细胞坏死脱落，腔内出现大量中性粒细胞、少量红细胞、脓细胞及脱落的上皮细胞。多病灶间的肺组织多正常，但由于细支气管炎性充血、水肿、渗出液及脱落的上皮细胞，易导致细支气管不同程度的阻塞，可出现阻塞性肺不张、代偿性肺气肿等。病灶可经 kohn 孔及兰勃管蔓延相互融合，呈片状或大片状分布，形成融合性支气管肺炎。

2.临床表现

支气管肺炎好发于婴幼儿，其次还见于老年人及极度衰弱的患者。好发于冬春寒冷季节。临床上多有发热、咳嗽、黏液脓性痰，并伴有呼吸困难、发绀及胸痛等。实变体征不明显（融合性除外），听诊有湿啰音。

（二）影像学表现

1.X 线表现

早期病变仅表现为细支气管炎，周围肺组织无明显异常改变或肺泡间隔轻度水肿，胸部X 线片上早期可无异常表现或仅表现为肺纹理增多，边缘模糊。

进展期支气管及周围肺组织出现化脓性炎症改变（细支气管周围的肺泡组织内充血、水肿、渗出液),胸部 X 线片上表现为小斑片状、花蕾状密度增高影,密度不均匀,病灶液化坏死时可出现空洞;偶见肺气囊,为炎症引起的活瓣导致空洞内压力增高所致;因病灶以细支气管为中心多沿支气管分布,病灶可融合成片状或大片状,边界模糊不清。病灶多见于两肺下野的内中带(图 5-7)。病灶周围可见阻塞性肺不张和代偿性肺气肿的表现。支气管肺炎经抗感染治疗后 1~2 周可完全吸收痊愈。久不痊愈病灶因炎症纤维条索的收缩牵拉可引起支气管扩张,融合成片的炎症长期不吸收可演变为机化性肺炎。

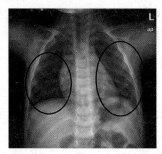

图 5-7　小叶性肺炎的 X 线表现

胸部正位片示两肺内中带多发小斑点状影,边界模糊(黑圈)

2.CT 表现

早期可无异常表现或仅表现为支气管血管束增粗,病灶边界模糊不清较少见。

进展期 CT 上表现腺泡样密度增高影,病灶融合依次形成斑片状及大片状密度增高影,边界不清,密度不均匀,沿支气管多段、多叶分布,但肺叶及肺段支气管通畅。片状影周围常伴阻塞性肺不张、代偿性肺气肿表现。CT 上易于发现小空洞。肺门及纵隔内多无肿大淋巴结影(图 5-8)。

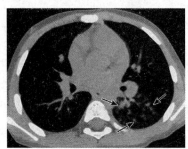

图 5-8　小叶性肺炎的 CT 表现

CT 肺窗示左肺下叶散在斑点、腺泡样密度增高影,沿支气管分布(黑箭)

(三)诊断要点

(1)多见于婴幼儿及年老体弱者。常见症状为发热、咳嗽、黏液脓性痰。

(2)好发于两肺下野的内中带,病灶呈沿支气管分布的多发散在小斑片状密度增高影,病灶周围常可见阻塞性肺不张、代偿性肺气肿。

(3)可有空洞或肺气囊,肺门及纵隔多无淋巴结肿大。

(四)影像报告书写的注意事项

(1)注意患者的年龄、症状和体征及病变的分布位置,尤其仔细观察婴幼儿心影后的病灶。

(2)注意临床影像检查的前后对比,抗感染治疗后病变的变化对性质和疗效的判断都很重要。

(3)注意观察肺门及纵隔有无淋巴结肿大,注意支气管有无阻塞,有助于结核和肿瘤的鉴别。

(五)鉴别诊断

结合好发年龄,以及典型的影像学表现,即两肺下野的内中带沿支气管分布多发散在小斑片状密度增高影,周围常合并阻塞性肺不张和代偿性肺气肿,诊断支气管肺炎不难。但仅根据影像学表现,在细菌、真菌和病毒引起支气管肺炎之间难以鉴别,需结合实验室病原学检查。有时也很难与继发型肺结核或病毒性肺炎鉴别。

1.继发型肺结核

大多见于成人,小儿少见。结核好发于上叶尖后段和下叶背段,以尖后段最多见,病灶可单发或多发,局限于一侧或两侧肺尖和锁骨下区,表现为斑片状或云絮状密度增高影,边缘模糊,常合并空洞,病灶内可有钙化,肺门及纵隔淋巴结多有肿大。

2.病毒性肺炎

多表现为磨玻璃密度影及肺实变影,结合临床及实验室检查可基本进行鉴别。

(六)诊断价值

1.胸部 X 线片检查

胸部 X 线片是首选检查。快速简便,辐射小,适合支气管肺炎患者的急诊检查及复查。

2.CT 检查

可清晰显示病灶范围、分布、密度及支气管等周围结构的变化,还可以三维重建全方位显示病灶,更容易发现病变中的小病灶。但常规 CT 扫描辐射剂量较胸部 X 线片大。

3.MR 检查

由于 MR 检查对患者要求较高,且 MR 检查对支气管肺炎的诊断价值不大,一般临床中很少做 MR 检查来帮助临床判断支气管肺炎。

(七)注意事项

(1)好发于婴幼儿及年老体弱者,对于长期发热且抗感染治疗不佳者需要与结核鉴别。

(2)由于抗生素的广泛应用及治疗及时,治疗后应及时复查,观察疗效,结合实验室病原学检查,及时更新治疗方案,因为细菌、真菌及病毒等均可引起支气管肺炎,且在影像中难以鉴别。

三、肺脓肿

肺脓肿是由多种病原菌引起的肺部组织化脓性、坏死性感染。其发病过程:感染性炎症-坏死、液化-由肉芽组织包裹形成脓肿。肺脓肿按照病程及病变演变过程分为急性肺脓肿和慢性肺脓肿。

(一)病理与临床

1.病理改变

细菌或细菌的分泌物进入终末细支气管或呼吸性支气管后在其内生长和繁殖,引起炎症和坏死,坏死物质液化并穿破细支气管进入肺实质,继而引起肺组织迅速化脓、坏死,在坏死组织周围出现肉芽和纤维组织增生包裹形成脓肿。液化的脓液积聚在脓腔内引起张力增高,破溃到支气管则坏死液化物可排出,有空气进入其内而形成空洞,可出现气液平面。当肺脓肿靠近胸膜时,可因肺部炎症的刺激导致胸膜受累、胸膜增厚或胸腔积液,或脓肿破裂而形成脓胸。若在急性期进行及时有效的抗感染治疗,脓液顺利排出,则可以痊愈或留下少量纤维条索组织。若急性期治疗不及时或治疗效果欠佳,脓腔内脓液不及时排出,洞壁纤维化性增厚,肺脓肿迁移不愈大于 6 周则可形成慢性肺脓肿。肺脓肿按感染途径分为三种类型。①吸入性肺脓肿:病灶右侧多于左侧,好发于上叶后段、下叶背段或基底段,是病原体经呼吸道吸入致病。②血源性肺脓肿:多为两肺外周部的多发性病变,是因皮肤外伤感染、中耳炎或骨髓炎等所致的脓毒症,菌栓经血行播散到肺形成的肺脓肿,还可伴有其他部位的脓肿(如肝或肾)。③继发性肺脓肿:继发于肺内原有病灶或邻近原发病灶处,是支气管扩张、肺结核空洞、支气管囊肿、支气管肺癌等继发感染导致的,或继发于肺部邻近器官化脓病变,如膈下脓肿、肾周围脓肿、脊柱脓肿、右肝顶部脓肿等。

2.临床表现

急性肺脓肿起病急,可出现高热、咳嗽、胸痛、咳脓臭痰,偶有咯血;血白细胞计数显著增加,以中性粒细胞为主。慢性肺脓肿在临床常有慢性咳嗽、咳脓痰、不规则发热、反复咯血、消瘦、贫血等慢性毒性症状;血白细胞总数可轻度升高或无明显变化。

(二)影像学表现

1.急性肺脓肿

(1)X线表现:急性化脓性炎症阶段,X线上可见较大片状高密度影、云团状高密度影或多发球形影,其中以较大片状影多见,边界模糊,密度不均;病灶中可有空洞,空洞内壁光滑或凹凸不平,空洞中脓液和气体同时存在时可见液气平面(图5-9);还可见肺气囊,为血源性肺脓肿时菌栓形成所致。进行及时有效的治疗,脓肿的内容物、液平面、体积及周围感染病灶可逐渐减少甚至消失,痊愈后可不留痕迹,或留有少量的纤维条索影。近胸膜处的急性肺脓肿可伴有胸膜增厚或少量胸腔积液,也可因脓肿破入胸腔而引起局限性脓胸或脓气胸。

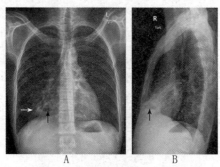

图 5-9 急性肺脓肿的 X 线表现

A.胸部正位片示右肺下野内中带大片状高密度影,病灶边界不清,密度不均(白箭),内可见气-液平面(黑箭);B.胸部侧位片示病变位于右肺中叶,内亦见气-液平面(黑箭)

(2)CT表现:胸部CT肺窗上急性肺脓肿病灶多表现为较大片状高密度影,多累及一个肺段或两个肺段的相邻部分,还可表现为云团状高密度影或多发球形高密度影,球形影周围可见小片状磨玻璃阴影和血管影。邻近叶间胸膜处的球形影边缘可锐利,病灶密度不均匀,亦可见空洞或内有液气平面。空洞周围可见实变影及空气支气管征。

纵隔窗上病灶边缘或胸膜侧密度较高,内部或肺门侧密度较淡。病灶坏死液化呈低密度,有空洞的可见气-液平面或液-液平面,新形成的空洞内壁多不规则。增强后片状实变影内可见不规则环形强化影,内部轻度或无强化。肺门及纵隔内可有肿大淋巴结(图5-10)。

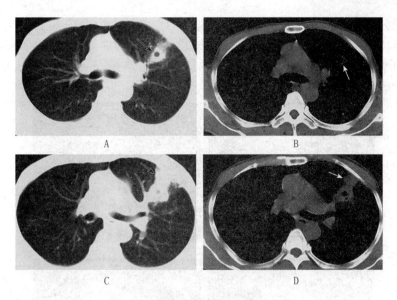

图 5-10　急性肺脓肿的 CT 表现(一)

A.CT 肺窗示左肺上叶前段小空洞(黑箭);B.CT 纵隔窗见该小空洞洞壁光滑、壁厚
(白箭);C、D.CT 肺窗(黑箭)及纵隔窗(白箭)示小空洞周围斑片状实变影

2.慢性肺脓肿

(1)X 线表现:如急性肺脓肿未及时被控制,使肺部的炎症和坏死空洞迁延发展到慢性阶段,即形成慢性肺脓肿。胸部 X 线片上慢性肺脓肿一般表现为厚壁空洞,呈圆形或椭圆形,多数为单发大空洞,洞壁光滑,也可为多房空洞,边缘多清楚,也可见慢性炎症引起的纤维条索、条片影,空洞内脓液不能排出可表现为团块影。好发于肺的后部,下叶多见,常并发脓胸或脓气胸(图 5-11)。

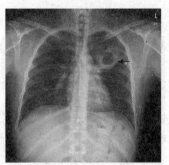

图 5-11　慢性肺脓肿的 X 线表现(二)

胸部正位示左肺上野椭圆形厚壁单发空洞,边界清楚,内上方见条索、条片影(黑箭)

(2)CT 表现:肺窗上可见圆形或类圆形或不规则团块状空洞影,多为单个,边界多清晰,周围可有纤维条索、条片影(图 5-12)。慢性炎症长期牵拉周围支气管导致支气管扩张、走行不规则或肺气肿形成。

纵隔窗上空洞壁较厚,内壁光滑或凹凸不平,密度较均匀。当脓液不能排出时,慢性肺脓肿表现为实性团块,密度不均匀,内可见更低密度坏死区(图 5-13)。邻近胸膜可有增厚,增强后脓肿壁可见明显的环状强化。

（三）诊断要点

（1）急性肺脓肿起病急，有高热、寒战、咳嗽、咳脓臭痰和胸痛等症状，血白细胞总数显著增高。慢性肺脓肿病程大于6周，常有慢性咳嗽、咳脓痰、反复咯血、不规则发热、消瘦、贫血等慢性毒性症状。

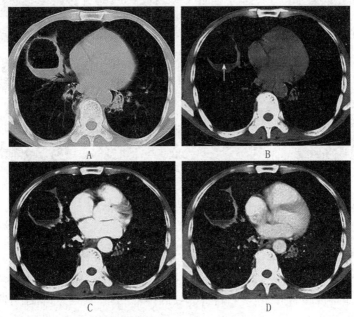

图5-12 慢性肺脓肿的CT表现（一）

A.CT肺窗示右肺中叶单发类圆形大空洞，壁略厚，厚薄不一；B.CT纵隔窗可见气-液平（白箭），壁CT值约38 Hu；C.动脉期空洞壁轻度强化，CT值约63 Hu；D.静脉期空洞壁强化，CT值约73 Hu

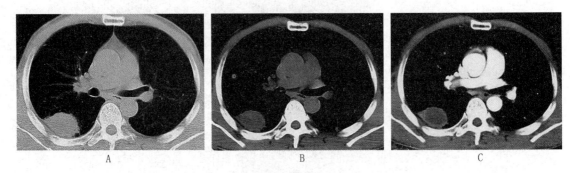

图5-13 慢性肺脓肿的CT表现（二）

A.CT肺窗示右肺下叶背段实性团块影；B.CT纵隔窗示该团块影密度不均匀，内可见更低密度影；C.CT增强后边缘环形强化，内部不强化

（2）急性肺脓肿早期表现为较大片状高密度影，密度不均，边界模糊，脓肿形成后呈大片状或团块状高密度影，内可见空洞形成，空洞内可见气-液平面。随着治疗的有效进行和病情的发展，病灶边界可由不清晰变为清晰，空洞逐渐缩小，空洞内容物逐渐排出，迁延不愈者形成慢性肺脓肿，表现为脓肿壁增厚，内壁光滑，边界较清，周围有条索影，邻近胸膜增厚，增强后脓肿壁呈环形强化。

（四）影像报告书写的注意事项

（1）注意定位准确,有助于临床判断病灶分布范围等,病灶是否有跨叶有助于与大叶性肺炎鉴别。

（2）注意病灶内密度的观察,是否有空洞形成,空洞内是否有气-液平面。

（3）发现厚壁脓肿时建议增强扫描,有助于与肺癌等其他病变的鉴别。

（4）注意观察邻近脏器组织是否有病灶。

（五）鉴别诊断

影像资料完善,结合实验室检查和典型的临床表现,可明确肺脓肿诊断。但急性肺脓肿早期需要与大叶性肺炎鉴别,形成空洞的肺脓肿,还需要与肺结核、肺癌鉴别。不典型的肺脓肿有时与肺结核、肺癌鉴别困难。

1.大叶性肺炎

大叶性肺炎也有高热、寒战,血白细胞总数增高。但咳铁锈色痰,且白细胞总数增高一般没有急性肺脓肿明显。影像学上大叶性肺炎按肺叶分布,多不跨叶分布,CT 增强时不均匀强化,没有肺脓肿的中央低密度影及边缘环形强化的脓肿壁。

2.肺结核空洞

临床上可出现急性感染症状或结核中毒症状。结核性空洞内多无气液平面,病灶内及周边可见钙化,周围多有卫星灶,肺内结核灶多发生在两上叶或下叶背段。

3.肺癌空洞

临床上主要表现为咯血、刺激性咳嗽和胸痛,无高热、寒战等感染症状。肺癌空洞壁厚薄不一,壁内缘呈结节状凹凸不平,外缘可呈分叶状,常见毛刺,增强后强化幅度低于肺脓肿,多在 $20\sim40$ Hu。

（六）诊断价值

1.胸部 X 线片检查

（1）优势:快速简便,经济实惠,辐射小。适合肺脓肿的急诊检查。

（2）局限性:不可能明确空洞壁及周围组织的细微结构。不能与大叶性肺炎、结核或肿瘤进行鉴别。

2.CT 检查

（1）优势:CT 肺窗及纵隔窗能清晰地显示病灶的密度、范围及支气管等周围组织的微细结构,增强扫描有助于明确诊断及鉴别诊断。是肺脓肿的必备检查和复查手段。

（2）局限性:常规 CT 扫描辐射剂量较胸部 X 线片大。

3.MR 检查

（1）优势:组织分辨率很高,可显示脓肿的壁及壁内坏死组织,无 X 线辐射,是肺脓肿的补充检查方式。

（2）局限性:对于肺纹理、胸膜及钙化的显示不佳。检查时间较长,检查费用相对昂贵,临床较少用。

（七）注意事项

急性肺脓肿早期应结合临床症状与实验室检查,注意病灶范围,应与大叶性肺炎鉴别。

（1）对于不是急性起病的慢性脓肿,临床症状及实验室检查不典型时,注意结合增强扫描。

（2）不典型肺脓肿建议穿刺活检,排除肺癌的可能。

(八)诊断思维

(1)典型的大叶性肺炎临床及影像学表现具有特征性,表现为肺部节段性或大叶性实变,诊断并不困难。需要注意的是,首先,该病为急症,需快速有效的检查、准确的诊断和及时有效治疗;其次,鉴于目前抗生素使用欠规范,大叶性肺炎表现多不典型,需紧密结合临床及实验室检查;第三,应注意与阻塞性肺炎或肺不张鉴别,抗感染治疗后复查是有效的鉴别手段。

(2)支气管肺炎典型的影像特征是两肺下野内中带沿支气管分布的多发散在小斑片状密度增高影,周围常合并阻塞性肺不张和代偿性肺气肿。好发于婴幼儿及年老体弱者,结合临床发热、咳嗽、黏液脓性痰的表现诊断支气管肺炎不难。因小儿多见,治疗多较及时,影像资料中以 X 线检查为主,且复查较少,完整的影像资料很难收集,导致此病的影像学相关研究较少。医学网络平台的不断完善,为影像医师提供了更多的资源。因此,我们应充分发挥计算机的特长,收集更多的资料进行总结分析:①按照致病菌分类分析病灶的好发部位、范围、形态、密度等;②结合实验室细菌菌量、菌落范围或病毒载量及各类细胞计数分析研究与支气管肺炎的相关性。为了精准医疗,准确诊断,我们应将每一个病的影像学表现做得更细,与临床和实验室结合得更紧密。

(3)急性肺脓肿有急性高热、寒战、胸痛并咳脓臭痰的典型临床症状及血白细胞总数明显增高的特点,结合影像学上大片状实变影内见低密度影或空洞,空洞内见气液平面,诊断不难。影像学上典型的慢性肺脓肿表现为厚壁空洞,洞壁光滑,增强后明显环形强化,内壁无强化或部分有强化。随着抗生素的及时应用,典型的肺脓肿越来越少见,而不典型的肺脓肿不易与其他空洞性病变鉴别,尤其是肺癌空洞。不同病菌引起的肺脓肿影像学特点不是很清楚,因此,应该更好地应用现代影像技术和方法对肺脓肿的影像学进行相关研究,包括:①与临床病理相结合分析研究不同致病菌与脓肿的大小、形态、脓肿壁厚度、光滑度、强化程度的关系;②不同致病菌量、实验室有意义的指标与脓肿严重程度的相关性分析。运用大量的数据进行量化更有说服力、更能准确地诊断。

(吕铁军)

第三节　病毒性肺炎

病毒性肺炎常通过飞沫和密切接触传染,可由上呼吸道病毒感染向下蔓延导致,也可继发于出疹性病毒感染,常伴随气管及支气管感染。据 WHO 估计,全球每年约 400 万人死于该疾病,占总体死亡人口的 7%。在社区获得性肺炎(CAP)中,病毒感染占 5%~15%。在非细菌性肺炎中,病毒性肺炎占 25%~50%。病毒性肺炎一年四季均可发病,每种病毒均有相对流行季节,但以冬春季多见,可散发、小流行或暴发流行。

病毒性肺炎的病原体多种多样,流感病毒、副流感病毒、冠状病毒、巨细胞病毒、呼吸道合胞病毒、腺病毒、鼻病毒和某些肠道病毒(如柯萨奇、埃可病毒)等均可引起病毒性肺炎。流感病毒是成年人及老年人病毒性肺炎最为常见的病原体。呼吸道合胞病毒则常是婴幼儿病毒性肺炎的最常见致病因素。近年来由于器官移植广泛开展、免疫抑制药物普遍使用以及艾滋病(AIDS)发病率逐年上升等原因,病毒性肺炎引起了越来越多的关注。新型冠状病毒引起的严重急性呼吸综合征(SARS)、禽流感病毒 H1N1、H7N9 的出现,再次引起了人们对于呼吸道病毒感染导致重症肺炎的重视。影像学检查作为一种无创性检查方法,对病毒性肺炎的诊治发挥了重要作用,尤其对于临床症状和体征无明显特异性的病毒性肺炎患者,胸部影像学检查能提供重要诊断信息。另外,影像学还可观察肺内病灶形态、大小和累及范围,了解疾病的治疗转归和病情变化,为合理治疗提供客观理论依据。

一、病理与临床

(一)病理改变

1.普通流感病毒性肺炎

主要表现为呼吸道纤毛上皮细胞呈簇状脱落、上皮细胞的化生、固有层黏膜细胞的充血、水肿伴单核细胞浸润等。同时镜下可见肺泡毛细血管充血,肺泡间隔扩大,间质水肿以及白细胞浸润(主要是中性粒细胞及一些嗜酸性粒细胞),这些细胞也可在肺泡腔内存在。典型的病理变化是肺透明膜的形成。肺泡管和肺泡间隔毛细血管以及肺部小血管内部形成纤维蛋白血栓,从而导致肺泡间隔坏死。后期改变还包括弥漫性肺泡损害、淋巴性肺泡炎、化生性的上皮细胞再生,甚至是组织广泛的纤维化。致命性流感病毒性肺炎除上述表现外,还有出血、严重气管支气管炎症和肺炎,支气管和细支气管细胞广泛坏死。腺病毒、巨细胞病毒、呼吸道合胞病毒等在肺泡细胞和巨噬细胞胞浆内可见具有特征性的病毒包涵体。

2.甲型 H1N1 流感肺炎

典型病理表现为弥漫性肺泡损伤和坏死性支气管炎,前者表现为肺泡出血、水肿、纤维蛋白渗出物填充,肺泡壁透明膜形成,肺泡间隔增生,Ⅱ型肺泡上皮增生,小血管栓塞;后者表现为支气管黏膜溃疡和脱落。病情发展,可伴有胸膜炎、肺间质淋巴细胞浸润、肺间质水肿和纤维化。若支气管反复感染和阻塞,可出现支气管扩张和慢性肺间质纤维化。

3.人感染 H7N9 禽流感病毒性肺炎

主要累及肺部,病变区域肺泡壁透明膜形成,肺泡出血、水肿、炎症细胞和纤维蛋白充填,肺泡间隔增生,肺间质水肿及纤维化。

4.SARS

SARS 以各期弥漫性肺泡损伤为基本特征。SARS 肺部病变早期,由于弥漫性肺泡上皮细胞损伤,导致肺毛细血管床的浆液纤维素性渗出反应,表现为间质性肺水肿、微血栓和肺透明膜形成。随着病情的进一步发展,致使肺泡Ⅱ型上皮细胞修复性增生、脱落。被破坏的肺毛细血管床以及肺泡内的纤维素性渗出物,通过增生的成纤维细胞而机化。此外,肺泡巨噬细胞分泌促纤维化因子也导致了纤维化过程,直至广泛的肺实变,导致患者出现严重的通换气功能障碍,出现呼吸衰竭。

(二)临床表现

1.普通流感病毒性肺炎

起病缓慢,病情严重程度与病毒种类、机体免疫等有关。初期多有咽干、咽痛、打喷嚏、流涕、发热、头痛、食欲缺乏,以及全身酸痛等上呼吸道感染症状,有时热度可在 40 ℃ 以上,热型多不规则,平均热程 8 d,多数病例有精神萎靡或烦躁不安,病变累及肺实质可有阵发性干咳、胸痛、气短等症状。主要体征是呼吸增快、肺部湿啰音、喘鸣音等。免疫缺陷的患者,临床症状常比较严重,有持续性高热、心悸、气急、发绀、极度衰竭,可伴休克、心力衰竭和低氧血症。严重者会出现呼吸窘迫综合征。流感病例外周血常规检查一般白细胞总数不高或偏低,淋巴细胞相对升高,重症患者多有白细胞总数及淋巴细胞下降。

2.甲型 H1N1 流感肺炎

甲型 H1N1 流感为急性呼吸道传染病,其病原体是一种新型的甲型 H1N1 流感病毒,在人群中传播。与以往或目前的季节性流感病毒不同,该病毒毒株包含有猪流感、禽流感和人流感三种流感病毒的基因片段。主要表现为流感样症状,包括发热、流涕、咽痛、咳嗽、头痛和(或)腹泻等。少数病例病情进展迅速,可出现呼吸衰竭、多脏器功能不全或衰竭,严重者甚至死亡。实验室检查一般表现为外周血白细胞总数正常或偏低,淋巴细胞比例增高。新型甲型 H1N1 流感的特点之一为中性粒细胞比例高于正常值上限,占 63%。甲型 H1N1 流感病毒可抑制机体细胞免疫功能,表现为患者细胞免疫功能下降,表现为 CD4＋T 淋巴细胞绝对计数低于正常下限水平。

3.人感染 H7N9 禽流感病毒性肺炎

H7N9 型禽流感是一种新型禽流感,人感染 H7N9 禽流感是由 H7N9 亚型禽流感病毒引起的急性呼吸道传染病,以老年男性城市居民为主,重症病例较多,该病毒可引起急性呼吸道感染,临床主要表现为发热(38 ℃～42 ℃,多在 39 ℃以上)、咳嗽、少痰、呼吸急促,伴有头痛、肌肉酸痛、乏力等。潜伏期一般为 7 d 以内。病情短期内进展迅速,多在 5～7 d 发展为重症肺炎和 ARDS,导致多器官功能衰竭,甚至死亡。淋巴细胞计数降低,中性粒细胞计数升高而白细胞总数一般正常或略降低,C 反应蛋白计数增高。由于 H7N9 病情进展快,应尽早使用神经氨酸酶抑制剂抗病毒治疗,同时视病情不同给予抗细菌及营养支持治疗。

4.SARS

严重急性呼吸综合征是由新型冠状病毒引起的急性呼吸道传染病,具有潜在的致死性。起病急,潜伏期 2～10 d,以发热为首发症状,体温大多＞38 ℃,热型可为稽留热或弛张热,一般持续时间为 9～12 d;可伴有头痛、肌肉酸痛、畏寒、乏力、腹泻;咳嗽多为干咳,多出现在病程的第 4～6 天,以第二周最为明显,可伴有少量白黏痰,剧烈咳嗽者可伴有血丝痰;可有胸痛,严重者出现气促、呼吸困难甚至出现急性呼吸窘迫综合征(ARDS)。肺部体征不明显,部分患者可闻及少许湿啰音,或有呼吸音减低等肺实变体征。

二、影像学表现

(一)普通流感病毒性肺炎

1.X 线表现

病毒性肺炎胸部 X 线最常见表现为间质性肺炎。合并细菌性感染时可表现为大叶性实变和胸腔积液。两肺纹理增粗、模糊,可见斑片状或弥漫性磨玻璃样密度增高影,伴有或不伴有实变以及透亮度更低的互相交错的网格状影,以肺门附近及两下肺野为著。病毒性胸膜炎可伴有或不伴有肺实质浸润,病变呈单侧或双侧,一般胸腔积液较少,病程有自限性。

2.CT 表现

早期表现为肺内局灶性实变,呈局灶性斑片状影或散在磨玻璃密度影。部分病例病变进展为重症肺炎,表现为单侧或双侧弥漫性分布、大片状实变影或磨玻璃密度影,其内可见支气管充气征。其 CT 表现具有以下特点。

(1)病情进展期:首次 CT 表现为肺叶、段大片实变,其内可见支气管充气征,伴有少量散在境界不清的斑片状磨玻璃密度影及胸腔积液,反映了肺泡弥漫性损伤。随后,病变范围增大、互相融合,呈多段、叶病变,病变密度增加,积液增多。

（2）病情稳定期：表现为肺实质与间质性改变并存。病变范围缩小，密度减低。CT 示肺外周胸膜下病灶吸收较好，肺门周围病灶多沿支气管血管束呈条索、网格状影以及小斑片状实变，也可见磨玻璃密度影。HRCT 可见小叶间隔增厚及胸膜下线。肺门周围部分病灶内可见因小气道阻塞、支气管活瓣作用所致的囊状扩张过度充气区域，合并磨玻璃密度影时则出现马赛克肺灌注表现，以及小叶中心性结节或树芽征。复查胸部 CT 时，若过度充气区域消失，肺密度均匀，则反映小气道通气功能得以改善。

（3）病变恢复期：主要以肺间质炎及纤维化为主，表现为局限性索条、网格、点条状影、小叶间隔增厚以及胸膜下线等，并可见支气管牵拉扭曲、血管聚集以及肺叶膨胀不全，而肺实质病灶大部分已吸收。CT 图像上这些病变的吸收时间明显延长，与临床症状的先行改善并不完全同步。

（二）甲型 H1N1 流感性肺炎

1.X 线表现

轻症病例大多数 X 线片无异常发现。合并较明显肺部炎症者 X 线片上表现为肺纹理增粗、模糊，可见散在多发小斑片状阴影。常可见肺过度充气，肺野透亮度增高。重症患者两肺透亮度明显减低。危重症患者肺内病灶进展迅速，影像学上甚至 1 d 内病灶就有很大变化（图 5-14），同时发生进行性呼吸困难和低氧血症，进展到呼吸衰竭，需要气管插管、机械通气等。

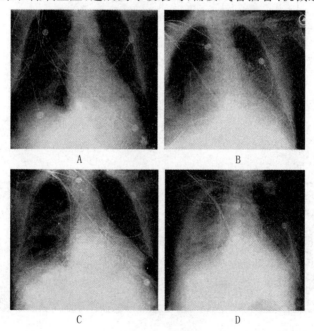

图 5-14　危重症 H1N1 肺炎的 X 线表现

A.胸部 X 线片示两肺广泛磨玻璃影和片状实变影，右侧少量气胸；
B.1 d 后两肺病变明显进展，右侧气胸明显加重；C.B 图摄片 1 h 后，
气胸明显减少，右肺大部分复张；D.2 d 后肺部实变加重，患者死亡

2.CT 表现

初期多在发病 3 d 以内。在 HRCT 上可见肺小叶中心性结节、小叶实变、树芽征（图 5-15）、小叶间隔增厚、线样征、小斑片状的磨玻璃影（图 5-16）以及铺路石征等。胸膜可有增厚，无明显胸腔积液。

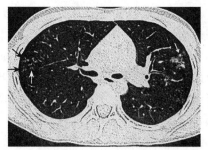

图 5-15　甲型 H1N1 流感肺炎的 CT 表现(一)

发病第 3 d,CT 示左肺上叶小叶中心结节,可见"树芽征"(黑箭)

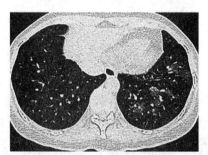

图 5-16　甲型 H1N1 流感肺炎的 CT 表现(二)

发病第 3 d,CT 示左肺下叶多个小叶磨玻璃影融合成斑片状

进展期 HRCT 上可见小叶中央实变的结节影和比较明显的多发的磨玻璃影,可伴有局部实变影;病变继续进展,磨玻璃样病灶迅速互相融合、扩大,密度较前增高,原来的磨玻璃影被高密度实变影替代,实变病灶内有时可见支气管充气征(图 5-17),也可见支气管内条状相对高密度的分泌物,部分病例可有少量胸腔积液。危重症患者影像学表现为两肺多发大片状实变影及支气管血管束周围广泛分布的磨玻璃密度影。

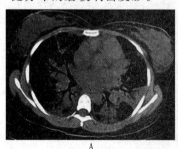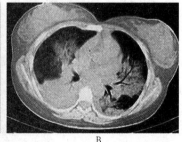

A　　　　　　　　　　　　　B

图 5-17　甲型 H1N1 流感肺炎的 CT 表现(三)

A、B.发病第 6 d,CT 纵隔窗及肺窗示两肺大片状实变影,其内见支气管充气征

吸收期肺内病灶由大变小,病变范围明显减少,由弥漫性磨玻璃影或多发片状实变转变为较局限病变。绝大部分患者病灶吸收,部分病灶吸收不良,表现为小叶内和小叶间隔明显增厚,呈增粗的网格状阴影或纤维化病灶。

(三)人感染 H7N9 禽流感病毒性肺炎

1.X 线表现

感染早期可正常,也可表现为肺纹理增粗、模糊,或散在小片状影。进展期表现为两肺透亮度不同程度减低,肺纹理模糊不清,病变表现为大片状实变致密影,边缘模糊不清,密度不均匀(图 5-18),在实变区可见透亮的空气支气管征(图 5-19)。病变短期内进展迅速,床旁胸部 X 线片可检测病情发展,有助于临床治疗的疗效评价。

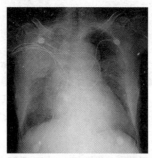

图 5-18 人感染 H7N9 禽流感肺炎的 X 线表现(一)
女性,79 岁,X 线示两肺弥漫性实变影,肺透亮度明显减低

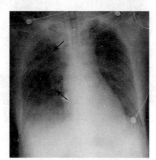

图 5-19 人感染 H7N9 禽流感肺炎的 X 线表现(二)
男性,56 岁,X 线示右肺大片致密影的背景中可见透亮支气管影(黑箭)

2.CT 表现

该病常急性发病,进展迅速,感染在短时间内扩散至全肺。其表现常分以下几期。①早期:多在发病 3 d 以内。以肺实质改变为主,表现为散在小斑片状磨玻璃影或实变影,病变比较局限,右肺常受累,尤其是右肺上叶及中叶。由于多数患者确诊较晚,早期 CT 检查不多。②进展期:病灶常迅速扩大,呈广泛分布,病灶多发,但是无典型肺内分布的趋势和特定的肺叶或肺段。多表现为两肺多发磨玻璃密度影和肺实变,疾病不同期的两种病变比例不同,在病灶之间仍可见正常通气的肺组织,形成"地图征"(图 5-20),磨玻璃密度及肺实变区域内可见空气支气管征(图 5-21)。胸膜病变较常见,且可合并有胸腔积液、心包积液和纵隔淋巴结肿大。③吸收期:病变范围变小,密度减低,伴有小叶间隔增厚时,可见"铺路石征"(图 5-22)。伴有小叶中心性结节、树芽征及胸膜下线状影(图 5-23)等,部分病例可见网状改变。④疾病迁延期:以肺间质改变为主,主要表现为肺小叶间隔增厚,可呈网格影等改变,最终间质性炎症缓慢吸收好转。部分病例可迅速进展,病变由局限转变为广泛(图 5-24)。

(四)SARS

1.X 线表现

肺部可见不同程度的片状、斑片状浸润性阴影或呈网状改变,部分患者疾病进展迅速,呈大片状阴影;常为多叶或双侧改变,阴影吸收消散较慢;肺部阴影与症状体征可不一致。若影像学检查结果阴性,2 d 后应予复查。部分患者在疾病进展或吸收过程中,可见某一部位病变吸收或变小,而其他部位出现新病变或其他部位病变增大(图 5-25)。

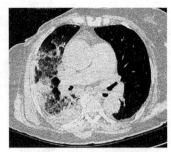

图 5-20　人感染 H7N9 禽流感肺炎的 CT 表现(一)

女性,75 岁,CT 示右肺弥漫性实变,磨玻璃密
度影与正常肺组织混杂,可见"地图征"

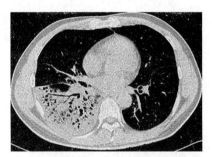

图 5-21　人感染 H7N9 禽流感肺炎的 CT 表现(二)

男性,47 岁,CT 示右肺下叶大片实变内见空气支气管征

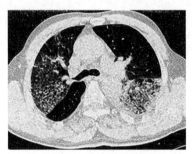

图 5-22　人感染 H7N9 禽流感肺炎的 CT 表现(三)

男性,67 岁,CT 示左肺上叶磨玻璃密度影叠加小叶间隔增厚,形成"铺路石征"

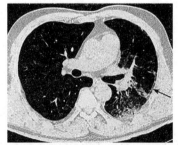

图 5-23　人感染 H7N9 禽流感肺炎的 CT 表现(四)

男性,65 岁,CT 示随病变吸收左肺下叶出现胸膜下线(黑箭)

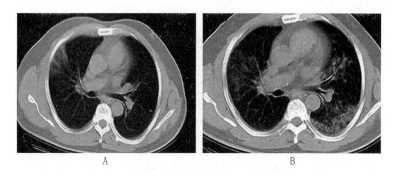

图 5-24 人感染 H7N9 禽流感肺炎的 CT 表现(五)

A.CT 示病灶感染开始于右肺中叶及下叶;B.4 d 后进展,病灶迅速发展为两肺内弥漫性分布

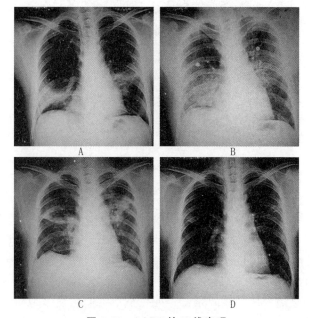

图 5-25 SARS 的 X 线表现

A.发病 24 h 后,CT 显示两肺中下野大片状密度增高实变影;B.发病
72 h 后,病变进展为两肺弥漫性病变,并出现"白肺";C.发病 28 d
后,两肺下野病灶明显吸收,两中上肺野见片状密度增高影;D.发病
58 d 后,两中上肺野见纤维条状及点状密度增高影

2.CT 表现

异常胸部影像学表现是 SARS 的一大特点,在症状出现后 1～2 d 甚至早于呼吸系统症状影像学检查即可发现肺部异常阴影。影像学表现有如下特点。

(1)病变早期,可表现为单发片状磨玻璃密度影(图 5-26),也可为大片状磨玻璃密度影(图 5-27),其内可见肺纹理穿行和空气支气管征。这是由于支气管壁和肺泡壁形成透明膜,严重影响气体交换。肺泡实变影较少见,若出现实变表示肺泡腔完全被炎症渗出所充实。病灶多位于肺野外带或胸膜下。此种分布方式目前认为是由于 SARS 通过近距离飞沫传播,病毒颗粒细,可沉积于末梢支气管及肺泡内。

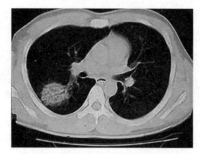

图 5-26　SARS 的 CT 表现(一)

CT 示右肺下叶背段圆形实变阴影,边缘不光整

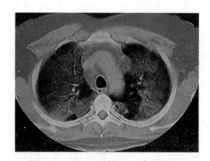

图 5-27　SARS 的 CT 表现(二)

CT 示两肺上叶大片状实变阴影,病变内可见空气支气管征

(2)病情进展期,一般出现在入院 10～14 d,影像学表现上病变范围均较前有所增大,可超过一个肺段范围,主要表现为磨玻璃密度为主并有肺实变影,磨玻璃密度影和肺实变影可在相同或不同的 CT 层面上出现,肺实变影也可发生在磨玻璃密度影内。也可表现为单纯磨玻璃密度影或以肺实变影为主的影像。病情进一步恶化可表现为病变部位增多,可由一侧肺发展到双侧、由少数肺野发展为多个肺野,最后融合成两肺弥漫性分布。少数 SARS 患者发展为急性肺损伤,ARDS 甚至多脏器功能衰竭(MODS)而死亡。死亡病例 CT 表现多为:弥漫或大片状磨玻璃密度或肺实变;CT 随访病变进展迅速;继发细菌、真菌感染。

(3)病变恢复期,多发生在入院 14 d 后,肺内病变由弥漫或多发转变为局限性病变,病灶由大变小。少数患者可出现明显的肺间质增生,CT 表现为条索状、网状或蜂窝状影,出现胸膜下弧线影及小叶间隔增厚,并可见局限性或一侧肺野透亮度增加,患侧胸廓变小。

三、诊断要点

(1)病毒性肺炎诊断需结合其临床症状、流行病史及影像学改变,并排除由其他病原体引起的肺炎。流感类病毒性肺炎大多数有典型的流感症状与体征,普通流感、SARS、H1N1 和 H7N9 等均有好发季节,可有明确的流行病史,结合血白细胞总数不高或降低,淋巴细胞计数降低,CT 显示磨玻璃密度影或伴实变,高度提示病毒性肺炎。具体病毒类型的确切诊断则有赖于病原学检查,包括病毒分离、血清学检查及病毒抗原检测。呼吸道分泌物中细胞核内见病毒包涵体可提示病毒感染。

(2)普通流感病毒性肺炎 X 线主要表现:肺间质为主的肺炎,HRCT 则表现为多发斑片状实变、小叶中心性结节或磨玻璃密度影。

（3）甲型 H1N1 流感肺炎轻症患者 CT 上表现为多个或单个片状磨玻璃密度影和（或）实变影，部分呈网格状表现，病灶多位于外周肺及下肺，常伴肺间质性改变；重症患者以青年和高危人群多见，肺内见多发大小不等的磨玻璃密度影和实变影，相互融合成大片，或两者并存。与普通病毒性肺炎相比较，甲型 H1N1 流感肺炎范围更广泛，进展快，但早期肺间质性改变较少见。

（4）人感染 H7N9 禽流感肺炎进展快，随着病情进展，病灶广泛分布且多发，多表现为多肺叶弥漫分布的磨玻璃密度影和实变影混杂，"地图征"及"铺路石征"常见，范围较广，但胸腔积液的出现与疾病严重程度无明显相关性。

（5）SARS 患者胸部 CT 表现为磨玻璃密度和肺实变，约 50％累及两侧肺，以中、下肺野受累常见，且病变多位于肺野外带。HRCT 上可见小叶间隔增厚，伴有细支气管扩张和少量胸腔积液。

四、鉴别诊断

结合患者的流行病学史、临床表现及实验室检查，可得出临床诊断。确诊有赖于病原学及血清学检测结果，最可靠的方法是从呼吸道分泌物中分离出病原体。临床上应注意与其他病毒性肺炎、细菌性肺炎、支原体肺炎等疾病进行鉴别诊断。

（一）腺病毒性肺炎

腺病毒性肺炎多见于儿童、婴幼儿和免疫力低下者，好发于冬春季，肺间质改变为主。病变初期肺纹理增多、紊乱、模糊。病变进展时，两肺见小片状、点状及粟粒状结节影。严重病例可见斑片状或大片状磨玻璃密度影，也可进展为肺实变，病变单发或多发或两肺弥漫分布。

（二）细菌性肺炎

细菌性肺炎表现为肺叶或段的实变影，病变较局限，一般多为一段或一叶病变，很少发生两肺或一侧肺弥漫性病变。病变进展速度较危重甲型 H1N1 流感肺炎慢。细菌性肺炎用抗生素治疗有效。

（三）支原体肺炎

支原体肺炎多见于青年和儿童。起病缓慢，病变以肺间质改变为主。早期表现为肺纹理增多、模糊及网状改变，进展时呈局限或广泛的片状磨玻璃影、自肺门向肺野外围伸展的大片扇形阴影。CT 可以显示早期小叶中心性磨玻璃影或实变、肺间质炎症、网状阴影及小叶间隔增厚影。且患者的临床症状与 CT 改变不匹配，临床症状明显好转或消失，但是肺部阴影吸收不明显。

五、影像报告书写的注意事项

（1）流感病毒性肺炎的影像表现多种多样，缺乏特异性，但是各型流感病毒性肺炎的影像学表现亦稍有差别，书写报告时对病变的分布、基本影像学特征需描述准确，便于了解病变累及的程度、范围。并且注意结合发病前后影像学变化来评估病变动态变化过程，预测病情的转归。

（2）要紧密结合临床，症状、体征以及实验室检查，增强影像科医师对各种病毒性肺炎的诊断信心。

六、诊断价值

病毒性肺炎目前的主要影像学检查方式为胸部 X 线片及 CT 检查。X 线及 CT 各有优势。推荐采用低剂量胸部 CT 检查，尤其是 HRCT 检查，既可充分准确显示病灶的特征性影像学表现,评估累及范围,亦可用于病毒性肺炎的复查随访。MR 检查因检查时间长,对肺部含气组织成像差,并不常规用于病毒性肺炎的日常影像学检查。

(一)胸部 X 线片检查

1.优势

快速简便,可评估肺内病变的范围和严重程度。对重症病毒性肺炎患者,床旁 X 线片可减少患者移动,及时评估病情变化,且辐射剂量小。

2.局限性

组织分辨率不够,可遗漏早期小病灶。

(二)CT 检查

1.优势

可清晰显示病变范围、密度及支气管等周围结构的变化,HRCT 更有助于分析观察病毒性肺炎的发生、发展和转归情况。建议有条件的单位,多采用低剂量 CT 检查。对于传染性比较强的病毒性肺炎,建议采用移动 CT 或者负压病房专用 CT,能有效判断病变的程度和演变情况,有助于临床治疗。

2.局限性

常规 CT 扫描辐射剂量较胸部 X 线片大。

七、注意事项

(1)影像检查方法上,病毒性肺炎应首选低剂量胸部 CT 检查,可同时兼顾显示病灶特征、累及范围及降低患者辐射的要求。

(2)病毒性肺炎的影像学特点以斑片状磨玻璃密度影和(或)实变影为主。重症病毒性肺炎可出现融合性大片状实变。影像学表现与轻症(细菌性肺炎、真菌性肺炎)部分重叠,影像诊断时,需密切结合患者症状、实验室检查及病原学证据。

(3)重症病毒性肺炎患者以 3～6 d 一次检查为宜,危重患者病情进展迅速,应根据病情需要及时行影像学检查。病情允许时,应尽可能行胸部 CT 检查以便详细了解两肺累及程度。

八、诊断思维

胸部影像学检查的重要价值在于发现病变,显示病变大小、累及范围以及观察病变动态变化过程。病毒性肺炎的疗效好坏在于能否早期发现与早期治疗。病毒性肺炎的早期胸部 CT 特点,结合流行病学史、临床表现、实验室检查特点以及病原体检测能大大提高我们对此类疾病的诊断准确率。对于有基础疾病的高危感染患者,疾病快速进展时,应考虑重症病毒性肺炎的可能。目前流感病毒性肺炎成像主要为胸部 X 线片和 CT,虽然可以检测肺部结构变化,但在描述疾病早期阶段特征、区分炎症与感染或跟踪免疫应答方面受到很大限制。肺炎病灶的量化评估,可以比较准确地判断病变严重程度和病情变化,指导临床治疗。有学者进行了人感染 H7N9 禽流感肺炎以及甲型 H1N1 流感肺炎 CT 表现半定量评分与病毒载量及 CD4＋T 淋巴细胞的相关性研究,研究表明,甲型 H1N1 流感肺炎的胸部 CT 表现半定量评分与病毒载量无明显相关性,而胸部 CT 表现半定量评分与 H7N9 病毒载量、CD4＋T 淋巴细胞三者之间的动态变化存在一定相关性。了解其相关性,动态监测三者的变化,对人感染 H7N9 禽流感性肺炎的病情判断、指导治疗、预后评估有重要意义。多模态影像学比如 PET/SPECT/MR/生物荧光成像等技术有望在体研究呼吸道病毒感染。新兴发展的分子探针技术也可以作为检测各种病原体的新型生物标志物以及评估新的治疗方法。

（吕铁军）

第四节　肺部弥漫性疾病

一、概述

肺部弥漫性疾病是指肺间质和（或）肺实质弥漫性分布病变疾病的统称。主要原因包括感染性、肿瘤性、吸入性、血管结缔组织病、药物反应性等，另有部分疾病原因不明。基本病理表现主要有：肺泡内渗出、炎性细胞浸润，肺内或可见肿瘤、出血、黏蛋白或磷脂蛋白、脂肪组织等；肺小叶间隔、小叶内间隔、支气管血管周围间质、胸膜下间质等纤维组织弥漫性增生；伴肺气肿、肺泡壁增厚、肺泡上皮及毛细血管内皮增生、细支气管扩张及肺囊性变等。肺部弥漫性疾病早期多无明显症状和体征。中晚期不同类型病变临床表现不同，以咳嗽、咳痰、咯血、发热、呼吸困难、肺源性心脏病等常见。少数患者有职业病史、过敏病史或心力衰竭病史。部分患者痰液或支气管肺泡灌洗液中可找到相应组织细胞。

影像学检查方法主要有 X 线片和 CT，其中 HRCT 是目前诊断肺弥漫性病变的首选方法。肺部弥漫性疾病影像学表现分为以下几种：①网状影为主；②结节影为主；③高密度实变影为主；④低密度影为主。网状影为主的常见疾病主要有特发性间质纤维化、间质性肺炎、肺胶原血管性疾病、药物性肺间质纤维化及石棉肺等。结节影为主的常见疾病主要有肺癌性淋巴管炎、结节病、硅沉着病和煤工尘肺、肺韦格纳肉芽肿、肺淀粉样变及肺泡微结石症等。高密度实变影为主的常见疾病主要有外源性过敏性肺泡炎、慢性嗜酸性粒细胞性肺炎、肺泡蛋白沉积症、肺结核、肺真菌性感染、放射性肺炎、弥漫性浸润性肺腺癌，艾滋病相关机会性感染与肿瘤等。低密度影为主的常见疾病主要有肺气肿、支气管扩张症及小气道病变、肺淋巴管肌瘤病、组织细胞增生症、肺含气囊肿等。肺内分布特点主要有两肺弥漫性、单侧肺弥漫性、肺外围、中央或弥漫均匀分布。特征性征象主要有铺路石征、晕征、小泡征、支气管血管束征、支气管充气征、支气管黏液征、CT 血管造影征等。肺部弥漫性疾病影像学表现可有异病同影及同病异影，且多数缺乏特异性，需要熟悉各种疾病的常见表现，紧密结合临床加以综合分析，才能做出正确的诊断。

二、肺泡蛋白沉着症

肺泡蛋白沉着症（PAP）是指以肺泡和细支气管腔内充满 PAS 染色阳性富磷脂蛋白质物质为其特征的疾病。病因未明，可能是免疫功能障碍、接触粉尘等某些刺激物所引起的非特异反应。

（一）病理与临床

1.病理改变

主要病理改变为肺泡腔内充满大量嗜伊红、PAS 染色呈阳性蛋白样物质，是 II 型肺泡上皮细胞所产生的表面活性物质磷脂与其他蛋白质的结合物。肺泡上皮有增生和脱落,肺泡壁增厚,肺泡间隔常正常,或仅轻微浸润。

2.临床表现

男性多见,发病年龄多在 30～50 岁。起病可急可缓,常见症状为咳嗽、咳少量白色黏液痰及气促,伴有低热、乏力、胸痛。少见咯血,少数病例可咯出小块胶冻样物质。重者出现呼吸困难、发绀、心悸。婴幼儿患者症状较隐匿,以吐泻为首发症状,继发感染时,痰可呈黄色脓性,伴有生长发育落后;体征较少,可有少许散在湿啰音或胸膜摩擦音;有时可见杵状指(趾)。

(二)影像学表现

1.X 线表现

肺门周围弥漫性浸润细小斑片状阴影,从肺门向肺外带扩散,可呈蝴蝶状影;部分开始时呈结节状密度增高影;部分呈两肺下叶浸润性病变,然后发展为大叶实变。病灶之间有代偿性肺气肿或形成小低密度透亮区。类似肺泡性肺水肿,但无 KerleyB 线。

2.CT 表现

两肺弥漫分布磨玻璃样斑片或实变影,边界较清,可见支气管充气征。病变特点如下。①地图样分布:病灶边缘清楚,与正常肺组织截然分开(图 5-28)。②弥漫性、非肺叶段性分布:可多个肺叶及肺段同时存在病变,在一个叶段内正常肺区域与病变区域相交(图 5-29)。③铺路石征:斑片状或大片状肺磨玻璃密度影伴有小叶肺间隔增厚呈钻石形边缘改变,类似公园内石径(图 5-30)。极少数病例晚期有肺间质纤维化的表现。

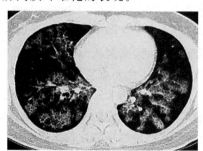

图 5-28　肺泡蛋白沉着症的 CT 表现(地图样分布)

CT 轴位肺窗示两肺多发斑片状影呈地图
状分布,与周围正常肺组织分界清楚

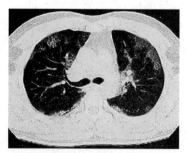

图 5-29　肺泡蛋白沉着症的 CT 表现(弥漫性、非肺叶段性分布)

CT 轴位肺窗示两肺无叶段倾向性弥漫分布的
磨玻璃密度影,与周围正常肺组织分界清楚

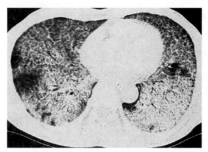

图 5-30 肺泡蛋白沉着症的 CT 表现(铺路石征)

CT 轴位肺窗示两肺弥漫分布磨玻璃密度影,

夹杂网格状小叶间隔增厚影,呈"铺路石征"

(三)诊断要点

(1)男性多见,发病年龄多在 30~50 岁。活动后气促、咳嗽,相对临床症状轻微。

(2)胸部 HRCT 显示两肺弥漫分布的磨玻璃密度影或实变影,与正常肺组织分界清晰。病灶呈"地图样"分布或弥漫性、非肺叶段性分布;磨玻璃密度影伴小叶间隔增厚,构成"铺路石征"。

(3)支气管肺泡灌洗具有诊断兼治疗作用;灌洗液具有特征性的表现,呈乳白色牛奶样混浊液体,静置后沉淀分层。

(四)影像报告书写的注意事项

(1)注意描述病变分布特点。

(2)注意描述病变特点,如磨玻璃密度影、实变及"铺路石征"。

(3)注意病变区域边界是否清晰,是否呈"地图样"分布。

(4)根据典型 HRCT 表现,做出提示性诊断,紧密结合临床,建议行支气管肺泡灌洗确诊。

(五)鉴别诊断

肺泡蛋白沉着症主要表现为两肺弥漫性磨玻璃密度影,常需与肺泡性肺水肿、外源性过敏性肺炎、弥漫性肺出血/肺泡积血等鉴别。

1.肺泡性肺水肿

肺泡性肺水肿多有心力衰竭、肾功能不全症状,病灶影像变化快,心脏多增大,可有 KerleyB 线及胸腔积液。而肺泡蛋白沉着症病变变化慢,肺内病变范围广泛,且呈地图样改变,胸腔积液少见,而临床表现轻微,可以鉴别。

2.外源性过敏性肺炎

起病急、反复发作,有过敏史、血实验室检查嗜酸性粒细胞增多。两肺弥漫分布斑片影、以双侧中肺野分布为主。

3.弥漫性肺出血

临床多有咯血/呕血病史,病变主要分布在肺门周围及中下肺,病灶边界较模糊,中心密度较高。

(六)诊断价值

1.胸部 X 线片检查

胸部 X 线片表现不具有特征性,对"铺路石征"显示能力有限。仅适用于治疗后随诊。

2.CT 检查

CT 对病变分布范围、形态特点等显示很好。HRCT 是肺泡蛋白沉着症首选影像检查方法。

检查辐射剂量较胸部 X 线片大。

3.MR 检查

MR 检查无 X 线辐射。但对肺泡蛋白沉着症病变分布、形态特点显示较差,对其诊断价值有限。

(七)注意事项

(1)流行病学:多见于青壮年男性,有原因不明的慢性肺部疾病史,对诊断可能造成一定困难。

(2)临床表现相对肺内表现轻微,无寒战、高热,咳少量白色黏液痰对诊断有参考价值。

(3)紧密结合支气管肺泡灌洗等检查对诊断有重要价值。

(八)诊断思维

典型的肺泡蛋白沉着症影像学表现具有特征性,表现为肺部"地图样"分布或弥漫性、非肺叶段性分布的磨玻璃密度影或实变影及"铺路石征",有助于诊断。需要注意的是:首先,肺部具有弥漫性磨玻璃密度及实变影的病变种类较多,存在异病同影及同病异影,且多数病例影像表现缺乏特异性,需紧密结合临床和影像表现加以综合分析,才能做出正确的诊断;其次,HRCT 是目前诊断肺泡蛋白沉着症的首选方法;最后,支气管肺泡灌洗是确诊兼治疗手段,需及时提示临床进行检查。能谱 CT 能显示病灶组织细微变化情况,对肺泡蛋白沉着症鉴别诊断的意义有待去研究探讨。

三、外源性过敏性肺泡炎

外源性过敏性肺泡炎(EAA)是因反复吸入一些具有抗原性的有机粉尘所引起的过敏性肺泡炎。尽管病因多种多样,但其病理、临床症状、体征和影像学表现等都相类似。

(一)病理与临床

1.病理改变

主要病理表现为肺泡壁和细支气管壁水肿,大量淋巴细胞浸润,浆细胞也明显增加,嗜酸性粒细胞浸润较少,大量瘤样上皮性肉芽肿和朗格汉斯巨细胞肉芽肿被胶原纤维包裹。后期肺间质纤维化,细支气管和小动脉壁增厚。

2.临床表现

多急性起病,一般在吸入过敏抗原 4 h 后发病。表现为发热、寒战、干咳、胸闷、气急及发绀。常伴有窦性心动过速,两肺可闻及细湿啰音,10%～20%患者可有哮喘样喘鸣。晚期患者出现劳力性呼吸困难,体质量减轻、呼吸衰竭或肺源性心脏病。实验室检查白细胞总数增多,中性粒细胞增多为主;脱离接触过敏物质后数天症状消失。支气管肺泡灌洗液中,淋巴细胞比例增高,IgG 和 IgM 的比例也增高。

(二)影像学表现

1.X 线表现

早期或轻症患者胸部 X 线片正常。急性期主要表现为两肺中、下肺野肺纹理增粗,可见弥漫性分布斑片影及边缘模糊的散在小结节影。脱离接触过敏物质后数周阴影吸收。晚期,肺部呈广泛肺纤维化改变,伴肺体积缩小。

2.CT 表现

急性期主要表现为两侧中、下肺弥漫对称性分布磨玻璃密度影、斑片状实变影及边缘模糊小结节影(图 5-31、图 5-32),并可见"腊肠征",即病灶密度增高区域与密度减低区域间杂分布,呈腊肠切面状。脱离接触过敏物质后数周,肺内阴影吸收好转。晚期,肺部呈弥漫性网织结节状影伴小叶间隔明显增厚及多发性小囊性低密度区,部分可呈蜂窝肺改变。

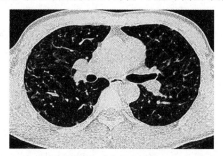

图 5-31　外源性过敏性肺泡炎的 CT 表现(一)

CT 轴位肺窗示两肺弥漫分布边缘模糊小结节及磨玻璃影

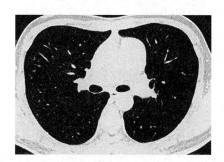

图 5-32　外源性过敏性肺泡炎的 CT 表现(二)

CT 轴位肺窗示两肺弥漫分布磨玻璃密度影,伴边缘模糊小结节

(三)诊断要点

(1)起病急骤,多在吸入过敏抗原 4 h 后发病。

(2)影像学主要表现为两肺中、下肺为主的弥漫对称性磨玻璃密度或斑片状实变影、边缘模糊的小结节影;继发纤维化可出现网织结节状影,晚期可呈蜂窝肺改变。

(3)支气管肺泡灌洗液淋巴细胞比例增高,IgG 和 IgM 的比例也增高。

(四)影像报告书写的注意事项

(1)注意描述病变在肺内的分布特点。

(2)注意描述病变的密度及形态学特点,是磨玻璃影、斑片状实变影,还是小结节影或网织结节影。

(3)要紧密结合临床变应原病史及支气管肺泡灌洗液等检查,都是重要的诊断参考信息。

(五)鉴别诊断

外源性过敏性肺泡炎主要表现为两肺弥漫性磨玻璃密度及实变影、边缘模糊小结节影,需与肺泡性肺水肿、流感病毒性肺炎、特发性肺间质纤维化等疾病鉴别。

1.肺泡性肺水肿

肺泡性肺水肿多有心力衰竭、肾功能不全症状,病灶影像变化快,肺内磨玻璃密度影分布以双侧肺门为中心,呈中央性对称性分布为主,且常见 KerleyB 线。而外源性过敏性肺泡炎起病急骤,多有吸入过敏抗原病史,肺内弥漫性磨玻璃密度为主的病灶分布以双侧中下肺为主,且可见腊肠征。

2.流感病毒性肺炎

有感染病史,临床症状重,病灶边界较模糊,病变进展和变化较快,病原学检查可明确诊断。

3.特发性肺间质纤维化

特发性肺间质纤维化以网格影和蜂窝肺为主要特征,经常伴有牵拉性支气管扩张,其中蜂窝肺是重要的诊断依据。病灶分布特征是以双下肺和胸膜下不对称性分布为主。

(六)诊断价值

1.胸部 X 线片检查

胸部 X 线片对细小病灶显示能力有限,仅适用于治疗后随诊复查。

2.CT 检查

CT 检查对其细小病灶、病变分布范围、形态特点等显示很好。HRCT 是外源性过敏性肺泡炎首选影像检查方法。

3.MR 检查

MR 检查尽管无 X 线辐射,但对外源性过敏性肺泡炎诊断意义不大。

(七)注意事项

(1)流行病学:有临床变应原病史,起病急骤,多在吸入过敏抗原 4 h 后发病,对诊断有一定帮助。

(2)在脱离接触变应原数天后临床症状消失。

(3)紧密结合支气管肺泡灌洗液等检查对诊断有重要价值。

(八)诊断思维

外源性过敏性肺泡炎影像学主要表现为双侧中下肺弥漫性对称性分布的斑片样磨玻璃密度影、实变影或边缘模糊的小结节影,典型者可见腊肠征,但影像学表现无明显特征性,诊断有一定困难,需要密切结合临床变应原病史、支气管肺泡灌洗液及实验室检查结果进行诊断。需要注意的是,HRCT 可清晰显示外源性过敏性肺泡炎的磨玻璃密度影、弥漫性结节的形态特点及分布特征、慢性期的肺纤维化改变等,是目前诊断与评价肺外源性过敏性肺泡炎的首选影像检查方法。

四、特发性肺含铁血黄素沉着症

特发性肺含铁血黄素沉着症是一种因肺泡毛细血管出血,血红蛋白分解后以含铁血黄素形式沉着在肺泡间质,最后导致肺纤维化的疾病。发病原因不清,可能与自身免疫有关。

(一)病理与临床

1.病理改变

主要病理改变为肺泡腔内可见含有红细胞或含铁血黄素的吞噬细胞,肺泡壁弹性纤维变性;肺内小动脉弹性纤维变性,含铁血黄素沉着,内膜纤维化、玻璃样变;淋巴管扩张。

2.临床表现

本病多见 1～7 岁儿童,成人约占 20% 且多在 20～30 岁,成年人男女患者性别之比约为 2∶1。急性期起病急,常伴咳嗽、咯血、胸闷、气短、呼吸加快、心悸、疲乏、低热等;呼吸音减低,可闻及哮鸣音或细湿性罗音。慢性期有咳嗽、咯血,气短、低热,贫血貌,全身倦怠乏力;少数患者可有杵状指及肝脾肿大。痰液、支气管肺泡灌洗液或肺活检组织中可找到典型的含铁血黄素巨噬细胞。

(二)影像学表现

1.X 线表现

(1)急性期:胸部 X 线可表现正常。多数表现为两肺纹理增多,两肺弥漫性分布的斑点、斑片样影,以中下肺野及肺内带分布为主;部分病灶可融合成片状或云絮状阴影;肺门、纵隔淋巴结可增大。病变在 1～2 周明显吸收。

(2)慢性期:主要表现为肺内广泛间质纤维化改变,可呈网状影,伴有肺气肿。

2.CT 表现

(1)急性期:病变表现多种多样,主要表现为双侧中下肺弥漫性分布的斑点、斑片样磨玻璃密度影及小结节或粟粒结节影。部分病灶可融合成大片状或云絮状密度增高影,边界较模糊。肺门、纵隔淋巴结可肿大(图 5-33)。

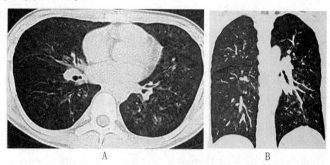

图 5-33　肺特发性肺含铁血黄素沉着症(急性期)的 CT 表现

A、B.CT 轴位及 MPR 冠状位肺窗示两肺叶弥漫分布斑点、斑片样磨玻璃密度影、小结节及粟粒结节影

(2)慢性期:表现为肺内广泛间质纤维化、小叶间隔增厚,伴有小结节状影、肺气肿及支气管扩张,可见多发小囊状影(图 5-34)。

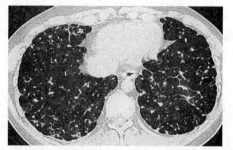

图 5-34　肺特发性肺含铁血黄素沉着症(慢性期)的 CT 表现

CT 轴位肺窗示两肺广泛间质纤维化、小叶间隔增厚,伴小结节及粟粒结节状影

(三)诊断要点

(1)多见于 1～7 岁儿童,急性起病,伴咯血。痰液、支气管肺泡灌洗液或肺活检组织中可找到典型的含铁血黄素巨噬细胞对诊断有较大价值。

(2)影像学表现特点:急性期病变表现多种多样,呈斑点、斑片样磨玻璃密度影及小结节或粟粒结节影,多位于双侧中下肺,弥漫性对称性分布;肺门、纵隔淋巴结可肿大。慢性期表现为肺内广泛间质纤维化、肺气肿及支气管扩张改变。

(四)影像报告书写的注意事项

(1)注意描述病变分布特点。

(2)注意描述病变多种多样特点。

(3)紧密结合临床检查,是重要的参考信息。

(五)鉴别诊断

表现为肺弥漫性斑点、斑片样磨玻璃密度影、小结节或粟粒结节影的病变较多,本病主要需与以下疾病进行鉴别诊断。

1.继发性肺含铁血黄素沉着症

最常见是继发于心脏病,如二尖瓣狭窄和各种原因引起的慢性心脏衰竭。由于肺淤血,患者可出现反复咯血,含铁血黄素沉积于肺内,巨噬细胞吞噬,可见含铁血黄素的巨噬细胞。结合临床心脏病史、心脏衰竭体征、肺淤血及胸腔积液,一般不难鉴别。

2.尘肺

有长期吸入粉尘职业病史。首先在两上肺野出现多个类圆形小结节影,两侧对称,以外侧更为明显,肺尖不受累及。病灶向中下肺野发展,病灶可融合。肺门淋巴结可增大,伴蛋壳样钙化。

3.肺泡微石症

多见于30～50岁男性,多数无症状,多于体检时发现。咳出微结石痰对诊断有较大价值。影像学表现为两肺弥漫分布粟粒状高密度、边界清楚、形状不规则的微结石,可呈"沙暴样"改变。

(六)诊断价值

1.胸部 X 线片检查

可初步显示特发性肺含铁血黄素沉着症病灶分布情况;但对其细小及磨玻璃密度病灶显示较差。

2.CT 检查

CT 对特发性肺含铁血黄素沉着症细小及磨玻璃密度病灶、各种病灶形态特点、小叶间隔增厚、肺门或纵隔淋巴结增大及支气管扩张等显示很好。HRCT 是该病首选的影像检查方法。

3.MR 检查

MR 检查显示肺门或纵隔淋巴结增大有一定优势;对肺内病变形态及信号特点显示较差,其诊断价值很有限。

(七)注意事项

1.流行病学

本病原因不明及发病机制不清,儿童多见。

2.临床表现

多数患者急性起病,反复咯血,无寒战、高热。痰液、支气管肺泡灌洗液或肺活检组织中可找到典型的含铁血黄素巨噬细胞对诊断有较大参考价值。

(八)诊断思维

肺特发性含铁血黄素沉着症影像学表现多种多样,主要表现为双侧中下肺弥漫性对称性分布斑点、斑片样磨玻璃密度影及小结节或粟粒结节影。影像学表现无明显特征性,表现为肺部弥漫性磨玻璃影及实变影病变种类多,存在异病同影及同病异影,诊断有一定困难,需要密切结合临床及实验室检查。需要注意的是,HRCT 可清晰显示其细小及磨玻璃密度病灶、各种病灶形态特点、小叶间隔增厚、肺门或纵隔淋巴结增大及支气管扩张等,是目前诊断与评价肺特发性肺含铁血黄素沉着症首选影像学检查方法。能谱 CT 能显示病灶组织细微变化及能谱特点,对其诊断与鉴别诊断的价值有待去研究探讨。

五、特发性肺间质纤维化

特发性肺间质纤维化(IPF)又称寻常性间质性肺炎(UIP),是一种慢性、进行性肺间质纤维化疾病,病因不清。起病隐匿、病情逐渐加重或急性加重,死亡率较高。

(一)病理与临床

1.病理改变

特发性肺间质纤维化是广泛性肺间质纤维化疾病的一种。病理改变分为三期。①早期:肺泡壁水肿和纤维素沉积,并有淋巴细胞、浆细胞和嗜酸性粒细胞的渗出。②中期:出现成纤维细胞、纤维组织增生,肺泡壁增厚,肺泡受挤而间隙缩小,肺泡上皮细胞可增生、坏死、脱落,肺泡壁间的毛细血管减少。③晚期:间质纤维组织弥漫性增生,伴肺气肿、肺泡壁增厚,肺泡上皮及毛细血管内皮增生,细支气管扩张,肺囊性变。

2.临床表现

本病好发年龄为50～70岁,男性多于女性。以进行性呼吸困难和干咳为主要症状。听诊两肺中下部可闻及吸气末爆裂音或捻发音,具有一定特征性。晚期可出现发绀和杵状指,可并发肺源性心脏病。合并呼吸道感染时,有发热、咳嗽及脓痰。

(二)影像学表现

1.X线表现

早期肺泡炎 X 线显示无异常或可见云雾状、微小点状的弥漫性阴影,类似磨玻璃密度影。中晚期可见肺部纤维条状影,呈纤细的网织状、粗大网织状或呈网织结节状。可有大小不等的囊状影,呈蜂窝肺样。病灶常为双侧、不对称性分布。肺体积缩小,膈肌上抬,叶间裂移位(图 5-35)。

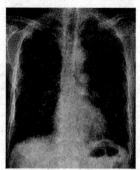

图 5-35　特发性肺间质纤维化的 X 线表现
X 线片示两肺中下野弥漫分布纤维条状、网织状及小结节状影

2.CT 表现

(1)磨玻璃密度影:见于胸膜下区域肺外周,呈肺叶、肺段分布,表现为肺密度增高,边缘模糊,病灶内可见肺血管及支气管穿行,代表活动性肺泡炎症(图 5-36)。

(2)线状影:表现为与胸膜面垂直的细线形影,长 1～2 cm,宽约 1 mm,多见于两下肺,提示胸膜下的小叶间质增厚。肺内小叶间质增厚,表现为肺内出现区域分支状线形影或多边形影(图 5-37)。

(3)胸膜下弧线状影:表现为与胸膜平行走向的弧线形阴影,位于胸膜下 0.5 cm 以内。

(4)蜂窝状影:表现为数毫米至 2 cm 大小的圆形或椭圆形含气囊腔,当中夹以增厚或融合的小叶间隔。多发的含气囊腔弥漫分布呈蜂窝状。见于病变后期,代表肺末梢气腔,包括呼吸性细支气管、肺泡管、肺泡囊和肺泡的代偿性扩张。蜂窝状影是特发性肺间质纤维化的典型 HRCT 表现。

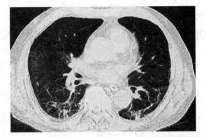

图 5-36　特发性肺间质纤维化的 CT 表现(一)

CT 轴位肺窗示两肺下叶磨玻璃密度影、长索条状阴影及胸膜下线

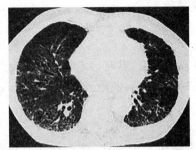

图 5-37　特发性肺间质纤维化的 CT 表现(二)

CT 轴位肺窗示两肺多发线网状阴影、大小不等蜂窝状影及支气管扩张

(5)肺内小结节影:在蜂窝状、线状影基础上可见少数小结节影,其边缘较清楚,是增厚的小叶间隔或间隔汇合处的轴位图像,或是闭塞的细支气管断面,以两中下肺周围区域多见(图 5-38)。

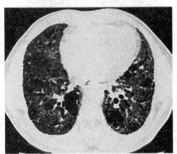

图 5-38　特发性肺间质纤维化的 CT 表现(三)

CT 轴位肺窗示两肺多发磨玻璃样影、小结节影、线状阴影、蜂窝状影和支气管扩张

(6)肺气肿:以小叶中心型肺气肿多见,表现为无明确边界的不规则低密度区;部分为全小叶肺气肿,表现为局部小叶或更大范围含气量增加区,此区血管细而疏。

(7)支气管扩张:多为肺段以下支气管扩张,表现为柱状支气管扩张,可与支气管扭曲、并拢并存,多见于病变较严重的区域。

(8)肺实变:表现为斑片状密度增高影,其内可见支气管气相,多见于并发两肺感染时。

(三)诊断要点

(1)好发年龄为 50～70 岁,男性多于女性。以进行性呼吸困难和干咳为主要症状。两肺中下部可闻及吸气末爆裂音或捻发音具有一定特征性。

(2)影像学表现:胸部X线片对于特发性肺间质纤维化的诊断有一定局限性,不应该作为其诊断依据。HRCT最主要特征是以"肺尖-底梯度分布"的较严重肺间质纤维化,如蜂窝肺表现。

(3)支气管肺泡灌洗液检查细胞总数增高,中性粒细胞比例增加是特发性肺间质纤维化较典型的改变。

(四)影像报告书写的注意事项

(1)注意描述病变分布特点。

(2)注意描述病变特点,如磨玻璃密度影、胸膜下弧线状影、纤细的网织状影、粗大网织状影、网织结节状影或蜂窝状影。

(3)临床及支气管肺泡灌洗液等检查都是重要的参考信息。

(五)鉴别诊断

特发性肺间质纤维化有多种影像表现,这些征象都不是特征性的,也可见于其他病因引起的肺间质纤维化,诊断需密切结合临床表现和实验室检查,确诊需肺组织活检。需要与特发性肺间质纤维化鉴别的疾病包括肺胶原血管性疾病、石棉肺、癌性淋巴管炎等。

1.肺胶原血管性疾病

肺胶原血管性疾病包括类风湿关节炎、进行性多发性硬化、系统性红斑狼疮等疾病。影像表现与特发性肺间质纤维化类似。类风湿关节炎及进行性多发性硬化多呈蜂窝状影、索条状影,伴牵引性支气管扩张。肺内结节及胸膜下结节为类风湿关节炎的特征性表现。多发性肺实变多为系统性红斑狼疮特征性表现;胸腔积液、胸膜增厚以系统性红斑狼疮最多见。胸膜钙化及肺内少量钙化为进行性多发性硬化特征性表现。结合不同肺胶原血管性疾病临床实验室特点及HRCT的影像表现特征可与特发性肺间质纤维化进行鉴别诊断。

2.石棉肺

特发性肺间质纤维化与石棉肺的体征、影像表现十分相似。石棉肺有确切的石棉纤维职业接触史、动态影像观察病情进展较慢、多伴有胸膜斑改变等可以进行鉴别。

3.癌性淋巴管炎

肺部癌性淋巴管炎是肺内/肺外肿瘤经肺淋巴管为主形成的一种少见类型的肺转移,原发肿瘤常见于肺、乳腺及胃肠道等。CT主要表现为病变自肺门向肺内放射状排列的树枝状或索条状影,支气管血管束结节状/光滑性增厚、小叶间隔增厚,形成小叶间隔线最多见;伴网织结节影,沿支气管血管束及胸膜下区分布,表现为淋巴周围分布性小结节。

(六)诊断价值

1.胸部X线片检查

胸部X线片对小叶间隔改变、胸膜下弧线状影及支气管扩张显示能力有限。适用于特发性肺间质纤维化合并感染治疗后的随诊复查。

2.CT检查

CT检查可很好显示特发性肺间质纤维化病变分布范围、小叶间隔改变、胸膜下弧线状影及支气管扩张等表现。HRCT是其首选影像检查方法。

3.MR检查

MR检查对肺内病变形态特点显示较差,对诊断与评价特发性肺间质纤维化价值有限。

（七）注意事项

（1）流行病学：特发性肺纤维化病变局限在肺，好发于中老年人群，病因不清，多数学者认为是机体细胞免疫和体液免疫功能紊乱的结果，预后差。

（2）临床上以进行性呼吸困难和干咳为主要症状。听诊两肺中下部闻及吸气末爆裂音或捻发音有一定特征性。

（3）支气管肺泡灌洗液细胞总数增高，中性粒细胞比例增加是特发性肺间质纤维化较典型的改变。

（八）诊断思维

特发性肺间质纤维化病变早期可无异常或可见云雾状、微小点状的弥漫性阴影，诊断较困难。中晚期影像学可见双侧不对称性肺部网织状、网织结节状及蜂窝肺样影，对诊断有一定帮助。需要注意的是，首先，肺部弥漫性网织状、网织结节状及蜂窝肺样影病变种类多，存在异病同影及同病异影，且多数病例CT表现缺乏特异性，需紧密结合临床和CT表现加以综合分析，且常需排除药物性间质性肺炎、胶原血管性疾病、其他类型间质性肺炎等才能做出正确的诊断。其次，需要仔细分析是否有微结节、空气滞留征、非蜂窝肺的囊腔影、广泛的磨玻璃影及实变，或沿支气管血管为著的分布特点，如果伴有以上影像特点，均提示为其他病变的诊断。HRCT可清晰显示肺内细微结构，是目前诊断肺弥漫性病变的首选方法。

六、肺结节病

结节病（PS）是一种病因未明的非干酪性肉芽肿疾病，多见于中、青年女性，可累及全身各处，但以肺和胸部淋巴结最常受累及；也可累及浅表淋巴结、皮肤、眼、扁桃体、肝、脾、骨髓等处。

（一）病理与临床

1.病理改变

结节病是一种病因未明的非干酪性肉芽肿疾病，可累及全身各处，但以肺和胸部淋巴结最常受累及。主要病理表现为非特异性肺泡炎、非干酪样坏死性肉芽肿及病变晚期不同程度的肺间质纤维化。其肉芽肿在病理形态上具有以下特点：肉芽肿大小较一致，边界清楚，少有融合；结节中心无干酪样坏死，结节周围浸润的淋巴细胞较少。肺内病变主要沿支气管血管束、小叶间隔、胸膜下间质及叶间裂浸润。

2.临床表现

本病多见于20～40岁青、中年人。女性多于男性。临床症状多数较轻，或无症状。常见的症状为咳嗽、咳痰、胸痛、低热、疲乏和体质量下降等。部分患者存在肺外表现，主要是皮肤损害及眼部症状等，可有皮疹、关节疼痛、肝脾肿大、浅表淋巴结肿大及结膜炎、视网膜炎、白内障、虹膜睫状体炎。少数患者也可无任何症状在体检时发现。实验室检查Kveim试验阳性率高，血清血管紧张素转换酶（SACE）活性升高、高血钙、高尿钙、碱性磷酸酶增高。本病有自愈倾向，病程常小于2年。约25%发展为弥漫性、不可逆的肺纤维化，出现限制性通气障碍，甚至呼吸衰竭而死亡。

（二）影像学表现

1.X线表现

肺部病变广泛对称地分布，可见1～3 mm的结节、斑点状或磨玻璃絮状阴影。多见对称性两侧肺门淋巴结肿大，表现为肺门增大及密度增高，呈土豆状（图5-39、图5-40）。部分可见肺纹理增粗、扭曲、聚拢、间隔线增厚呈网状改变。少数肺部X线检查阴性，肺部清晰。

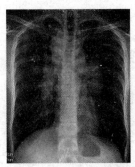

图 5-39 肺结节病的 X 线表现(一)

X 线片示两肺野结节影及斑片状影,右侧明显,双侧肺门及升主动脉旁多发淋巴结肿大

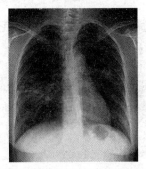

图 5-40 肺结节病的 X 线表现(二)

X 线片示两肺中下野结节影及斑片状影,右侧明显

2.CT 表现

(1)肺实质病变:肺部可有以下表现。①支气管血管束增粗,边缘不规则或呈结节状;②小叶间隔结节状增厚,呈"串珠"征,淋巴管周围分布为主的大小不等的结节影形成网状结节,结节直径多为 2～10 mm,多数两侧对称性分布,以中上肺为主,小结节数量增加时可融合呈大结节影,形成"结节星系征",即大结节周围包绕很多卫星结节,每一构成小结节边缘均独立清晰;③局灶性磨玻璃影,表现为肺部弥漫对称地分布斑片状磨玻璃影,边界较模糊(图 5-41);④其他:如任意分布小结节影、实变影、线状高密度影、纤维灶及空气滞留征等。

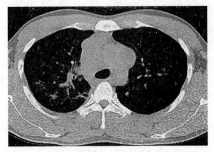

图 5-41 肺结节病的 CT 表现(肺实质病变)

CT 轴位肺窗示两肺中上野小结节影及斑片状磨玻璃密度影

(2)淋巴结病变:两侧肺门淋巴结肿大最常见,多为对称性。有时伴有纵隔淋巴结肿大,常见于支气管旁和主动脉前组淋巴结。有时仅有明显肺门淋巴结肿大,但很少见有明显纵隔淋巴结

肿大而无肺门淋巴结肿大者。肿大的淋巴结密度均匀,边缘清楚,相互间很少融合。淋巴结可发生钙化,呈蛋壳样或斑点样。增强扫描时,淋巴结均匀一致轻至中度强化(图 5-42~图 5-44)。

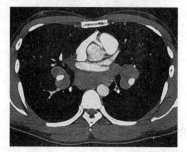

图 5-42 肺结节病的 CT 表现(淋巴结病变一)

CT 增强纵隔窗示两侧肺门及纵隔对称性淋巴结肿大,呈轻度强化

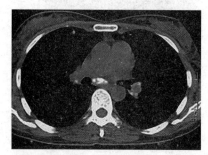

图 5-43 肺结节病的 CT 表现(淋巴结病变二)

CT 平扫纵隔窗示两侧肺门及纵隔对称性淋巴结肿大伴钙化

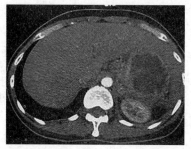

图 5-44 肺结节病的 CT 表现(淋巴结病变三)

CT 增强纵隔窗示腹主动脉旁淋巴结肿大,呈中度强化

3.MR 检查

MR 对显示肺门和纵隔淋巴结肿大较好,表现为两侧肺门淋巴结对称性肿大;可伴有支气管旁和主动脉前淋巴结肿大。肿大的淋巴结信号较均匀,T_1WI 呈中等稍低信号,T_2WI 呈中等稍高信号,边缘清楚,相互间很少融合。MR 增强扫描时,淋巴结呈均匀一致轻至中度强化。

4.结节病分期

根据肺部及纵隔、肺门淋巴结的影像表现进行分期。

(1)0 期:肺部 X 线检查阴性,肺部清晰。

(2)Ⅰ期:两侧肺门和(或)纵隔淋巴结肿大,约占 51%。

(3)Ⅱ期:肺门淋巴结肿大,伴肺部浸润。肺部病变广泛对称地分布于两侧,呈 1~3 mm 的结节状、点状或絮状阴影,约占 25%。

(4)Ⅲ期:仅见肺部浸润,而无肺门淋巴结肿大,约占 15%。

(5)Ⅳ期:包括进行性肺纤维化形成蜂窝肺,肺门收缩,肺大疱,囊肿形成,肺气肿。

(三)诊断要点

(1)女性多见,发病年龄多在 20～40 岁。起病隐匿,症状轻微,与肺内病灶严重程度不相符,部分患者可有皮疹、关节疼痛、肝脾肿大、浅表淋巴结肿大及结膜炎、视网膜炎、白内障、虹膜睫状体炎等肺外症状等。

(2)胸部 X 线片显示肺内病灶、肺门和(或)纵隔肿大淋巴结有一定局限性,典型表现为肺门淋巴结对称性肿大,呈"土豆"征。HRCT 可显示两肺内弥漫对称分布的支气管血管束增厚、小结节、斑片状磨玻璃影、纤维化等,肺内结节分布以淋巴周围分布型为主,可伴有"串珠"征及"结节星系"征。两侧肺门对称性淋巴结肿大,和(或)伴纵隔淋巴结肿大,且肿大的淋巴结无融合,增强后均匀强化。

(3)实验室 Kveim 试验阳性率高。

(四)影像报告书写的注意事项

(1)注意描述病变分布特点,是否为弥漫对称性,Z 轴方向上分布是以上中肺为主,还是以下肺分布为主。

(2)注意描述病变特点,肺内结节分布是淋巴周围分布型还是随机分布型;支气管血管束是光滑性增厚,还是结节状增厚;肺内有无磨玻璃密度影及纤维化程度。

(3)注意描述肺门及纵隔淋巴结肿大累及区域及增强后强化方式。

(4)注意描述累及全身其他部位的影像表现。

(五)鉴别诊断

结节病主要表现为对称性肺门淋巴结肿大及两肺对称性弥漫性小结节,可伴有纵隔淋巴结肿大。需与多种病变进行鉴别,主要包括纵隔恶性淋巴瘤、血行播散性肺结核、肺血行转移瘤等。

1.纵隔恶性淋巴瘤

纵隔淋巴结多组广泛肿大,以累及前纵隔、胸骨后淋巴结和支气管周围淋巴结为主,肺门淋巴结侵犯相对较少。肿大的淋巴结相互融合及界限不清,气管支气管可受压,且可侵犯纵隔大血管结构,增强后不均匀强化为主,常伴有心包及双侧胸腔积液。

2.血行播散性肺结核

急性血行播散性肺结核常有明显的结核中毒症状,如高热、盗汗、消瘦、咯血、胸痛。影像表现为两肺弥漫分布的直径 1～3 mm 的粟粒样结节影,结节呈典型的"三均匀",即大小、密度、分布均匀。慢性或亚急性血行播散性肺结核起病缓慢,病程迁延,临床症状可表现为发热、盗汗、乏力等。影像表现为以上中肺野为主的 3～7 mm 的结节影,其大小、密度及分布不均匀。部分患者伴纵隔和(或)肺门淋巴结肿大,可伴不同程度的胸腔积液或胸膜增厚。

3.肺血行转移瘤

两肺结节一般为多发,大小不等,以中、下肺为多见,呈随机分布特点。大多有原发恶性肿瘤史,可伴有胸腔积液、胸椎或肋骨等骨质破坏。

(六)诊断价值

1.胸部 X 线片检查

胸部 X 线片可初步显示结节病肺内病灶、肺门或纵隔增大的淋巴结,对细小病灶显示能力有限。可用于肺结节病治疗后随诊复查。

2.CT 检查

CT 检查对结节病肺内细小病灶、病灶形态特点及分布范围、肺门或纵隔增大的淋巴结等显示很好,有助于病变分期。HRCT 是其首选影像检查方法。

3.MR 检查

MR 检查对显示肺门和纵隔淋巴结有较大优势,对肺内病变分布、形态特点显示较差。

(七)注意事项

(1)流行病学:结节病是多系统多器官受累的肉芽肿性疾病,在寒冷地区较为多发,黑人较白人多见,欧洲发病率最高。女性多于男性,多见于 20～40 岁中青年人。病因尚不清楚,多数学者认为是某些致结节病抗原作用下机体细胞免疫和体液免疫功能紊乱的结果。

(2)临床上大部分患者起病隐匿,症状轻微,且无特异性,呼吸系统症状有不同程度的咳嗽、咳痰、咯血、胸闷、气急等。部分患者有皮肤损害及眼部等肺外症状,对诊断可能有参考价值。

(3)实验室 Kveim 试验阳性率高,血清血管紧张素转换酶(SACE)活性升高、高血钙、高尿钙、碱性磷酸酶增高对诊断一定参考价值,但 Kveim 试验检查目前较少开展。

(八)诊断思维

典型的肺结节病影像学表现具有特征性,表现为两肺弥漫对称分布小结节、斑片状磨玻璃影,两侧肺门对称性淋巴结肿大,和(或)伴纵隔淋巴结肿大,诊断并不困难。需要注意的是,首先伴肺部弥漫性小结节、斑片状磨玻璃密度影的病变种类多,存在异病同影及同病异影,且多数病例 CT 表现缺乏特异性,需紧密结合临床和 CT 表现加以综合分析,才能做出正确的诊断。其次如果以肺门淋巴结或(和)纵隔淋巴结肿大为主,需要仔细分析肿大淋巴结的分布部位、是否相互融合、钙化、坏死及增强特点,以便进行与淋巴瘤、淋巴结转移瘤及淋巴结核鉴别。HRCT 可清晰显示肺内细微结构,是目前诊断肺弥漫性病变的首选方法。

七、肺韦格纳肉芽肿

韦格纳肉芽肿(WG)是一种原因不明的坏死血管炎性肉芽肿病,全身器官及组织均可受侵,但以上、下呼吸道、肾和皮肤为主。可仅侵犯呼吸道,为局灶型,在肺内形成坏死性肉芽肿。

(一)病理与临床

1.病理改变

病理主要以小动脉、静脉及毛细血管壁的炎症为特征。肺及皮肤小血管类纤维蛋白变性,血管壁有中性粒细胞浸润,出现局灶性坏死性血管炎。

2.临床表现

男性稍多于女性,好发年龄为 40～50 岁。临床表现多样,可累及多系统。典型的韦格纳肉芽肿有三联征:即上呼吸道、肺和肾脏病变表现。上呼吸道及肺症状有鼻塞、流涕、咽痛、声嘶,进而有咳嗽、咯血和胸痛等,常伴有发热、体质量减轻和贫血。肾脏病变表现为蛋白尿、红、白细胞及管型尿。眼部症状有眼球突出、结膜炎、角膜溃疡、表层巩膜炎、虹膜炎、视网膜血管炎、视力障碍等。皮肤病变表现为紫癜、多形红斑、斑疹、瘀点(斑)、丘疹、皮下结节、坏死性溃疡形成以及浅表皮肤糜烂,以皮肤紫癜最为常见。血清学检查 ANCA 呈阳性。

（二）影像学表现

1.X线表现

表现为肺内多发结节团块状、斑片状影，大小不一，边缘锐利或模糊，可不规则，可见坏死、空洞形成，可伴胸膜增厚（图5-45）。

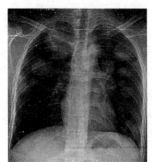

图5-45 肺韦格纳肉芽肿的X线表现

X线片示两肺多个结节团块状影，大小不一，边界清楚，以两上肺明显

2.CT表现

肺部病灶主要表现为多发结节团块状、斑片状实质性病变，无明显特异性，但有以下特征。

（1）多样性：可为团块、结节、粟粒、斑片状，以团块状或结节状为最常见表现（图5-46）。病灶大小不一，最大的可达10 cm，多为2～3 cm，边缘锐利或模糊，可不规则，密度均匀或出现坏死，常见空洞形成，空洞壁可厚可薄，一般较厚，空洞内壁可不规则，有壁结节。肿块或结节周围常见血管滋养征或支气管充气征，且伴有出血所致的晕征。

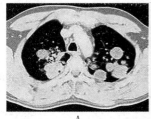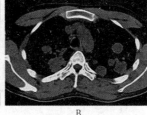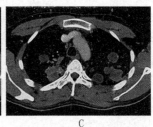

A   B   C

图5-46 肺韦格纳肉芽肿的CT表现

A.CT平扫肺窗示两肺上叶多个结节团块状影，大小不一，边界清楚，周围见少量斑片状影；

B.CT平扫纵隔窗示结节团块状影密度较均匀；C.CT增强纵隔窗示病灶轻度强化

（2）多发性：大多数为多发病灶，常侵犯两肺，或一侧肺上下肺野，单个病灶极少见。

（3）多变性：肺内浸润性阴影表现为斑片状阴影，密度不均，可有支气管充气征，为肺部血管炎所致的肺出血和肺梗死，常呈楔形，病灶在短期内可消失，而另一处又出现新的病灶。

（4）其他：纵隔及肺门淋巴结少见，可出现少量胸腔积液。常合并鼻窦炎、鼻部软组织肿块及邻近的骨质破坏。常合并喉部肉芽肿阻塞及气道狭窄。

（三）诊断要点

（1）男性稍多于女性，好发年龄为40～50岁。临床表现呈多系统及多样性。典型的韦格纳肉芽肿有三联征：即上呼吸道、肺和肾脏病变，表现为鼻塞、流涕、咽痛、声嘶、咳嗽、咯血、胸痛；蛋白尿、红、白细胞及管型尿；皮肤紫癜、结节、溃疡和坏死等。

（2）X线及CT显示肺部多发结节团块状、斑片状影，具有多样性、多空洞性、多发性、多变性等特点。可伴有鼻旁窦黏膜增厚等炎症影像表现。

（3）血清学检查 ANCA 呈阳性。

（四）影像报告书写的注意事项

（1）注意描述病变分布特点。

（2）注意描述病变特点，如团块状、结节状、粟粒状、斑片状，是否有空洞，结节肿块有无晕征及血管滋养征等特点，并注意随访病灶的多变性。

（3）临床多系统受累及血清学检查 ANCA 呈阳性都是重要的参考信息。

（五）鉴别诊断

韦格纳肉芽肿肺内病变无特异性，要与肺结核、肺炎性假瘤、周围型肺癌等鉴别。有时鉴别较困难，需要注意病灶的多样化、多发性、多变性及多空洞性的特点，再结合临床症状来考虑，最后确诊有赖于鼻咽部或肺病变的活检。

1.肺结核

病灶多发生在肺上叶尖后段、下叶背段。病灶形态多样，呈现渗出、增殖、纤维、钙化、空洞和干酪性病变。可伴有支气管播散和胸腔积液、胸膜增厚与粘连。结核球直径多在 3 cm 以内，周围可有卫星病灶。PPD（结核菌纯化蛋白衍生物）试验阳性。

2.肺炎性假瘤

病灶边缘光滑锐利，直径多在 1～4 cm，密度较均匀，周围肺野清晰，肿块周围可见长毛刺，CT 增强扫描强化较明显。可伴有胸膜增厚、粘连。病灶增长缓慢或无增长。

3.周围型肺癌

周围型肺癌多为肺内孤立性圆形或椭圆形肿块、结节，轮廓不规则，有分叶或切迹，边缘见细短的毛刺影，中心部分坏死液化，可形成厚壁空洞，壁内缘凹凸不平，多无液平面。

（六）诊断价值

1.胸部 X 线片检查

可初步显示韦格纳肉芽肿肺内结节病灶及其分布特点，对病灶内部结构如坏死、空洞显示有一定局限性。可用于其治疗后随诊。

2.CT 检查

CT 检查对韦格纳肉芽肿肺内病灶及其分布特点、病灶内部结构如坏死、空洞显示很好。

3.MR 检查

MR 检查组织分辨率很高，对肺内较大病灶及其内部结构如坏死、空洞显示有一定价值。

（七）注意事项

（1）流行病学：是一种原因不明的坏死血管炎性肉芽肿病，累及全身器官及组织，以上、下呼吸道、肾和皮肤为主。男性稍多于女性，好发年龄为 40～50 岁。临床表现多样，对诊断可能造成一定困难。

（2）要注意结合临床表现三联征：即上呼吸道、肺和肾脏病变。

（3）血清学 ANCA 检查结果对诊断有重要价值。

（八）诊断思维

典型的韦格纳肉芽肿影像学表现为肺内多发结节团块状、斑片状影，大小不一，边缘锐利或模糊，可不规则，可见坏死、空洞形成。病灶具有多发性、多空洞性、多样性及多变性特点。需要注意的是，首先韦格纳肉芽肿多数病例影像表现缺乏特异性，需要紧密结合临床和 CT 表现加以综合分析,才能做出正确的诊断;其次 CT 可清晰显示病灶内细微结构,是目前诊断肺韦格纳肉芽肿的首选检查方法。

八、肺泡微石症

肺泡微石症(PAM),是一种少见的慢性肺部疾病,以肺泡内广泛存在的播散性含钙、磷盐为主的微小结石为其特征。病因至今不明,50％～77％有家族发病倾向,均限于同胞之间,考虑可能为一种常染色体隐性遗传性疾病。另认为与先天性的代谢紊乱及异常刺激或感染渗出后钙盐沉积有关。

(一)病理与临床

1.病理改变

主要病理改变为肺泡内见大量钙磷复合物组成颗粒,直径 0.1～0.3 mm,呈同心圆状分层结构,似洋葱头皮,无明显炎性反应及间质变化。外观肺质坚硬,切面有砂粒感。

2.临床表现

本病可发生于任何年龄,发病年龄多在 30～50 岁,性别无明显差异。影像学改变明显而临床症状轻微是肺泡微石症的一大特点。多数患者在发病前无症状,常在体检时发现。可有咳嗽,偶尔咳出微结石痰,听诊肺底呼吸音减低。严重者出现活动后气短、呼吸困难、发绀、咯血和杵状指(趾)。病程发展缓慢。

(二)影像学表现

1.X 线表现

两肺弥漫分布的小结节影,密度高,边缘清楚,形状不规则,可呈"沙暴"样改变。多位于两肺中下肺野中内带,少数呈磨玻璃或片状阴影。病灶发展较慢。可有肺不同程度纤维化、肺气肿、肺大疱、气胸等。晚期可出现肺动脉高压及肺心病。

2.CT 表现

表现为两肺弥漫分布粟粒状高密度、边界清楚、形状不规则的微结石影,直径<1 mm,多位于两肺中下肺中内带,少数重叠呈磨玻璃或片状阴影。可伴有小叶间隔增厚、肺纤维化、肺气肿、肺大疱、气胸(图 5-47)。晚期出现肺动脉高压及肺源性心脏病。病灶发展较慢。

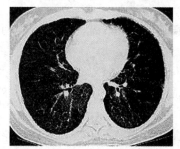

图 5-47　肺泡微石症的 CT 表现

CT 平扫肺窗示两肺弥漫分布粟粒状高密度、边界清楚的
微结石影,少数重叠呈磨玻璃密度影。部分小叶间隔增厚

3.影像学分级

影像学根据病灶的范围和密度将其分为轻、中、重三度。

(1)轻度:中下肺野有弥漫性微结石影,微结石之间边界较清,上肺野清晰,肺门正常,膈肌、肋膈角、心膈角和心影轮廓清晰,多无临床症状,实验室检查多正常。

(2)中度:两肺弥漫性微结石影多位于第二肋间以下分布,微结石无融合,左右心缘部分被遮盖,大多数仅有轻度临床症状,肺功能检查有换气功能障碍。

(3)重度:整个肺野见弥漫性微结石影,以中下肺野更明显,心脏外形、肋膈角、横膈轮廓均被掩盖消失,肺门淋巴结不肿大。

(三)诊断要点

(1)多见于30~50岁,多数发病前无症状,常体检发现。咳出微结石痰对诊断有较大价值。

(2)影像学表现有一定特点,两肺见弥漫分布粟粒状高密度、边界清楚、形状不规则的微结石影,多位于两肺中下肺野中内带,可呈"沙暴样"改变。

(四)影像报告书写的注意事项

(1)注意描述病变分布特点。

(2)注意描述病变特点是微结石影。

(3)临床检查是重要的参考信息。

(五)鉴别诊断

本病表现为肺弥漫性小结节或粟粒状阴影的病变较多,主要需与以下疾病进行鉴别诊断。

1.尘肺

有长期吸入粉尘职业病史,首先在两上肺野出现多个圆形小结节影,两侧对称,以外侧更为明显,肺尖不受累及。病灶向中下肺野发展,病灶可融合。肺门淋巴结可增大及蛋壳样钙化。

2.特发性肺含铁血黄素沉着症

多见于儿童,多有反复咯血、气急、发热和缺氧发绀等症状。两肺可出现密度较淡的、大小不等的结节状阴影和片状浸润,结节密度远比肺泡微石为低。

3.肺血行转移瘤

结节一般为多发,大小不等,两肺分布,以中、下肺多见,结节密度远比肺泡微石为低。大多有恶性原发肿瘤病史,可伴有胸腔积液、胸椎或肋骨等骨质破坏。

(六)诊断价值

1.胸部X线片检查

可较好全面显示肺泡微石影在肺部分布情况,但对细小微石影显示能力有限。

2.CT检查

CT检查对细小微石病变分布范围、形态特点、肺大疱等显示很好。HRCT是其首选影像检查方法。

3.MR检查

MR检查对微石病变形态及信号特点显示较差,对诊断与评价肺泡微石症价值有较大限制。

(七)注意事项

1.流行病学

本病可发生于任何年龄,多数患者在发病前无症状,常在体检时发现。因原因不明及发病机制不清,临床症状较轻,对诊断可能造成一定困难。

2.临床表现

无寒战、高热及可有咳出微结石痰对诊断有参考价值。

(八)诊断思维

典型的肺泡微石症影像学表现具有一定特征性,表现为两肺弥漫分布粟粒状高密度、边界清楚、形状不规则的微结石影,多位于两肺中下肺野中内带,诊断并不困难。需要注意的是,HRCT可清晰显示细小微结石形态及分布特点,是目前诊断肺泡微石症首选方法。能谱CT能显示病灶组织细微变化及能谱特点,对肺泡微石症的诊断价值有待去研究探讨。

九、硅沉着病

硅沉着病是由于长期吸入大量含游离二氧化硅的粉尘所引起的以肺纤维化改变为主的肺部疾病。硅沉着病是最多见的职业性肺病(尘肺)的最常见类型。

(一)病理与临床

1.病理改变

硅沉着病是由于长期吸入大量含游离二氧化硅的粉尘所引起的以肺纤维化改变为主的肺部疾病。主要病理改变为肺组织内硅结节和弥漫性间质纤维化。硅结节是硅沉着病的特征性病变,由呈同心圆状或旋涡状排列的、已发生玻璃样变的胶原纤维构成;边界清楚,直径 2～5 mm,呈圆形或椭圆形,灰白色,质硬,触之有砂样感;可发生坏死,形成硅沉着病性空洞。可伴胸膜增厚及肺门淋巴结硅结节形成和钙化。

2.临床表现

早期多无明显症状,中晚期出现症状且多无特异性。主要表现为咳嗽、咳痰,偶有咯血、活动后呼吸困难、胸闷和紧缩感,听诊呼气音延长、呼吸音减弱等,合并感染时两肺可听到干湿啰音。

(二)影像学表现

1.X线表现

(1)肺部改变:最早的表现为肺内出现圆形或类圆形结节影,大小相似,形态一致,密度比较接近,直径一般为 1～3 mm,多分布在两肺中下野外带,以右侧为多(图 5-48)。晚期硅结节病灶融合成团块状大阴影,边界清楚,伴条索阴影与肺门或胸膜相连。融合团块可呈单个或多个,多见于两肺上野外带,往往呈八字形、翼状或香肠状。气管纵隔移位、变形、扭曲;心脏被牵拉移位;肺门上移致使增粗的肺纹呈"垂柳状";膈胸膜因粘连收缩呈现天幕状阴影。肺门淋巴结肿大,增大淋巴结边缘形成一层很薄而很致密的"蛋壳样"环状钙化阴影,为硅沉着病特征影像。肺间质纤维化呈现不规则致密线条状阴影。

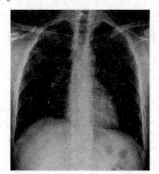

图 5-48　硅沉着病的 X 线表现

X 线片示两肺弥漫分布小结节影,边界较清楚,少数可见钙化

（2）胸膜改变：胸膜肥厚及粘连、肋间隙变窄、肋膈角消失及纵隔心包粘连等。

2.CT 表现

（1）肺部改变：两侧中下肺胸膜下区域分布圆形或类圆形结节影，大小相似，形态一致，密度较高且比较接近，直径一般为 1～3 mm（图 5-49）。结节可融合成团块状大阴影，边界清楚，伴条索阴影与肺门或胸膜相连。融合团块多位于两肺上叶，可呈八字形、翼状或香肠状对称性分布。气管、纵隔及心脏被牵拉移位。肺门淋巴结肿大，边缘可见"蛋壳样"环状钙化阴影，为硅沉着病特征影像。肺间质纤维化表现为不规则致密线条状阴影、小叶间隔增厚，肺内或呈"磨玻璃样"改变（图 5-50）。

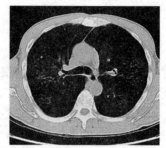

图 5-49　硅沉着病的 CT 表现（一）
CT 平扫肺窗示两肺弥漫分布小结节影，边界较清楚，部分病灶见钙化

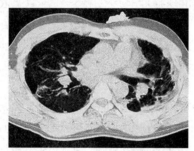

图 5-50　硅沉着病的 CT 表现（二）
CT 平扫肺窗示两肺弥漫分布小结节影、肺间质纤维化及胸膜增厚

（2）胸膜改变：胸膜肥厚、粘连及纵隔心包粘连。

（三）诊断要点

（1）有游离二氧化硅职业接触史。

（2）影像学表现特点：两侧中下肺圆形或类圆形结节影，大小相似，形态一致，密度较高；结节可融合成团块状大阴影，多位于两肺上叶外周区域，可呈八字形；肺门淋巴结肿大及"蛋壳样"环状钙化；肺间质纤维化。

（四）影像报告书写的注意事项

（1）注意描述病变分布特点。

（2）注意描述病变形态特点，包括硅结节、融合及钙化特点。

（3）要紧密结合临床职业接触史。

（五）鉴别诊断

肺弥漫性结节及纤维化病变较多，本病主要需与以下疾病进行鉴别诊断。

1.继发性肺含铁血黄素沉着症

最常见是继发于心脏病,如二尖瓣狭窄和各种原因引起的慢性心脏衰竭。由于肺淤血,患者可出现反复咯血,含铁血黄素沉积于肺内,巨噬细胞吞噬,形成多发肺内密度较高的细小结节影。结合临床心脏病史、心功能衰竭体征、肺淤血及胸腔积液,一般不难鉴别。

2.血行播散性肺结核

有结核中毒症状。急性粟粒型肺结核影像表现为两肺大小、密度、分布都均匀的粟粒小结节影。亚急性和慢性血行播散性肺结核表现为两上中肺野大小不等、密度不均的病灶。抗结核治疗有效。

3.肺结节病

可累及全身多系统,最常累及双肺及纵隔/肺门淋巴结,表现为对称性肺门淋巴结肿大,伴有肺部浸润,肺部病变广泛对称地分布于两侧肺,呈支气管血管束光滑性或结节性增粗,伴有弥漫性淋巴周围分布性结节,可见串珠征及结节星系征。Kveim 试验阳性。

(六)诊断价值

1.胸部 X 线片检查

胸部 X 线片可全面显示硅沉着病病灶分布情况。但对其早期细小结节及磨玻璃样病灶显示能力有限。可用于其治疗后随访观察。

2.CT 检查

CT 检查对硅沉着病肺内细小结节及磨玻璃样病灶、各种病灶形态特点、小叶间隔增厚、肺门或纵隔淋巴结增大及钙化等显示最佳,有利于其诊断与鉴别诊断。HRCT 是硅沉着病首选影像检查方法。

3.MR 检查

MR 检查对诊断硅沉着病肺门或纵隔淋巴结肿大有一定优势。对其肺内病变形态及信号特点显示较差。

(七)注意事项

(1)流行病学有游离二氧化硅职业接触史。

(2)临床表现早期多无明显症状,中晚期出现肺部进行性呼吸困难等症状且多无特异性。

(3)硅沉着病常合并肺结核或肺癌,在与常见肺部弥漫性结节性疾病鉴别时,仍需与这两类疾病鉴别。

(八)诊断思维

硅沉着病影像学主要表现为双侧中下肺野弥漫性、对称性分布的圆形或类圆形结节影,大小相似,形态一致,密度较高;结节可融合成团块状大阴影,可呈八字形;肺门淋巴结肿大及"蛋壳样"环状钙化。影像学表现有一定特征性,有助于其诊断。硅沉着病属于职业性肺病,需严格结合游离二氧化硅职业接触史。HRCT 可清晰显示硅沉着病细小结节、磨玻璃样病灶、小叶间隔增厚及肺门或纵隔淋巴结肿大及钙化等,并评估双肺累及程度,是目前诊断与评价硅沉着病的首选影像学检查方法。

十、肺淋巴管平滑肌瘤病

肺淋巴管平滑肌瘤病(PLAM)是一种罕见的原因不明的弥漫性肺部疾病。主要病理改变为淋巴管、小血管、小气道及其周围类平滑肌细胞的异常增生,形成结节或肿块,引起淋巴管、小血管、小气道管腔狭窄和阻塞。

(一)病理与临床

1.病理改变

主要病理表现为淋巴管、小血管、小气道及其周围类平滑肌细胞的异常增生。终末细支气管外、肺泡壁和胸膜上有不典型的平滑肌细胞,呈饱满梭形具有圆形或卵圆形核,胞浆苍白。肺泡内主要为增生的Ⅱ型肺泡上皮细胞及含铁血黄素巨噬细胞。肺泡、淋巴管极度扩张和扭曲。肺组织活检免疫组化染色显示平滑肌有特异性改变及胸腔积液中找到未成熟的平滑肌细胞具有确诊价值。

2.临床表现

均发生在绝经前妇女,约70%发生在20～40岁。慢性进行性呼吸困难、咯血较常见;50%有反复自发性气胸;25%的患者发生单侧或双侧乳糜胸是本病的特征性改变。体格检查可有呼吸音减弱或消失,约22%的患者可闻及呼气末啰音。杵状指(趾)少见。另常见因乳糜液回流受阻引起的腹水,纵隔、肺门及腹膜后淋巴结肿大。

(二)影像学表现

1.X线表现

早期可无明显异常,或表现为磨玻璃密度影。随病情发展出现弥漫性均匀性分布小结节影,从粟粒状到中等大小的结节状或网状结节影,同时有不规则的网状和线条状阴影。肺野中可见模糊不清的少量囊性变,肺体积明显增大,类似肺气肿(图 5-51)。淋巴阻塞可形成 KerleyB 线。同时可见单侧或双侧乳糜性胸腔积液且反复发生。常伴有气胸或纵隔气肿发生。

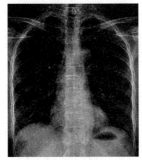

图 5-51 肺淋巴管平滑肌瘤病的 X 线表现
X 线片示两肺纹理稍多,两肺隐约见多个囊状透亮区

2.CT 表现

CT 表现可以明确显示出普通胸部 X 线片显示不清的肺囊肿。常规 CT 表现为两肺密度减低,体积增大,呈肺气肿样改变,易误诊为肺气肿。HRCT 可见以下内容。

(1)两肺弥漫性肺含气囊肿:肺囊肿具有显著特点,表现为全肺均匀分布的大小不等的薄壁含气囊肿,直径在 0.5～5 cm,囊壁厚度多<2 mm,囊腔间肺组织相对正常(图 5-52)。早期囊肿较小,随病情发展囊肿加大,部分可融合成肺大疱。可见肺小血管影可位于囊状影边缘,但绝不出现于囊腔中央。

(2)约 50%患者伴有气胸,甚至纵隔气肿。

(3)约 5%患者可见小结节影,为肿大的囊肿压迫小淋巴管、小血管及小气道,管壁周围平滑肌细胞过度生长所致。

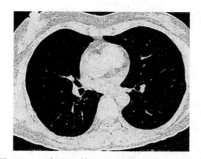

图 5-52　肺淋巴管平滑肌瘤病的 CT 表现

CT 平扫肺窗示两肺支气管血管束稍多,两肺见多个大小不等囊状含气低密度影

(4)少数合并肺出血,可见斑片状阴影,发生肺泡含铁血黄素沉积时,可见肺内斑点状稍高密度影及小叶间隔增厚。

(5)其他:部分可见纵隔淋巴结肿大。可反复发生单侧或双侧乳糜性胸腔积液。晚期出现两肺弥漫分布的网状影及网状结节影。腹部可表现为肾血管平滑肌脂肪瘤及腹腔后腹膜淋巴结肿大、淋巴管瘤、腹水。

(三)诊断要点

(1)育龄妇女出现进行性呼吸困难、类似肺气肿的临床表现,并反复发生自发性气胸和(或)乳糜胸应考虑本病的可能。

(2)影像学表现:全肺均匀分布的大小不等的薄壁含气囊肿,随病情发展囊肿加大;可出现反复气胸及单/双侧乳糜性胸腔积液。

(3)肺组织活检免疫组化染色显示平滑肌有特异性改变及胸腔积液中找到未成熟的平滑肌细胞具有确诊价值。

(四)影像报告书写的注意事项

(1)注意描述病变分布特点。

(2)注意描述病变特点,特别是肺囊肿、气胸及单侧或双侧乳糜性胸腔积液,并仔细观察囊腔中央有无小血管影。

(3)临床表现慢性进行性呼吸困难、咯血及胸腔积液等都是重要的参考信息。

(五)鉴别诊断

肺淋巴管平滑肌瘤病需与能引起进行性呼吸困难,易发生自发性气胸和肺内出现弥漫性多发性气囊的疾病相鉴别,如先天性支气管肺囊肿、小叶中央型肺气肿、肺组织细胞增生症等。

1.先天性支气管肺囊肿

先天性支气管肺囊肿是一种肺部先天性畸形,影像表现为边界清晰的圆形或椭圆形的致密影,合并感染或与支气管相通时,呈圆形或椭圆形壁薄的透亮空腔影,可伴气液平。多发肺囊肿可呈蜂窝状。不伴有单侧或双侧乳糜性胸腔积液。

2.小叶中央型肺气肿

HRCT 上也表现为两肺内弥漫性类圆形低密度影,但无壁,且分布不均,以两上肺最多见,低密度区中央可见点状肺小血管影。且常见于有吸烟史的中老年男性患者。

3.肺组织细胞增生症

肺组织细胞增生症 90%见于吸烟者,且多见于 20～40 岁,无明显性别差异。病灶多位于两肺中上肺野,呈对称性均匀分布。自发出现的小结节、空洞和囊性变是较为特征性的影像表现。可伴有肋骨溶骨性改变。不伴有单侧或双侧乳糜性胸腔积液。支气管肺泡灌洗液朗格汉斯细胞组织细胞比例＞5％。

（六）诊断价值

1.胸部 X 线片检查

胸部 X 线片对显示肺淋巴管平滑肌瘤病的肺囊肿、磨玻璃密度影、小结节影及网状结节影有一定局限性，可用于肺淋巴管肌瘤病治疗后的随诊复查。

2.CT 检查

CT 检查对肺淋巴管平滑肌瘤病的肺囊肿、磨玻璃影、小结节影、网状结节影及病变分布范围显示很好。HRCT 是其首选影像检查方法。

3.MR 检查

MR 检查对肺内病变形态特点，特别是肺囊肿显示较差，对诊断与评价肺淋巴管肌瘤病价值有较大局限性。

（七）注意事项

（1）流行病学：均发生在绝经前妇女，约 70％发生在 20～40 岁，病因不清。

（2）临床上慢性进行性呼吸困难、咯血、反复自发性气胸及乳糜胸是本病的特征性改变。

（3）胸腔积液中找到未成熟的平滑肌细胞具有确诊价值。

（八）诊断思维

肺淋巴管肌瘤病早期可无异常或可见磨玻璃密度影，诊断较困难。典型影像学表现为全肺均匀分布、大小不等的薄壁含气囊肿，随病情发展囊肿加大，可有反复气胸及单侧或双侧乳糜性胸腔积液，再结合育龄期妇女的好发年龄与性别特征及进行性加重的呼吸困难病史，对其诊断有较大帮助。HRCT 可清晰显示肺内细微结构，是目前显示肺淋巴管肌瘤病肺内含气囊肿特征并与肺内其他疾病鉴别的首选影像学检查方法。肺淋巴管肌瘤病可累及腹部，故常建议同时行腹部增强 CT 检查，了解有无合并肾血管平滑肌脂肪瘤、腹腔后腹膜淋巴结肿大、淋巴管瘤及腹水等。

十一、肺组织细胞增生症

肺组织细胞增生症（PCH）为一种少见的原因不明疾病，病理特征为组织细胞异常增生且具有朗格汉斯细胞特征。肺组织细胞增生症可以原发于肺，也可是全身系统性病变的一部分。

（一）病理与临床

1.病理改变

主要病理表现为朗格汉斯细胞构成的肉芽肿组织，伴有淋巴细胞和炎性细胞浸润。肉芽肿组织中的朗格汉斯细胞形态与正常组织中的朗格汉斯细胞形态大致相仿。肺朗格汉斯细胞肉芽肿病变呈灶性分布，其间被正常的肺组织所分隔。

2.临床表现

肺组织细胞增生症可发生于任何年龄。仅累及肺脏的肺组织细胞增生症多发生于 20～40 岁，无明显性别差异。约 25％的患者无临床症状，仅在体检时偶然发现。最常见的症状是干咳和呼吸困难；其他临床症状包括胸痛、乏力、体质量下降、发热及反复发作的气胸。约半数的患者发病前有鼻炎的病史。

(二)影像学表现

1.X 线表现

结节病灶呈两肺对称性中上肺野分布。早期特征性表现为直径小于 5 mm、边界模糊的小结节状阴影。典型表现为网状结节影,伴囊性病变同时存在。晚期结节状阴影通常消失,表现为多发肺囊性变、假肺气肿、肺容积的增加、反复气胸和肋骨溶骨性改变。多无纵隔淋巴结肿大,胸膜多无受累。

2.CT 表现

早期主要表现为双侧中上肺对称性均匀分布的直径小于 5 mm、边界模糊的小叶中央性结节阴影。部分病例可见空洞形成,并伴有壁厚薄不等的囊性改变。病变进一步发展,主要表现为大小不等的囊性病变,囊腔直径常小于 1 cm,囊腔可以为孤立样,或互相融合,部分形成肺气肿。自发出现的小结节、空洞和囊性变是肺组织细胞增生症较为特征性的表现(图 5-53)。

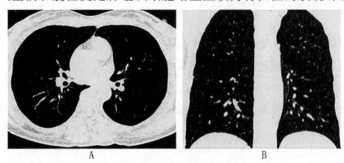

图 5-53　肺组织细胞增生症的 CT 表现

A、B.CT 平扫轴位及 MPR 冠状位肺窗示两肺大小不等
囊性病变及小结节影,部分囊性病变互相融合

(三)诊断要点

(1)多见于 20～40 岁,无明显性别差异。约 25% 的患者无临床症状,体检时偶然发现。最常见的症状是干咳和呼吸困难。

(2)影像学表现:病灶多位于两肺中上肺野,对称性均匀分布。自发出现的小结节、空洞和囊性变是较为特征性的影像表现。可伴有肋骨溶骨性改变。

(3)支气管肺泡灌洗液朗格汉斯细胞组织细胞大于 5% 对确诊有较大价值。

(四)影像报告书写的注意事项

(1)注意描述病变分布特点。

(2)注意描述病变特点,特别是小结节、空洞和囊性变。

(3)临床及支气管肺泡灌洗液等检查都是重要的参考信息。

(五)鉴别诊断

肺组织细胞增生症需与特发性肺间质纤维化、先天性支气管肺囊肿、肺大疱等鉴别。

1.特发性肺间质纤维化

影像表现以网格影和蜂窝肺为主要特征,经常伴有牵拉性支气管扩张,其中蜂窝肺是诊断肯定重要的依据。病灶分布特征是以双下肺和外带分布为主,呈不对称性。支气管肺泡灌洗回收液细胞总数增高,中性粒细胞比例增加是特发性肺间质纤维化比较典型的改变。

2.先天性支气管肺囊肿

先天性支气管肺囊肿是一种肺部先天性畸形,影像表现为边缘清晰的圆形或椭圆形的致密阴影,或壁薄的透亮空腔影,囊肿中可有液平面。多发肺囊肿可呈蜂窝状。

3.肺大疱

肺大疱是由于各种原因导致肺泡腔内压力升高、肺泡壁破裂、互相融合,在肺组织形成的含气囊腔。影像表现为肺野内大小不等、数目不一的薄壁空腔。大泡周围可有受压致密的肺组织阴影,有时(如合并感染时)内可见液平面。多无网状影、网状结节影表现。

(六)诊断价值

1.胸部 X 线片检查

胸部 X 线片对肺组织细胞增生症的肺内囊性改变、小结节影及小空洞影显示能力有限,但可用于肺组织细胞增生症治疗后随诊复查。

2.CT 检查

CT 检查影像对肺组织细胞增生症的病变分布范围、肺内囊性改变、小结节影及小空洞影等显示很好,HRCT 是肺组织细胞增生症的首选影像检查方法。

3.MR 检查

MR 检查无 X 线辐射,对肺组织细胞增生症的肺内病变及形态特点显示较差,诊断价值有较大局限性。

(七)注意事项

(1)流行病学:多发生于 20～40 岁,无明显性别差异。病因不清。

(2)临床上部分患者无临床症状,体检时偶然发现。最常见的症状是干咳和呼吸困难。

(3)支气管肺泡灌洗液朗格汉斯细胞组织细胞大于 5% 对确诊有较大价值。

(八)诊断思维

肺组织细胞增生症早期可无异常。影像学上典型病灶多位于两肺中上肺野,呈对称性均匀分布,伴自发出现的小结节、空洞和囊性变。可伴有肋骨溶骨性改变。不伴有单侧或双侧乳糜性胸腔积液。支气管肺泡灌洗液朗格汉斯细胞组织细胞大于 5% 对其诊断有较大帮助。需要注意的是,首先以肺部弥漫性囊性低密度影为主要表现的病变种类多,且多数病例 CT 表现缺乏特异性,需紧密结合临床和 CT 表现加以综合分析,才能做出正确的诊断。其次,HRCT 可清晰显示肺内细微结构,是目前诊断肺组织细胞增生症的首选影像学检查方法。

(张洪涛)

第五节　肺部结缔组织病

结缔组织病是一组自身免疫病,易侵犯关节以及脏器的结缔组织、血管等。结缔组织病主要包括系统性红斑狼疮、干燥综合征、类风湿关节炎、系统性硬化、炎性肌病等。结缔组织病容易侵犯肺脏,但其胸部影像表现缺乏特征性,故肺结缔组织病的定性需结合临床特点、实验室检查、胸部影像表现以及病理学检查做出综合诊断。

一、系统性红斑狼疮

(一)病理与临床

1.病理改变

系统性红斑狼疮易累及胸膜和肺,主要表现为胸膜、心包的增厚和渗出,以及肺内的感染、狼疮肺炎及纤维变。感染、肾衰竭、中枢神经系统损伤、心血管系统等合并症是死亡的主要原因。

2.临床表现

多见于青年女性,临床表现复杂多样。早期症状不典型,不易诊断。病变反复发作、侵犯多脏器后,可出现相应的临床症状。全身症状主要为发热、体质量减轻、乏力等;皮肤黏膜症状主要为皮肤红斑、光过敏、口腔溃疡、雷诺现象等;骨骼肌肉系统症状主要为僵硬、关节疼痛、肌痛等;呼吸系统症状常有干咳,或咳少许黏痰并有气急和胸痛;还可出现淋巴结肿大、肝大/脾大、心包炎等症状。颜面部蝶状红斑为急性皮肤红斑狼疮的特殊性表现,但出现率不超过50%。

3.实验室检查

常表现为溶血性贫血、白细胞计数降低、红细胞沉降率加速;血清 γ 球蛋白升高,C_3、C_4 降低;抗核抗体(ANA)、抗 ds-DNA、抗 SM 抗体、抗 RNP、抗 SSA、抗 SSB 阳性。胸腔积液为渗出液,白细胞计数不高,以单核细胞为主,积液 ANA 阳性,积液 ANA:血浆 ANA≥1。

(二)影像学表现

早期胸部影像表现多正常,大部分患者可在病程的某一阶段出现某些异常表现。

1.胸部 X 线片检查

(1)少量或中等量胸腔积液,经激素治疗可消失,部分可自行消失。大量胸腔积液往往提示合并感染。胸膜增厚较轻。

(2)急性狼疮肺炎表现为密度不均匀的斑点状或片状气腔实变或磨玻璃样密度影,呈肺叶段分布或散在分布,可呈游走性,常合并胸膜病变,用激素治疗效果良好。慢性狼疮肺炎表现为网状索条影或网状结节状阴影,以两中下肺多见,多伴有代偿性肺气肿、肺大疱。晚期可出现蜂窝状肺、肺体积缩小、膈肌升高等。

(3)狼疮晚期肾衰竭引起肺水肿,表现为两肺门周围及中下肺野绒毛状或蝴蝶翼状实变阴影。预后差,病死率高。

(4)心包(炎症和积液)和心肌病变可引起心影普遍性增大,肾性高血压可引起左心室增大。

(5)系统性红斑狼疮累及呼吸肌,患者可出现肺萎缩综合征,表现为双侧膈肌抬高、肺容积缩小、呼吸困难及限制性通气障碍。

(6)较少发生肺动脉高压和肺栓塞。

2.CT 检查

(1)半数以上的患者可见少量至中等量的胸腔积液(图 5-54),胸膜粘连、增厚较常见。

(2)早期表现为肺内结节、斑片或磨玻璃样变,多位于中下肺和胸膜下,内常可见支气管充气征,用激素治疗后病变可短期内吸收。中晚期常表现为小叶间隔增厚和胸膜下线。肺泡出血常表现为肺内斑片或磨玻璃样变(图 5-55)。

(三)诊断要点

系统性红斑狼疮的胸部影像表现是非特异性的,必须结合临床资料和影像表现考虑肺内病变性质。

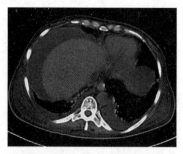

图 5-54　系统性红斑狼疮患者胸腔积液的 CT 表现

纵隔窗示双侧胸腔积液伴左肺下叶膨胀不全,并可见腹水

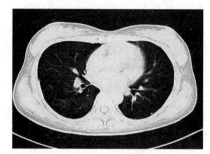

图 5-55　系统性红斑狼疮患者肺泡出血的 CT 表现

肺窗示双肺弥漫的磨玻璃样影

(四)鉴别诊断

1.系统性红斑狼疮继发性肺内感染

亦表现为浸润性阴影,故诊断急性狼疮肺炎时,首先要除外病毒、细菌、真菌、结核等感染性肺炎。患者发热,血白细胞计数增高,抗生素治疗有效,多为肺内感染(图 5-56)。合并霉菌或病毒感染,则鉴别比较困难。

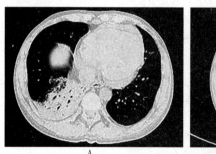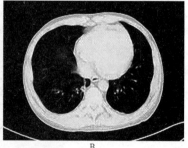

　　　　　　　A　　　　　　　　　　　　　　　　　　B

图 5-56　系统性红斑狼疮患者肺内感染的 CT 表现

A.肺窗示右肺下叶内、后基底段大片实变,内可见支气管充气征;B.抗感染治疗后,肺窗示右肺下叶病灶吸收

2.结核性胸膜炎

系统性红斑狼疮性胸腔积液应与结核性胸膜炎鉴别,后者积液量较大且单侧性居多,肺内尚有结核病灶,结核菌素试验强阳性。

3.恶性肿瘤

系统性红斑狼疮性胸腔积液及心包积液应与恶性肿瘤所致者鉴别,后者多为血性。

(五)诊断价值

胸部 HRCT 为首选,胸部 X 线片仅能用于初筛,胸部 MR 检查极少应用。

二、类风湿关节炎

(一)病理与临床

类风湿关节炎是以关节慢性炎症和毁损为主要表现的全身性疾病,可累及肺、胸膜。类风湿关节炎影响肺部的形式是多种多样的。类风湿关节炎越严重,并发肺间质纤维化的机会越多,占 $2\% \sim 5\%$。

1.病理改变

类风湿关节炎累及肺部,早期为淋巴细胞、浆细胞等间质浸润,之后以纤维组织增生为主。类风湿性肺结节表现为胸膜下或肺间质的坏死性结节,结节的中心为不规则的类纤维蛋白坏死,外周由排列成栅栏状的大单核细胞和一层肉芽组织包围,组织结构与类风湿性皮下结节相同。

2.临床表现

类风湿关节炎的女性发病率高于男性,但男性易出现肺部受累。关节疼痛、变形及周围软组织肿胀为常见症状。呼吸系统的症状主要为气急、咳嗽、胸痛和杵状指。有皮下结节者,较多并发肺部间质性病变。

3.实验室检查

(1)免疫学检查:类风湿性因子阳性,部分患者 ANA 阳性。

(2)胸腔积液检查:一般为草黄色渗出液,少量呈脂性乳糜状。蛋白及乳酸脱氢酶增高。胸腔积液内糖降低甚至无糖而血糖正常,这是诊断类风湿性胸腔积液的重要指标,也是与狼疮性胸腔积液的鉴别诊断要点。补体 C_3、C_4 降低。部分患者的胸腔积液中类风湿性因子浓度高于血液浓度或类风湿性因子仅存在于胸腔积液中。

(二)影像学表现

1.胸膜炎

多为没有临床症状的无痛性胸膜炎,表现为胸膜增厚和胸腔积液,多为单侧胸腔积液,少数为双侧胸腔积液。胸腔积液可为少量至大量不等,可短时间吸收或变成慢性。

2.弥漫性肺间质纤维化

早期表现为双肺下部弥漫性斑片、实变或磨玻璃样阴影,内常可见支气管充气征(图 5-57);随后表现为弥漫性大小不等的网状结节状阴影;晚期表现为蜂窝状肺,肺容积缩小,膈升高。

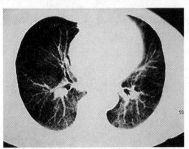

图 5-57 **类风湿关节炎患者肺间质性病变的 CT 表现**

肺窗示双肺弥漫的磨玻璃样阴影

3.类风湿性肺结节

较少见,通常见于重度类风湿关节炎和有多发皮下结节的患者。结节可为单发亦可多发,多分布在胸膜下,大小不等,平均直径为 1~2 cm,最大者直径可达 7 cm,边缘光整,有的可形成空洞。结节的进展与缩小与类风湿关节炎的病情相并行(图 5-58)。

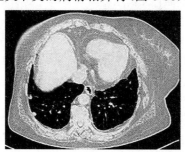

图 5-58　类风湿性肺结节的 CT 表现

肺窗示右肺下叶胸膜下两个小结节,其一内可见支气管充
气征。左肺下叶胸膜下小叶内间隔/小叶间隔增厚(轻度)

4.类风湿尘肺

指同时患有硅沉着病和类风湿关节炎的患者在肺周边出现结节。结节单发或多发,边界清晰,直径 0.5~5 cm,半数可见空洞。该结节出现相对较快,而硅沉着病的大块状纤维化发展缓慢。

5.两上肺纤维化合并囊状气腔/空洞

多伴肺叶收缩,肺门上提。多数发生在出现关节症状之后,偶尔发生在关节症状出现前数年。

6.肺动脉炎和肺动脉高压

偶尔发生,常与雷诺现象同时存在。还可并发机化性肺炎(BOOP)、支气管扩张等。

(三)诊断要点

类风湿关节炎的胸部影像表现是非特异性的,必须结合临床资料和影像表现考虑肺内病变性质。胸膜、肺的损害出现在关节炎症状之前时诊断困难。

(四)鉴别诊断

(1)胸腔积液内糖降低甚至无糖而血糖正常、类风湿因子阳性是鉴别类风湿性胸腔积液与狼疮性胸腔积液的要点。

(2)单发类风湿肺结节需与肺结核球、周围型肺癌鉴别,前者常伴有关节症状,类风湿因子阳性,有时需进行活检以明确诊断。

(3)类风湿关节炎的肺间质纤维化需与特发性肺间质纤维化鉴别,后者肺组织免疫荧光染色无类风湿因子阳性反应,前者临床症状较轻微,发展缓慢。

(五)诊断价值

胸部 HRCT 为首选,胸部 X 线片仅能用于初筛,胸部 MR 检查极少应用。

三、硬皮病

硬皮病以系统性硬化和局灶性硬皮病最常见,系统性硬化是一种缓慢进展的结缔组织病,以皮肤炎症、变性、增厚和纤维化进而硬化和萎缩为特征,可引起消化道、肺、心脏、肾等多器官损害。女性发病率是男性的 3 倍,发病年龄多在 30~50 岁。

(一)病理与临床

1.病理改变

表现为广泛的肺小动脉、毛细血管等增生、闭塞和纤维变或纤维性肺泡炎,进展至肺间质纤维化。

2.临床表现

雷诺现象见于 90％的患者,常为本病首发症状。皮肤改变是诊断硬皮病的主要依据,病程可分 3 个阶段即水肿期、硬化期和萎缩期。水肿期皮肤红肿、红斑、水肿、增厚、缺乏弹性;硬化期皮肤呈蜡样、皱纹和皱襞消失,全身性黑色素沉积,出现毛细血管扩张及皮下钙化现象,皮肤硬化致患者面部缺乏表情;萎缩期皮肤萎缩变薄。病变累及呼吸系统常出现咳嗽、气急、呼吸困难、发绀等。

3.实验室检查

(1)免疫学异常:约 90％的患者 ANA 阳性,抗 ds-DNA 抗体多阴性。

(2)肺功能异常:表现为肺功能低下、肺容量降低和限制性通气障碍。

(二)影像学表现

1.胸部 X 线片

25％～82％患者有不同程度的肺间质性病变,表现为两肺弥漫性线条状、网状或网状结节阴影,以两中下肺为著。晚期形成蜂窝肺,常可见肺大疱和小气囊。少数患者可见胸膜增厚、胸腔积液。

2.HRCT

早中期表现为磨玻璃样密度影、小叶间隔增厚、胸膜下线,多位于中下肺及胸膜下;逐渐出现为双肺网状影;晚期呈蜂窝肺。部分患者有胸膜增厚或心包积液。部分患者可见肺动脉高压、肺动脉扩张和右心扩大(图 5-59)。

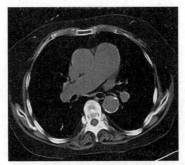

图 5-59　硬皮病患者肺动脉高压的 CT 表现

纵隔窗示主肺动脉明显增粗

3.食管造影

食管有不同程度的扩张,蠕动减弱以致消失,食管排空时间延长、黏膜皱襞消失,后期可并发食管裂孔疝或食管炎(图 5-60)。

(三)诊断要点

硬皮病的胸部影像表现是非特异性的,必须结合临床资料和影像表现考虑肺内病变性质。

(四)鉴别诊断

1.类风湿关节炎

硬皮病如有关节畸形应注意与类风湿关节炎相鉴别,两者的实验室检查有明显不同。硬皮病若仅有肺内改变,而皮肤表现不明显或缺如者,诊断比较困难,必要时可进行皮肤或肺的活检。

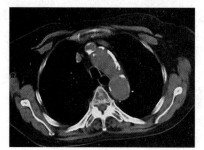

图 5-60　硬皮病患者食管扩张的 CT 表现

纵隔窗示食管扩张,管壁光整

2.贲门失弛缓症

硬皮病若食管有不同程度的扩张,蠕动减弱以致消失,应与贲门失弛缓症鉴别。

(五)诊断价值

胸部 HRCT 为首选,胸部 X 线片仅能用于初筛,胸部 MR 检查极少应用。

四、多发性肌炎和皮肌炎

多发性肌炎和皮肌炎为主要累及皮肤和肌肉的原因不明的横纹肌非化脓性炎症,并可侵犯结缔组织和内脏。在各种结缔组织病中,皮肌炎伴发恶性肿瘤的概率最高,多见于 40 岁以上的患者,以鼻咽癌的发病率最高,其次为乳腺癌、肺癌、女性生殖器癌、胃肠道癌等。

(一)病理与临床

1.病理改变

表现为大量巨噬细胞及炎性细胞浸润,肺间质纤维化和肺血管壁增厚,与特发性肺间质纤维化无明显区别。

2.临床表现

发病年龄 30～60 岁,女性是男性的两倍。起病缓慢,患者常出现对称性近端肌无力,伴低热、四肢轻度疼痛、皮疹等。呼吸系统的症状有气急、声音嘶哑、呼吸困难、发绀等。

3.实验室检查

(1)血液学异常:ESR、肌红蛋白、肌酸激酶升高。

(2)免疫学异常:部分患者 ANA 阳性,多数合并肺间质纤维化的患者抗 Jo-1 抗体阳性,血清中可出现 PL-7、PL-12、Ku 抗体。C_3、C_4 降低,γ 球蛋白增高。

(3)肌电图:表现为肌源性损害。

(4)肺功能检查:表现为限制性通气障碍和弥散性通气障碍。

(二)影像学表现

1.胸部 X 线片检查

早期表现为磨玻璃样阴影,随后表现为索条状、网状或网织结节状影,以中下肺野为显著。部分患者可见胸膜增厚、胸腔积液、膈肌运动减弱、盘状肺不张、慢性进行性心脏普遍性增大、肺动脉高压或肺心病等征象。咽部及食管上段肌肉发炎、萎缩无力易引起吸入性肺炎。大量肾上腺皮质激素的应用容易引起机会性感染。

2.CT 检查

早期表现为小斑片状气腔实变或磨玻璃样密度影,多位于中下肺。随后可见小叶间隔增厚、胸膜下线,中下肺可见弥漫的网状影。蜂窝肺少见。

(三)诊断要点

多发性肌炎和皮肌炎累及胸部主要表现为肺间质性病变。

(四)鉴别诊断

(1)多发性肌炎和皮肌炎所致肺间质病变应与引起肺间质病变的其他疾病相鉴别,必须结合临床资料和影像表现考虑肺内病变性质。

(2)若出现胸部肿块,要特别注意是否合并恶性肿瘤(图 5-61)。

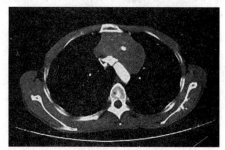

图 5-61　多发性肌炎和皮肌炎患者合并 B1 型胸腺瘤的 CT 表现

增强纵隔窗示前纵隔肿块轻度强化,与邻近大血管分界不清

(五)诊断价值

胸部 HRCT 为首选,胸部 X 线片仅能用于初筛,胸部 MR 检查极少应用。

五、干燥综合征

干燥综合征是一种主要累及全身外分泌腺的慢性自身免疫病,以唾液腺、泪腺为主,其他器官、系统也可受累。干燥综合征易出现肺假性淋巴瘤和恶性淋巴瘤。干燥综合征常常合并其他结缔组织病,最常见的为类风湿关节炎,其次为系统性红斑性狼疮、硬皮病等。

(一)病理与临床

1.病理改变

呼吸道损害的病理表现为外分泌腺体、上下呼吸道黏膜的淋巴细胞浸润,腺体上皮先增生,随后萎缩,最终被增生的纤维组织取代。细支气管病变可使管腔出现不同程度的狭窄阻塞。肺间质病变也可为局部血管炎引起。肺假性淋巴瘤可见肺内淋巴组织浸润(成熟的淋巴细胞),淋巴结不被累及,没有恶性淋巴瘤的表现。恶性淋巴瘤可见肺组织内有未成熟的淋巴细胞浸润。

2.临床表现

女性与男性患病率比例为 9∶1,好发于 50 岁以上的老年人。口眼干燥为主要的症状,约 10% 的患者出现呼吸道症状。呼吸系统的症状有干咳、声嘶、发绀和杵状指。

3.实验室检查

(1)免疫学检查:多数患者抗核抗体阳性,以抗 SSA 抗体、抗 SSB 抗体阳性率高。可见高球蛋白血症。部分患者类风湿因子阳性。

(2)肺功能检查:表现为限制性通气功能障碍和弥散功能下降。

(3)腮腺唾液流量降低,唇黏膜活检可见淋巴细胞或单核细胞浸润。

(二)影像学表现

1.肺间质性病变

表现为两中下肺胸膜下小叶间隔增厚、网状影、磨玻璃样小结节或小斑片状磨玻璃样密度影，可互相融合呈大斑片，甚至出现蜂窝状肺(图 5-62)。

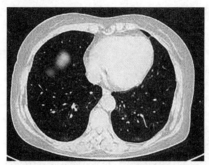

图 5-62　干燥综合征患者合并淋巴细胞间质性肺炎的 CT 表现

肺窗示双肺散在磨玻璃样影伴囊状气腔

2.肺假性或真性淋巴瘤

假性淋巴瘤表现为两肺弥漫性的大小不等的结节、腺泡状浸润，最后可融合成大片状阴影，类似大叶性肺炎，可见支气管气像，但吸收缓慢，预后较好，可存活多年。恶性淋巴瘤表现为大小不等的结节、弥漫性网状结节或两肺基底部明显的肺泡浸润、肺门淋巴结肿大等，偶尔出现胸腔积液。当患者出现单克隆高 γ 球蛋白血症、巨球蛋白血症、IgM 降低且类风湿性因子转阴时，表示有潜在淋巴瘤的可能，预后不良(图 5-63)。

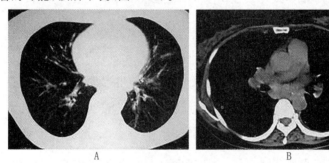

图 5-63　干燥综合征患者合并淋巴瘤的 CT 表现

A.肺窗示双肺支气管血管束增厚；B.纵隔窗示纵隔淋巴结肿大

3.其他表现

如胸膜增厚和积液、膈肌炎、肺内血管炎或肺内淀粉样变性等。

(三)诊断要点

干燥综合征累及胸部主要表现为肺间质性病变。

(四)鉴别诊断

1.引起弥漫性纤维化的疾病

干燥综合征的弥漫性纤维化应与特发性肺间质纤维化、结节病及其他结缔组织病鉴别。干燥综合征有口眼干燥症状，腮腺唾液流量降低，唇黏膜活检可见淋巴细胞或单核细胞浸润，而其他疾病没有。

2.大叶性肺炎

干燥综合征合并淋巴瘤如表现为肺实变,应与大叶肺炎鉴别,后者有典型的呼吸道感染症状,外周血白细胞计数、中性粒细胞计数有升高。

3.肺转移瘤

干燥综合征合并淋巴瘤如表现为多发肺结节,应与肺转移瘤鉴别,后者多有原发恶性肿瘤病史。

(五)诊断价值

胸部 HRCT 为首选,胸部 X 线片仅能用于初筛,胸部 MR 检查极少应用。

六、结节性多动脉炎

结节性多动脉炎引起全身广泛性中小动脉壁的进行性炎性病变和坏死,多见于血管分叉处,以血管节段性病变为特征,有时也可侵犯小静脉。病变最易累及肾、心脏、肾上腺,其次为胃肠道、肝、脾和肺部。

(一)病理与临床

1.病理改变

表现为动脉壁全层粒细胞、单核细胞浸润,类纤维蛋白变性和坏死,可发生动脉瘤样扩张、破裂,并有血栓形成。晚期由于内膜增生和血栓形成,血管腔狭窄、闭塞。肺内肉芽肿或肺梗死可形成单个或多发的肺结节。

2.临床表现

早期症状为乏力、发热和肌肉疼痛,以后可出现皮肤病变(即沿动脉排列的皮下结节)及多器官或系统症状,以高血压、腹痛及肾衰竭最常见。冠状动脉受累时,可出现胸闷,但很少引起心肌梗死。呼吸系统的症状较少,有咳嗽、血痰和胸痛等,有些患者伴有支气管哮喘。

3.实验室检查

(1)外周血白细胞计数及中性粒细胞计数增多,部分患者外周血嗜酸性粒细胞增多;部分患者乙肝表面抗原 HBsAg 或乙肝表面抗体 HBsAb 阳性。

(2)γ 球蛋白增高,ANCA 阳性少见。累及肾脏时,血尿素氮、肌酐增高,尿中可见红细胞、白细胞、管型和蛋白。

(二)影像学表现

1.胸部 X 线片

可出现肺内单发或多发斑片影、结节影,偶见空洞,有继发感染者可有气液平面。可出现肺内网状阴影或网状小结节影。少部分患者可见胸腔积液;心肌病变可引起心影增大;肺动脉高压可致肺门血管影增粗;肾衰竭者,可出现肺水肿的 X 线表现。

2.CT

表现为双肺边界较清晰的斑片状实变影,多位于中下肺。也可出现双肺多发结节,边界清楚,有时可见空洞。部分患者可见胸腔积液、心包积液。

3.血管造影

可见多发性动脉瘤及闭塞血管,肾动脉和肠系膜动脉常受累(图 5-64)。需除外动脉粥样硬化或肌纤维发育不良等其他原因。

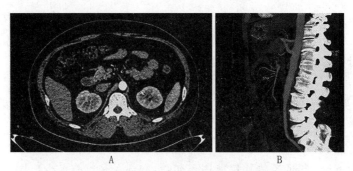

图 5-64 结节性多动脉炎患者的 CT 及血管造影表现

A、B.增强 CT 及 CTA 示肠系膜上动脉(SMA)始段纤细、闭塞

(三)诊断要点

结节性多动脉炎的影像学表现缺乏特征性,必须除外其他常见类似的疾病,才可考虑本病,HRCT 只能作为综合诊断的参考。

(四)诊断价值

胸部 HRCT 为首选,胸部 X 线片仅能用于初筛,胸部 MR 检查极少应用。

七、白塞病

白塞病是一种以口腔溃疡、外阴溃疡、眼炎及皮肤损害为临床特征的,累及多系统、多器官的全身性疾病。病程呈反复发作和缓解交替过程。

(一)病理与临床

1.病理改变

表现为毛细血管、不同口径的动脉和静脉的节段性血管炎,血管周围有中性多形核细胞、淋巴细胞、单核细胞浸润,管壁纤维素样坏死和免疫复合物沉积,造成血管局限性狭窄和(或)动脉瘤。此外血管内血栓形成,也可使血管腔变窄。动脉瘤较动脉阻塞多见,大静脉以阻塞多见。

2.临床表现

表现为复发性口腔溃疡及外阴溃疡、皮肤结节红斑、毛囊炎、眼葡萄膜炎等。呼吸系统常表现为咯血、呼吸困难、咳嗽等。

3.实验室检查

抗核抗体、ANCA 等阴性。60％以上患者出现针刺反应阳性。累及肺部后,部分患者出现阻塞性通气功能障碍,V/Q 肺显像示肺灌注缺损。

(二)影像学表现

1.胸部 X 线片检查

肺动脉瘤表现为肺门血管影突出或肺门快速增大,肺门周围见边界清晰的类圆形致密影。肺动脉瘤破裂或肺血管炎表现为肺内局限性或弥漫性浸润影。肺梗死表现为肺实变、胸腔积液。上腔静脉血栓或头臂静脉血栓表现为上纵隔增宽。

2.CT 检查

肺内动脉瘤平扫表现为肺内边界清晰的结节或肿块,中心肺动脉增粗,周围肺动脉呈枯枝样改变,上腔静脉可增粗。增强后,肺动脉瘤强化程度与血管强化程度一致,血栓呈相对低密度

（图 5-65）。上腔静脉血栓呈相对低密度，其上方可见明显强化的结节或条形影，为扩张的侧支循环血管。

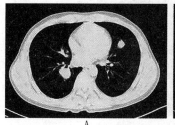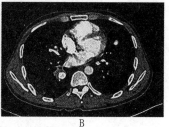

图 5-65　白塞病合并肺动脉瘤患者的 CT 表现

A.肺窗示双肺边界光滑的结节，密度较均匀；B.增强纵隔窗示结节中心部强化程度与大血管相似，边缘见不规则无强化的血栓

3.肺动脉造影

慎用。常表现为肺动脉高压、肺动脉狭窄或闭塞、肺动脉瘤。

（三）鉴别诊断

多种结缔组织病都可出现口腔溃疡、关节炎和血管炎，应结合实验室检查、影像学检查进行鉴别。

（四）诊断价值

胸部 HRCT 为首选，增强胸部 CT 对鉴别是否存在血管瘤十分有用。胸部 X 线片仅能用于初筛，胸部 MR 检查极少应用。

八、变态反应性肉芽肿和血管炎

变态反应性肉芽肿和血管炎又称为 Churg-Strauss 综合征（CSS），是主要累及中小动脉和静脉的坏死性血管炎。

（一）病理与临床

1.病理改变

表现为血管壁嗜酸性粒细胞浸润、血管外肉芽肿及坏死性血管炎。

2.临床表现

除变应性鼻炎、哮喘外，皮疹、多发性单神经根炎也较常见。

3.实验室检查

外周血嗜酸性粒细胞明显升高。血清 IgE 升高，多数患者 ANCA 阳性。

（二）影像学表现

1.胸部 X 线片

胸部 X 线片多表现为肺内斑片状磨玻璃样阴影，吸收较快；肺气肿，肺内纹理细小；边缘不规则结节状阴影；胸腔积液。

2.CT

CT 多表现为磨玻璃样阴影，多位于胸膜下；肺外周动脉可见星状或不规则的扩张；实性肺结节，内可见支气管充气征，空洞少见（图 5-66）。

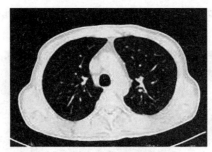

图 5-66　变态反应性肉芽肿和血管炎患者的 CT 表现
肺窗示双肺磨玻璃样影

(三)鉴别诊断

1.韦格纳肉芽肿

韦格纳肉芽肿多累及上呼吸道,多发结节空洞多见,易累及肾脏;而本病患者多有哮喘,嗜酸性粒细胞明显升高,很少累及肾脏,多发结节性空洞少见。

2.结节性多动脉炎

很少累及肾脏、肺,患者无哮喘。有时需进行活检以明确诊断。

(四)诊断价值

胸部 HRCT 为首选,胸部 X 线片仅能用于初筛,胸部 MR 检查极少应用。

九、大动脉炎

大动脉炎主要累及大动脉及其重要分支,冠状动脉、肺动脉、主动脉瓣也可受累。

(一)病理与临床

1.病理改变

表现为淋巴细胞、浆细胞浸润血管,血管肉芽肿性炎症,管壁破坏致血管狭窄或闭塞、动脉扩张、动脉瘤,血管腔内常有血栓形成。

2.临床表现

多表现为高血压及组织或器官缺血症状,如头晕、中风、心肌梗死等。

3.实验室检查

ESR 和 C 反应蛋白升高。

(二)影像学表现

1.胸部 X 线片

常表现为主动脉弓增宽,降主动脉不规则。

2.胸部 CT 及 MR

增强 CT 及 MR 表现为大动脉节段性、向心性狭窄,管壁增厚,腔内常可见血栓。大动脉分支开口处亦常受累,表现为管腔狭窄或闭塞,常伴血栓形成(图 5-67)。还可见动脉管腔扩张、动脉瘤。

3.血管造影

大动脉及大分支管腔狭窄,动脉扩张、动脉瘤亦可见。

(三)鉴别诊断

大动脉炎应与白塞病鉴别,大动脉炎无口腔溃疡、外阴溃疡,常累及大血管,主动脉瓣亦可受累。

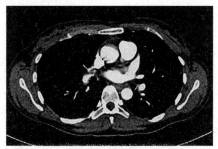

图 5-67 大动脉炎患者的 CT 表现
增强 CT 纵隔窗示右下肺动脉管壁增厚,管腔略狭窄

(四)诊断价值

胸部增强 CT 为首选,增强胸部 MR 检查也可应用,胸部 X 线片通常不用于诊断。

(张洪涛)

第六节 肺 转 移 瘤

肺转移瘤是指来自肺外的,或与来自肺别处的原发性肿瘤不连续的肺肿瘤,也称为肺继发性肿瘤。任何器官的大多数肿瘤均可转移至肺。

一、病理与临床

(一)病理改变

肺是接受全部血液和淋巴流动的唯一器官,具有体内最致密的毛细血管网络,该网络也是肿瘤细胞通过淋巴管进入静脉血时首先通过的,癌细胞与肺有可能形成良好的"种子和土壤"关系。尸检发现,因肺外实性恶性肿瘤的播散而累及肺者占 20%～54%,在 15%～25% 的病例中肺是肿瘤播散的唯一部位。血行肺转移性肿瘤通常表现为双侧、多发病变,但也可为孤立性。转移至肺的肿瘤可出现在肺的任何部分,但最常见于肺下叶,通常在肺外周部。肿瘤经血行转移至肺毛细血管继而侵犯淋巴管,或经纵隔淋巴结逆行转移至肺门淋巴结,导致淋巴引流受阻、反流,肿瘤经淋巴管逆行播散,引起肺间质肿瘤细胞浸润、间质水肿、成纤维反应,称之为癌性淋巴管炎。原发肿瘤多见于肺癌、乳腺癌、胰腺癌或胃印戒细胞癌。

(二)临床表现

大多数肺转移瘤患者没有肺的症状。少数有支气管内播散者可致咳嗽、咯血、喘鸣和阻塞性体征,如阻塞性肺炎、肺不张、呼吸困难和发热等,与原发性肿瘤类似。有胸膜侵犯和(或)渗出液的患者,可有胸痛和呼吸困难。有血管或淋巴管播散的患者可有肺心病的体征。

二、影像学表现

(一)X 线表现

血行转移者表现为多发的棉球样或粟粒样结节,边界清楚,密度均匀,大小不一,多位于双肺中下野,空洞及钙化较少见(图 5-68)。淋巴途径转移者表现为肺门影增大、自肺门向外的索条影、肺内网状影或网状结节影(图 5-69)。

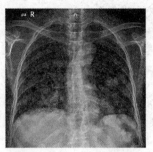

图 5-68　双肺多发血行转移瘤的 X 线表现

X 线示双肺多发大小不一的结节、肿块影,边界清楚,双肺中下野为著

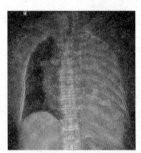

图 5-69　右肺癌性淋巴管炎的 X 线表现

左肺上叶腺癌患者,X 线示左侧肺不张、大量胸腔积液。右肺纹理增
粗,呈网格样改变,右肺门影增大、增浓,周围支气管血管束增粗

(二)CT 表现

CT 表现与 X 线表现相似,但 CT 扫描的检出率更高。

1.血行转移

常为多发病变,双肺下叶较上叶多见,80%～90%位于肺外周带,约 2/3 病变位于胸膜下。病灶大小不一,形态多呈类圆形,边界清楚,大部分病变边缘光滑锐利(图 5-70)。腺癌尤其是胰腺癌的肺转移瘤可出现边缘模糊或有毛刺;绒癌、肾癌肺转移可因瘤内出血使病灶边缘出现晕环表现;病灶内出现粗大钙化斑多见于骨肉瘤、软骨肉瘤和滑膜肉瘤;乳腺、结肠、卵巢的黏液腺癌的肺转移瘤可见到细砂粒样钙化;甲状腺乳头状癌的肺转移有时可见弥漫性粟粒样钙化;头颈部鳞癌和宫颈癌肺转移瘤可出现空洞,空洞大小不一,洞壁厚薄不一,可出现不规则壁结节,也可呈薄壁空洞。

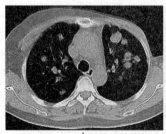
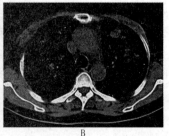

图 5-70　双肺多发转移瘤的 CT 表现

A、B.肺窗和纵隔窗示双肺多发大小不一的类圆形结节,边界清楚,大部分边缘光滑锐利

2.淋巴转移

癌性淋巴管炎表现为支气管血管束不规则的结节状增厚,小叶间隔增厚呈串珠状或胸膜下多角形细线结构(图 5-71)。胸膜及叶间裂亦可见小结节,可伴肺门淋巴结肿大。同时肺小叶结构无变形。

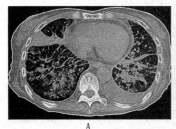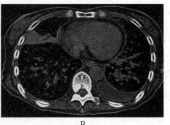

图 5-71 癌性淋巴管炎的 CT 表现

A、B.肺窗和纵隔窗示小叶间隔结节样增厚、支气管血管束呈串珠状增粗,左侧胸腔及双侧叶间裂积液

(三)MR 表现

一般不用于检查肺转移瘤,但 MR 有助于识别原发灶。

三、诊断要点

(1)临床有原发肿瘤病史;可出现肺部相关症状,如咳嗽、咯血、渐进性呼吸困难等。

(2)血行转移的胸部影像学表现为多发结节或肿块。

(3)淋巴转移,即癌性淋巴管炎的胸部 X 线多表现为肺门影增大;肺纹理增粗,呈网格样改变;肺门周围支气管血管束增粗等。CT 显示结节样增厚的小叶间隔、支气管血管束呈串珠状增粗、胸膜下间隔线增厚等。

四、影像报告书写的注意事项

(1)注意结节分布、大小、形态及内部形态异质性的描述。

(2)注意肺间质改变的特征性表现。

(3)注意胸部肺外病灶的有无及描述。

五、鉴别诊断

表现为肺多发结节的转移瘤鉴别诊断不难,可参考临床病史。表现为肺单发结节的转移瘤鉴别诊断困难。

癌性淋巴管炎易与肺部间质性疾病混淆,需要与以下疾病鉴别:①结节病,为全身非干酪样肉芽肿性病变,临床也表现为渐进性呼吸困难,但较癌性淋巴管炎轻,有自愈倾向。根据病程不同,CT 表现多样,主要表现为沿支气管血管束分布的小结节影,小叶间隔增厚少见,晚期可表现为纤维化。②间质性肺水肿,一般表现为光滑的小叶间隔增厚,无小结节影,一般无纵隔及肺门淋巴结肿大,多伴有心脏增大、肺动脉增粗表现。③放射性肺炎,有接受放疗的病史,病变呈跨叶分布,有整齐的边界,小叶间隔光滑增厚。

六、诊断价值

胸部 X 线片是常用检查方法,但容易漏诊 5 mm 以下的转移结节。胸部 CT 是诊断肺转移瘤的最佳检查方式。一般不采用 MR 检查肺转移瘤。

七、注意事项

(1)注意临床上某些肿瘤肺转移的特殊表现,如骨肉瘤、软骨肉瘤肺转移可以表现为钙化结节;肾癌肺转移可因瘤内出血使病灶边缘出现晕环表现等。

(2)注意癌性淋巴管炎的诊断与鉴别诊断。

八、诊断思维

临床有恶性肿瘤病史,胸部影像学检查发现多发结节或肿块,肺转移瘤诊断并不困难。当恶性肿瘤患者出现渐进性呼吸困难、胸部 X 线表现为肺纹理增粗呈网格样改变,需要考虑到癌性淋巴管炎的可能。此时要进行胸部高分辨率 CT 检查,若出现肺门淋巴结肿大、小叶间隔结节样增厚、支气管血管束呈串珠状增粗等特征性表现,癌性淋巴管炎的诊断即可建立。而对于肺外恶性肿瘤伴肺内单发结节的诊断一直是临床难点,要通过多种检查方法,观察两者的特征是否存在相同性,如强化程度、内部密度、坏死、钙化等,也可通过能谱定量分析病灶的异同。一般转移瘤与原发灶具有相近的特质,当两者相同特质不明显或无时,不可一味地进行一元化解释,要考虑到多原发肿瘤的可能。

(王　军)

第七节　其他原发恶性肿瘤

一、类癌

类癌是起源于支气管及细支气管壁 Kulchitsky 细胞的肺神经内分泌细胞肿瘤。类癌占所有原发肺肿瘤的 2.5%。病理上类癌分为两型,一型为典型类癌,一型为不典型类癌,典型类癌占 80%~90%,不典型类癌占 10%~20%。60%~70%的类癌发生在中央支气管,累及主支气管、叶及段支气管。两者的影像学特征大致相同。

(一)病理与临床

1.病理改变

典型类癌和非典型类癌组织学特征不同。两者由均一小细胞排列成巢状或小梁状,之间为大量血管间质及薄壁血管;典型类癌无坏死,每十个高倍视野或 2 mm² 少于 2 个核分裂象;而非典型类癌有坏死区,每十个高倍视野有 2~10 个核分裂象。电子显微镜显示两者细胞质内致密的核颗粒大小均一,典型类癌比非典型类癌更多更大。非典型类癌与典型类癌相比,有更高的核分裂象、更多的细胞学多形性和更高的核浆比,细胞结构更不规则,有更多的肿瘤坏死区。

2.临床表现

男女发病率无差异,发病年龄范围广泛。中位年龄约为 50 岁。非典型类癌与吸烟史相关 (83%~94%),通常见于男性(男∶女≈2∶1)。患者多表现为咳嗽、哮喘及咯血,大约 25% 的患者无明显症状,在检查中偶然发现。类癌可能与异位激素产生有关,特别是 ACTH。但是,除非有肝转移瘤,否则这些肿瘤不会发生临床类癌综合征。非典型类癌 5 年生存率(56%)低于典型类癌(87%以上)。典型类癌很少转移,但是不典型类癌转移率为 40%～50%。

(二)影像学表现

1.X 线表现

类癌按位置分为中央型和外周型。典型类癌通常位于中央,非典型类癌多见于肺野外周而且体积较大。中央型肿瘤来源于叶、段支气管,表现为支气管腔内结节或肺门、肺门周围肿块,伴有阻塞性肺炎和肺不张;多支邻近的支气管扩张并黏液嵌塞,表现为指套征。周围型类癌为边界清楚、圆形或卵圆形的病灶,可呈分叶状,直径一般小于 3 cm。据报道,非典型类癌直径大于典型类癌,两者平均直径分别约 3.6 cm 和 2.3 cm。非典型类癌容易坏死及发生肺门与纵隔淋巴结转移。

2.CT 表现

中央型者表现为支气管腔内球形或结节状阴影,表面光滑,瘤体可附着于支气管壁上。非球形时,肿瘤长轴平行于邻近支气管或肺动脉分支,常常在分叉区域附近。部分肿瘤突出管壁外,甚至肿瘤的大部分位于管壁外。CT 能较好地显示阻塞性肺炎及肺不张等变化。周围型表现为肺实质内圆形或卵圆形软组织密度结节或肿块,边缘光滑整齐或呈分叶状,瘤体密度可均匀(图 5-72)或不均匀(图 5-73)。钙化在常规平片上难以显示,30%以上的肿瘤在 CT 上都能见到钙化或骨化,表现为点状或弥漫状,中央型类癌比周围型类癌钙化更常见。类癌为富血供肿瘤,CT 增强扫描多呈明显强化,CT 净增值常大于 30 Hu。

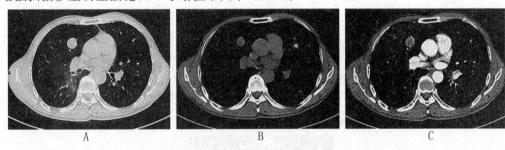

图 5-72 类癌的 CT 表现(一)

A.肺窗示右肺上叶结节影,边缘光滑;B.纵隔窗示结节内部密度均匀;C.增强扫描病灶呈明显均匀强化

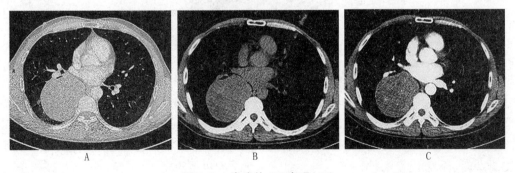

图 5-73 类癌的 CT 表现(二)

A.肺窗示右肺下叶肿块影,边缘光滑清晰;B.纵隔窗示肿块内部密度欠均匀;C.增强扫描病灶呈明显不均匀强化

3.MR 表现

类癌的 MR 信号特征为 T_1WI 呈等或稍高信号,T_2WI 呈高信号,MR 增强扫描呈快速明显

强化。类癌阻塞所致支气管腔内黏液栓 T_2WI 呈均匀高信号,信号特征有助于其与其他肿瘤的鉴别。

(三)诊断要点

(1)患者年龄较大,50 岁左右多见。

(2)中央型肿瘤引起支气管狭窄、变形和阻塞,并见点状或弥漫的钙化,提示中央型类癌。可伴阻塞远侧支气管腔内黏液栓、阻塞性肺炎或肺不张。

(3)肿瘤为富血供,呈均匀或不均匀明显强化。

(4)非典型类癌可有肺门及纵隔淋巴结转移。

(四)影像报告书写的注意事项

(1)通过薄层图像与 CT 多平面重组技术观察各级支气管有无狭窄或阻塞。

(2)注意分辨支气管腔内肿瘤与黏液栓,以及是否合并阻塞性肺炎或肺不张。

(3)观察肺门、纵隔淋巴结是否增大。

(五)鉴别诊断

类癌在肺内发病率较低,中央型类癌需与中央型支气管肺癌及支气管内良性肿瘤鉴别,周围型类癌需与肺内良性肿瘤、肺结核球等良性病变鉴别。

1.中央型支气管肺癌

中央型支气管肺癌患病年龄一般较类癌患者大。当早期中央型支气管肺癌只侵犯支气管管壁或在管腔内形成息肉状结节或肿块,X 线检查无法显示支气管腔内小肿瘤,而仅发现阻塞性肺炎及肺不张,与中央型类癌鉴别十分困难。典型类癌主要显示支气管腔内肿物,而支气管肺癌早期侵犯支气管壁较为多见,表现为支气管管壁不规则增厚,管腔内肿物较少见。CT 检查有助于两者的鉴别,典型类癌显示为表面光滑的支气管腔内结节或息肉,部分肿瘤有蒂可以移动,而支气管肺癌的支气管壁不规则增厚并管腔狭窄。典型类癌是低度恶性肿瘤,进展比较缓慢,肺炎或肺不张可以反复出现,常在数年内观察肺内病变无显著变化;而中央型支气管肺癌早期可能与典型类癌相似,但病程进展较快,常在 3~6 个月出现肺不张,或在肺门区出现肿块影(图 5-74)。

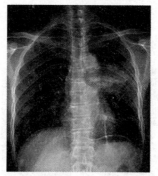

图 5-74 中央型支气管肺癌的 X 线表现

X 线片示左肺门肿块影,边界清晰,呈分叶状

2.支气管内良性肿瘤

支气管内良性肿瘤如乳头状瘤(图 5-75)的影像学表现与中央型类癌相似,不易鉴别。中央型类癌多发生于较大支气管,鉴别诊断有困难时,最后定性取决于支气管镜检及病理学检查。

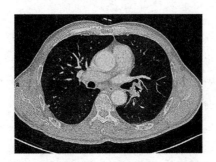

图 5-75　支气管内乳头状瘤的 CT 表现

CT 示左肺上叶支气管起始部后壁结节影,凸向管腔内,病灶边界清晰,边缘较光整(箭)

3.肺内良性肿瘤、肺结核球等良性病变

良性肿瘤影像学表现为肺实质内的圆形或卵圆形阴影,边缘光滑整齐,肿块内部密度一般较均匀,钙化及坏死较为少见;结核球多位于上叶或下叶背段,病灶内钙化与结核球周围卫星灶常见。一般不合并支气管黏液栓、阻塞性肺炎或肺不张。

(六)诊断价值

1.胸部 X 线片检查

X 线检查是发现病变的首选检查,但是 X 线难以发现小肿瘤及支气管腔内病变,不能显示肿瘤内部细小钙化。

2.CT 检查

CT 检查十分重要,能发现 X 线片难以发现的小肿瘤,明确肿瘤位置、大小、与周围组织的关系以及病变内部有无钙化、坏死等,还能显示肺门及纵隔有无淋巴结转移等,有利于肿瘤的鉴别诊断。

3.MR 检查

一般不列为常规检查,MR 对肺纹理、钙化显示不佳,但 MR 显示肿瘤内部坏死及肺门、纵隔淋巴结转移等有一定的优越性。

(七)注意事项

(1)中央型类癌患者常因咳嗽、发热等自觉症状而就诊。检查除肿瘤向支气管管腔内外发展、在肺门区表现为边缘光滑的肿块外,常因肿瘤较小只显示肺炎及肺不张等继发性改变。因此 CT 增强扫描十分必要。CT 能显示支气管管壁受累情况及腔内的肿瘤,较胸部 X 线片优越,而这些变化是鉴别诊断特别是与早期支气管肺癌鉴别的要点。

(2)周围型类癌患者多无自觉症状,常因胸部 X 线常规检查偶然发现,但定性诊断十分困难,需行 CT 进一步检查。CT 能够准确显示肿瘤的部位、大小、内部密度、与邻近结构的关系,以及有无肺门及纵隔淋巴结转移。

(八)诊断思维

支气管肺类癌是较少见的低度恶性肿瘤,患者一般发病年龄早于肺癌,儿童和青少年罕见。肿瘤主要位于中央气道内,边缘较规则、光滑,密度较均匀,坏死囊变少见,可有斑点状钙化,增强扫描多呈较均匀明显强化,可伴阻塞性支气管腔内黏液栓及阻塞性肺炎、肺不张。周围型类癌一般较大,边缘光滑、规则,可有坏死。类癌一般进展缓慢,与其他肺癌相比淋巴结转移较少见,预后较好。极个别患者临床有类癌综合征表现时,宜行肺部 CT 检查明确有无支气管肺类癌。

二、淋巴瘤

肺淋巴瘤可分为原发性和继发性两种。肺原发性淋巴瘤是发生于结外肺内广泛淋巴网状组织的肿瘤,一般认为是起源于支气管黏膜相关淋巴组织。肺继发性淋巴瘤是全身系统性淋巴瘤,特别是胸部恶性淋巴瘤的一部分,有多脏器肿瘤侵犯的特点。

(一)病理与临床

1.病理改变

肺原发性淋巴瘤起源于肺内网状淋巴组织,直接向周围组织蔓延,形成肿块或片状浸润性病灶,可跨叶间裂生长,如沿支气管、血管周围、胸膜下间质淋巴组织扩散则形成网状、粟粒样肺间质病灶。由于本病主要沿支气管黏膜下浸润生长,故不易引起支气管阻塞,早期临床症状较少。纤维支气管镜检查多不能发现肿瘤,痰细胞学检查往往阴性,经支气管或经皮肺活检有可能确诊。

肺继发性淋巴瘤的生长有多种方式,最常见的是纵隔、肺门的淋巴结病变直接侵犯蔓延至肺内,形成肿块或结节;其次为瘤组织浸润破坏肺泡间隔进入肺泡间隙,肺内出现渗出或实变;也可为瘤细胞沿淋巴管或血管播散,侵犯肺间质,形成网状间质性病变。

2.临床表现

肺原发性淋巴瘤罕见,起病缓慢,病程长,1/3~1/2患者无症状。常见症状有咳嗽、咳痰、痰中带血、胸痛、胸闷、发热等,无全身浅表淋巴结肿大及肝脾肿大等肺外症状。

肺继发性淋巴瘤是全身系统性淋巴瘤的一部分,男性多于女性。霍奇金淋巴瘤(HD)多见于青年人,非霍奇金淋巴瘤(NHL)多见于儿童和老年人。肺继发性淋巴瘤很少单独侵犯肺实质,多伴有纵隔、肺门淋巴结、胸膜、心包等病变。肺内侵犯一般在恶性淋巴瘤确诊1年或1年半以后才发现。临床上除有咳嗽、咳痰、胸痛等相应胸部症状外,多有全身浅表淋巴结肿大;约半数患者有特征性周期性发热;可有肝脾肿大、贫血等症状。

(二)影像学表现

肺恶性淋巴瘤因在肺内生长方式不同,有多种表现形式。无论是原发性还是继发性,都可归纳为四种类型:肿块(结节)型、肺炎肺泡型、粟粒型、支气管血管淋巴管型。

1.X线表现

(1)肿块(结节)型:最多见,可单发或多发,后者多见。病变位于肺门区或肺野中外带胸膜下,散在分布,为不规则肿块影,可分叶,病变大小为2~5 cm,密度较高,边界清楚(图5-76)。若瘤组织中心坏死,可出现不规则偏心空洞。继发性肺淋巴瘤多伴有纵隔肺门淋巴结肿大,而原发性肺淋巴瘤纵隔肺门淋巴结肿大少见。

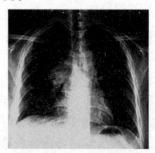

图5-76 继发性淋巴瘤(肿块型)的X线表现

X线片示右肺门影明显增大,可见肿块影,边界清楚,边缘不规则

（2）肺炎肺泡型：分节段型和非节段型两种，单侧或双侧肺野分布，表现为大片状渗出或实变阴影，边界清楚，中心密度高，周边密度低，可跨叶分布，病变内可见典型的"空气支气管征"，似大叶性肺炎之表现（图5-77）。若伴有纵隔肺门淋巴结肿大，则类似中央型肺癌并阻塞性肺炎与纵隔淋巴结转移。

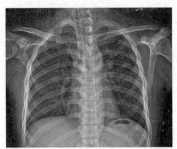

图5-77 继发性淋巴瘤（肺炎肺泡型）的X线表现
X线片示上纵隔增宽，左上、中肺野内带片状影（黑箭）

（3）粟粒型：原发性淋巴瘤未见此型报道，继发性淋巴瘤肺侵犯主要为NHL，瘤细胞经淋巴管和（或）血管播散，呈弥漫性分布的小针点状阴影，病灶边缘清楚，少数模糊，很少见到融合性病灶，与急性粟粒性肺结核不易区别。

（4）支气管血管淋巴管型：原发性和继发性淋巴瘤都可出现，HD最常见。表现为肺内弥漫性网状索条影或网状结节影，可见间隔线（图5-78）。

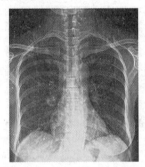

图5-78 继发性淋巴瘤（支气管血管淋巴管型）的X线表现
X线片示双肺野弥漫性网状条索影/结节影，双下肺野为著

肺继发性淋巴瘤除肺实质受侵犯外，可合并胸内淋巴结肿大、胸腔积液，肿瘤可累及心脏、心包，甚至骨质破坏。

2.CT表现

CT表现形式多种多样，常为多发，可表现为肺内、胸膜下结节或肿块，即肿块（结节）型，呈圆形、卵圆形和不规则形，边界清楚，浅分叶，可相互融合，密度均匀，病灶内可见空气支气管征（图5-79）；如肿瘤组织中心坏死，则出现薄壁或厚壁空洞。肺炎肺泡型表现为斑片状渗出、实变影（图5-80），肺内病变密度较低，仅在肺窗显影。如病变侵犯肺间质，则表现为自肺门向肺野发出的放射状网状结节影（图5-81），为支气管血管淋巴管型。支气管周围多发结节和空气支气管征勾画出支气管影像是其特殊征象。HRCT能显示较早的肺间质性病变，表现为支气管血管束增粗、扭曲，小叶间隔增厚，小叶核增粗，小叶内有磨玻璃样表现，局部小叶肺气肿。增强CT扫描病变多有强化。

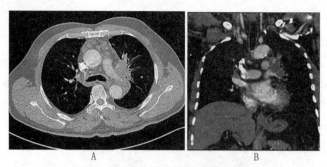

图 5-79　继发性肺淋巴瘤(肿块型)的 CT 表现

A.肺窗示左肺门增大肿块影,邻近支气管受压变窄、管壁增厚;B.纵隔窗 MPR 显示左肺门分叶状肿块影

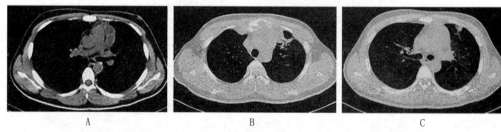

图 5-80　继发性肺淋巴瘤(肺炎肺泡型)的 CT 表现

A.纵隔窗示前上纵隔肿块影,密度不均匀;B、C.肺窗示左肺上叶片状实变影,其内可见"空气支气管征"

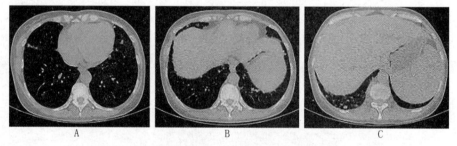

图 5-81　继发性肺淋巴瘤(支气管血管淋巴管型)的 CT 表现

A～C.肺窗示双肺散在分布的网状条索影及结节影

3.MR 表现

　　肺继发性淋巴瘤多伴有肺门纵隔淋巴结肿大,MR 表现为肿大的淋巴结互相融合,填塞于组织器官和血管之间,使相邻器官或结构发生变形、移位。肿大的淋巴结也可形成不规则肿块突向肺野。T_1WI 病变呈中等不均匀混杂信号,边界清楚,T_2WI 病变呈稍高信号。

(三)诊断要点

　　肺原发性淋巴瘤罕见,临床表现无特征性,影像学表现多种多样,术前诊断非常困难。Koss等提出比较全面的肺原发性淋巴瘤诊断标准:①病变包括脏层胸膜下的肺或肺局部淋巴结;②排除纵隔病变向肺内的浸润;③无淋巴瘤病史;④必须是开胸肺活检或肺叶切除后的病理诊断。

　　Cordier 等在此基础上提出如下修改:①影像学上显示肺、支气管受累,但未见纵隔淋巴结增大;②以前从未发生过胸外淋巴瘤;③通过临床查体、血白细胞计数、腹部放射性核素、CT 或淋巴管造影及骨髓穿刺等检查,排除了胸外淋巴瘤或淋巴细胞性白血病;④诊断以后出现胸外淋巴瘤病变至少在 3 个月以后。同时满足此 4 点者可诊断肺原发性淋巴瘤。

一般认为 X 线与 CT 检查具有以下征象者应提示本病的可能：①病灶位于肺内邻近肺门区；②病变呈肿块、浸润性、粟粒样或纤维间质性表现，有时可见空气支气管征；③无肺体积缩小；④很少合并胸腔积液；⑤随访复查病变生长缓慢。

肺继发性淋巴瘤诊断比较容易，有明确的恶性淋巴瘤病史，多数患者影像学有两种或两种以上的表现，肺内结节伴有空气支气管征是其特征性表现，同时合并纵隔肺门淋巴结增大，心包、胸膜受累等表现。

(四)影像报告书写的注意事项

(1)针对继发性肺淋巴瘤，需注意观察肺门和纵隔淋巴结肿大、融合。

(2)注意肺门周围沿支气管血管束的肿块、肿块样实变内空气支气管征和病灶周围晕征。

(3)前后对比，原发性肺内淋巴瘤生长缓慢，易误认为良性病变。

(五)鉴别诊断

肺淋巴瘤除原发性、继发性本身需要鉴别外，还应与下列疾病进行鉴别。

1.原发性支气管肺癌

中央型肺癌患者早期无明显症状，随病程进展出现咳嗽、咯血、咳大量泡沫样痰、呼吸困难等症状。影像学检查表现为肺门不规则肿块，可合并空洞，常见支气管阻塞性炎症、肺不张或肺气肿，肺门淋巴结增大，胸膜浸润致胸膜增厚并胸腔积液。支气管镜检查多能确诊。

2.肺转移瘤

患者有原发恶性肿瘤史，血行转移表现为肺内多发大小不等或单发结节，边界清楚，可有浅分叶(图 5-82)；淋巴道转移则表现为肺门与纵隔淋巴结增大，肺纹理增粗扭曲呈网状，或以肺门为中心向肺野呈放射状分布的网状结节影。

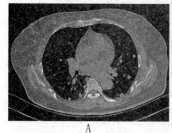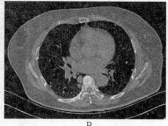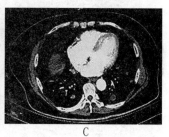

A   B   C

图 5-82 肺转移瘤的 CT 表现

A、B.肺窗示双肺多发大小不等结节，边界清晰，边缘光整;C.增强扫描结节轻度不均匀强化

3.结节病

结节病是一种非干酪性肉芽肿疾病，可侵犯人体多种器官，患者年龄多为 20~40 岁，女性略多，临床症状较轻或缺乏。影像学表现为肺门对称性淋巴结增大(图 5-83)，多不融合，可合并纵隔淋巴结增大。肺内病变主要表现为多发淋巴管周围结节(图 5-84)，在出现肺内病灶后，肺门淋巴结开始缩小甚至消失。本病是一种良性过程，有自愈倾向。

4.机遇性肺炎

机遇性肺炎易发生在淋巴瘤的晚期、化疗或放疗后，可为肺隐球菌、厌氧菌和金黄色葡萄球菌感染，影像学表现为肺内肿块或多发结节(图 5-85)。如发展迅速或伴空洞形成，更应怀疑肺感染。如为巨细胞病毒、麻疹病毒感染，则表现为弥漫性间质性病变(图 5-86)。

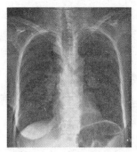

图 5-83　结节病的 X 线表现

X 线片示左右肺门影分别呈结节与肿块状增大

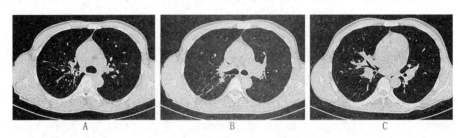

图 5-84　结节病的 CT 表现

A～C.肺窗示右肺门影增大,见沿右侧支气管血管束和叶间胸膜分布的粟粒样结节影

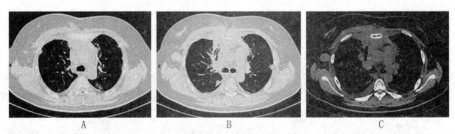

图 5-85　肺继发性淋巴瘤并双肺多发感染的 CT 表现

A～C.肺窗及纵隔窗示前上纵隔及右侧前胸壁淋巴瘤病灶并右肺门增大、
邻近支气管受压,右肺上叶前段肿瘤浸润,双肺胸膜下多发感染灶

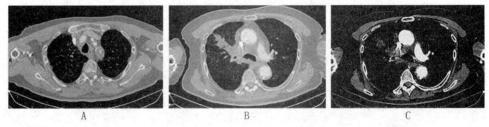

图 5-86　肺继发性淋巴瘤并肺部感染(EB 病毒阳性)的 CT 表现

A.肺窗示双肺上叶小叶间隔增厚,右侧为著,胸膜结节状增厚;B.肺窗示右肺门、
右肺上叶肿块并远端阻塞性肺炎/肺不张;C.增强扫描肿块不均匀强化

5.淋巴细胞性间质性肺炎

肺间质内淋巴细胞弥漫性浸润及生发中心形成,常表现为进行性呼吸困难或咳嗽。常与其他免疫性疾病有关,尤其是干燥综合征。患者有患淋巴瘤的风险。胸部 X 线片显示肺底网状或

结节影,部分病例可见含气囊性影。CT 表现为双肺散在薄壁含气囊状影,多沿小气道、血管旁及胸膜下分布;胸膜下与小气道旁实性结节,可合并磨玻璃结节。

(六)诊断价值

(1)X 线检查是最基本的检查方法,能显示肺内病变和肺门纵隔淋巴结增大,有助于疾病的诊断与随访观察。

(2)CT 检查能更清楚显示胸内各组淋巴结,较早地发现肺内病灶。薄层 CT 更容易显示支气管和肺间质病变。CT 增强扫描可以了解病变的血液供应,区分肺门淋巴结与血管。CT 是肿瘤分期和定位诊断的重要手段,也是制定治疗计划、观察疗效、随访必要的辅助检查方法。

(3)MR 检查通过血液流空效应,能更好地显示病变与血管间的关系。但由于其空间分辨率较低,在确定肿块与气管、支气管关系方面不如 CT。

(七)注意事项

(1)肺原发性淋巴瘤诊断需要谨慎,一般病变局限在肺部,多不伴有肺门与纵隔淋巴结病变,且在初次诊断后至少三个月没有胸外淋巴瘤的证据。

(2)肺淋巴瘤的影像学表现多种多样,需与肺癌、转移瘤、间质性肺炎、粟粒性肺结核等鉴别。

(八)诊断思维

肺原发性淋巴瘤非常罕见,影像学表现多种多样,诊断非常困难,当高度怀疑且支气管镜活检为阴性时,应进行开胸活检。肺继发性淋巴瘤诊断相对容易,有原发淋巴瘤的病史,合并纵隔与肺门淋巴结增大。

（张洪涛）

第六章

肺血管疾病的影像诊断

第一节　肺血管正常影像学表现

一、概述

肺血管疾病是指各种原因所致的肺动、静脉异常,可伴有或不伴有病变血管所管辖肺组织的异常。其病变包括数十种,根据病变血管的大小分为两大类:肺大血管病变和肺小血管病变。前者较常见的有肺动脉栓塞、肺动静脉瘘及肺动脉瘤等,后者以多发性肺小动脉炎为代表。根据病因又可分为先天性和后天性两种。前者包括肺动脉狭窄、肺动静脉畸形、肺静脉异位引流等;后者包括肺动脉栓塞、继发性肺动脉高压等。

肺血管疾病的诊断除根据相应基础疾病的症状体征外,心电图、超声心动图、X线、数字减影血管造影(DSA)、CTA、MRA及放射性核素灌注通气扫描等均可用于协助诊断。随着科学技术的进步,CTA和MRA技术使得肺血管病变诊断发生了革命性的变化,当今影像学正向着从有创到无创、从形态学向形态与功能并存的方向发展。其中CTA有较高的空间和时间分辨力,使肺血管显示更直观、准确,对肺血管疾病及其周围结构的空间关系也更加清楚,为临床的诊断与治疗提供准确信息,已基本取代DSA技术而作为确诊的首选方法。

二、解剖、生理

肺动脉主干短而粗,位于心包内,起自于右心室,在升主动脉前方向左后上方斜行,至主动脉弓下分为左、右肺动脉。其中,左肺动脉走行到左肺门处分为上、下两支,分别进入左肺上、下叶。右肺动脉走行到右肺门处分为上、下两支,一支到肺上叶,另一支再分两支,分别进入右肺中、下叶。在肺动脉干分叉处与主动脉弓下缘之间连接一条结缔组织索,称动脉韧带,是胎儿时期动脉导管的遗迹。肺动脉入肺以后,伴随支气管分支而分支,一般行走于相应支气管的背侧和下方,最终在肺泡壁形成稠密的毛细血管网,其血液与肺泡进行气体交换,使静脉血变为动脉血。

肺动脉系统先天性变异,包括肺动脉发育不良,肺动脉起源异常(如肺动脉吊带),特发性肺动脉扩张及肺动脉分支的变异等。

肺静脉左右各有两条,分别称为左肺上静脉与左肺下静脉、右肺上静脉与右肺下静脉。肺内毛细血管网静脉端逐渐汇合成小静脉,肺内各级的静脉汇合成为肺静脉干,然后出肺门,向内汇入到左心房后部的两侧。正常情况下,每一侧肺有两条肺静脉干分别汇入左心房。在心包内段的肺静脉部分被心包的浆膜层覆盖。肺静脉与左心房交界处没有静脉瓣结构,左心房肌束延伸至肺静脉口作袖套状深入管腔1~2 cm,生理上起到类似括约肌的作用,当心房收缩时作相应的收缩,可减缓肺静脉的血液逆流。

肺静脉除收纳含氧丰富的肺静脉血外,也收集肺、胸膜和支气管等处的毛细血管血液,因此也收纳一部分静脉血。肺内较大的静脉包括段内静脉和段间静脉。许多肺静脉的属支走行在肺段之间,收集邻近两肺段的静脉血,同时在手术中,还可以作为肺段局部切除的重要标志。

肺静脉的变异主要包括肺静脉数目的变异和肺静脉汇入点的变异。有研究显示,标准的四支肺静脉解剖在总体人群中占70%,约23%的肺静脉可以多于或少于四支。肺静脉常见的变异主要包括:①一侧肺静脉共干,多见于左侧;②独立肺静脉;③肺静脉有多个分支,以右侧多见。肺静脉汇入点的变异主要指部分或全部的肺静脉没有汇入正常的左心房,而是直接汇入右心房及其属支,多见于先天性疾病。

肺的另一套血液循环是体循环中的支气管循环分支,它主要供给气管、支气管以及肺的营养。

三、影像学表现

(一)正常 X 线表现

1.X 线正位片

肺门影为肺动脉、肺静脉、支气管的综合投影;肺动脉和肺静脉的大分支为肺门影的主要组成部分。在正位片上,肺门位于两肺中野内带,通常左侧肺门较右侧高1~2 cm(图6-1)。左、右肺门均可分为上、下两部。右肺门上部由上肺静脉干、上肺动脉及下肺动脉干后回归支构成;下部由右下肺动脉干构成,因其内侧由于含气的中间支气管的衬托而轮廓清晰,正常成人右下肺动脉干宽度不超过15 mm。上下两部相交形成的较钝夹角,称右肺门角。左肺门主要由左肺动脉及上肺静脉分支构成,上部由左肺动脉弓形成,呈边缘光滑的半圆形影,易被误为肿块;下部由左下肺动脉及其分支构成,大部分为心影所掩盖。在胸部X线片上,肺的血管与支气管影统称为肺纹理,表现为从肺门中央向外围发散分布的血管影(中外围支气管难以显影),由粗变细、由少变多、逐渐变细。

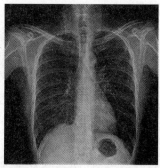

图 6-1　肺血管的 X 线正位片表现

正位片上心影右缘上段为上腔静脉,下段为右心房;左缘上段为主动脉结,中段为肺动脉段(心腰),下段为左心室缘。左肺门稍高于右肺门,右肺门角成钝角。可见由中心向四周发散的肺纹理逐渐移行变细

2.X 线侧位片

两侧肺门影大部分重叠,右侧肺门略偏前,似一尾巴拖长的逗号,前缘为上肺静脉干,后上缘为左肺动脉弓,拖长的尾巴由两下肺动脉干构成(图 6-2)。在侧位胸部 X 线片上,肺纹理影自肺门的中心部位,主要向四个方向发散:上组肺纹理向上沿气管中轴线走向肺上端,下组肺纹理顺气管中轴线走向膈面,舌段肺纹理斜向前下,背段肺纹理沿横轴线向后。

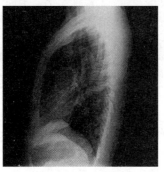

图 6-2　肺血管的 X 线侧位片表现

侧位片上两侧肺门影大部分重叠,前缘为上肺静脉干,后上缘为左肺动脉弓,拖长的尾巴由两下肺动脉干构成

(二)正常 CT 表现

肺内血管的 CT 表现主要取决于管径的大小和走行的方向,近肺门的大血管容易显示,而肺内小血管分支显示率不等。肺动脉和肺静脉在常规胸部 CT 平扫和增强中密度无差异,需要依据与支气管的位置和连续层面分析。肺门区的肺静脉、肺动脉与主支气管的关系从前往后依次为:肺上静脉、肺动脉和支气管,左右两侧排列相同。而在上下关系上,左右两侧排列不同,右侧由上至下依次为右上叶支气管、肺动脉、中下叶支气管和肺上静脉;左侧由上至下依次为左肺动脉、支气管和肺上静脉。两侧的肺下静脉均位于支气管的下方,被包于肺韧带内,位置最低。肺段动脉分支常伴行于同名支气管,多位于支气管的前、外或上方。肺段静脉主干位于同名支气管的后、内或下方,多不与支气管并行,从外围引流汇合成肺静脉主干而导入左心房后上部。CT增强扫描并进行后处理三维重组有助于显示上述肺、动静脉的立体关系(图 6-3~图 6-8)。

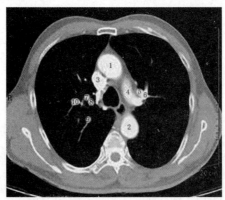

1.升主动脉;2.降主动脉;3.上腔静脉;4.左肺动脉;5.左肺尖后段静脉;6.左肺前段动脉;7.右肺尖段动脉;8.右肺后段动脉;9.右肺后段静脉;10.右肺尖段静脉

图 6-3　CT 横轴位的左肺动脉干层面

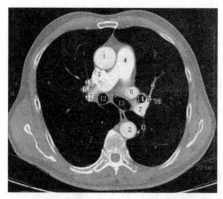

1.升主动脉;2.降主动脉;3.上腔静脉;4.肺动脉干;5.右肺动脉;6.左上肺静脉;7.左肺下叶动脉;8.左肺舌段动脉;9.左肺上舌段动脉;10.左肺下舌段动脉;11.左肺背段动脉;12.右肺中间支气管;13.左主支气管;14.左肺上叶支气管;15.右肺前段静脉;16.右肺尖段静脉;17.右肺后段静脉

图 6-4 CT 横轴位的左右肺动脉分叉层面

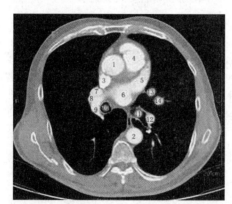

1.升主动脉;2.降主动脉;3.上腔静脉;4.肺动脉干;5.左心耳;6.左心房;7.右上肺静脉;8.右肺中叶动脉;9.右肺下叶动脉;10.右肺下叶支气管;11.左肺下叶支气管;12.左肺下叶动脉;13.左肺舌段静脉;14.左肺舌段动脉

图 6-5 CT 横轴位的肺动脉干层面

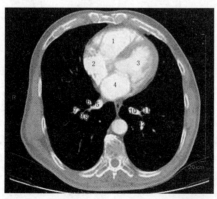

1.右心室;2.右心房;3.左心室;4.左心房;5.右下肺静脉;6.右肺内基底段动脉;7.右肺前基底段动脉;8.右肺后基底段动脉;9.右肺外基底段动脉;10.左肺基底段总静脉;11.左肺内前基底段动脉;12.左肺外后基底段动脉

图 6-6 CT 横轴位的两下肺静脉干层面

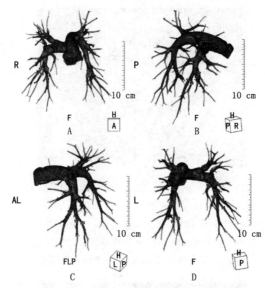

1.肺动脉干;2.右肺动脉;3.左肺动脉;4.左肺尖后段动脉;5.左肺前段动脉;6.左肺下叶动脉;7.左肺舌段动脉干;8.左肺上叶动脉;9.右肺叶间动脉;10.右肺中间动脉;11.右肺下叶动脉;12.右肺内基底段动脉;13.右肺前基底段动脉;14.右肺后基底段动脉;15.右肺外基底段动脉;16.右肺背段动脉;17.左肺背段动脉;18.左肺内前基底段动脉;19.左肺外基底段动脉;20.左肺后基底段动脉

图 6-7　CTA 显示各角度肺动脉主干及其分支

A.肺动脉前位;B.右侧肺动脉位;C.左侧肺动脉位;D.肺动脉后位

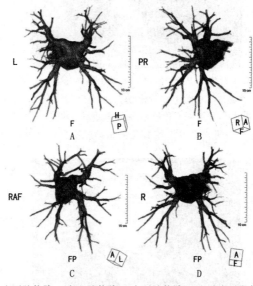

1.左上肺静脉;2.左下肺静脉;3.右上肺静脉;4.右下肺静脉;5.左肺尖后段静脉;6.左肺前段静脉;7.左肺舌段静脉;8.左肺背段静脉;9.左肺基底段总静脉;10.左肺基底段上静脉;11.左肺基底段下静脉;12.右肺上叶静脉;13.右肺中叶静脉;14.右肺背段静脉;15.右肺基底段总静脉;16.右肺基底段上静脉;17.右肺基底段下静脉;18.左心耳

图 6-8　CTA 显示各角度肺静脉主干及其分支(心房后面观)

A.肺静脉后位;B.右肺静脉位;C.左肺静脉位;D.肺静脉前位

（柴　峰）

第二节　肺血管先天性畸形

一、肺动脉异常

肺动脉的异常包括一组肺动脉或其分支的先天性畸形。胚胎学上半月瓣上的主肺动脉主干与右心室流出道均由心球衍生而来,左、右肺动脉则由第六对主动脉弓的腹侧部分所形成,原始的肺芽自食管腹侧分出后,有起自食管周围的内脏血管丛(即后鳃肺血管丛)与之伴行,后者演变成各级肺内的动脉分支,并与第六对主动脉弓形成的左、右肺动脉主干相吻合,构成完整的肺动脉系统。胚胎早期如左或右侧第六主动脉弓的腹侧不发育或过早闭塞,不能与后鳃肺血管丛正常相连,则形成一侧肺动脉缺如的先天畸形。第六对主动脉弓的发育不全伴有心球的发育缺损则形成各种类型的中心型肺动脉狭窄,特别是累及心球者,常并发各种心内的复杂畸形。而一侧或双侧主要累及第二、三级肺动脉分支的多发性狭窄,则可能为后鳃肺血管丛本身的发育不全所致。

(一)肺动脉干及分支狭窄

肺动脉干及分支狭窄属于肺动脉瓣狭窄的一种类型(瓣上型),较为少见。先天性肺动脉干及分支狭窄,可独立存在(约占40%),也可合并其他心脏畸形。可单发或多发,累及主肺动脉、左右肺动脉或肺叶段动脉分支。目前常用的分类是 Gay 和 French 提出的 4 分类方案:Ⅰ型,主干或左右肺动脉狭窄,包括主干内局限性管状狭窄或隔膜样狭窄,左、右肺动脉局限性狭窄或长管状狭窄;Ⅱ型,主干分叉部并延伸至左、右肺动脉狭窄,包括短或长管状狭窄;Ⅲ型,周围分支多发的梗阻性狭窄;Ⅳ型,主干及其周围分支均有狭窄。常存在狭窄后的肺动脉扩张。有时合并肺动脉瓣、右心室漏斗部狭窄。

1.病理与临床

病理改变主要为肺动脉内膜纤维性或纤维肌性增生导致节段性狭窄,较小分支可完全闭塞,狭窄远端的管腔扩张,管壁可变薄或静脉化等。

临床症状取决于肺动脉干及分支狭窄程度,轻度者可不明显;多发或重度狭窄可引起中心肺动脉高压,右心室收缩压升高,右心室肥厚及右心功能衰竭等,引起相应临床表现,可出现易疲乏、劳累后心悸及气急等。可听到肺动脉区喷射音,心脏杂音于出生时即存在,较为特征性。症状出现早晚、轻重与肺动脉高压和右心损害程度密切相关。

2.影像学表现

(1)X线表现:单独肺动脉干及分支狭窄的表现与狭窄类型及有无肺动脉高压等因素有关。一般肺动脉段均有不同程度突出与搏动增强,多发和重度狭窄可引起肺动脉高压、右心肥厚,表现为肺动脉段圆隆,心脏呈"二尖瓣"型。肺门动脉随狭窄类型或左右肺动脉受累情况可正常、缩小、扩张或两侧不对称。当病变累及一侧或两侧外周肺动脉分支时,可出现两侧肺血管纹理不对称(患侧肺血减少、纹理纤细、稀疏,健侧肺血增多),或出现肺纹理粗细不均。当肺血减少与肺动脉段明显膨突形成鲜明对比时,具有一定特征性。

(2)CT表现:CT增强显示狭窄的肺动脉可呈局限性或累及较长范围,内腔光滑,常伴狭窄远端的狭窄后扩张。周围型可见肺内分支断面显示粗细不均,可呈串珠状。CT 横轴位对多发性外周肺动脉分支病变全貌显示有限度,而肺动脉 CTA 技术通过对肺动脉进行三维及多平面重组,可显示肺动脉及其各分支全貌,更加直观显示血管受累情况,有助于提高诊断的准确性与全面性。

(3)MR 表现:与 CT 表现类似,对中心型狭窄显示较清晰,可见病变处的肺动脉内腔狭窄及管壁情况;可在任意方位成像,易显示主、肺动脉、瓣口及右心室流出道情况,对于观察是否并发心脏结构性畸形有一定帮助。对周围型肺动脉狭窄诊断能力有限,增强 MRA 可以提高诊断效能。

(4)血管造影表现:DSA 可显示主肺动脉、左右肺动脉及其分支单发或多发性狭窄、狭窄程度以及范围,病变局限者常见狭窄后扩张,狭窄严重或范围较长者其远侧分支可出现完全闭塞。伴有肺动脉高压者可见主肺动脉扩张、右心室扩大、三尖瓣关闭不全等征象。

3.诊断要点

肺血减少与肺动脉段明显膨突形成鲜明对比,在 X 线片诊断上颇具特征性。CT 及 MR 横轴位图像及三维重组、多轴面成像图像可更加清晰、直观地显示管腔局限性或节段性变细、狭窄以及狭窄后扩张等表现,管壁一般无增厚。

4.影像报告书写的注意事项

(1)X 线发现特征性肺动脉段异常及肺血改变时,要注意结合临床体征及病史。

(2)CT 及 MR 图像要逐支、逐层分析肺动脉走行、管腔情况,描述狭窄的长度、部位、狭窄前后的管腔变化以及狭窄处管壁本身的变化。

(3)除了对狭窄的肺动脉进行描述,还需注意心腔内有无伴随的异常改变。

5.鉴别诊断

(1)X 线片显示右肺门影缩小变形者需与肺动脉缺如或发育不全等鉴别,进一步的 CTA 或 MRA 检查可以明确诊断。

(2)先天性多发性肺动脉狭窄需与大动脉炎的肺动脉病变相鉴别。后者主要累及较大的叶、段肺动脉,出现狭窄或阻塞,尤以局限或节段性重度狭窄和阻塞居多,常为多发性,主要特点是动脉管壁常有不同程度增厚,累及全周,也可见新月形的局部增厚(图 6-9)。

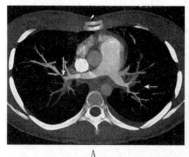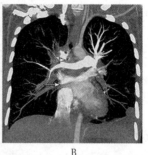

A   B

图 6-9 大动脉炎累及肺动脉的 CT 表现

A.CT 横轴位图像显示肺动脉主干增粗,两肺动脉分支节段性狭窄伴有管壁显著增厚(箭),为大动脉炎累及肺动脉改变;B.CT 冠状面最大密度投影(MIP)图像显示肺动脉分支狭窄(箭)

6.诊断价值

(1)胸部 X 线片检查:有助于显示继发性肺动脉高压及右心增大,但对肺动脉及其分支病变与复杂改变的诊断价值十分有限。

(2)CT 检查:横轴位图像可以为狭窄的部位提供解剖学信息。CTA 可准确分析、定性定位及定量评价肺动脉狭窄,可提高外周型肺动脉狭窄的检出率,也可显示肺动脉发育和侧支循环建立情况。

(3)MR 检查:可显示中心型肺动脉狭窄部位、血流速度以及管壁厚度。同时,心脏 MR 可显示心内伴发的病变,如右心室腔大小、室壁厚度、三尖瓣形态等。

(4)血管造影检查:一直是肺血管病变诊断的金标准,在外周型肺动脉狭窄的显示和诊断方面优于 CTA 和 MRA。

7.注意事项

CT 横轴位扫描对外周肺动脉分支狭窄不如主干狭窄易于检出,需要辅助以三维重组图像全面观察,以提高检出率。

8.诊断思路与点评

本病通过典型体征、胸部 X 线片、CTA、MRA、肺动脉造影等检查多可明确诊断。其中 CTA 和 MRA 可无创性显示肺动脉发育、肺动脉管壁和侧支循环建立情况,可以作为肺动脉狭窄的筛选手段。目前,肺动脉造影(DSA)检查仍是诊断本病的金标准。

(二)一侧肺动脉缺如

肺动脉缺如是少见的先天畸形,可单独存在,亦可并发于其他的先天性心血管异常,尤其是法洛四联症以及主动脉缩窄、永存动脉干等。多是由于胚胎时期第六对主动脉弓发育异常或早期闭塞所致。该疾病通常在儿童期被发现,可合并其他先天性心脏病。在成年人,肺动脉近端中断常为独立存在,右侧比左侧更常见,常伴有右位主动脉弓。

1.病理与临床

一侧肺动脉近端缺如表现为血管腔闭锁,伴同侧肺发育不全、肺静脉异位引流,对侧肺血流量代偿性增加,可引起不同程度的肺动脉高压。单发的一侧肺动脉缺如,患侧供血主要来自支气管动脉,少数可来自体动脉,一般无重要的血流动力学异常。

临床上,单发的一侧肺动脉缺如一般无明显症状,少数出现反复呼吸道感染及咯血,并发肺动脉高压者可出现呼吸困难、第二心音亢进及右心衰竭等。

2.影像学表现

(1)X 线表现:患侧肺动脉影缺如,肺内纹理稀疏、减少,患侧肺透亮度增高,患侧胸廓变小、横膈抬高、肋间隙变窄、纵隔向患侧移位;健侧肺血增多,肺纹理增粗,与患侧形成鲜明对比。

(2)CT 表现:左或右肺动脉主干缺如时,可在主肺动脉分叉部显示患侧肺动脉完全缺如,断段光滑无充盈缺损,患侧肺发育差,肺容积缩小,肺静脉异位引流,主肺动脉干与健侧肺动脉扩张。行 CTA 检查时可清晰显示迂曲扩张的支气管动脉或发自主动脉的侧支血管(图 6-10)。

(3)MR 表现:MR 增强与 CT 所见类似。一侧肺动脉缺如表现为该侧肺动脉自根部缺失,常伴有不同程度的胸廓缩小,健侧肺动脉扩张。MRA 可显示患侧动脉侧支循环血管。左侧肺动脉缺如多并发法洛四联症等心内畸形。

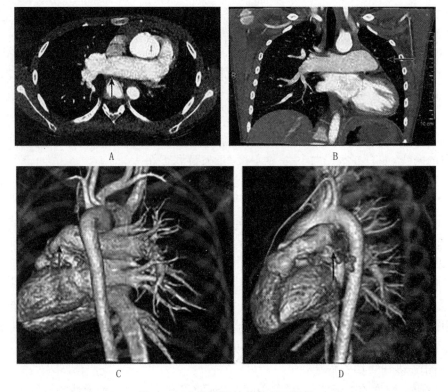

图 6-10　左肺动脉缺如的 CT 表现

A.CT 横轴位图像显示右肺动脉增粗(箭),左肺动脉未见显示;B.冠状面重组图像显示左肺体积
缩小,左侧胸廓塌陷,左肺动脉缺如(箭);C、D.VR 重建图像显示左肺动脉缺如,断端光整(箭)

(4)血管造影表现:右心室和肺动脉造影显示,患侧肺动脉于开口处缺失呈弧形或杵状盲端,肺动脉及分支不显影,对侧肺动脉及分支常有不同程度的扩张。全心造影可见迂曲扩张的支气管动脉或发自主动脉的侧支血管。

3.诊断要点

(1)患侧肺门影细小或缺如,一侧肺动脉自分叉部缺如,末端光滑无血栓。

(2)患侧肺容积缩小,肺纹理稀疏,可伴肺静脉异位引流。

(3)健侧肺动脉及肺动脉主干不同程度扩张,两侧肺纹理不对称。

(4)患侧可见迂曲扩张的支气管动脉或发自主动脉的侧支血管。

4.影像报告书写的注意事项

(1)从心脏大血管连接处开始描述,由近至远仔细、全面观察病变。

(2)着重描述病变位置的形态特征及其周围改变。

(3)注意对侧支动脉的重建和描述,以及肺静脉和心脏是否合并先天异常。

5.鉴别诊断

成年人单纯先天性一侧肺动脉缺如需与肺动脉栓子导致的一侧肺动脉闭塞、累及单侧肺动脉的纤维性纵隔炎等进行鉴别。前者肺动脉断段光滑无充盈缺损,周围及纵隔无异常肿块影,可见肺发育异常及肺静脉异位引流等,有助于与后两者鉴别。

6.诊断价值

(1)X线检查:为初步和筛查性常规检查手段。典型的一侧肺动脉缺如表现为患侧肺门血管影消失,肺纹理稀疏,肺容积缩小,可提示诊断。但合并心脏复杂畸形或其他畸形时,则诊断价值受限。

(2)CTA和MRA检查:既可显示患侧肺动脉发育不良及缺如,又可了解患侧供血和侧支循环建立情况,还可明确是否合并心内结构性畸形,可部分性取代肺动脉血管造影,作为该疾病检查与诊断的一线影像学方法。

(3)血管造影检查:在没有CT、MR的条件下,血管造影仍然是目前诊断最可靠的方法。如果需要评价右心负荷压力或拟进行介入治疗,则需进行心血管造影检查,获得血流动力学资料。

7.注意事项

鉴于影像学检查宜遵循"早、快、准、简单代替复杂、无创代替有创"的原则,以最低的风险和最佳的效果为标准,对于单纯的一侧肺动脉缺如患者,有时胸部X线片即可提供重要线索;采用CT时以低剂量CTA检查为宜,对高度怀疑伴有先天性心脏病而前两者不能确诊时可考虑MR检查;对疑难病例仍需行心血管造影检查。

8.诊断思路与点评

当影像学上显示肺纹理不对称,单侧肺门影变小或消失、呈光滑的盲端,患侧肺容积缩小及异常血管供血时,基本可以提示一侧肺动脉缺如的诊断。当充分了解病理生理变化时有助于理解影像特征,从而做出正确全面的诊断。

(三)迷走的左肺动脉

迷走的左肺动脉是一种肺动脉起源异常,又称肺动脉吊带(PAS),是一种罕见的先天性心血管畸形。PAS可以是整个左肺动脉起源于右肺动脉,也可以是左上肺动脉正常起源于左肺动脉干而左下肺动脉异常起源于右肺动脉,此种迷走类型更为罕见。

1.病理与临床

PAS通常指左肺动脉异常起源于右肺动脉的后方,呈半环形跨过右主支气管向左穿行于食管前和气管后到达左肺门,常合并气管下段、右主支气管和食管不同程度的受压。此外,动脉导管或韧带向左后方与降主动脉相连,此结构和异常的左肺动脉一起形成的血管环可压迫左主支气管。PAS常伴发气管狭窄及畸形,尤其多见于伴有完整气管软骨环、气管远端及支气管发育不良者。还可合并其他先天性心脏病,如房间隔缺损、动脉导管未闭、室间隔缺损等。

临床上,该病可无症状,当伴发先天性气管或支气管狭窄时可出现呼吸困难或反复肺部感染症状。气道不全梗阻引起的通气障碍是本病最突出的临床表现。阵发性呼吸困难和反复肺部感染是患儿就诊的常见原因。如无外科治疗本病病死率约90%。

2.影像学表现

(1)X线表现:正位胸部X线片显示左肺门纤细,位置较低,左肺血管纹理较右侧细小。侧位胸部X线片显示气管下段后方的圆形或卵圆形密度增高影,钡餐造影示食管前缘有局限性压迹。

(2)CT表现:CT平扫对本病诊断价值有限。增强扫描可显示左肺动脉异常起源于右肺动脉,并向后穿行于气管、食管之间,最后进入左肺门,形成血管环压迫气管支气管树,支气管及食管有不同程度的狭窄。CTA可整体直观显示主肺动脉、左、右肺动脉、肺动脉起源位置和走行路径,可以多角度观察异常起源的左肺动脉与相邻气管和食管的关系以及定量测量等。支气管树重建图像可显示气管左、右主支气管不同程度狭窄,并可以测量最窄处的内径及狭窄的长度。

(3)MR 表现:三个方位成像能够整体显示主肺动脉、左、右肺动脉、肺动脉起源位置和走行的路径,可多角度观察异常起源的左肺动脉与相邻气管和食管的关系,并测量相关的数据。同时可以显示心内、心外的畸形。

(4)血管造影检查:可显示左肺动脉的起源及走行异常,且不与主肺动脉相连接。右肺动脉分支正常,左肺动脉及分支均较细小,直径为对侧的 1/3~1/2。

3.诊断要点

(1)阵发性呼吸困难、咳嗽、喘鸣、气急和反复肺部感染是患儿的主要临床表现。

(2)左肺动脉异常起源于右肺动脉,并向后穿行于气管与食管之间,最后进入左肺门,形成的血管环压迫气管、支气管。

4.影像报告书写的注意事项

(1)在横轴位图像上测量左肺动脉横径时测量部位一般选择在第一分支发出前。

(2)要明确有无阻塞性肺不张、阻塞性肺气肿及阻塞性肺部感染,明确是否合并其他心内、心外畸形。

(3)多角度观察异常起源的左肺动脉与相邻气管和食管的关系,测量异常起源的左肺动脉起始部与主肺动脉分叉处的距离,并测量受压气道最窄处的内径及狭窄的长度。

5.鉴别诊断

根据典型的肺动脉 CTA 及 MRA 表现通常即可明确诊断。

6.诊断价值

正侧位胸部 X 线片和食管吞钡检查可提供一定的诊断线索,CT 和 MR 增强检查十分必要,可提供更多信息并作出明确诊断。有气管、支气管和食管压迫症状而需外科处理者,术前确诊和评估病情通常需要行血管造影检查。

7.注意事项

因该畸形缺乏典型心血管方面体征,早期诊断较为困难,因此,对婴儿早期出现反复呼吸困难、喘鸣、肺部感染等呼吸道症状者,影像学检查时要注意有无先天性 PAS 的可能,以减少漏诊和误诊。

8.诊断思路与点评

气道不全性梗阻引起的通气障碍为本病最突出的临床表现,CTA 和 MRA 可以同时观察到患者肺部及血管情况,结合 X 线片及超声心动图检查可为临床诊治本病提供可靠的影像学依据。

二、肺静脉畸形

随着胚胎发育,后鳃肺血管丛出现血管间隔,形成了肺的毛细血管网,将肺芽水平的原始动、静脉丛分隔开,静脉丛逐渐融合成各级肺静脉,最后汇成左右肺静脉主干引入左心房中。原始肺静脉丛的融合异常即形成肺静脉的先天畸形。

(一)肺静脉畸形引流

肺静脉畸形引流(APVC)是指部分或全部肺静脉未能直接与左心房相连,而直接与右心房、腔静脉或其主要分支相连通,致使肺循环血液回流到右心房的畸形。前者称部分型肺静脉畸形引流(partialAPVC,PAPVC),占 60%~70%,有 1~3 支肺静脉未与左心房正常连接而直接引流入右心系统。后者为完全型肺静脉畸形引流(totalAPVC,TAPVC),占 30%~40%,4 支肺静脉均引流入右心系统(右心房或腔静脉),该类患者绝大多数伴有房间隔缺损或先天性卵圆孔未闭。

1.病理与临床

(1)病理改变:PAPVC可单独存在,或合并其他先天性心血管畸形,最常见的是静脉窦型房间隔缺损。其表现型很多,如右上肺静脉直接汇入上腔静脉、右肺静脉汇入右心房、右肺静脉汇入下腔静脉、左肺静脉汇入左侧头臂静脉等,最常见的是右肺静脉直接引流入上腔静脉。病变的轻重程度主要取决于异位引流的肺静脉支数,即导致左向右分流量的大小、是否有心房水平分流存在和异位引流的肺静脉是否存在梗阻。

TAPVC是肺静脉分别或汇成一支后引流到右心-腔静脉系统,而不引流入左心房,导致右心房、右心室增大。根据有无并发畸形可分为单纯性和复杂性,根据有无引流静脉狭窄,分成梗阻与非梗阻型。但多数学者将其分为4型。①心上型:肺静脉汇入右心房以上水平的上腔静脉系统,多是无名静脉;②心内型:肺静脉直接汇入右心房或经冠状静脉窦、永存静脉窦入右心房;③心下型:肺静脉汇入右心房之前的下腔静脉系统,以汇入门静脉系统更为常见(均为梗阻型);④混合型:上述情况同时存在2种或以上。

(2)临床表现:TAPVC是一种严重的发绀型先天性心脏病,患儿出生后第1年仅20%存活。由于左心供血不足,体格发育较差,大多数患儿有不同程度疲乏、气急、青紫,肺部反复感染,最终导致右心衰竭,出生后未经手术治疗且存活超过1年者常伴有较大房间隔缺损。随年龄增长,部分患者肺循环阻力逐渐加重,形成重度肺动脉高压。

PAPVC症状和体征与第二孔型房间隔缺损相仿,早期病情较TAPVC者轻,可表现为心悸、气急、乏力、咳嗽、咯血等。因较大量左向右分流长期存在,可逐渐导致肺动脉高压从而影响生存。

2.影像学表现

(1)X线表现:PAPVC根据异位引流的程度而表现不同,较轻的单支肺静脉异位引流,异位引流的肺静脉大多不增粗,常无任何发现,仅在胸部CT检查时偶尔发现。较重者肺血增多,右心房、右心室增大,肺动脉段突出,多与房间隔缺损难以区分。少数可显示较特殊的征象,如下肺静脉部分引流入下腔静脉及其属支时构成"镰刀综合征",表现为自肺门下部沿右心缘或心左缘、向下走行的较粗弯曲血管影,如镰刀或弓状,常伴有同侧肺动脉和肺发育异常。

TAPVC表现与其类型有关,可显示肺血管扩张增多、肺动脉段凸出、肺门"舞蹈"征、右心增大、主动脉结缩小等。典型心上型左侧异位引流(入左侧头臂静脉)时,可见上纵隔影向两侧增宽,使心影呈"雪人"征或"8"字形;心上型右侧异位引流(肺静脉引流入上腔静脉)时,只有上腔静脉明显扩张,表现为半个头"雪人"征。心内型TAPVC表现缺乏特点,类似巨大房间隔缺损,心脏明显增大,右心房膨出,上纵隔无特殊变化。心下型者几乎总是合并回流梗阻,故肺血改变以肺淤血为主,表现为肺野透亮度降低,肺纹理增粗,肺门影模糊及少量胸腔积液。

(2)CT及MR表现:两者的横轴位图像有助于确定其最终引流部位,发现肺静脉异位引流类型。肺静脉可单支、单独引流入腔静脉-右心系统,也可多支汇合为一支静脉干再引入腔静脉-右心系统。合并肺动脉高压时,常有肺动脉增宽、右心房室增大等征象(图6-11～图6-13)。CTA与MRA可准确显示肺静脉异位引流的直接征象、间接征象以及伴发病理改变。CT重建如MIP及MPR可多角度显示各支肺静脉异位引流的直接征象,对判断异位引流的类型及是否梗阻很有帮助。

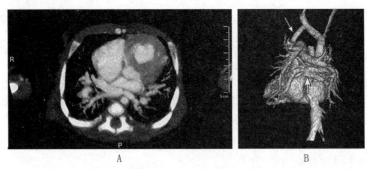

图 6-11　完全型肺静脉异位引流混合型的 CT 表现

A、B.CT 增强横轴位及三维重建图像显示两侧肺静脉通过冠状静脉窦(粗箭)回流入右心房,同时可见左上肺静脉(细箭)经垂直静脉回流入上腔静脉

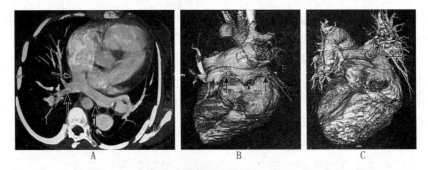

图 6-12　完全型肺静脉异位引流心内型的 CT 表现

A～C.CT 横轴位及三维重建图像显示两侧肺静脉(粗箭)汇成一总干(细箭)后回流入右心房,可见肺动脉主干及主要分支扩张。LPV:左肺静脉;RPV:右肺静脉;LA:左心房;RA:右心房

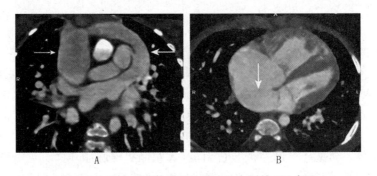

图 6-13　完全型肺静脉异位引流心上型的 CT 表现

A.CT 增强斜位 MIP 图像显示 4 支肺静脉于心后汇合呈一支肺静脉干,经纵隔左缘垂直静脉(粗箭)向上汇入左侧头臂静脉继而进入上腔静脉(细箭),头臂静脉及上腔静脉明显增粗,肺内血管粗;B.CT 上 4 腔心层面横轴位图像显示较大的房间隔缺损(粗箭)

(3)血管造影表现:可进行选择性肺动脉造影或肺静脉造影。当疑诊 TAPVC 可采用选择性肺动脉造影,而 PAPVC 可采用选择性肺静脉造影。逐支观察肺静脉及其引流是诊断的关键,同时心导管检查可提示右心房高压,肺血流量与肺动脉压亦增高。

3.诊断要点

X 线片对心上型完全性肺静脉异位引流有相对特征,心影呈"雪人"征或"8"字形。CT 或 MR 上如发现肺静脉与左心房之间非正常连接关系,则提示有肺静脉异位引流。

4.影像报告书写的注意事项

(1)应逐层分析肺静脉与左心房关系,观察是否每支肺静脉均引流入左心房。

(2)注意肺静脉异位引流的部位和有无狭窄。

(3)应注意并发畸形的诊断。

5.鉴别诊断

胸部X线片存在前后重叠,对复杂的肺静脉异位引流易和部分先心病的异位引流血管混淆。当采用恰当的影像学检查方法时诊断不难。诊断的关键是熟悉各型的变异,以及逐条追踪各肺静脉的连接关系,此时CTA和MRA对明确诊断和理清血管的关系可起到重要的作用。

6.诊断价值

胸部X线片对心上型TAPVC有相对特征性可提示诊断,对静脉狭窄所致的肺静脉高压及肺水肿征象也有一定帮助,但对其他类型者诊断价值不大。心血管造影虽为金标准,但属有创性检查,且肺动脉内注射对比剂可诱发或加重肺水肿等风险。相比之下,CT和MR增强扫描可全面直观显示各型肺静脉异常引流的形态与变化,并可同时观察胸腹部脏器,对内脏转位、其他复杂心血管畸形的分析与判断均有重要价值,但不足之处是难以提供详尽的血流动力学信息。

7.注意事项

应全面显示和仔细观察左、右心房及与其连接的肺静脉、腔静脉等,判断连接的部位与周围解剖关系、肺静脉异位引流途径上有无狭窄、有无并发的其他畸形等,并注意肺血等改变。

8.诊断思路

解剖性显示是诊断的关键,各支肺静脉汇入情况的精确显示是进一步分型的基础。通常需要CTA或MRA检查明确诊断,但心上型或心下型的单支肺静脉异位引流亦可在非增强扫描中获得诊断。

(二)先天性肺静脉狭窄或闭锁

肺静脉狭窄及闭锁是一种罕见且严重的心脏畸形,可致狭窄局部肺楔压和肺静脉压增高,患者出现气短、咳嗽和咯血等临床症状,晚期可出现肺动脉高压,导致病情恶化。

1.病理与临床

(1)病理改变:发生机制为肺静脉局部结缔组织细胞过度增生、肺静脉中膜增生及内膜纤维化,胚胎时期肺总静脉未与左心房连接则导致肺静脉闭锁。随着病程延长和病变加重,增殖性增生可累及远端肺静脉,导致管腔弥漫性狭窄以及血管萎缩,引起肺血淤积、回流障碍等,最终出现进行性肺动脉高压样病理改变。

(2)临床表现:与血管狭窄程度及累及血管支数相关。大部分婴幼儿出生后数月至一年内有明确呼吸道症状,表现呼吸急促、发绀、反复肺炎和病变区域局部肺水肿等,部分儿童可出现咯血,疾病进展至后期,可出现重度肺动脉高压。需要注意的是,近半数的先天性肺静脉狭窄为单发畸形,仅表现为肺动脉压升高。

2.影像学表现

(1)X线表现:胸部X线片表现为病变肺体积缩小,见网状影及间隔线、磨玻璃密度影及肺实变、胸腔积液等,肺内病变常呈不均匀分布。

(2)CT及MR表现:CTA可清楚显示肺静脉病变部位、范围及程度,可部分取代血管造影检查。三维重建如VR等技术可多角度显示狭窄部位,还可三维显示肺静脉口、肺静脉狭窄及可能伴发的其他心脏及血管病变。MR 也可诊断本病,但检查时间较长,患儿尚需在麻醉状态下进行检查,故不常使用。

(3)血管造影表现:血管造影检查仍为诊断的金标准。心导管选择性肺小动静脉造影可明确诊断肺静脉狭窄,通过相应肺静脉回流可清晰显示肺静脉血管的内径、病变长度以及侧支情况,还可鉴别不全性和完全性闭锁,有助于指导介入治疗。

3.诊断要点

全面观察肺血管发育情况,判断有无异常血管走行、连接以及缺如等。CTA 及后处理重建技术可三维显示肺静脉口、肺静脉狭窄及可能伴发的心脏与血管病变。

4.影像报告书写的注意事项

(1)对肺动、静脉各支逐一进行描述,书写各支发育情况,对相关直径进行测量。

(2)注意观察肺内及心腔内的结构,不要遗漏并发的其他畸形病变。

5.鉴别诊断

胸部 X 线片所见不易与支气管炎或肺炎鉴别,应进一步行 CT 增强和 CTA 检查。

6.诊断价值

有多种成像技术可观察肺静脉,但 CTA 是肺静脉狭窄的主要检查手段,其时间与空间分辨率高,可提供更多诊断细节,尤其是狭窄段和远端肺静脉的分布和走行情况。但合并复杂心内畸形时对比剂再循环后肺静脉显影不清,易高估病变。其他检查技术均存在不同的缺点,如经食管超声难以观察下肺静脉;MRA 检查时间长、有禁忌证、需患者高度配合、受心率限制且检查费用较高,不易在婴幼儿及儿童中施行。

7.注意事项

对于胸部 X 线片发现的反复发作的支气管炎、肺炎,应结合病史注意排查有无先天性肺静脉疾病的可能。

8.诊断思路

对肺静脉解剖及胚胎学的理解是准确诊断与评价肺静脉畸形或病变的基础,影像学检查不仅有助于诊断,而且还可鉴别临床表现类似的肺静脉疾病。

三、先天性肺动静脉畸形

肺动静脉畸形(AVM)是指肺动脉与肺静脉(约 95%)或体循环动脉与肺静脉(约 5%)间的异常血管交通,也称肺动静脉瘘。以 30~40 岁成人多见,女性发病率约为男性两倍,独立发病占 40%,多合并其他畸形或病变。在多发性 AVM 中约 1/3 伴遗传性毛细血管扩张症。形成原因主要是血管间隔形成发育障碍,使毛细血管的发育不完全,即出现一处或多处的肺动静脉瘘。

(一)病理与临床

1.病理改变

肺 AVM 好发于两肺下叶,多为单侧,约 1/3 呈多发性,瘘口多接近胸膜。包括以下 3 种类型。①单纯型:约占 79%,由单个扩张的动脉瘤囊连接伴行的一条动脉和一条静脉,该型约 95%由肺动脉供血,少数由体循环动脉供血或两者同时供血,受累的动静脉常弯曲扩张,静脉常见变性和钙化;②复杂型:约占 21%,扩张的动脉瘤囊和两根以上的动脉和(或)两根以上的肺静脉相连;③肺毛细血管扩张型:更少见,以两肺散在多发的微小动静脉瘘为特征。

2.临床表现

较小时(直径<2 cm)常无症状。咯血是相对常见的症状,量多少不等。严重者可出现右向左分流的症状,如缺氧、发绀、杵状指等。若肺 AVM 位于近胸膜面,可在相应的胸壁处闻及杂音。

(二)影像学表现

1.X 线表现

扩张的动脉瘤囊可呈边界清楚、分叶状的圆形或类圆形结节或肿块影,大小 1 至数厘米不等,可见索状结构自病灶向肺门延伸(供血动脉和引流静脉)。弥漫型肺纹理增粗、迂曲,呈网状、逗点样,伴有肺动脉高压等改变。

2.CT 表现

扩张的动脉瘤囊表现为边界清晰、密度均匀的结节或肿块影,可见一支或多支粗大的血管影与其相连。CT 增强后,结节或肿块迅速强化,若有血栓则强化不均匀;相连的粗大血管影也明显强化;当肺动脉显影时,左心房即可提前显影。弥漫型表现为肺内多发明显强化的小结节及扭曲的血管。三维重建可直观显示迂曲、增粗的引流血管,以及瘤囊的形态、大小及数目(图 6-14、图 6-15)。

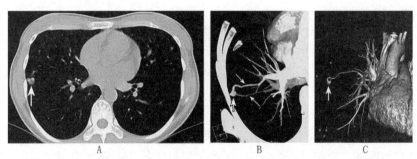

图 6-14 单发单纯型肺动静脉畸形的 CT 表现

A.CT 横轴位图像显示右肺胸膜下类圆形结节(粗箭),边缘光滑,边缘可见血管影相连;

B、C.CT 三维重建图像显示明显强化的瘤囊(粗箭)及单支供血动脉和引流静脉(细箭)

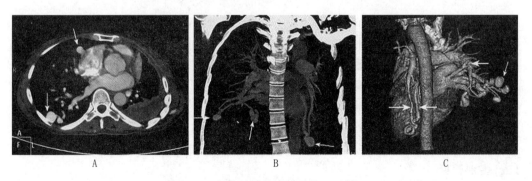

图 6-15 多发肺动静脉畸形的 CT 表现

A.CT 横轴位增强图像显示两肺近胸膜下多发明显强化的类圆形结节(细箭),边缘光滑;B、C.CT 三维重建图像显示多个强化的瘤囊(细箭)与肺动、静脉相连(粗箭)

3.MR 表现

与 CT 类似,但受技术的限制,MR 对小的动静脉畸形及配合不佳的患者诊断价值有限。

在 SE 序列上较大的结节或肿块呈等信号影,内见流空信号;在梯度回波序列上呈高信号,周围可见弧形走行的引流静脉影。三维增强 MRA 可显示供血动脉、引流静脉及其与肿块的关系等(图 6-16)。

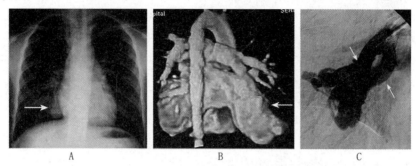

图 6-16　单发复杂性动静脉畸形的影像学表现

A.X 线正位片显示右心缘分叶状肿块影(白箭),边缘光滑;B.MRA
三维重建图像显示右下肺动脉与右下肺静脉异常沟通(白箭),瘤囊
显示不清;C.DSA 图像显示右肺下叶多支动静脉异常沟通(白箭)

4.血管造影表现

可明确显示供血血管、引流血管及动静脉畸形的瘤囊,特点是肺动脉及其分支显影后,肺静脉提前显影。对于扩张的瘤囊,可表现为囊内对比剂充盈,排空延迟,输入与输出血管粗大。对于弥漫型者,可表现为肺内弥漫小圆形血管池,肺动脉与静脉直接交通处呈囊状,肺动脉及其分支显影后肺静脉提前显影,病灶呈迂曲血管团。

(三)诊断要点

(1)纯血管性病变,有供血的动脉和引流的静脉。

(2)CT 和 MR 检查可清楚显示瘤囊、供血动脉和扭曲扩张的引流静脉,可呈单发或多发大小不等的结节或肿块影,呈圆形、椭圆形或分叶状,密度均匀,边缘清晰。

(3)增强扫描的特点是瘤囊和连接血管迅速强化,瘤囊峰值出现的时间与右心室和肺动脉一致,或与主动脉接近。三维重建可显示肺 AVM 的完整形态学特征。

(4)在肺动脉及其病变强化显影期,如出现左心房提前显影,则表明肺动静脉间有血流短路,是诊断肺 AVM 特征性征象之一。

(四)影像报告书写的注意事项

(1)应详细描述肺动静脉的走行、分布和连接关系。

(2)准确描述肺畸形血管团的部位、形态、范围。注意观察和描述供血的动脉来源与支数、扩张的瘤囊大小与数目以及引流静脉的数量及其回路。

(3)应明确肺动静脉畸形的分型及有无合并其他先天性畸形。

(五)鉴别诊断

当 AVM 表现为肺内结节灶时,需首先与肺实质的结节灶鉴别。肺 AVM 强化呈血管样,有与之相连增粗的动脉、静脉血管;而肺实质结节灶边缘、形态和内部结构常有一定特征性可资鉴别。

其次需与其他血管性病变鉴别。肺静脉曲张为肺静脉的局限性扩张,很罕见,可能与肺静脉壁先天性缺陷或肺静脉压升高有关,CT 上表现为两下肺内带圆形、椭圆形和管状影,有明显强化,与左心房 CT 值接近,但无肺 AVM 特征性的伴行动脉和静脉。肺动脉瘤为单纯动脉性疾病,没有异常引流静脉。

(六)诊断价值

胸部 X 线片是首选筛查手段,但不能确定诊断。传统血管造影是确定诊断的金标准,但属有创检查,有一定危险,目前逐步为 CTA 和 MRA 所代替。后两者是全面评价 AVM 最佳影像学技术,可从空间层面完整评价瘤囊及其连接血管,可充分显示供血动脉和引流静脉的来源与回路,并确定分型,有助于指导临床治疗。

(七)注意事项

肺 AVM 的瘤囊表现不仅取决于自身形态,而且与扫描层面及方向有关,可呈圆形或椭圆形,边界清晰,边缘多光整,但可出现深分叶或脐凹等征象,很少显示毛刺征。其增强特征是鉴别诊断重要依据。常规 MR 检查中常见序列的涡流信号可干扰诊断,对弥漫型诊断价值亦有限。

(八)诊断思路与点评

影像学上显示肺内单发或多发大小不等的结节或肿块影,边界清晰,边缘多光整,可有深分叶而无毛刺征,密度均匀,周边伴多支条状血管影,尤其伴扭曲粗大血管影者有助于提示该病诊断。CT 或 MR 增强后显示瘤囊及连接的血管迅速强化,程度与主动脉接近,肺动脉期出现左心房提前显影等征象,是诊断该病的强有力征象。CTA 可清晰显示段以上各级肺血管,三维重建可显示各肺血管空间分布及其彼此关系,为临床治疗及评价预后提供重要的信息。

(柴　峰)

第三节　肺动脉栓塞

肺动脉栓塞(PE)简称肺栓塞,是指内源性或外源性栓子栓塞肺动脉,引起肺循环障碍的综合征。因症状无特异性,极易误诊或漏诊,早年被认为是少见疾病,通常在尸检时才被明确。随着多层螺旋 CT 在心血管疾病的广泛应用,PE 的检出率明显增加。

一、病理与临床

(一)病理改变

造成肺栓塞的栓子中,最常见的为血栓,少见的有空气、脂肪、羊水等。血栓可以是微血栓也可是大块血栓,多来自于下肢深静脉。肺栓塞多为双侧多发,也可单侧发生;右肺多于左肺,下肺多于上肺;约 10% 发生于肺动脉主干。肺动脉内多为新鲜血栓,时间长久亦可机化和纤维化,并致肺动脉管腔狭窄和继发性肺动脉高压。闭塞肺动脉的供血肺组织失代偿后可发生肺梗死,但急性期少见,多在慢性肺栓塞时出现。

(二)临床表现

呼吸困难是最常见的症状,尤以活动后明显。胸痛也是常见的症状,多突然发生,常与呼吸有关,咳嗽时加重。较大的栓子则可引起剧烈的挤压痛,多位于胸骨后,可向胸部和肩部放射,极易被误诊为心绞痛。咯血症状多提示有肺梗死,一般在梗死后 24 h 内发生,为少量鲜红色血,数天后可变成暗红色。其他症状还有惊恐、咳嗽、晕厥、腹痛等。

二、影像学表现

(一)X 线表现

约 12% 的肺栓塞可表现为胸部 X 线片正常。肺栓塞的 X 线异常征象多在 12～36 h 或数天内出现。继发肺动脉高压时,肺动脉圆锥部膨凸,右下肺动脉主干扩张,最大宽径＞15 mm;而远端肺动脉则狭窄甚至闭塞,致肺纹理突然变纤细,可呈"残根"样。肺梗死时,肺的外周出现楔形或截断的圆锥形实变阴影,其宽基底与胸膜相连,尖端指向肺门,以下肺肋膈角区多见。当较大的肺叶、段肺栓塞时,可显示阻塞区域纹理减少及局限性肺野透亮度增高(图 6-17)。

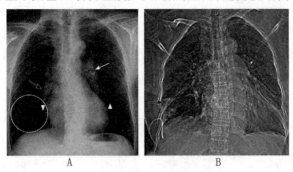

图 6-17　肺栓塞的 X 线继发征象

A.肺栓塞致肺动脉高压及肺内纹理稀疏。X 线示主肺动脉及左肺动脉(白箭)、右下肺动脉主干(黑箭)均扩张,右下肺动脉主干最大宽径约 18 mm,右心房、右心室略增大(箭头);右肺下野灶性纹理稀疏致透光度不均(圆圈),左肺下野纹理稀疏致透光度增加;B.肺栓塞致肺梗死。X 线示右肺下野楔形实变影(黑箭),宽基底紧贴右下侧胸膜,尖端指向肺门

(二)CT 肺动脉成像(CTPA)表现

1.直接征象

急性肺栓塞时,可见左右肺动脉和(或)叶、段、亚段级肺动脉内低密度充盈缺损。刚由下肢深静脉上行的新鲜血栓,在管腔内流动可呈现"漂浮征""蜂窝征"和"轨道征";垂直于血管者横轴位图像则显示为血管中央的低密度充盈缺损;当新鲜血栓沉降附着于管壁时,与管壁呈锐角(图 6-18)。慢性肺栓塞时,血栓附着于管壁并与管壁呈钝角,大而长的附壁血栓可致管腔狭窄甚至闭塞(图 6-19),长期血栓可伴钙化,但较少见。

2.继发征象(图 6-20)

(1)肺动脉高压:主肺动脉扩张,管径≥30 mm,或栓塞近端肺动脉段扩张,右心房、右心室增大。

(2)肺梗死:胸膜下楔形实变灶,宽基底紧邻胸膜,尖端指向肺门,实变灶内无空气支气管征。梗死灶可单发也可多发。

(3)肺内灶性密度减低(马赛克征):梗死叶或段肺组织内显示肺纹理稀疏、密度减低,而周围肺组织内血管代偿性充血、纹理增多、密度增高,呈现马赛克征。

(4)其他征象:急性肺栓塞时常伴有单侧或双侧胸腔少量积液。

(三)CT 动态增强或双能量 CT 肺灌注成像表现

CT 动态增强或双能量 CT 肺灌注成像表现可显示狭窄或闭塞肺动脉供血肺叶的低灌注。

(四)MR 肺动脉成像及灌注成像表现

1.MR 肺动脉成像(MRPA)

在 T_1WI 上血流显示为流空低信号,血栓则为中等信号,在 T_2WI 上血栓多为低信号。MRPA 可清晰显示增强后的肺动脉,经最大信号强度投影(MIP)技术重建,可获得完整的肺动脉及各级分支图像,单层图像则可显示高信号肺动脉主干甚至段级分支内低信号的血栓栓子,或显示栓塞肺动脉的截断征象。

2.MR 肺灌注成像

栓塞肺动脉远侧的肺实质由于血供减少,强化后的信号强度增高不明显,而正常灌注的肺实质信号强度明显升高,与低信号区形成鲜明对比。当肺动脉成像未能直接显示栓子时,肺灌注显示的局灶性低灌注征象可帮助间接推测有无肺动脉栓塞的存在,是 MRPA 诊断肺栓塞的很好补充方法。

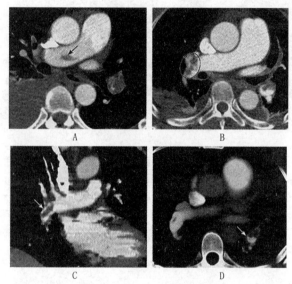

图 6-18 急性肺栓塞的 CT 征象

A.右肺动脉主干内管腔中央漂浮的低密度充盈缺损影,呈"漂浮征"(黑箭);B.右肺动脉主干末端管腔内多发点状低密度充盈缺损,呈"蜂窝征"(圆圈);C.右中间段肺动脉管腔内低密度条形血栓位于管腔中央,呈"轨道征"(白箭);D.新鲜血栓附着于管壁时与管壁呈锐角(白箭)

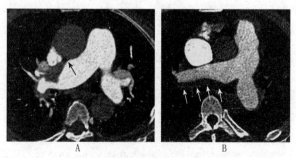

图 6-19 慢性肺栓塞的 CT 征象

A.右肺动脉主干内陈旧性血栓附着于管壁时与管壁呈钝角(黑箭);

B.右肺动脉主干大而长的陈旧性附壁血栓(白箭)致管腔狭窄

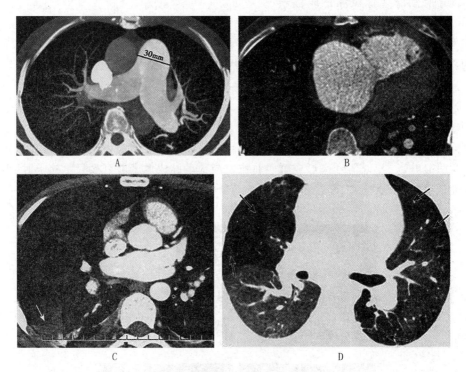

图 6-20　肺栓塞的 CT 继发征象

A、B.肺栓塞致主肺动脉及双侧肺动脉主干扩张,主肺动脉管径约 30 mm,右心
房、右心室继发性增大;C.右肺下叶胸膜下楔形实变灶,宽基底紧邻右侧后胸膜,
尖端指向肺门,实变灶内无空气支气管征(白箭);D.双肺野内多发灶性密度减低
区(黑箭),其余肺组织密度相对增高,呈"马赛克征"

三、诊断要点

(1)有下肢深静脉血栓病史。常见症状为呼吸困难、胸痛、咯血等。

(2)肺动脉不同节段内低密度充盈缺损,常为双侧、多发。

(3)主肺动脉及双侧肺动脉主干继发性扩张,主干最大宽径＞29 mm,右下肺动脉扩张,最大
宽径＞15 mm。

(4)肺内出现楔形实变灶,内无空气支气管征。

(5)肺内出现透光度增加或灶性密度不均,呈现"马赛克征"。

四、影像报告书写的注意事项

(1)应熟悉肺动脉各级分支的解剖,按各主干、叶、段、亚段及亚亚段肺动脉顺序观察并描述
各节段的肺动脉受累情况,不能有遗漏。

(2)应描述急性或慢性血栓的特点,并在诊断结论中给予明确提示,以帮助临床的治疗决策。

(3)当段以上大的肺动脉内没有血栓时,不要轻易做出肺动脉正常的诊断,应仔细观察外周
细小肺动脉内有无血栓,避免漏诊。

(4)应全面描述肺栓塞的继发征象,包括有无肺动脉高压、肺梗死、肺内纹理减少(透光度增

加)或密度减低(马赛克征),以及有无胸腔积液等。

(5)溶栓治疗后的报告书写,应仔细对比描述所有受累肺动脉内的血栓大小和狭窄程度变化,以及继发征象的变化。

五、鉴别诊断

肺栓塞的影像学诊断不难,除了外周亚段以下细小肺动脉内的血栓可能漏诊,其余多可明确诊断。但应注意与肺动脉内血液涡流造成的低密度伪影和肺动脉恶性肿瘤进行鉴别。

(一)肺动脉内低密度伪影

受到扫描时相、对比剂流率或肺动脉自身情况的影响,肺动脉期增强扫描时肺动脉内血流可能会出现涡流,造成低密度充盈缺损的假象。这种情况在临床并不少见,极易被误诊为肺栓塞,需仔细辨认,必要时可加扫一个期相以明确诊断。伪影因是涡流造成,虽然也是低密度,但较为浅淡,且边界略模糊不清晰,不像血栓是实性物质,低密度充盈缺损的边界十分清晰。

(二)肺动脉恶性肿瘤

当肿瘤堵塞肺动脉主干致肺动脉狭窄甚至闭塞时,临床也可出现呼吸困难等症状。影像学检查中可见单侧肺动脉或跨左右肺动脉主干的不规则低密度充盈缺损,边缘可呈分叶状,低密度病灶内可出现强化。

六、诊断价值

(一)胸部 X 线片检查

虽可显示肺动脉高压和肺梗死等继发征象,但无法直接显示肺动脉内有无血栓,不作为诊断肺栓塞的必要检查。

(二)CT 检查

CT 检查为首选检查,对肺动脉的成像快速、准确,在临床广泛应用。CTPA 可清晰显示肺动脉各叶、段、亚段甚至亚亚段内血栓所致的低密度充盈缺损,可同时评估多发受累部位和造成的狭窄甚至闭塞等,还可显示肺栓塞导致的继发征象,如肺动脉高压、肺梗死、肺内灌注不均导致的马赛克征等。CT 动态增强或双能量增强扫描可在评估肺动脉病变的同时,进行肺灌注成像,显示缺血低灌注的肺组织区域,帮助全面诊断肺栓塞。其限度是有 X 线辐射,但随着近年 CT 低剂量技术的广泛开展应用,辐射剂量已大幅度降低。

(三)MR 检查

MR 肺动脉成像虽可显示肺段甚至亚段一级的肺动脉以及栓塞发生的具体部位、范围,肺段以上的大分支还可区分栓子的急慢性及栓塞程度,但对亚段以下肺动脉及管腔内血栓显示欠佳,不如 CTPA 显示清晰明确。有时也可通过肺动脉截断征象间接提示肺栓塞的部位。MR 肺灌注成像可显示低灌注的肺叶或段,间接提示相应肺动脉内的狭窄或闭塞。虽无 X 线辐射的优势,但在全面显示肺动脉内血栓,尤其是外周细小肺动脉内血栓方面无优势,且检查时间长,价格相对昂贵,仅作为 CT 增强扫描禁忌时的补充检查手段。

七、注意事项

(1)亚段以下的外周细小肺动脉内的血栓极易被漏诊,当临床表现高度可疑时,做出肺动脉正常的影像诊断应慎重,需仔细观察亚段、亚亚段以下肺动脉内细节,甚至应经 MIP 图像整体观察是否有外周肺动脉的局灶性稀疏,从而提示外周细小肺动脉内可能有血栓,以免漏诊。有条件者增加肺灌注重建图像可能有助于寻找局部栓塞的肺小动脉并作出全面诊断。

(2)肺动脉内,尤其是较细小的肺动脉内可出现涡流导致的低密度伪影,极易被误诊为肺栓塞,需仔细辨别,必要时增加扫描期相以助明确诊断。

八、诊断思路

肺栓塞 CT 和 MR 的影像学表现具有特征性,直接征象表现为肺动脉内低密度或低信号的充盈缺损,常累及双侧肺动脉的多个节段,且多合并肺动脉高压、右心增大及肺梗死、肺实质内密度不均、胸腔积液等继发征象,诊断并不困难。值得注意的是,当段以上肺动脉主干内未见明确的肺栓塞时,应重点观察亚段及亚亚段以下肺动脉内的细节,以免漏诊外周肺动脉内小血栓,必要时可经肺灌注伪彩重建图像帮助诊断。另外,肺动脉增强扫描时常会出现类似血栓的涡流伪影,应注意识别,以免误诊为肺栓塞。CT 和 MR 肺灌注重建图像对于评价肺栓塞后肺内的灌注情况是很好的方法,有助于全面诊断肺栓塞。

(柴　峰)

第四节　肺动脉高压

肺动脉高压(PAH)是最常见的一种肺血管性疾病,是指以肺血管阻力进行性增高,并导致右心室衰竭及死亡为特征的一组疾病。肺动脉高压指标为静息时平均肺动脉压＞3.3 kPa(25 mmHg),或运动时平均肺动脉压＞4.0 kPa(30 mmHg)。

一、病理与临床

(一)病理改变

肺动脉高压最新的分类主要包括了特发性肺动脉高压、危险因素和相关因素致肺动脉高压、肺静脉闭塞症和肺毛细血管瘤、先天性体-肺循环分流致肺动脉高压。各型肺动脉高压有着相同的肺微循环阻塞性病理学改变,提示它们有相似的病理生理学发展过程。由于肺血管阻力为肺动脉平均压和肺静脉平均压之差与肺血流量之比,因此,凡导致肺血流量增加、肺血管阻力和肺静脉压增高的因素均可引起肺动脉高压。

1.肺动脉血流量增加

如房室间隔缺损、动脉导管未闭等各种左向右分流的先天性心血管畸形。

2.肺周围血管阻力增加

(1)肺动脉栓塞引起的肺血管床缩小。

(2)肺动脉管壁的先天性狭窄、炎症和特发性肺动脉高压等。

(3)肺纤维化或肺间质肉芽肿。

(4)低氧血症导致的肺血管痉挛等。

3.肺静脉压增高

各种原因导致的肺静脉狭窄或闭塞,或左心功能不全、二尖瓣病变引起的左心房压力增高等心脏病变均可引起肺静脉压力增高。

(二)临床表现

肺动脉高压的症状是非特异性的,可包括原发病的症状和肺动脉高压引起的症状。轻度肺动脉高压可无症状,随病情发展可有劳力性呼吸困难、乏力、晕厥、心绞痛或胸痛、咯血、声音嘶哑等。晚期可出现慢性阻塞性肺气肿、慢性肺源性心脏病、右心衰竭等并发症。当肺动脉压明显升高引起右心室、右心房扩大时可出现以下体征:心尖部第二心音 P2 亢进,颈静脉搏动时"a"波突起,肺动脉瓣区搏动增强,右心室抬举性搏动,肺动脉瓣区收缩期喷射性杂音,三尖瓣区收缩期反流性杂音,右心室性第 3、4 心音;右心衰竭后可出现颈静脉曲张,肝脏肿大,肝颈静脉回流征阳性,下肢水肿等体征。

二、影像学表现

(一)X 线表现

轻度肺动脉高压时 X 线示肺动脉段"圆锥部"膨突,右下肺动脉干扩张,最大宽径大于 15 mm,肺门增宽,心胸比率增大,右心房、右心室扩大不明显。重度肺动脉高压时,肺动脉段"圆锥部"膨突及右下肺动脉干扩张更明显,肺门影增大模糊,心胸比率明显增大,右心房、右心室增大明显(图 6-21)。

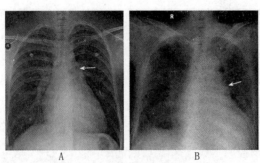

图 6-21　肺动脉高压的 X 线表现

A.轻度肺动脉高压,X 线示心左缘肺动脉圆锥部轻度膨凸(白箭),右下肺动脉扩张(黑箭),肺门影增大,心胸比略增大;B.重度肺动脉高压,X 线示心左缘肺动脉段圆锥部明显膨凸(白箭),右下肺动脉明显扩张(黑箭),肺门影增大模糊,心胸比明显增大,右心房、右心室增大明显

(二)CT 肺动脉成像(CTPA)表现

1.特发性肺动脉高压

可显示主肺动脉及左右肺动脉明显扩张,主肺动脉直径大于相同层面升主动脉直径,一般超过 29 mm,右心房、右心室不同程度增大(图 6-22)。CT 对于特发性肺动脉高压的诊断应先排除各种继发性因素。

2.继发性肺动脉高压

除了显示肺动脉高压本身的征象如主肺动脉及左右肺动脉扩张和右心房、右心室增大外,CTPA 还可显示各种导致肺动脉高压的病因。重要的是,即使肺动脉狭窄程度还未导致肺动脉高压,CT 仍然可以显示导致肺动脉狭窄的各种病因,这对诊断和进一步治疗是极为有价值的。

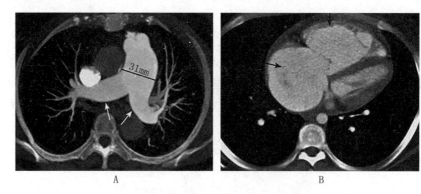

图 6-22 特发性肺动脉高压的 CT 表现

A.CT 轴位 MIP 图像示主肺动脉和左、右肺动脉（白箭）明显扩张，主肺动脉最大
宽径约31 mm；B.CT 轴位图像示右心房（长黑箭）、右心室（短黑箭）明显增大

（1）先天性心血管畸形致肺动脉高压：CT 可明确诊断导致肺动脉高压的部分左向右分流先天性心脏病，如房间隔缺损、室间隔缺损、动脉导管未闭等。CT 可显示房、室间隔连续中断和继发性肺动脉、右心房、右心室扩张；也可显示主动脉-肺动脉之间的异常交通血管和主肺动脉的继发性扩张（图 6-23）。

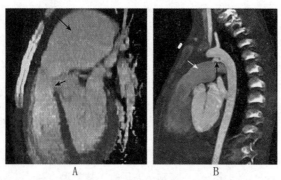

图 6-23 先天性左向右分流疾病致肺动脉高压的 CT 表现

A.先天性室间隔缺损患者，CT 斜位图像示室间隔膜部连续性中断（短黑箭），
致左向右分流，右心室扩大，主肺动脉重度扩张（长黑箭）；B.先天性动脉导管
未闭患者，CT 斜矢状位 MIP 图像示主动脉峡部可见发出一支异常的迂曲管
状血管（黑箭）与主肺动脉异常交通，致左向右分流，主肺动脉扩张（白箭）

（2）后天获得性肺动脉高压：CT 可显示各种引起肺动脉狭窄并致肺动脉高压的继发因素。如慢性肺栓塞导致的肺动脉狭窄、闭塞和继发的肺动脉高压、大动脉炎累及肺动脉致肺动脉狭窄及继发肺动脉高压（图 6-24）、纤维素性纵隔炎导致的肺动脉炎并致肺动脉狭窄及肺动脉高压（图 6-25）、肺间质纤维化致肺动脉高压、肺静脉狭窄或闭塞引起的继发肺动脉高压，以及二尖瓣病变引起的左心房增大、肺静脉回流受阻和继发肺动脉高压等（图 6-26）。

（三）MR 表现

采用横轴位及矢状位多层快速自旋回波序列（FSE）或自由运动稳态成像序列（SSFP），可显示心脏的基本形态。MRPA 成像可显示肺动脉高压征象如肺动脉增宽及进行性右心房、右心室增大。心室中部右心室与左心室直径之比多大于 1。扩大的右心室使得室间隔向左偏移，在短轴切面，左心室呈"D"型，而右心室由新月形变为圆形（图 6-27）。此外，SSFP 电影序列可评估肺动脉高压患者的右心结构,获得右心室心肌质量、右心室容量等功能指标,可用于评估预后及药物疗效。相位对比速度编码 MR 成像技术则可直接测得主肺动脉横断面的血流速度、瞬时流量等血流动力学功能指标。

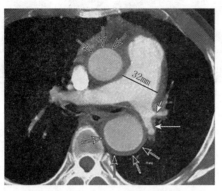

图 6-24　大动脉炎累及肺动脉致肺动脉高压的 CT 表现

多发性大动脉炎患者,CT 轴位图像示升主动脉(空黑箭)及胸主动脉(空白箭)均可见环形管壁增厚,提示大动脉炎。右肺动脉显示正常,左肺动脉主干(长白箭)受累,管壁轻度增厚并明显狭窄,左上肺动脉主干(短白箭)亦受累狭窄,主肺动脉明显扩张,最大宽径约 32 mm

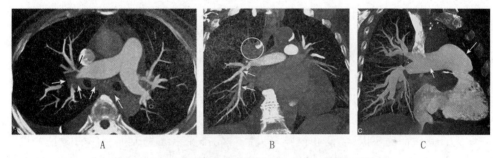

图 6-25　纤维素性纵隔炎致肺动脉狭窄及高压的 CT 表现

A.CT 轴位 MIP 图像示纵隔及右肺门(白箭)弥漫增厚的软组织影,并致右上肺动脉开口狭窄(黑箭);B.CT 斜冠状位 MIP 图像示弥漫性增厚的软组织影(圆圈)致右上肺动脉及分支闭塞,右下肺动脉(白箭)受累,全程显示纤细狭窄;C.CT 斜冠状位 MIP 图像示右中间段肺动脉受累,局限性重度狭窄(黑箭),右肺动脉主干(短白箭)及主肺动脉(长白箭)明显扩张

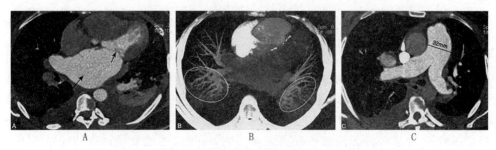

图 6-26　二尖瓣狭窄致肺动脉高压的 CT 表现

A.CT 轴位图像示二尖瓣狭窄(短黑箭),致左心房明显增大(长黑箭);B.CT 轴位 MIP 图像示双下肺野内肺小动脉继发性扩张迂曲(圆圈);C.CT 轴位图像示主肺动脉明显扩张,直径约 32 mm

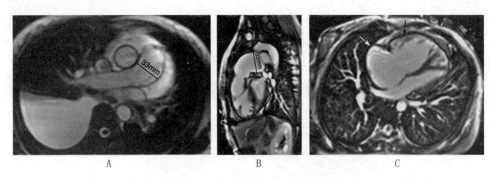

图 6-27　肺动脉高压的 MR 表现

A.MR 轴位平扫图像示主肺动脉明显扩张,最大宽径约 33 mm,右侧中量胸腔积液;

B.MR 斜矢状位增强图像示主肺动脉明显扩张,最大宽径约 35 mm;C.MR 轴位增
强图像示右心房(白箭)、右心室(黑箭)较左心室明显增大,室间隔左移

三、诊断要点

(1)肺动脉高压的病因及病理多源、复杂,应熟知相关知识。

(2)肺动脉高压的临床表现包括肺动脉高压本身和致肺动脉高压疾病引起的症状和体征,常见症状为劳力性呼吸困难、乏力、晕厥、胸痛、咯血等。

(3)肺动脉高压的典型影像学表现是主肺动脉及双侧肺动脉主干扩张。主干最大宽径>29 mm;右下肺动脉扩张,最大宽径>15 mm,右心房、右心室大于同一层面的左心房、左心室。

(4)即使影像学表现没有显示肺动脉扩张和右心增大,也应进一步观察有无肺动脉狭窄,并逐一排除引起狭窄并致肺动脉高压的一系列先天性或后天获得性疾病。

(5)肺动脉高压的影像学诊断应循序渐进、全面诊断。首先观察肺动脉,明确有无肺动脉扩张和右心增大。其次明确病因,婴幼儿或年轻人需首先排除有无先天性左向右分流心脏病导致的肺动脉高压,成年患者则需明确有无肺动脉狭窄,如有则再进一步排除诊断导致肺动脉狭窄的一系列原发病,如慢性肺栓塞、大动脉炎、肺静脉狭窄或闭塞、二尖瓣狭窄等病变。观察血管之后还应观察纵隔,明确有无导致肺动静脉狭窄的炎症、肿瘤或纤维增殖性病变等,还应进一步观察双侧肺野,明确有无间质纤维化、结核等相关肺内疾病,最后还应观察双侧支气管及分支有无管壁增厚及管腔狭窄甚至闭塞等。

四、影像报告书写的注意事项

(1)CTPA 图像的观察和报告的书写应按照一定的顺序:即肺动脉及其各级分支的走行、右心房右心室、左心房左心室、房室间隔、肺静脉、主动脉、纵隔、双肺门、双肺野、双侧支气管及各级分支,不能仅描述肺动脉及其病变。应熟悉肺动脉各级分支的解剖及走行,逐支逐段观察并描述。应测量并记录主肺动脉、双侧肺动脉主干及双下肺动脉主干的最大宽径。除了肺动脉以外,主动脉和心脏各部分的细节描述是必要的,可排除或明确导致肺动脉高压的先天性疾病。

(2)需描述纵隔和双肺门有无增厚的软组织或结节或肿块等,可帮助排除导致肺动脉高压的纵隔炎、结节病、肿瘤压迫等病因。需描述双侧肺野内的病变,明确有无导致肺动脉高压的肺内相关疾病。需描述双侧支气管及其各级分支有无增厚、狭窄及闭塞,明确有无支气管阻塞性病变。

五、鉴别诊断

肺动脉高压与其他肺动脉疾病不存在诊断的鉴别,主要是继发性和特发性肺动脉高压之间的鉴别。

(一)继发性肺动脉高压

致肺动脉高压的病因众多。已引起右心肥大、劳损或右心衰竭者经临床及影像学检查比较容易诊断肺动脉高压,但患者病情往往危重,已到了疾病的晚期,治疗困难,预后不好。因此,应尽可能做到在出现肺动脉高压前,通过影像学方法早期诊断出致肺动脉高压的各种原发病,从而指导早期治疗。婴幼儿肺动脉高压的常见病因是先天性心脏病,成年人的常见病因是慢性肺部疾病。此外,慢性肺栓塞、大动脉炎累及肺动脉致狭窄以及纵隔炎、结节病、结核等引起的肺动脉狭窄,也是后天获得性肺动脉高压的主要原因。影像学检查可帮助早期诊断这些病因。

(二)特发性肺动脉高压

凡患者出现无法解释的劳力性呼吸困难、运动中发生昏厥者,应疑及本病。若 P2 亢进,结合 X 线、心电图、超声心动图和心导管检查,排除先天性心脏病及其他相关疾病后即可确诊。

六、诊断价值

(一)胸部 X 线片

可显示主肺动脉及双下肺动脉的扩张和右心房、右心室的扩大,以及肺内改变。但无法直接显示肺动脉各级分支有无狭窄以及造成狭窄及肺动脉高压的各种先天性和后天性病因,价值有限。

(二)CTPA

CT 增强扫描对肺动脉的显示快速便捷,临床应用最多。可清晰显示主肺动脉及各级分支有无病变和狭窄、闭塞,并可直接测量主肺动脉及双侧肺动脉管径,评估有无肺动脉高压,还可显示观察有无右心的扩大等。最为重要的是,可同时观察其他心血管解剖结构有无异常,以及纵隔、肺门、双肺野、双侧支气管等结构有无相关病变,从而明确病因诊断,对肺动脉高压早期诊断与治疗有重要价值。

(三)MR

平扫及 MRPA 可显示并测量肺动脉最大宽径,评价右心增大及右心室肥厚的程度。肺动脉管径与肺动脉压之间呈线性相关,通过测量主肺动脉的最大宽径及右心室大小可评价肺动脉高压的严重性。肺动脉高压时可出现肺血流的慢流现象,也是引起肺栓塞的重要原因之一。肺动脉高压时肺动脉反流比明显增加,反流量可作为诊断肺动脉高压的重要参考指标。此外,MR 的优势还体现在无辐射剂量、组织分辨率高、可反复多次检查,对诊断部分肺动脉高压的病因、判断病情均有很高的临床应用价值。其限度主要是对肺实质成像较差,无法同时诊断肺内及支气管病变,且成像速度慢、价格昂贵等。

七、注意事项

(1)肺动脉高压的影像学诊断是较为复杂的,不仅需诊断有无肺动脉高压,还需进一步明确有无导致肺动脉高压的各种先天或后天性病因。

（2）影像学图像的观察和报告的书写应按照一定的顺序，逐一评估肺动脉及其各级分支、右心房、右心室、左心房、左心室、房室间隔、肺静脉、主动脉、纵隔、双肺门、双肺野、双侧支气管及各级分支等，以避免遗漏可能的病因诊断。

（3）即使没有肺动脉扩张和右心扩大的影像学改变，在报告中进一步明确有无肺动脉狭窄和致狭窄的相关病因也是必需的。

八、诊断思路

典型肺动脉高压的影像学诊断不难，影像学上也很有特点，主要表现为主肺动脉及双侧肺动脉的扩张和右心增大，不存在和其他肺动脉疾病的鉴别问题。但需要指出的是，通常明确诊断的肺动脉高压治疗困难，预后较差，尤其是特发性肺动脉高压，从明确诊断到死亡通常不超过 5 年。因此，肺动脉高压的预后很大程度上取决于对致肺动脉高压各种潜在疾病的成功治疗。当影像学检查显示肺动脉扩张和右心增大时，说明肺动脉高压已形成，治疗困难。因此，影像学检查的目的和价值更在于早期检出导致肺动脉高压的各种病因并指导临床早期治疗，即当症状不明显及肺动脉高压未出现时，排除导致肺动脉高压的潜在病变。

在所有影像学检查中，CTPA 是最佳的解剖成像方法，除了可以观察肺动脉及其各级分支有无管壁及管腔内病变外，还可显示其他心血管结构的先天畸形及后天病变。此外，CTPA 检查可一站式同时显示纵隔及肺门病变、肺内相关病变及双侧支气管病变，对于全面排除致肺动脉高压的诸多病因具有很好的临床应用价值。MR 也是逐渐受到关注的无创性检查方法，除了能检出肺动脉高压外，较 CT 更具优势的是可以评估右心功能指标及血流动力学指标，从而评估预后及治疗后疗效。X 线片检查因无法全面诊断致肺动脉高压的各种潜在病因，在临床应用上存在很大的限度。

（王　军）

第五节　肺　血　管　炎

血管炎是一组以血管壁炎症与破坏为主要病理改变的异质性疾病。局灶性血管炎可致血管瘤形成甚或破裂，节段性血管炎则可致血管狭窄甚至闭塞。血管炎症状可因受累血管的大小、部位及病理特点的不同而各异。

系统性血管炎种类繁多，通常按照受累血管的大小可分为大血管性血管炎（巨细胞动脉炎、大动脉炎等）、中等血管性血管炎（结节性多动脉炎、川崎病等）和小血管炎。因抗中性粒细胞胞浆抗体（ANCA）与小血管炎高度相关，通常将一组以小血管壁的炎症和纤维素样坏死、血清 ANCA 阳性为主要特征的系统性自身免疫病统称为 ANCA 相关性小血管炎。主要包括肉芽肿性多血管炎（GPA，既往称为韦格纳肉芽肿）、显微镜下多血管炎（MPA）、变应性肉芽肿性血管炎（CSS）等，是最常见的系统性小血管炎。

肺血管炎是各种系统性血管炎累及肺血管的局部改变，包括：①累及大的肺动脉的血管炎，如肺动脉受累型大动脉炎；②累及中等肺动脉的血管炎，如白塞病；③累及肺微脉系统的血管炎，如肺毛细血管炎。因累及肺血管的系统性血管炎病种众多,且均为少见甚至罕见疾病,而最常见的肺血管炎是 ANCA 相关性小血管炎累及肺部的改变,故本文以 ANCA 相关小血管炎肺部受累为代表进行描述。

ANCA 相关性小血管炎常致全身多器官受累,以肺和肾脏受累最为突出。常累及的脏器和系统包括:皮肤、肾脏、肺、耳鼻喉和神经系统等,因此,有学者将其总结为"SKLEN",符合 3 项即应考虑系统性血管炎可能,结合 ANCA 阳性可进行临床初步诊断,但确诊需病理支持。其中,GPA 诊断标准需同时符合美国风湿病学会韦格纳肉芽肿分类标准和 ChapelHill 会议制定的血管炎新分类命名。

一、病理与临床

(一)病理改变

肺血管炎的病理特点是肺血管壁的炎症反应,常常贯穿管壁全层,且多以血管为病变中心,血管周围组织也可受累。炎症常伴纤维素样坏死、内膜增生及血管周围纤维化。因此,肺血管炎可导致血管的闭塞而产生闭塞性肺血管病变。

(二)临床表现

ANCA 相关性小血管炎临床均有多系统损害表现,如发热、乏力、体质量减轻、肌肉痛、关节痛、肾脏疾病、皮肤和周围神经受累等,最常累及的是肺和肾脏,可引起肺-肾综合征,表现为咯血、肺部浸润、肾小球肾炎、血尿等。肺毛细血管炎则可引起弥漫性肺泡出血综合征,表现为弥漫性肺泡渗出、咯血和血红蛋白降低。较特异的症状为呼吸道变态反应(如变应性鼻炎、鼻窦炎、支气管哮喘等);如心脏受累则预后差,是导致死亡的主要原因;胃肠道受累可致腹痛、腹泻及消化道出血;关节炎、肌痛等在 GPA 的血管炎性期较常见。

1.GPA

曾被称为韦格纳肉芽肿。大部分患者以上呼吸道病变为首发症状,通常表现为持续流鼻涕,且不断加重。肺是最常受累的部位之一,可表现为胸闷、气短、咳嗽、咯血以及胸膜炎等症状。大量肺泡性出血较少见,一旦出现,则可发生呼吸困难和呼吸衰竭。

2.MPA

约半数患者有肺泡毛细血管炎致肺部损害,由于弥漫性的肺间质改变和炎症细胞的肺内浸润,约 1/3 的患者出现咳嗽、咯血、贫血,其中大量的肺出血可导致呼吸困难,甚至死亡。部分患者可在弥漫性肺泡出血的基础上出现肺间质纤维化。

3.CSS

CSS 特征性的临床表现为哮喘、外周血嗜酸性粒细胞增多及血管炎的三联征。首发症状多以憋喘起病,也可以变应性鼻炎、四肢麻木疼痛、腹痛和腹泻等起病。几乎所有的患者均以肺部症状为主要临床表现。肺部的浸润性病变一般出现在疾病的第二阶段,可同时伴有哮喘和嗜酸性粒细胞增多,与嗜酸性粒细胞性肺炎的临床表现很相似。

二、影像学表现

(一)ANCA 相关性小血管炎的肺内 X 线表现

多表现为肺间质纤维化,其他表现包括:有肺部浸润渗出性阴影甚至弥漫性肺泡出血表现,以及肺部结节性病变。不同病因的 ANCA 相关性血管炎导致的肺部损害各有特点,MPA 主要表现为肺部浸润影、肺间质纤维化和弥漫性肺泡出血，GPA 最常见的表现为结节性病变。在 ANCA 相关性血管炎疾病活动期，GPA 和 MPA 患者双肺可出现弥漫性渗出阴影，弥漫性肺泡出血者表现为双肺多发渗出阴影或集中于肺门的"蝶翼状"阴影（图 6-28）。

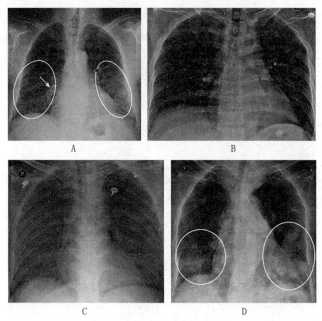

图 6-28　ANCA 相关性小血管炎的肺内 X 线表现

A.MPA 患者，X 线示双肺野弥漫性索条及网状阴影，以中下肺为著（圆圈），其内隐约可见微小结节，心左缘肺动脉圆锥段膨凸（黑箭），右下肺动脉扩张（白箭）；B.MPA 患者，X 线示肺内可见多发浅淡渗出病灶；C.MPA 患者，X 线示双肺野弥漫性磨玻璃样阴影，以右侧为著；D.GPA 患者，X 线示双肺多发大小不等渗出或结节影，以双下肺为多（圆圈）

（二）ANCA 相关性小血管炎的胸部 CT 平扫表现

1.GPA

可表现为肺实质、肺血管、气道和胸膜等的异常。肺内病变常双侧受累，下肺重于上肺，右侧重于左侧。肺内病变表现为渗出、多发结节（<3 cm）、肿块（>3 cm）、实变或磨玻璃影等。结节常呈多发，可有空洞，空洞壁厚可不规则。累及支气管树时，CT 可显示气管和支气管壁黏膜或黏膜下增厚，并导致管腔的狭窄和钙化。较有特征性的 CT 改变是与胸廓平行和（或）沿着血管支气管树分布的多发渗出或结节影。同一病例中多种性质的病变可同时存在（图 6-29）。

2.MPA

肺内表现包括肺间质及肺实质病变。肺间质病变更为常见，如小叶间隔增厚、血管支气管束增粗等，严重时可表现为肺间质纤维化，可合并蜂窝样改变，以肺底及胸膜下多见。肺实质病变表现为弥漫性肺泡内出血，甚至肺实变和空气支气管征，肺实变的病理基础亦是肺泡出血。磨玻璃影则可与间质或实质病变同时出现。其他非特异性的胸部表现还有纵隔淋巴结肿大、胸膜增厚、胸腔及心包积液等（图 6-30）。

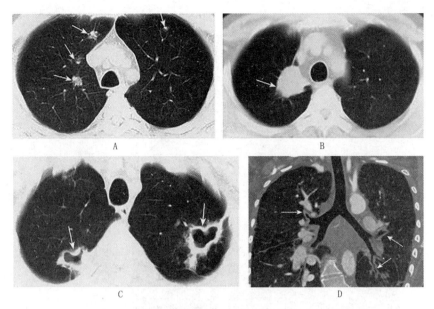

图 6-29 肉芽肿性血管炎(GPA)的肺部 CT 表现

A.双肺多发结节(白箭),结节实质密度不均匀,边缘欠光整,可见小分叶及毛刺征;B.右肺上叶尖段肿块(白箭),长径约 4 cm,肿块实质密度均匀,边缘光整,分叶不明显,可见少许毛刺征;C.双肺多发结节,部分结节内可见空洞(白箭),空洞壁厚薄不均,空洞周围可见渗出、磨玻璃影或结节样改变;D.双侧支气管壁弥漫性增厚并管腔狭窄(白箭)

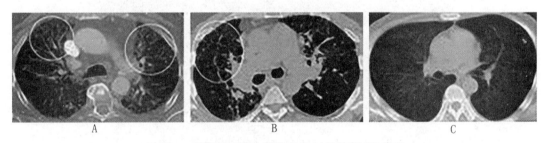

图 6-30 显微镜下多血管炎(MPA)的肺部 CT 表现

A.双肺间质纤维化,双肺胸膜下可见弥漫性网格样间质增厚改变,以双肺中叶(圆圈)及下叶为著;B.双肺间质纤维化合并蜂窝肺改变,右肺中叶(圆圈)可见蜂窝状囊泡样透光度增高区;C.双肺实质内弥漫性肺泡出血,可见双肺野呈弥漫性浅淡磨玻璃样改变

3.CSS

肺内浸润常见,CT 表现多样,可呈斑片状,边缘不整齐,局灶或弥漫性分布,还可表现为结节、磨玻璃影、实变等,常较为短暂,可迅速消失,无肺叶或肺段分布特点等。有时也可见有肺间质的浸润和双侧弥漫性结节性浸润,但很少形成空洞。有近半数的患者有胸膜受累,表现为胸腔积液,但一般出现较晚。有时可见肺门淋巴结肿大(图 6-31)。

(三)肺血管炎的胸部增强 CT 表现

较大的血管可见到管壁增厚及管腔狭窄,中等大小的血管如叶、段级分支亦可见弥漫性管壁增厚和狭窄、纤细,有时管壁增厚显示不明显,但 MIP 图像上血管主干可呈鼠尾状改变,且分支明显稀疏,提示狭窄和闭塞。中等大小的肺动脉炎性病变还可表现为多发局限性管腔瘤样扩张。狭窄的肺动脉内,可继发血栓形成导致管腔闭塞(图 6-32)。

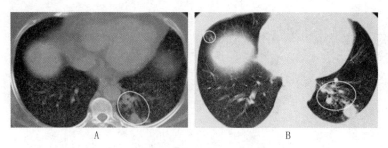

图 6-31　变应性肉芽肿性血管炎(CSS)的肺部 CT 表现

A.左肺下叶浸润病变,局部可见小的渗出及实性斑片状影(圆圈);

B.双肺见多发间质浸润(圆圈)和实性结节(黑箭)

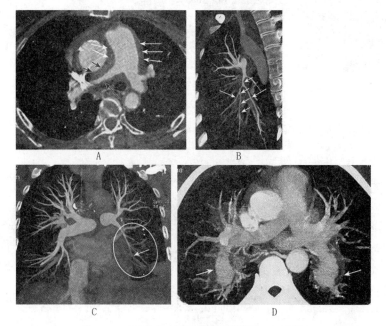

图 6-32　不同大小肺血管炎的增强 CT 表现

A.大动脉炎患者,CT 轴位增强图像示主肺动脉(白箭)和右肺动脉主干(短黑箭)均可见管壁增厚,右肺动脉管腔明显狭窄(黑长箭);B.大动脉炎患者,CT 矢状位薄层 MIP 图像示左右肺动脉主干(短白箭)及其分支(长白箭)管壁均增厚并明显狭窄、纤细;C.白塞病患者,CT 冠状位 MIP 图像左下肺动脉主干狭窄并渐闭塞,末梢呈"鼠尾"状(白箭),分支明显稀疏(圆圈);D.白塞病患者,CT 斜轴位 MIP 图像示双下肺动脉主干局限性瘤样扩张(白箭),瘤腔内均可见低密度附壁血栓形成

(四)ANCA 相关性小血管炎的胸部 MR 表现

MR 通常不用于血管炎肺内病变的成像与诊断。

三、诊断要点

(一)GPA

确诊标准为美国风湿病学会制定的诊断标准。具体内容如下。

(1)鼻或口腔炎性反应:痛性或无痛性口腔溃疡,脓性或血性鼻腔分泌物。

（2）胸部影像学异常：结节、固定性浸润病灶或空洞。

（3）尿沉渣异常：镜下血尿（红细胞＞5个/高倍视野）或出现红细胞管型。

（4）病理性肉芽肿性炎性病变：动脉壁或动脉周围，或血管（动脉或微动脉）外区域有中性粒细胞浸润形成肉芽肿性炎性反应。符合以上2条或2条以上时可以确诊。

（二）MPA

诊断要点包括：①各年龄均可发病，男性稍多；②早期可表现为腓肠肌痉挛，晚期可出现全身性血管炎损害；③主要受累器官为肺、心、肾、皮肤和外周神经，也可出现关节病变；④典型表现为三联征：呼吸道过敏（变应性鼻炎、鼻息肉和哮喘等）、血嗜酸性粒细胞增多、组织内嗜酸性粒细胞浸润（表现为一过性肺浸润及胃肠炎）；⑤急性期绝大多数患者ANCA阳性，主要是p-ANCA阳性。对有哮喘、鼻旁窦炎病史、多系统与多器官受累表现、外周血嗜酸性粒细胞比例增高大于10%、胸部影像学有异常表现者，需高度怀疑MPA的可能。

（三）CSS

美国风湿病学会CSS的诊断标准：①哮喘；②嗜酸性粒细胞增多（≥10%或绝对值≥1.5×10^9/L）；③单发或多发神经病变；④非固定性肺浸润；⑤鼻窦炎；⑥血管外嗜酸性粒细胞浸润。以上6条符合4条者可诊断为CSS。p-ANCA明显升高有助于CSS的诊断。另外，腓肠肌神经、肌肉、肺、肠、肝、肾等组织活检的病理学也可帮助诊断，其病理特点为坏死性血管炎、嗜酸性粒细胞浸润和血管外的肉芽肿形成，但不一定会在同一个CSS患者中同时出现。

四、影像报告书写的注意事项

（1）图像的观察和报告的书写应按照肺实质、肺间质、支气管、纵隔与肺门、胸膜的顺序分段观察与描述，以免遗漏病变。

（2）应详细观察并描述肺实质病变的特点，比如结节大小，有无空洞，是否沿支气管血管束分布或与胸膜平行等。

（3）应详细观察并描述肺间质病变的特点，如小叶间隔有无增厚，肺泡内有无间质增厚，有无蜂窝病变或磨玻璃病变并存等。

（4）需描述两侧支气管各级分支有无管壁增厚、狭窄甚至闭塞等。

（5）需描述纵隔及肺门有无淋巴结肿大，以及有无胸腔积液等。

（6）如有胸部肺动脉CT增强扫描，应观察并描述肺内小动脉有无迂曲扩张或狭窄闭塞等，应在MIP图像上仔细观察外周肺小动脉分支有无稀疏等整体变化。

（7）应避免遗漏对肺静脉及其属支的观察，描述有无狭窄、闭塞以及血栓等改变。

五、鉴别诊断

肺血管炎是系统性血管炎全身多器官及多系统受累的一部分。最常见的肺血管炎是ANCA相关性小血管炎累及肺部。影像学表现呈多样性，不管是肺实质、肺间质还是支气管病变均无特异性，不仅要和常见的肺内感染、炎症、结核、肿瘤、普通的肺间质纤维化、肺栓塞等疾病相鉴别，不同的ANCA相关性小血管炎之间也需互相鉴别。

（一）GPA

诊断GPA要基于临床和病理两个方面。鉴别诊断主要是其他系统性血管炎伴外周血嗜酸性粒细胞增多的某些疾病，如结节性多动脉炎、过敏性紫癜、其他ANCA相关性血管炎及嗜酸性粒细胞增多性疾病。重点需鉴别高嗜酸性粒细胞综合征,该病表现为嗜酸性粒细胞增多和多系统受累,但病理上几乎无血管炎及肉芽肿的改变,且少有迟发型哮喘的发生。GPA 的胸部 CT 表现无特异性,可累及肺实质、肺血管、气道和胸膜等。肺内病变多样,可有渗出、结节、肿块、实变或磨玻璃影等。结节常多发,可有空洞。较具特征性的 CT 表现是肺内多发渗出或结节影沿着血管支气管树分布和(或)病灶分布与胸廓平行。

(二)MPA

MPA 和 GPA 均多为多器官受累,肺内影像学改变均可有肺泡出血、间质性肺病等。不同的是,MPA 合并间质性肺病者明显多于 GPA,肾脏受累也更多见,而 GPA 出现耳鼻喉表现明显高于 MPA。与 GPA 相比,MPA 患者往往高龄、易发生严重感染,且病情重、进展快、生存时间短、病死率高。

(三)CSS

胸部影像学表现以肺内浸润为主,多变性为其特点,主要表现为斑片样渗出,弥漫分布,无特定的好发部位,也可有结节影,但很少形成空洞。肺泡出血较 MPA 少见。鉴别诊断的疾病谱同 GPA。

六、诊断价值

(一)胸部 X 线片

胸部 X 线片可显示非特异性的 X 线征象,但即使正常也并不能完全排除肺部已受累。诊断价值有限。

(二)胸部 CT

1.平扫

可显示各种 ANCA 相关性小血管炎在肺内的受累表现,可观察肺间质、实质内病变,以及支气管系统、纵隔、胸膜等的改变,较普通胸部 X 线片更有助于进行病灶细节的观察和诊断。并在 ANCA 相关血管炎累及肺部的疗效观察及预后评价中具有重要价值。

2.增强扫描

可明确显示亚段以上肺动脉主干的病变,有可能显示肺外周小动脉的狭窄、扩张等改变,有时肺外周微小动脉无法识别有无狭窄或闭塞时,可通过 MIP 图像观察小动脉分支整体有无稀疏,从而间接提示小动脉的狭窄和(或)闭塞。另外,对肺静脉及其属支有无病变的观察与评价也是有价值的。

七、注意事项

(1)当胸部 CT 显示肺泡内出血性改变时,应警惕系统性血管炎肺内受累的可能。

(2)当胸部 CT 平扫怀疑血管炎时,应加做 CT 增强扫描,重点加强对肺动脉及其各级分支、肺静脉及其属支的观察,有可能为明确诊断提供重要线索。

(3)当仅有小肺动脉分支内出现血栓栓塞,但肺动脉高压的影像及临床表现过于严重,且患者无深静脉血栓病史时,不要轻易做出肺栓塞的诊断,应想到肺血管炎的可能,此时肺动脉内的血栓可能是肺动脉受累狭窄后的继发病变。

八、诊断思路

肺血管炎少见,虽然多数患者通过临床表现和常规检查即可鉴别,但因胸部影像学改变缺乏特异性,影像学误诊及漏诊率极高。CT平扫及增强扫描对于该病的诊断、治疗以及疗效的评估是必不可少的。为了减少误诊,首先应提高影像科医师对肺血管炎的诊断意识,尽可能积累对肺血管炎的影像诊断经验,更为重要的是,一定要全面了解患者的临床症状,尤其是多系统损害的症状,还有实验室检查、活检病理等重要信息,只有这样才有可能做出正确的诊断。

　　肺血管炎是一个可治疗的疾病,早期活动期进行激素和(或)免疫抑制剂治疗,将阻止炎性病变的发展,减轻肺血管的狭窄和闭塞,减少肺动脉高压的形成。当肺血管炎炎性病变稳定后,则可行肺血管介入治疗解除肺血管主干局限性狭窄。因此,肺血管炎的早期诊断和治疗将明显影响预后。通过各种影像学检查方法,早期全面检出胸部和其他全身多系统损害是影像学检查的任务和研究方向。

（王　军）

第七章

腹部疾病的影像诊断

第一节　泌尿系统疾病

一、肾脏先天性发育异常

（一）肾缺如

肾缺如是由于输尿管芽穿过后肾中胚层时失败，导致早期肾收集小管不能正常建立而形成肾单位缺如所致。分为单侧和双侧肾缺如，以单侧为多见，单侧肾缺如又称为孤立肾，是指一侧肾脏包括其血管、输尿管等完全缺如。

1.临床表现与病理特征

肾缺如常合并其他畸形，如同侧肾上腺缺如，同侧的膀胱三角区也可不发育。本病多见于男性，如果对侧肾脏正常时可无临床症状，也可因为对侧肾脏代偿性肥大而就诊。双侧肾脏肾缺如罕见，一般在新生儿期死亡。

2.MR 表现

MR 检查主要表现为肾窝内无肾组织结构信号，亦无肾动、静脉。空肾窝内多代之为胰腺、肠管结构或脂肪信号，单侧肾缺如同时伴有对侧肾代偿性肥大。

3.鉴别诊断

肾缺如必须先除外先天性位置异常，包括游走肾和异位肾。

（1）游走肾：由于具有较长的肾异常血管，因而在腹腔内有较大的活动度。MR 检查可见腹内异常位置的肾脏和有可能并发的肾盂积水，变化体位检查可显示肾在腹腔内有很大的活动范围，同时具有上下及左右方向的活动。MRU 可显示其输尿管正常。

（2）异位肾：MR 检查盆腔、下腹部、膈下或胸腔内可见肿块影，其有肾窦及皮、髓质分界，信号及增强时强化形式和程度与正常肾相同，空肾窝内常被结肠占据。MRU 显示其输尿管可过长或过短。

游走肾和异位肾都没有对侧肾代偿性肥大。

（二）肾发育不全

肾发育不全是由于胚胎期输尿管芽分支和后肾基数量不足，肾叶数量和每叶所含肾单元数量减少而肾单元及导管分化正常,导致肾实质总量小,体积比正常小。

1.临床表现与病理特征

肾发育不全又称为侏儒肾,一般为单侧,可位于正常肾窝或盆腔内,常伴有输尿管异位开口。可因对侧肾代偿性增大而维持正常肾功能,不出现明显临床症状。如伴有输尿管异位开口可有尿失禁、感染等症状。

2.MR 表现

MR 检查可见肾窝内或盆腔内小肾结构,小肾轮廓光整,肾盏、肾乳头数量少于 5 个,肾盂发育不良,同时伴有肾动脉、静脉显示细小,与肾脏体积缩小成比例,对侧肾代偿性肥大。

3.鉴别诊断

(1)后天性萎缩:如慢性萎缩性肾盂肾炎,其肾轮廓凹凸不平,肾动脉、静脉相对比较粗,与肾脏体积缩小不成比例,肾功能较差。肾发育不全,肾脏外形及功能尚正常,肾血管与肾实质体积为一致性改变。

(2)先天性肾动脉狭窄:肾轮廓光整,体积较小,但程度不及肾发育不良,肾盏、肾乳头数量无明显减少,肾动脉明显狭窄,临床常有高血压,内科治疗效果不佳。

(三)肾融合畸形

肾融合畸形是由于早期肾胚上升时发生异常融合所致,常合并肾旋转异常。

1.临床表现与病理特征

肾融合畸形是指两个或多个肾脏互相连接、融合。马蹄肾是融合畸形中最常见类型,其特点为两侧肾脏上或下极于脊柱前方通过纤维桥或肾实质相连,肾轴向尾侧集中,肾盂仍位于腹侧。马蹄肾可压迫血管,容易造成肾盂积水,并发结石和感染。

2.MR 表现

MR 检查可清楚显示马蹄肾形态及构造,尤其是连接部。两肾上极距离可正常,下极融合,其位于腹部大血管前方,且信号与正常肾实质信号相同(图 7-1)。肾脏交叉异位伴融合畸形是指一侧肾脏越过中线,与另一侧肾脏相互融合,异位肾脏的输尿管也同时越过中线到对侧,常伴有不同程度的旋转异常。MR 检查可清楚显示旋转异常。

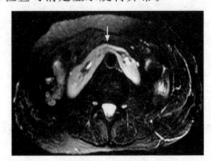

图 7-1 马蹄肾

轴面脂肪抑制 T_2WI,双肾下极融合(箭),连接部位于腹主动脉前方

3.鉴别诊断

马蹄肾常合并肾旋转不良,须和单纯肾旋转异常鉴别,前者旋转不良的双肾上或下极于脊柱前方通过纤维桥或肾实质相连。

(四)肾旋转异常

肾旋转异常是指沿肾脏长轴发生的旋转畸形,包括旋转不良和旋转过度。常合并肾脏其他畸形,如肾融合畸形、肾脏异位等。

1.临床表现与病理特征

在正常发育过程中,肾脏应该沿中线方向旋转约 90°,若旋转不足 90°,称为旋转不良,肾盂指向前方;若旋转超过 90°,称为旋转过度,肾盂指向后方。肾旋转异常有时可在腹部扪及肿块,有并发症时,则出现相应临床表现,如肾积水。

2.MR 表现

MR 检查由于其为断面成像,克服了前后组织结构重叠的缺陷,非常容易判断旋转的类型。其可以显示肾门的朝向异常,若旋转不足 90°,肾门指向后内侧、后侧或后外侧,肾血管位于肾的后方;若旋转超过 90°,肾门向外,肾血管位于肾的前方。也可见合并的其他畸形。

3.鉴别诊断

肾旋转异常一般比较容易诊断,注意合并的其他畸形。

(五)肾脏异位

肾脏若其形成后没有位于正常的位置,则称为肾脏异位。

1.临床表现与病理特征

肾脏异位为胎儿肾脏自盆腔上升和旋转过程中的发育障碍,成熟的肾脏未能达到肾窝内。根据不同的部位,称为盆肾、髂肾、腹肾或胸肾。本病女性多见,可伴有输尿管区绞痛、感染或腹部包块。

2.MR 表现

MR 检查盆腔、下腹部、膈下或胸腔内可见肿块影,其有肾窦及皮、髓质分界,信号及增强时强化形式和程度与正常肾相同。异位的肾多较小,空肾窝内常被结肠占据。MRU 可显示其输尿管可过长或过短,还可见可能并发的肾盂积水。

3.鉴别诊断

(1)游走肾:由于具有较长的肾异常血管,又被异常的腹膜包裹,因而在腹腔内有较大的活动度。变化体位检查可显示肾在腹腔内有很大的活动范围,同时具有上下及左右方向的活动。MRU 可显示其输尿管正常。

(2)胸肾:需要和后纵隔肿物鉴别,胸肾有肾的结构,信号及增强时强化形式和程度与正常肾相同。

二、输尿管先天性异常

(一)肾盂输尿管重复畸形

肾盂输尿管重复畸形即重复肾,是胚胎期输尿管芽分支过早形成所致。

1.临床表现与病理特征

肾盂输尿管重复畸形以女孩多见,为一个肾脏分为上下两个部分,各有一套肾盂输尿管,上段肾体积多较小,常伴积水和发育不良。重复输尿管分为不完全型和完全型,以不完全型输尿管多见。肾盂输尿管重复畸形因引流不畅可造成尿路梗阻扩张,易并发感染。

2.MR 表现

MR 检查有时可见重复肾上下两个部分之间的浅沟及重复的输尿管,由肾盂移行出的输尿管如扩张可追寻到膀胱,以判断输尿管的重复是完全还是不完全性的。MRU 则能很好地显示这一畸形,可显示重复肾全貌和尿路梗阻扩张情况。

3.鉴别诊断

当上肾盂发育不良,而下肾盂发育较好,并向外下方移位,同时肾盏数量无明显减少时,常不能除外肾上部占位或肾外占位压迫上部,结合 MRU 可以明确诊断。

(二)输尿管囊肿

输尿管囊肿又称膀胱内输尿管囊肿或输尿管膨出,是由于输尿管开口处结缔组织和肌肉结构发育不全或先天性狭窄,造成输尿管壁内段突入膀胱形成囊性扩张所致。

1.临床表现与病理特征

输尿管囊肿外层为膀胱黏膜覆盖,内层为输尿管黏膜,其间有肌纤维和结缔组织。常伴有其他发育异常,如重复肾盂输尿管、输尿管异位开口。女性多见,大部分患者无明显的临床表现,部分患者合并上尿路扩张、积水。

2.MR 表现

MR 检查膀胱三角区内可见薄壁圆形结构,其内为尿液信号,而壁的信号特征类似于膀胱壁。增强检查后可见囊肿在充满对比剂的膀胱内形成充盈缺损。MRU 可显示充满尿液的囊肿与扩张的输尿管相连,并且可以显示膀胱颈部的梗阻,也可显示积水的肾盂、肾盏。

3.鉴别诊断

(1)膀胱良性肿瘤边缘不如输尿管囊肿光滑完整,膀胱恶性肿瘤边缘不规则,壁常因癌肿浸润而僵硬。输尿管囊肿与上述肿瘤相比,边缘光滑完整,多伴有肾盂输尿管重复畸形,临床多以尿路梗阻、感染为主,而膀胱恶性肿瘤多以血尿为主。

(2)膀胱阴性结石也显示膀胱内充盈缺损,但结石不与膀胱后壁相连,变化体位可以移动。

(三)先天性输尿管狭窄

先天性输尿管狭窄是小儿泌尿系统最常见的先天性疾病,在临床上均表现为肾积水。

1.临床表现与病理特征

先天性输尿管狭窄常累及两侧,但多为一侧较严重。常见于肾盂输尿管移行处和输尿管膀胱连接处,中段极少见。狭窄是由于该处肌肉的增厚和纤维组织增生所致,还可见于迷走血管压迫及神经肌肉先天发育缺陷。临床上常由于肾盂积水产生腹部包块而就诊,同时可有腹痛、泌尿系统感染。

2.MR 表现

MR 检查可以清楚地显示肾盂输尿管移行处或输尿管膀胱连接处梗阻的形态,梗阻端呈锥形。梗阻以上肾盂、肾盏明显积水扩张,以肾盂扩张更为显著,严重时为囊袋状扩张。极度扩张的肾盂可以掩盖肾盂输尿管移行处或输尿管膀胱连接处梗阻端。长期的梗阻扩张压迫肾实质导致肾实质萎缩。

MRU 可见细线状高信号尿液通过输尿管及肾积水。

3.鉴别诊断

(1)先天性输尿管狭窄与外在的压迫不同,后者可见外在性条状或弧形压迫影。

(2)输尿管痉挛引起的狭窄段的长短和形态都不均匀,其上段尿路积水多较轻。

(四)先天性巨输尿管症

本病又称原发性巨输尿管或先天性功能性输尿管末端梗阻,是一种先天性输尿管扩张。

1.临床表现与病理特征

先天性巨输尿管症是在无输尿管膀胱出口以下的机械性梗阻及反流,膀胱及膀胱三角正常的前提下的扩张,可能是由于输尿管远端节段性神经节缺乏,引起输尿管远端蠕动消失及近端输尿管异常扩张所致。一般可分为儿童型和成人型,儿童型易合并尿路感染、发热等,成人型主要是腰痛等症状,有时可有尿急、血尿等。

2.MR表现

MR检查输尿管明显扩张和肾积水。MRU见输尿管明显扩张,邻近膀胱的输尿管呈漏斗样移行,逐渐变窄如鸟嘴状,有时输尿管全程扩张,邻近膀胱的输尿管下端不显影。肾盂肾盏扩张,但不如输尿管扩张明显。

3.鉴别诊断

梗阻性巨输尿管可见输尿管较为伸长和扭曲,可见明显狭窄段,扩张一直延伸到输尿管开口,输尿管扩张比较轻,与肾积水成比例,输尿管蠕动减弱或消失。而先天性巨输尿管其输尿管扩张呈广泛性,扩张一直终止于输尿管膀胱区上方,其末端呈锥形,与并存的肾积水不成比例,且有蠕动。

(五)腔静脉后输尿管

腔静脉后输尿管是由于下腔静脉发育异常所致,多见于右侧输尿管。

1.临床表现与病理特征

解剖学上,正常的输尿管其上1/3环行于下腔静脉之后,在腔静脉与腹主动脉之间环绕,并绕过下腔静脉前方,然后按正常通路进入膀胱。而腔静脉后输尿管其输尿管异常走行,分为低祥型和高祥型。临床症状表现为腔静脉对输尿管压迫所致的上尿路梗阻,主要依靠影像学检查。

2.MR表现

MR检查尤其是MRU可以很好观察腔静脉与输尿管的关系。腔静脉后输尿管低祥型可见输尿管呈S形,受压上方输尿管扩张,并有肾积水。肾盂输尿管交界处受压狭窄,狭窄以上肾盂肾盏扩张,输尿管向中线移位呈鱼钩状;高祥型可见腔静脉后输尿管部分和肾盂几乎在同一水平呈"镰刀"状,输尿管受压狭窄,合并有肾积水。

3.鉴别诊断

腹膜后肿瘤引起的输尿管改变多为输尿管移位且有局部压迹,而不是腔静脉后输尿管的扭曲。

三、膀胱先天性异常

(一)膀胱重复畸形

膀胱重复畸形分为完全性重复和不完全重复两种。

1.临床表现与病理特征

膀胱重复畸形为胚胎5～7周膀胱开始发育时,黏膜皱襞过多并融合所致。重复的膀胱都有正常的膀胱壁结构。完全性重复膀胱同时有两个输尿管及两个尿道,不完全重复膀胱被分为两个腔,其远端相互交通并合并为一个尿道。膀胱重复常合并其他尿路畸形,也可能继发感染或结石。

2.MR表现

MR及MRU检查充满尿液的膀胱为长 T_1、长 T_2 信号,完全性重复,两个膀胱完全分开,有两个尿道。不完全重复,膀胱中部变窄为葫芦状,内可见分隔,远端只有一个尿道。

3.鉴别诊断

膀胱憩室有时和不完全重复畸形不易鉴别,二者都有膀胱变形,排尿过程膀胱缩小而憩室增大有助于区别膀胱憩室。

（二）膀胱憩室

膀胱憩室是由于先天或获得性原因引起的膀胱壁薄弱或黏膜自逼尿肌纤维之间向外突出而形成。

1.临床表现与病理特征

膀胱憩室可分为真憩室和假憩室，真憩室是由于膀胱壁全层膨出所致，假憩室是膀胱黏膜通过肌层而形成的突出。膀胱憩室可并发结石、感染或肿瘤。临床表现为膀胱刺激症状或血尿。

2.MR 表现

MR 显示膀胱局限性向腔外突出的囊袋影，呈乳头状或葫芦状，其信号与膀胱内信号一致。憩室内合并结石时，在 T_1WI、T_2WI 都为低信号。合并肿瘤时，可见软组织信号影。

3.鉴别诊断

（1）先天性和获得性膀胱憩室原因不同，后者多由梗阻造成，多伴有膀胱小梁增生。

（2）当脐尿管闭合不全时，其膀胱侧残端与膀胱顶部相连，形成憩室样改变，其发病部位与膀胱憩室可以鉴别。

（三）脐尿管囊肿

脐尿管为胚胎时期尿囊与膀胱之间的连接管道，出生后应该完全闭合，如闭合不全可导致脐尿管先天畸形，如脐尿管憩室、脐尿管窦、脐尿管囊肿、脐尿管开放等。

1.临床表现与病理特征

脐尿管囊肿两端闭合、中段开放，由管壁上皮分泌液积储扩张而成。其位于脐下正中的腹壁深处，多发生于脐尿管下端邻近膀胱处。囊肿小时无症状，较大时脐下可触及包块并压迫腹部器官，继发感染时，可出现腹痛、发热等。

2.MR 表现

MR 检查尤其是矢状面成像可明确显示囊肿部位、大小。囊肿常位于脐下前中线部位，向脐部扩展，甚至贴于前腹壁，可压迫膀胱顶部形成弧形压迹。囊肿 T_1WI 为均匀低信号，T_2WI 为均匀高信号。囊肿壁光滑，增强后无强化，与膀胱不相通。

3.鉴别诊断

脐尿管囊肿有时需要和盆腔内其他囊性包块鉴别，如腹腔包裹积液、膀胱巨大憩室。脐尿管囊肿发病部位特殊，可资鉴别。腹腔包裹积液壁更厚些，有时可有强化。与膀胱巨大憩室鉴别困难时，需行逆行膀胱造影，脐尿管囊肿不与膀胱相通。

四、肾盂肾炎

肾盂肾炎是肾脏最常见的疾病，是由细菌侵犯肾盂、髓质、皮质引起的一种肾间质性炎症。

（一）临床表现与病理特征

肾盂肾炎有两种感染途径，一种是上行性感染，细菌经尿路进入肾盂，再进入肾髓质、皮质。另一种为血行感染。

肾盂肾炎分为急性和慢性两种类型。急性肾盂肾炎肾脏有不同程度的肿大，皮、髓质分界不清，其内有白细胞浸润，肾实质可见小脓肿出现，进一步发展为肾脓肿。患者常有发热、腹部及肾区疼痛、脓尿和菌尿等，还可以合并膀胱炎，引起尿频和排尿困难。

慢性肾盂肾炎主要包括肾间质纤维化，间质炎性细胞浸润，肾小管萎缩和肾小球硬化，不规则分布的纤维瘢痕伴残留的肾组织增生，导致肾脏萎缩和变形，并可最终导致慢性肾衰竭。慢性肾盂肾炎发作时可有乏力、低热、食欲缺乏和体质量减轻等,泌尿系统可有腰部酸痛不适、间歇性尿频、排尿不适,当肾实质严重受损时,则可有面部、眼睑这些部位水肿等肾功能不全的表现。

(二)MR 表现

急性肾盂肾炎 MR 检查可见肾体积增大,实质增厚,皮髓质分界不清楚,肾实质内感染区呈单发或多发楔形或圆形长 T_1、长 T_2 信号,肾周脂肪水肿,肾筋膜增厚。肾周间隙炎性积液,肾盂可见非梗阻性积水扩张。

慢性肾盂肾炎肾体积缩小,轮廓凹凸不平,肾实质不规则变薄,集合系统扩张,瘢痕组织在 T_1WI、T_2WI 均为低信号。增强扫描可见肾内瘢痕与萎缩凹陷的肾皮质缘相连,瘢痕内残留的肾组织可增生呈"假肿瘤"状。

(三)鉴别诊断

(1)慢性肾盂肾炎影像学表现需与肾发育不全、其他原因引起的肾体积缩小鉴别。肾发育不全肾外形更小,但边缘光滑规则。肾盂、输尿管呈同比例的细小。肾血管狭窄引起的肾萎缩多为单侧,临床有明显的高血压,肾动脉造影可明确诊断。

(2)肾结核也可引起肾萎缩,但其可发现肾小盏边缘有虫蚀样破坏,还可见空洞、钙化。

五、肾脓肿

肾脓肿常继发于体内的感染病灶,是一种化脓性炎症。

(一)临床表现与病理特征

肾脓肿最常见的是金黄色葡萄球菌感染,细菌经血液循环进入血液,早期微小脓肿局限于肾皮质,后融合成较大脓肿,如破入肾被膜可累及肾周组织则形成肾周脓肿。患者有寒战、高热或菌血症,尿液内可发现脓细胞。

(二)MR 表现

患肾增大,局部突出肾轮廓外,肾脏皮、髓质边界不清,整个肾脏 T_1WI 信号减低,T_2WI 信号增高,进一步可形成多发的小坏死灶,后融合成较大脓肿。肾脓肿边界尚清楚,为长 T_1、长 T_2 信号,中央为坏死灶,呈更长 T_2 信号。脓肿壁为等 T_1、等或短 T_2 信号。肾周筋膜增厚,T_1WI、T_2WI 均为低信号。肾脓肿可延伸到周围组织,形成肾周脓肿。如果脓肿中可见 T_1WI、T_2WI 均为极低信号的气体影,则可明确诊断。增强检查肾脓肿壁明显强化,中央坏死不强化。

(三)鉴别诊断

(1)肾肿瘤有时也可见中央坏死,和肾脓肿不易鉴别。肾脓肿可延伸到周围组织,形成肾周脓肿,经过治疗后的肾脓肿病灶多有吸收和纤维化,病灶周围组织增生,最后形成厚壁脓肿。

(2)复杂性肾囊肿是指囊肿合并感染或出血,但肾囊肿常为多发,壁虽然也有增厚,但和肾脓肿相比,肾囊肿壁仍然比较薄,临床症状也不如肾囊肿明显。

六、泌尿系统结核

泌尿系统结核多由肺结核血行播散而来。

(一)临床表现与病理特征

泌尿系统结核多见于青壮年,以男性多见,主要表现为两方面:一为实质感染,引起实质内脓肿、空洞、肉芽肿、钙化等改变;二为集合系统、输尿管和膀胱感染,导致肾盂、肾盏、输尿管狭窄和积水。结核分枝杆菌多经血行播散到肾小球周围毛细血管,常先在皮质形成结核结节,可自愈。

当患者抵抗力下降时,病灶扩大,甚至延伸到乳头和髓质,发生干酪样坏死,进入肾盂、肾盏、输尿管和膀胱,坏死物排出后形成空洞。

输尿管结核起初表现为多发黏膜结节和溃疡,继而管壁纤维化,使之僵硬,狭窄,并可引起肾盂积水。病变广泛时可引起输尿管缩短、僵硬、狭窄和钙化。

膀胱结核最初也为黏膜充血、水肿、结核结节形成,然后发生溃疡、肉芽肿、纤维化,严重者病变可深达肌层,导致纤维组织增生、瘢痕收缩或膀胱挛缩。病变严重可引起膀胱阴道瘘或膀胱直肠瘘。

临床上,肾结核早期发病缓慢,多无明显症状,当感染波及肾盂、输尿管和膀胱时,出现尿频、尿痛、脓尿和血尿。此外,还可伴有全身症状,如消瘦、乏力、低热等。

（二）MR 表现

MR 对显示早期肾内结核浸润灶很敏感,表现为局灶或弥漫性长 T_1、长 T_2 信号。随着病情的发展,结核干酪性病变多发生于肾外围部位,为边缘模糊的长 T_1、长 T_2 信号,与之相连的肾盏出现不同程度的变形。干酪性病变坏死形成空洞,空洞为长 T_1、长 T_2 液体性信号,洞壁呈等 T_1、等或短 T_2 信号。洞壁钙化多为短 T_1、短 T_2 信号。病变突破肾脏被膜时,可见肾周脂肪层信号变化,肾周筋膜增厚。若有肾积水存在,MRU 则可见扩张的肾盂、肾盏及输尿管(图 7-2)。晚期肾体积变小,肾皮质菲薄。

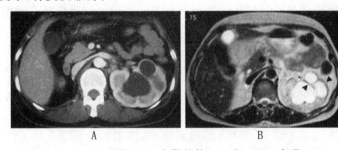

图 7-2 左肾结核 MR 和 MRU 表现

女,45 岁,右肾结核手术切除后 4 年,因血尿、尿频、尿痛就诊。A.增强 CT 显示左肾多发类圆形低密度囊性病灶,边界清楚;B.轴面 T_2WI 显示左肾多发类圆形高信号病灶,边界清楚,囊壁呈低信号(箭头),肾皮质变薄;C.MRU,左侧肾盏破坏、扩大、积水,形态失常,边缘毛糙,肾盂、输尿管扩张,输尿管下段局部中断(箭)为子宫内金属节育环的磁化率伪影造成,右肾已切除,肾盂输尿管未显示

MR 对输尿管结核显示不良,有时可见输尿管管壁增厚及其周围的渗出。当合并集合系统和输尿管狭窄、积水时,水成像可以显示输尿管僵硬、不规则,呈多发间的狭窄和扩张,还可以显示积水的部位和程度。

膀胱结核可见膀胱壁内缘不规则,并可见膀胱壁增厚和膀胱腔变小。

（三）鉴别诊断

1.肾结核有时需要和肾肿瘤鉴别诊断

肾肿瘤除肾小盏破坏外,还可以肾盏变形移位,肾小盏破坏的边界多较结核清楚。

2.晚期肾结核需要和先天性肾发育不良鉴别

后者边缘光滑且规则,肾盏与肾大小成比例细小,而肾结核可见肾盏、肾盂牵拉变形。

3.输尿管结核需要和囊型输尿管炎鉴别

囊型输尿管炎主要是由慢性炎症引起,输尿管内可见小圆形的充盈缺损,若病变较小时,输尿管边缘的轮廓呈虫蚀样,与输尿管结核不易鉴别,若输尿管管腔内出现多发小气泡影,可资鉴别。

4.膀胱结核需要和非特异性炎症鉴别诊断

膀胱炎症急性期黏膜充血、水肿、出血和溃疡,溃疡一般比较小。慢性期肌层有不同程度的增生和纤维化,膀胱容量减小,但程度一般不如结核严重。

七、泌尿系统结石

泌尿系统结石是引起尿路梗阻的最常见原因,包括肾、输尿管、膀胱及尿道结石。结石一般在肾和膀胱内形成,输尿管和尿道内的结石绝大多数是结石排出过程中停留其内所致。

(一)临床表现与病理特征

泌尿系统结石的形成与全身代谢性因素和泌尿系统局部因素(感染、尿路淤滞、多囊性病变、肾盏憩室)有关。

结石位于肾乳头者,称为肾实质结石。位于集合系统者,称为肾结石。结石可引起肾盂肾盏损伤、感染和梗阻。最常见于 $20\sim40$ 岁青壮年,男性多于女性。多数患者有典型的肾绞痛、血尿、脓尿、晶体尿等表现,若合并有发热、腹部或是肾区疼痛,说明可能合并肾盂肾炎。

输尿管结石大多数为肾结石落入输尿管后不能顺利下行所致。少数在输尿管内形成。自肾脱落的较大结石常停留在输尿管上段,较小的结石常停留在输尿管中下段,更小的结石则多位于输尿管膀胱入口处。三个生理狭窄区是输尿管结石常发生的部位。输尿管结石的形状多呈长圆形或梭形,其长轴与输尿管走行相一致。病理上为输尿管梗阻,黏膜擦伤出血,局部水肿感染,肾积水及肾实质损伤。主要症状为疼痛和血尿。

膀胱结石多见于男性,主要症状为疼痛、排尿中断、血尿及膀胱刺激征。疼痛常向阴茎和会阴部放射。病理上为继发性炎症、溃疡及出血,长期阻塞出口可致膀胱小梁形成。

(二)MR 表现

MR 对肾盏的小结石常显示不清楚。肾盂的较大结石,多表现为长 T_1、短 T_2 信号,尤其以脂肪抑制序列显示清楚。肾盏、肾盂积水扩张表现为长 T_1、长 T_2 信号。

输尿管、膀胱结石 T_1WI、T_2WI 都表现为极低信号。T_1WI 由于与尿液信号相近,常显示不清楚。T_2WI 尿液为高信号,可以显示低信号的结石影。

MRU 对大多数泌尿系统结石的部位和结石上下的尿路梗阻扩张情况可进行诊断。MRU 显示集合系统全貌,结石为低或无信号病灶,结石上端扩张的尿路含有尿液,在结石顶端或周围包绕形成高信号区显示输尿管梗阻和扩张,梗阻端呈杯口状。

(三)鉴别诊断

泌尿系统结石需要和钙化鉴别。髓质海绵肾钙质沉着于扩张的肾收集管的乳头尖。输尿管结石常位于狭窄处,输尿管结核也有钙化,但同时合并输尿管管壁僵硬、不规则。膀胱结石随体位改变而移动。

八、肾脏囊性疾病

肾脏囊性病变是由于肾实质内各段肾小管及集合管发育异常,继而发生扩张造成的。

(一)单纯性肾囊肿

单纯性肾囊肿是最常见的肾脏囊性病变,可能为肾实质内继发性肾小管阻塞扩张或肾盏憩室阻塞所致,也可为退行性改变。

1.临床表现与病理特征

单纯性肾囊肿多位于皮质,囊壁菲薄,囊内含有透明浆液,浆液内可含有蛋白,外周有被膜与肾实质分隔,如有感染,囊壁可增厚、纤维化或钙化。多见于中老年人,多无明显症状。囊肿较大时可以压迫邻近的脏器引起相应的症状。囊肿破裂可以出现血尿、腹痛及腹部包块。

2.MR 表现

肾囊肿的表现与囊液成分有关。一般呈圆形或椭圆形均匀长 T_1、长 T_2 信号,与尿液信号相同,肾实质界面光滑锐利(图 7-3)。当囊肿突出于肾轮廓外,其壁显示不清楚。合并出血的肾囊肿 T_1WI 可以为高信号,T_2WI 有时可因为其内部的含铁血黄素而边缘为低信号。单纯性囊肿无强化,当有感染时可有壁强化。

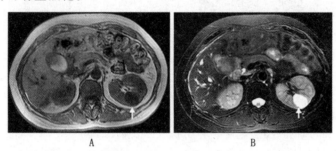

图 7-3　左肾单纯囊肿

A.FSPGR 序列同相位 T_1WI,左肾皮质区见圆形低信号(箭),边
界清晰;B.轴面脂肪抑制 T_2WI,左肾皮质区见圆形高信号(箭)

3.鉴别诊断

囊性肾癌与正常肾分界不清,壁多不规则,明显较肾囊肿厚,囊变区有不规则的分隔或囊内有实质成分存在,在增强扫描时更为明显。若能发现假膜,即可诊断肾癌。肾囊肿壁薄且光滑,且多为弧形。

(二)多囊肾

多囊肾属于染色体遗传性肾脏疾病,分成婴儿型和成人型,以成人型多见。

1.临床表现与病理特征

多囊肾表现为双肾不对称性增大,肾皮、髓质布满大小不等的囊性病灶,囊肿之间为正常肾组织。肾实质受压萎缩。本病常合并肝脏、胰腺、脾、肺的先天性囊肿及颅内血管瘤。多见于40～60岁,儿童少见。临床上可出现腹痛、腹部肿块及无痛性血尿,可合并感染、结石、肿瘤及破裂出血,部分有高血压及肾功能不全表现。

2.MR 表现

多囊肾肾脏形态早期正常,双肾布满大小不等的圆形或卵圆形囊性病灶,呈长 T_1、长 T_2 液性信号。随着病变进展,囊肿增大且数量增多,甚至突出到肾外。肾的体积增大,边缘呈分叶状(图 7-4)。有时囊肿信号不均匀,T_1WI 为高信号,还可在囊肿内形成液-液平面,为囊内出血或感染。增强检查病变无强化,合并感染时可有壁强化。

3.鉴别诊断

(1)与多房性肾囊肿鉴别:多房性肾囊肿是肾脏发育畸形的一种疾病。病变常为多房囊性,残余肾组织在囊肿包膜外,其结构基本正常,囊肿间隔无分泌成熟的肾组织,而多囊肾囊肿之间为正常肾组织。

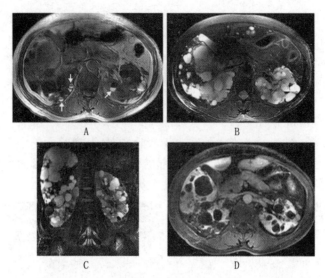

图 7-4 多囊肝多囊肾

A.轴面 T_1WI,双侧肾区多发低信号囊肿病变,部分囊肿内有出血高信号(箭);B.轴面脂肪抑制 T_2WI,肝肾区多发高信号囊肿病变;C.冠状面脂肪抑制 T_2WI,多囊肝多囊肾清晰显示。双肾体积增大,囊性病灶大小不一,信号高低混杂,部分囊性病灶突出肾外;D.FSPGR 增强扫描实质期图像,囊性病灶未见强化,残存肾实质不均匀强化

(2)与多发性单纯性肾囊肿鉴别,多囊肾常伴有肾外的囊性病变或颅内血管瘤。

九、肾血管平滑肌脂肪瘤

肾血管平滑肌脂肪瘤(angiomyolipoma,AML)为一种错构瘤,是肾脏最常见的良性肿瘤。

(一)临床表现与病理特征

肾脏 AML 内有不同程度的脂肪、肌肉和血管组织三种成分,含量差别很大,多数以脂肪成分为主,少数以平滑肌为主。肿瘤呈膨胀性生长,肾盂肾盏常受压移位,肿瘤内或肾周围常有出血。可发生于任何年龄,以年轻女性多见,部分可合并结节性硬化。临床一般无症状,常于影像学检查而偶然发现。

(二)MR 表现

MR 检查肾脏 AML 常位于肾脏包膜下或突出于肾周围,呈圆形、椭圆形或不规则分叶状,边界清楚。肿瘤 MR 表现取决于其内脂肪与非脂肪成分的比例。MR 检查对肿瘤内的脂肪成分非常敏感,若肿瘤内脂肪成分较高时,在 T_1WI 呈不均匀高信号,T_2WI 呈高或等信号。若肿瘤内脂肪成分不高时,在 T_1WI、T_2WI 均呈混杂信号。有时瘤内可见出血,其随时间演变呈不同的信号特点。脂肪抑制序列肿瘤内的脂肪成分被抑制为低信号,对本病诊断具有特征性,也有利于和肿瘤内出血鉴别。若肿瘤以平滑肌成分为主,MR 与实质肿瘤不易鉴别。增强检查脂肪成分不强化,与明显强化的肾实质分界清楚(图 7-5)。

(三)鉴别诊断

肾脏 AML 主要与肾癌相鉴别。前者肿瘤较小时位于肾实质轮廓线内,肿瘤较大时,肿瘤主体的三分之一甚或二分之一位于轮廓线外,而肾癌一般大部分位于肾轮廓线之内。肾脏 AML 轮廓光整,和肾实质交界面显示清晰,部分病例与肾实质交界平直,而肾癌则常呈较完整的圆形或类圆形。肾脏 AML 无液化坏死,肾癌则常发生液化坏死。肾脏 AML 脂肪抑制 T_2WI 时呈低信号,这是区别于肾癌最具特征性的征象,而肾癌通常呈不均匀高信号。

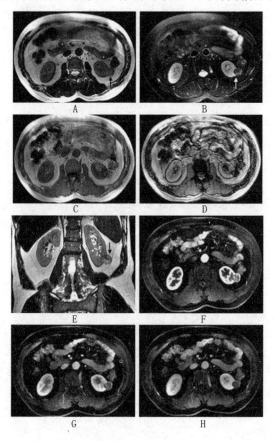

图 7-5　错构瘤

A.轴面 T_2WI,左肾下部外侧可见类圆形软组织肿块,突出于肾脏轮廓,呈中等不均匀信号(箭);B.轴面脂肪抑制 T_2WI,病灶信号明显降低,低于肾实质信号(箭);C.同相位 T_1WI,病灶内可见结节状高信号;D.反相位 T_1WI,病灶信号强度明显降低;E.冠状面 T_2WI,左肾下部外侧病灶清晰显示(箭);F~H.FSPGR 序列动态增强扫描系列图像。F.动脉期,病灶明显不均匀强化;G.静脉期,病灶强化信号下降,低于肾实质;H.实质期,病灶强化信号明显下降,边界清楚

十、肾母细胞瘤

肾母细胞瘤又称为肾胚胎瘤或 Wilms 瘤,是一种恶性胚胎性混合瘤。

(一)临床表现与病理特征

肾母细胞瘤大多数始于肾包膜下实质。肿瘤呈不规则结节状生长,体积较大,早期就可以出现中央出血坏死,部分瘤内部可有钙化,周围可见假包膜。肿瘤周围正常的肾实质常因为压迫而萎缩。肾脏周围脂肪可受侵犯,肾静脉、下腔静脉可见瘤栓。常合并其他先天性异常,如泌尿生殖系统畸形、神经纤维瘤病。

肾母细胞瘤为儿童腹部最常见的肿瘤,主要见于 7 岁以下儿童,尤其以 6 个月至 3 岁儿童多见。偶见于成年人。主要临床表现为腹部肿块,早期肿块位于上腹部一侧,肿瘤可迅速长大,甚至越过中线使腹部膨隆,还可出现气促、畏食、恶病质、腹痛,晚期可见血尿。

(二)MR 表现

MR 检查肿瘤体积较大,导致患肾体积也增大。肿瘤呈圆形或类圆形,T_1WI 低信号、T_2WI 高信号,内部可出血、坏死、囊变和钙化,致使信号不均匀。周围可见假包膜为长 T_1、长 T_2 信号影。有时可见腹膜后淋巴结肿大,肾静脉、下腔静脉的瘤栓。

(三)鉴别诊断

肾母细胞瘤主要和神经母细胞瘤鉴别。肾母细胞瘤为肾脏肿瘤,肿瘤中心在肾内,内部信号不均匀,肺转移多见。神经母细胞瘤患儿年龄较大,肾脏外肿瘤,肿瘤中心靠近脊柱,内部信号较均匀,大多数肿瘤内部有钙化,纵隔转移多见。

十一、膀胱癌

膀胱癌为最常见的泌尿系统恶性肿瘤,好发年龄为 50～70 岁,男性多于女性,主要临床表现为无痛性肉眼血尿,少数为镜下血尿和间歇性全程血尿。膀胱镜检是诊断膀胱癌的主要方法。

(一)病理特点

1.膀胱移行细胞癌

膀胱癌多发生于膀胱三角区及输尿管开口处,表面呈绒毛状或细乳头状,直径多为 1～2 cm,有蒂或基底部较宽,单个或多灶性,可伴坏死灶。

肿瘤具有一定的侵袭性,常分为三级:Ⅰ级,肿瘤乳头尚规则,但表面的移行细胞层次增加,细胞密集、核大、染色质丰富,有异型,侵袭性少见;Ⅱ级,肿瘤细胞异型性大,核分裂象多见,排列呈乳头状,但分布不均,常形成巢团状,有侵袭性;Ⅲ级,肿瘤细胞呈高度异型性或未分化,核分裂象多见,肿瘤坏死明显,常浸润深层组织,乳头中央为纤细的纤维血管组织。

肿瘤的分期以国际抗癌联合会提出的方案(术后组织病理学再分类)分类如下。

(1)0 期:非浸润性(原位癌)。

(2)Ⅰ期:肿瘤限于固有膜。

(3)Ⅱ期:肿瘤浸润浅肌层。

(4)Ⅲ期:肿瘤浸润深肌层或膀胱周围组织。

(5)Ⅳ期:肿瘤浸润前列腺或其他膀胱外结构。

2.鳞癌

鳞癌可能发生于膀胱黏膜移行上皮发生的鳞状上皮化生的基础上,只占膀胱癌的 5% 左右。多呈典型的结节状,无蒂,呈浸润性生长,并有溃疡形成和坏死灶。

3.腺癌

腺癌甚少见。在确定本肿瘤之前,必须先除外膀胱邻近器官腺癌对膀胱壁的浸润。

4.胎性肉瘤

胎性肉瘤又称葡萄胎簇肉瘤或横纹肌肉瘤,起源于膀胱底部、前列腺、精囊腺、输尿管下端及女性阴道穹隆部的中胚层组织;是儿童最常见的膀胱恶性肿瘤,多见于 4 岁以下男孩。

5.膀胱淋巴瘤

膀胱淋巴瘤为膀胱非上皮性恶性肿瘤中第二位常见肿瘤,多发生于中老年患者。病变可为单个或多个,表面光滑,呈实心状,有时呈半球状向膀胱内突出,黏膜上皮光滑完整,镜下示血管壁周围浸润十分多见。

(二)MR 表现

原位癌及直径＜0.5 cm 的膀胱癌有时不能被显示。肿块多表现为膀胱壁局限性增厚并突入膀胱内,呈乳头状或边缘不规则的菜花状,T_1WI 为中等略高信号,T_2WI 为高于肌肉信号,坏死灶呈更高信号。肿块好发于膀胱底部三角区及侧后壁,注射对比剂后呈明显强化。

膀胱癌浸润深肌层时,在 T_2WI 表现为中等偏低的膀胱壁影出现中断;侵犯周围脂肪层时,周围脂肪组织的高信号中出现中等信号肿块累及前列腺和精囊时,膀胱精囊三角闭塞,T_2WI 上精囊腺由正常时高信号内出现较低信号区;盆壁肌肉受累时,表现为肌肉的肿胀及信号异常。正常盆壁淋巴结 MR 多难以显示,一旦显示,多提示有盆腔淋巴结转移。

膀胱癌术后常合并瘢痕,导致膀胱局限性变形及增厚,与术后复发有时不易区分。鉴别要点是增强后局部复发者多有强化,而瘢痕组织无强化或强化不明显。

(三)MR 诊断与鉴别诊断

膀胱癌需与下列疾病鉴别。

1.膀胱结核

膀胱结核多继发于肾及输尿管结核,膀胱挛缩,轮廓毛糙,但无附壁的强化结节;有些结核仅局限于膀胱三角区,使三角区膀胱壁增厚、钙化。

2.膀胱憩室

膀胱憩室定义为膀胱自分离的逼尿肌之间向外呈袋状膨出,多发生于膀胱三角区输尿管开口附近。表现为膀胱侧壁或后壁囊袋状或圆形突起,多突出于膀胱腔外,憩室的大小变化较大,排尿后可缩小,可合并结石或肿瘤,注射 Gd-DTPA 后于排泄期可见造影剂经缺口进入囊内。

3.膀胱肌层囊肿

囊性病变位于膀胱肌层内,直径 1～2 cm,突向膀胱腔内,排尿后大小无变化,囊肿具有长 T_1、长 T_2 特性,无强化,排泄于膀胱内的造影剂也不能进入囊内。

4.输尿管囊肿

病变位于膀胱三角区,突向膀胱腔内,大小为 0.6～6.0 cm,为液体信号,呈梭形或圆形,与输尿管延续,囊内有时可并发结石,膀胱排尿对囊肿的大小无影响,动态观察或 B 超可见囊肿膨大与缩小有节律性变化。

5.膀胱内血块

有血尿史,呈扁圆状、条状、絮状或不规则状,可随体位改变而移动,无强化。

6.前列腺增生与前列腺癌

前列腺增生和前列腺癌多见于老年人,前列腺肉瘤多见于儿童。增大的前列腺从膀胱底部向膀胱腔内凸入,凸起物较光滑,与膀胱癌呈乳头状或菜花状不同,向下与前列腺相连续,通过冠状及矢状切面一般显示膀胱壁虽受压凸入膀胱底部,但无膀胱壁增厚。

7.慢性膀胱炎

膀胱炎很常见,多由大肠埃希菌、葡萄球菌引起,主要表现为尿频、尿急、尿痛、全程血尿。

特殊类型的慢性膀胱炎包括以下几种。

(1)腺性膀胱炎:其病理改变为膀胱黏膜移行上皮细胞变性、化生,并向黏膜下生长、增生而形成细胞巢(Von Brunn 细胞巢),可见腺体或腺管形成,腔内有分泌物,部分腺体呈瘤样增大或囊状扩张。

(2)嗜酸性膀胱炎:病理改变为膀胱黏膜内大量嗜酸性粒细胞浸润。

(3)增殖性膀胱炎:病理上表现为膀胱黏膜上皮向表面或向下生长,毛细血管扩张充血,成纤维细胞增生,各类炎性细胞浸润,有75%合并盆腔脂肪过多症是其较重要的特征。

(4)间质性膀胱炎:病理上表现为黏膜充血,微小浅溃疡累及膀胱各层,单发或多发,多见于前壁及顶部,女性多见,膀胱膨胀时有剧痛。

上述各型膀胱炎可导致膀胱壁非均匀性增厚,毛糙并僵硬,须与膀胱癌鉴别。一般地说,浸润型膀胱癌多见于60岁以上,男性多见,膀胱壁局限增厚,但无膀胱容量改变。而慢性膀胱炎多见于女性,病程较长,病变范围广泛,有膀胱容量减少,黏膜面粗糙增厚,使局部呈扁平状隆起,基底部较宽,好发于膀胱三角区,T_2WI膀胱壁为低信号,增强扫描后膀胱黏膜层强化,呈线状,而非膀胱肌层强化。其中嗜酸性膀胱炎尿中可见嗜酸性粒细胞,腺性、囊性膀胱炎及间质性膀胱炎均未见细菌生长及脓细胞少,可有间断性血尿,与浸润型膀胱癌往往不易区分,须借助膀胱镜及病理学检查方可确诊。

8.神经源性膀胱

由于长期尿路梗阻,使膀胱壁明显增厚($>5~mm$),膀胱多呈宝塔状,小梁很粗,形成多发假性憩室,T_2WI为低信号,仅黏膜线状强化。

9.膀胱良性肿瘤

膀胱良性肿瘤包括如下几类。

(1)内翻性乳头状瘤:又称Brunn腺瘤,是Brunn巢发展起来的良性肿瘤,多见于中老年男性,膀胱三角区、膀胱颈为好发部位,大体上呈蘑菇状,具有宽广的柄或半球状隆起,本病占膀胱肿瘤的2%～3%。病理上属良性,但易复发和恶变。MR与膀胱癌表现相似,区分十分困难。

(2)嗜铬细胞瘤:属肾上腺外嗜铬细胞瘤。膀胱壁在胚胎时期可遗留一些嗜铬细胞,排尿时血压升高为主要的临床特征,本病占膀胱肿瘤的1%。T_1WI为中等信号,而T_2WI为显著高信号,与膀胱癌信号不同,但同样呈显著强化。

(3)血管瘤:通常为海绵状血管瘤,儿童相对多见。表现为膀胱壁分叶状团块或不规则增厚,T_2WI为明亮高信号是其特点,有持久的明显强化。

(4)平滑肌瘤:好发于女性,以膀胱三角区多发。可表现为腔内、腔外及壁内病灶,MR上肿瘤呈圆形,边界清楚,与膀胱癌形态不同。

(5)其他:绒毛样腺瘤呈绒毛结节状,光镜下由高柱状上皮被覆的腺样和乳头状结构所组成。中肾管腺瘤呈乳头状和息肉状,可单发,20%为多灶性发生,常与腺性膀胱炎及伴发慢性炎症、结石、长期置导尿管刺激移行上皮化生有关。上述两种肿瘤结节与膀胱癌相似,区分十分困难。

(6)膀胱结石:多发于老年男性,占90%,女性占10%,单发为主,主要为磷酸盐结石。T_1WI及T_2WI均为低信号,边界光滑,增强后无强化。

(杨　华)

第二节　睾丸和附睾疾病

一、睾丸肿瘤

原发性睾丸肿瘤绝大多数为恶性,约占男性恶性肿瘤的1%,任何年龄均可发生,但以20～

40 岁多见,以右侧多见,双侧同时累及者罕见。可能与睾丸下降异常、其输精管发育异常、遗传因素、内分泌失调、外伤和感染等有关。

(一)生殖细胞肿瘤

最常见,其中又以精原细胞瘤最常见,98％为单侧,仅 2％为双侧,最常见于 30～50 岁,青春期前及 50 岁以后很少发生。生殖细胞瘤尚可发生于生殖腺外,如纵隔、腹膜后、垂体、松果体区。大体上睾丸常肿大,部分患者睾丸大小可正常。切面呈灰白色,实性鱼肉状,可见灶状坏死及出血,经放疗后则可见明显广泛坏死和纤维化。

精原细胞瘤在 T_1WI 为均匀中等信号,T_2WI 上肿瘤组织信号较正常睾丸信号低。出血坏死灶少见,有轻度强化。侵及邻近组织后可引起睾丸鞘膜积液;瘤周可见假包膜,肿瘤转移至后腹膜形成广泛淋巴结肿大,其中左侧睾丸肿瘤首先播散到左肾水平的主动脉旁淋巴结,而右侧睾丸肿瘤首先转移到低位主动脉旁及腔静脉前淋巴结。

精原细胞性精原细胞瘤占精原细胞瘤的 3.5％～9.0％,大多发生在50 岁以上的男性,大体解剖与精原细胞瘤相同,但可见水肿及粘胶样,T_2WI 信号略高。

卵黄囊瘤又称内胚窦瘤、睾丸母细胞瘤等,为婴儿及儿童最常见的睾丸恶性肿瘤,好发于 3.5 岁以下儿童,睾丸明显增大,肿瘤可部分或全部取代睾丸组织。MR 表现与精原细胞瘤相似。

(二)非精原细胞瘤

非精原细胞瘤少见,仅占睾丸肿瘤的 3.5％,主要是纤维瘤、纤维肉瘤、平滑肌瘤、平滑肌肉瘤、血管瘤和淋巴肉瘤。转移性淋巴肉瘤和白血病累及睾丸时,常使双侧睾丸同时受累。此类肿瘤与精原细胞瘤的最大区别是由于组织出血、坏死明显,T_1WI 及 T_2WI 均信号不均匀是其主要区别点。

二、睾丸附睾炎

睾丸炎少见,多为流行性腮腺炎的并发症,少数为睾丸梅毒所致。流行性腮腺炎并发的睾丸炎起病急,睾丸迅速肿大、疼痛;而梅毒所致者睾丸缓慢肿大,呈球形。睾丸炎单独存在者少见,常合并附睾炎。急性附睾炎表现为附睾肿大,T_2WI 信号增高,精索增粗;慢性附睾炎由于纤维增生,使附睾硬化;附睾结核主要为干酪样变和纤维化,T_1WI 为低信号,T_2WI 为混杂信号。

三、睾丸血肿

由外伤所致,睾丸损伤均在白膜内出血而形成血肿,有剧烈疼痛,常伴鞘膜积血,T_1WI 为略高或高信号,T_2WI 为不均匀低或高信号。血肿可位于内膜下、阴囊纵隔、鞘膜内或鞘膜旁,血肿可表现为阴囊内渗血为主或囊内较大血肿。

四、睾丸扭转

睾丸扭转或精索扭转多发生在青少年,也可见于新生儿,本病有 2 种类型:一种是鞘膜内型,占绝大多数;另一种是鞘膜外型,少见。常在新生儿或 1 岁以内婴儿发病,临床表现为急剧疼痛和绞痛,如果扭转不能在 12 h 内解除,将发生睾丸梗死或坏死。

MR 可显示扭转点的形成呈低信号结节状,由此扭转点可见漩涡状结构,由血管、淋巴管、输精管和脂肪组织扭转而成,呈混杂信号,位于阴囊后上方区多见。扭转点和漩涡征为睾丸精索扭转的特征性改变,伴有附睾肿胀,精索虽增粗,但无血管增多,与附睾炎不同。

五、精索静脉曲张

精索静脉曲张系因精索静脉血流淤积,而导致精索蔓状静脉丛迂曲扩张。左侧精索静脉呈直角进入左肾静脉,血流阻力大,故较右侧更易发生曲张。

MR 表现为腹股沟管内环至睾丸的精索结构,精索增粗,可见众多迂曲扩张的管状结构,因血流缓慢在 T_2WI 上可见曲张血管呈高信号。

六、隐睾

隐睾为先天性疾病,睾丸下降途中停留于腹膜后、腹股沟管或阴囊入口而未降至阴囊内者称隐睾。未下降的睾丸 70% 位于腹股沟部,25% 位于腹膜后,5% 位于阴囊上部及其他部位,有50% 合并腹股沟疝。隐睾常发育不全,体积小,易恶变,睾丸肿瘤中 15% 可发生于隐睾。术前睾丸定位将对指导手术有重要帮助。

考虑到隐睾的发生部位,在检查时可先重点检查腹股沟环区,然后对腹膜后(高于肾门水平)及阴囊内进行观察。有时隐睾可异位分布于前腹壁、股三角、会阴等区。

(一)MR 表现

(1)阴囊内一侧或双侧睾丸缺如。

(2)腹股沟部隐睾,可在腹股沟管内或内环附近显示长轴与腹股沟管一致的椭圆形影;附睾无萎缩时,信号与正常睾丸相同,发生萎缩后有纤维化改变,T_2WI 为低信号,一般隐睾的体积小于正常睾丸,形态呈椭圆状,境界清楚,边缘光滑。腹膜后隐睾常因位置深在及部分肠管干扰,不易显示。

(二)鉴别诊断

1.腹股沟淋巴结

腹股沟淋巴结呈圆形,与隐睾的椭圆形不同,T_2WI 为略高信号或低于脂肪,而隐睾信号高于脂肪。

2.腹股沟疝

斜疝的疝囊从腹壁下动脉之外的腹股沟管内环突出,向内、向下、向前斜行出腹股沟管外环进入阴囊或女性大阴唇。斜疝内容物常有大网膜、小肠、盲肠、乙状结肠等。直疝位于腹部下动脉内侧,常见于年老体弱者,疝囊颈较宽大,疝块可于平卧时消失,不伸入阴囊内,疝内容物为小肠或大网膜。MR 特点为腹股沟或阴囊内肿物,上方与腹腔内容物连通,疝出物可见肠内气体或呈高信号的脂肪。

3.精索肿瘤与精索囊肿

精索肿瘤较少见,多为脂肪瘤,多发生在精索近附睾处,结节状,质地较韧;精索囊肿多为梭形,壁薄,有长 T_1、长 T_2 特性。

七、睾丸鞘膜积液

睾丸周围的鞘膜囊内存在过多的液体时,称为鞘膜积液。鞘膜积液的类型与鞘状突是否闭锁密切相关。小儿睾丸鞘膜的淋巴系统发育较晚,若睾丸与腹腔之间的鞘状突过早闭合,则鞘膜囊内的分泌液不完全吸收,可形成先天性积液;继发性鞘膜积液的原发病有急性睾丸炎、附睾炎、精索炎等。原发积液为清亮黄色,出血为棕色,感染则为脓性,鞘膜壁常有纤维化或钙化。

(一)睾丸鞘膜积液

睾丸鞘膜积液发生于睾丸部鞘膜囊中,形成球形囊状肿物。

(二)精索鞘膜积液

精索鞘膜积液又称精索囊肿,表现为精索区椭圆柱状囊状物。

(三)睾丸精索鞘膜积液

睾丸精索鞘膜积液为婴儿型鞘膜积液,显示阴囊内及精索区积液。

(四)交通型鞘膜积液

交通型鞘膜积液显示阴囊内积液,大小与体位有关。

上述积液在 T_1WI 为低信号,T_2WI 为高信号,睾丸白膜增厚,可有强化。

八、附睾疾病

(一)附睾炎

多见于青壮年,多继发于后尿道炎、前列腺炎及精囊炎,致病菌经输精管逆行而进入附睾。

急性附睾炎表现为附睾弥漫或局限性增大,MR 信号正常或 T_2WI 略高信号;慢性附睾炎则 MR 信号减弱,病变多为单侧。

(二)附睾结核

附睾结核多来自前列腺、精囊腺和输精管的感染,病程较缓慢,一般从附睾尾部开始,呈干酪样变、脓肿或纤维化,然后逐渐发展到整个附睾,输精管增粗呈串珠状。

MR 表现为附睾尾部及头部结节,T_1WI 低信号,T_2WI 以低或等信号为主,内部信号不均,呈斑点状高信号。一般伴有鞘膜积液。

(三)附睾精液囊肿

一般无症状。可分为先天性和后天性两种,前者主要由附睾上旁导管和下旁导管发展而成;后者系由输精管或附睾导管炎性阻塞所致。MR 表现为附睾头部 $1\sim2$ cm 处含液囊,T_1WI 多为低信号,也可为高信号,T_2WI 为高强信号,囊壁光滑。

(杨　华)

第三节　卵巢囊性病变

一、病理

卵巢囊性肿瘤或肿瘤样病变,包括非赘生性囊肿和赘生性囊肿两大类。前者包括滤泡囊肿、黄体囊肿、黄素囊肿、多囊卵巢、巧克力囊肿等,后者包括浆液性囊腺癌或腺瘤、黏液性囊腺瘤、皮样囊肿等。本文主要介绍卵巢非赘生性病变。

(一)滤泡来源的囊肿

如图 7-6。

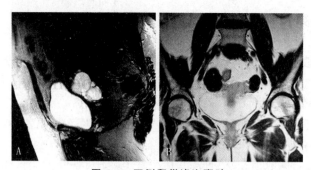

图 7-6　双侧卵巢滤泡囊肿

双侧卵巢均可见边缘光滑、多发长 T_1 长 T_2 囊状影,壁薄,大小不一

1.滤泡囊肿

正常生理过程中,滤泡(卵泡)发育成生长滤泡和成熟滤泡,其直径一般≤2 cm,如直径在 2.0～2.5 cm 称囊状滤泡。而滤泡囊肿是指卵巢不成熟、成熟不排卵或无排卵黄素化等,使卵泡(滤泡)内液积聚过多而形成,也可认为是一种卵巢生理性潴留囊肿,直径一般≥2.5 cm,但最大不超过 5 cm。多数囊肿在1～6 个月内自行吸收或破裂消失,常为单发。

2.滤泡(卵泡)血肿

滤泡(卵泡)血肿是指滤泡囊肿内的积血。正常滤泡周围的卵泡膜层往往充血,这些充血的毛细血管破裂后形成滤泡血肿,体积较小,但需与子宫内膜异位引起的出血相鉴别,后者所衬托的上皮为子宫内膜上皮。

(二)黄体来源的囊肿

排卵后,卵泡液流出,卵泡腔内压下降,卵泡壁塌陷,形成许多皱襞,卵泡壁的卵泡颗粒细胞和内膜细胞向内侵入,周围由结缔组织的卵泡外膜包围,共同形成黄体。

1.囊性黄体

囊性黄体是正常黄体的一种类型,即在发育正常的黄体腔内有过多液体,或由于黄体出血、血液被吸收后形成囊性黄体。直径一般<2 cm。

2.黄体囊肿

黄体囊肿指黄体内血肿,出血量多时形成的囊肿,囊肿的直径>2.5 cm。

3.白体来源囊肿

黄体在排卵后 9～10 d 开始退化,退化时黄体细胞逐渐萎缩变小,周围的结缔组织及成纤维细胞侵入黄体,逐渐由结缔组织所代替,组织纤维化,外观色白,称白体。

黄体囊肿退化形成白体来源囊肿。视囊肿大小可分为囊肿白体及白体囊肿,前者直径<3 cm(2.5～3.0 cm),而后者>3.0 cm。

(三)黄素囊肿

黄素囊肿又称滤泡囊肿黄素化,是由于绒毛膜促性腺激素刺激卵泡使之过度黄素化所致,可与葡萄胎、绒毛膜癌等滋养层细胞肿瘤伴发。卵巢常呈双侧多房性囊肿,直径多>2 cm,大者可达 10～15 cm,壁薄,有多房性分隔。当葡萄胎或绒癌治疗后,囊肿可自行缩小消退。除偶可引起扭转、出血和破裂外,一般无明显临床症状。

(四)卵巢表面上皮来源囊肿

1.生发上皮包涵囊肿

生发上皮包涵囊肿是指因卵巢表面上皮向皮质、间质凹陷而形成。多见于绝经期或老年期，囊肿一般都很小。

2.生发上皮包涵囊肿(巧克力囊肿)

生发上皮包涵囊肿为子宫内膜腺体和间质异位形成的囊肿，囊内及周围间质内可有陈旧性出血，周围往往有纤维组织增生及含铁血黄素巨噬细胞。囊肿直径一般为 5～6 cm，大者可超过 10 cm。由于反复腔内出血使囊内压升高，囊壁出现小裂隙并有微量血液渗出，造成卵巢与周围组织器官紧密粘连，固定在盆腔内。50%以上累及双侧卵巢，卵巢表面散在许多紫色小囊肿，以 30～40 岁最常见，临床主要表现为痛经并随月经周期加重。

(五)多囊卵巢综合征

由 Stein 和 Leventhal 首先报道(又称 Stein-Leventhal 综合征)，其临床特征为雄激素过多和持续无排卵。临床表现为闭经、不孕、肥胖、黑棘皮等。

(六)畸胎瘤

成熟畸胎瘤又称皮样囊肿，为最常见的卵巢肿瘤，占卵巢肿瘤的 10%～20%，以 20～40 岁多见。多为单侧，切面为单房，腔内充满油脂和毛发、牙齿和骨质，囊壁上常见小丘样隆起向腔内突出，称头节(Rokitansky 结节)。儿童畸胎瘤与成人不同，囊内几乎为浆液，脂肪的成分很少。

(七)卵巢囊性肿瘤样病变

1.浆液性囊腺瘤

浆液性囊腺瘤为卵巢最常见的良性肿瘤之一，多见于生育期妇女。

多为单侧性，可分为以下 2 种类型。

(1)单纯性浆液性囊腺瘤，为单房性，囊壁光滑。

(2)浆液性乳头状囊腺瘤：常为多房性；内有乳头，呈多灶性；囊壁为纤维结缔组织，内衬单层立方或柱状上皮，间质内可见砂粒体(钙盐沉积)。

有时乳头穿过囊壁向囊外生长甚至破裂，或种植于盆腔，虽形态上为良性，但其生物学行为已超过良性范围，应视为交界性浆液性囊腺瘤。

2.浆液性囊腺癌

浆液性囊腺癌为最常见的卵巢恶性肿瘤，占 40%～50%，多为双侧性，体积大，半实质性，多见于 40～60 岁妇女。瘤组织多呈结节状或分叶状，切面为多房，腔内充满乳头，质脆，常伴出血坏死，囊液混浊，瘤细胞为立方或柱形，细胞异型性明显，并向间质浸润。5 年存活率为 20%～30%，常伴有腹腔内种植。

3.黏液性囊腺瘤

黏液性囊腺瘤多见于生育期妇女，多数为单侧性，5%为双侧性，呈圆形或卵圆形，表面光滑，切面为多房，房大小不一，细小者如蜂窝状，单房囊肿很少见。囊腔内充满胶冻样黏液，含有黏蛋白和糖蛋白，囊内很少有乳头生长，囊壁为纤维结缔组织，内衬高柱状上皮，产生黏液。有时囊内压增高，以致薄壁子房的间隔破裂，黏液性上皮种植在腹膜上，连续生长并分泌黏液，在腹膜表面形成许多胶冻样黏液团块，称腹膜黏液瘤。

临界恶性黏液性囊腺瘤：体积较大，表面光滑，常为多房，少数为双侧。特点是囊壁较厚，有实质区和乳头形成。

4.黏液性囊腺癌

肿瘤呈实性或囊实性,单侧,体积中等,有乳头生长,囊液多为血性,包膜有浸润或与周围粘连。

二、MR 表现与鉴别诊断

(一)卵巢功能性囊肿

卵巢功能性囊肿包括卵泡(滤泡)囊肿、黄体囊肿和黄素、白体囊肿。一般而言,囊壁薄而均匀、边缘光整、无分房、可自行吸收、不必治疗是其特点。卵泡囊肿和黄体囊肿的体积较小,一般 ≤2 cm,边界清楚锐利,囊内呈水样信号,T_1WI 为低信号,而 T_2WI 为高信号;滤泡血肿和囊状黄体在 T_1WI 为高信号,T_2WI 为低信号或高信号,增强后无强化;黄体囊肿呈中等 T_1 及长 T_2 改变,也可在 T_1WI 及 T_2WI 均呈高信号,体积多>2.0 cm,但<4.0 cm,由于黄体囊肿的囊壁富于血管,注射 Gd-DTPA 后囊壁有强化;黄素囊肿一般为双侧性受累、多发、大小不一的囊性病变,常见于葡萄胎或绒毛膜癌患者。其中黄素囊肿中,30%～50%合并葡萄胎,表现为妊娠后胎盘绒毛滋养细胞异常增生,终末绒毛转变为水泡,水泡间相连成串,MR 表现为子宫增大,腔内充满大小不一的囊状结构。绒癌多发生在子宫,形成单个或多个宫壁肿瘤,直径2～10 cm,卵巢可合并黄素囊肿。凡流产、分娩、异位妊娠后出现阴道流血、腹痛等症状,或肺、脑、肝、阴道转移灶,并有人绒毛膜促性腺激素(HCG)升高,可考虑为绒癌;葡萄胎流产后 1 年以上发病者,也可考虑为绒癌。

(二)卵巢上皮包涵囊肿

多见于绝经期及老年人,囊肿一般体积较小,<3 cm,呈长 T_1、长 T_2 改变,壁薄光滑,总体上缺乏特征性。

(三)卵巢巧克力囊肿

表现为附件区大小不一的囊肿,为圆形、类圆形或不规则形(图 7-7)。由于反复出血,囊腔内压力过大,大囊肿穿破后新的出血被重新包裹,从而在大囊外形成小囊肿,即大囊周边伴小囊为其特点,囊壁多与邻近结构粘连或分界不清;囊内纤维组织增生及分隔形成。

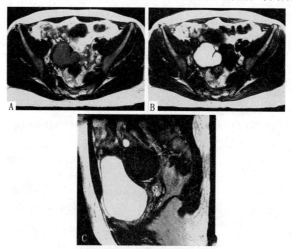

图 7-7 右侧附件区分叶状囊性肿块影

手术证实为巧克力囊肿,在 T_1WI 像上呈高信号(图 B),T_2WI 像
上呈略高信号(图 A、C),肿块边缘可见短 T_1、长 T_2 包膜

囊内信号有下列几种情况。

(1)T_1WI 及 T_2WI 均为高信号,不被抑脂序列所抑制。

(2)T_1WI 为高信号,T_2WI 为低信号。

(3)T_1WI 及 T_2WI 均为混杂信号。

(4)陈旧性出血:上部高信号,下部低信号,周边为低信号含铁血黄素环。

子宫内膜异位引起的卵巢囊肿上缘一般不超过子宫上界,相反,功能性卵巢囊肿可超过子宫上缘;囊肿长轴与同侧骨盆平行也是巧克力囊肿的特点之一。此外,巧克力囊肿的壁多较厚。卵巢巧克力囊肿信号与卵泡血肿相似,但卵泡血肿直径<2.5 cm,可自行吸收消失,无周围粘连。

(四)多囊卵巢

多囊卵巢表现为双侧卵巢增大,为正常卵巢的 2～3 倍,多呈椭圆形,卵巢包膜增厚,每侧卵巢包膜下的小囊一般在 10 个以上,呈车轮状排列,小囊直径<1.0 cm。虽然卵巢多发囊性改变是多囊卵巢综合征的表现之一,但要确立此诊断需要充分结合临床表现及内分泌测定方更为可靠(雄激素过多和 LH/FSH 失常是主要变化)。

多囊卵巢需与下列疾病鉴别。

1.多卵泡卵巢

双侧卵巢大小正常或仅轻微增大,卵巢内可见 4～10 个卵泡,4～10 mm 不等,不再继续生长,也不会排卵,但排列整齐,无子宫内膜增厚、增宽及内分泌指标异常。

2.小卵泡黄素化

双侧卵巢无增大及无卵巢包膜增厚,卵巢内有排列不整齐的小卵泡,直径 4～6 mm,这是由于 LH 早期偏高影响卵泡发育所致。

(五)卵巢皮样囊肿

如图 7-8、图 7-9。

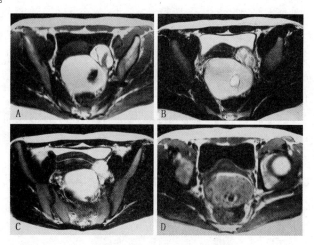

图 7-8　盆腔内见两个类圆形肿块

手术证实为卵巢畸胎瘤,在 T_1WI 像上呈高信号,大肿块内可见结节状

低信号影,在 T_2WI 像上为高信号,增强扫描后肿块略有强化

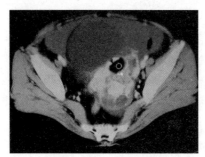

图 7-9　盆腔内软组织肿块斑片状强化
CT 示其内可见局灶性低密度的脂肪,手术病理证实为卵巢畸胎瘤

卵巢皮样囊肿又称卵巢囊性畸胎瘤,是最常见的卵巢肿瘤之一。多发生于年轻妇女,直径 5～10 cm,呈圆形或卵圆形,为单房或分房性结构,囊肿多表现为含脂肪或脂液平面的囊性肿块,瘤体为囊性或囊实性。(囊内)实质部分呈圆形、不规则形,称 Rokitansky 结节,由骨、软骨、毛发等组成,呈不均匀信号;脂液平面由下沉的细胞碎屑和漂浮的脂类物质组成,T_1WI 上方为高信号,下方为低信号;T_2WI 上则相反,上方信号低于下方,患者改变体位后,脂液平面会移动。

(六)卵巢囊性肿瘤

卵巢滤泡囊肿和黄体囊肿是最常见的囊性病变,直径＜5 cm,壁薄,一般不需急于手术处理,定期观察或口服避孕药后,2 个月内多自行消失;若持续存在或增大,应注意卵巢肿瘤的可能。

卵巢浆液性囊腺瘤占卵巢良性病变的 25%,以单侧多见,15% 为双侧性。浆液性囊腺瘤可分为单纯性和乳头状两种:前者为单房性,直径 5～10 cm,壁薄而光滑,少数可为多房性,囊内可见多个带状分隔,囊液 T_1WI 为低信号,T_2WI 为高信号;后者囊壁较厚,有少数乳头状突起,乳头状突起间可见砂粒体,黏液性囊腺瘤无此现象。

浆液性囊腺癌的体积常更大,可达 10 cm 以上,为一侧或双侧受累,囊壁不均匀增厚及有明显乳头状突起,囊壁可钙化及强化。肿瘤可沿腹膜种植,形成肠管粘连及大量腹水形成。

黏液性囊腺瘤常为单侧性多房结构是其特点,各房大小不一,肿瘤较浆液性囊腺瘤更大(＞10 cm),较少有乳头状突起。由于黏液性囊腺瘤的囊液内含蛋白量较高,因而 T_1WI 及 T_2WI 信号均较浆液性囊腺瘤高。

黏液性囊腺癌则呈囊实性肿块,囊壁厚而不规则,囊腔内有不均匀的带状分隔,囊壁多有周围浸润、伴腹膜侵犯或有腹水形成。

良、恶性囊腺瘤的鉴别:①肿瘤囊壁或分隔厚度＞3 mm,厚薄不均或有结节状突起;②肿块内实性部分占的比例越多,恶性可能性越大,恶性囊腺瘤更易出血及坏死;③肿瘤边界不清,包膜不完整,有腹水、腹膜种植或浸润生长;④增强时实性成分有不规则强化。

浆液性与黏液性囊腺瘤的区分要点:浆液性囊腺瘤多为单囊,1/3 可见砂粒体钙化;而黏液性囊腺瘤多为多房囊性肿块,少见钙化。

(杨　华)

第八章

肌肉骨骼疾病的影像诊断

第一节　骨与关节正常影像学表现

一、骨骼

(一)骨发育与结构

1.骨的发育

骨的发育从胚胎期开始,包括骨化与生长。膜内化骨和软骨内化骨是骨化的 2 种方式,前者是间充质细胞演变为成纤维细胞,形成膜状结缔组织,在膜的一定部位开始化骨,产生针状骨样组织,并钙化成为骨化中心后逐步扩大的过程,主要见于颅顶等扁骨。后者是由间充质细胞演变为原始软骨,后由成骨细胞的成骨活动而形成原始骨化中心,以后出现继发骨化中心。骨化中心不断扩大,最后原始软骨全部骨化,原始与继发骨化中心互相融合而完成骨骼的发育,躯干、四肢骨和颅底与筛骨均属软骨内化骨。锁骨及下颌骨则兼有两种骨化形式。

骨骼的生长发育主要是以成骨和破骨的形式进行并不断增大,根据生理功能的需要,通过破骨细胞的骨质吸收活动而改建塑型。

2.影响骨骼发育的因素

成骨细胞活动、矿物盐沉积和破骨细胞活动发生变化等因素都将影响骨骼的发育,其中钙磷代谢、内分泌激素(如生长激素、甲状旁腺激素)和维生素 D 等与之关系最为密切。

3.骨的结构

骨质按其结构分为密质骨和松质骨两种。密质骨主要为骨皮质和颅骨的内外板,由多数哈弗系统组成。松质骨主要由骨小梁组成,骨小梁互相连接形成细网状结构,其间充以骨髓。

(1)骨皮质:X 线片上呈致密影。外缘光滑而整齐,内缘与骨松质相接分界不甚清晰。在肌肉、肌腱附着处或脉管孔等处,骨皮质凹凸不平或出现隆突、凹陷和切迹,骨的营养动脉孔或裂隙在皮质上可表现为圆形或椭圆形的透亮影,当管道倾斜时则呈长条状的透亮影。

(2)骨松质:由骨小梁和其间的骨髓所构成。其排列形式、粗细、大小和数目的多少与骨骼的所在部位、功能和持重密切相关。在 X 线上呈现为细致而整齐的骨纹理结构。

(3)骨髓腔:位于长骨中央,含造血和脂肪组织,X 线表现为无结构半透明区。

（4）骨膜：骨皮质内外（关节囊内部分的骨表面除外）均覆有骨膜，正常骨膜在X线片上不显影。

（二）分类

人体骨骼根据形状不同可分长管状骨（长骨）、短管状骨（短骨）、扁骨和不规则骨。长骨呈长管状，位于人体四肢，包括肱骨、尺骨、桡骨、股骨、胫骨和腓骨；短骨包括掌骨、指骨、跖骨和趾骨等短小的管状骨；扁骨是指颅盖骨、部分面骨、肩胛骨、胸骨、肋骨和髂骨等扁而宽的骨骼；不规则骨的形状不规则，包括脊椎骨、颞骨、蝶骨、颧骨、腕骨、跗骨等。各类骨在影像学上形态各异，但其密度相近，故以长管状骨为例叙述。

1.儿童长骨

处于生长发育的长骨两端仍为软骨，即骺软骨。长骨可分为骨干、干骺端、骨骺和骺板等部分（图8-1）。

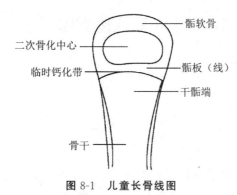

图中标注：骺软骨、二次骨化中心、临时钙化带、骺板（线）、干骺端、骨干

图 8-1　儿童长骨线图

（1）骨干：影像表现为管状，由中部较厚、两端逐渐变薄的骨皮质构成；中央为骨髓腔。

（2）干骺端：为骨干两端向骨骺移行的增粗部分，周边为薄层骨皮质；内为骨松质；顶端为临时钙化带，X线呈横行薄层致密影。

（3）骺板：为骨骺的二次骨化中心与干骺端之间呈板状的软骨组织，X线上呈横行半透明带。骺板不断变薄，呈线状时称为骺线，最后消失，即骨骺与干骺端结合，完成骨的发育。部分骺线所在部位可见不规则线样致密影，即永存骨骺线。

（4）骨骺：位于儿童长骨末端。在胎儿及幼儿时期为软骨，即骺软骨，X线片上不能显示。当骺软骨出现二次骨化中心时，X线上表现为点状或类圆形骨性密度影，随着发育，边缘由不规则变为光滑整齐。

2.成人长骨

成人长骨已完成发育，骨骺与干骺端结合，骺线消失，仅由骨干和骨端构成。X线上骨端有骨性关节面，表现为一薄层致密影，表面光滑；其外方为关节软骨，X线不能显示；内为骨松质。骨干骨皮质较厚，X线表现与儿童骨相似（图8-2）。

（三）骨龄

在人体生长发育过程中，骨骼原始骨化中心和二次骨化中心的出现及骨骺与干骺端的结合时间，具有一定的规律，通常以年月来表示，称骨龄。被检查者实际骨龄与正常儿童骨龄标准相比，差别超出一定范围，常提示骨发育过早或过缓，对诊断某些先天性畸形和内分泌疾病有一定的价值。

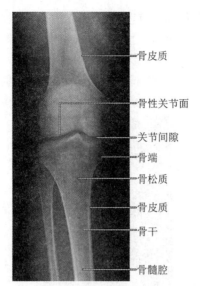

图 8-2　正常成人膝关节 X 线平片正位

骨龄是判断骨骼发育的参考标准之一。但受种族、地区及性别等因素影响,正常标准也有一个范围,所以骨龄判定必须综合考虑。

(四)变异

1.籽骨

位于骨骼附近的肌腱中,以手、足部多见,呈圆形或椭圆形,常两侧对称(图 8-3),髌骨是人体最大的籽骨。

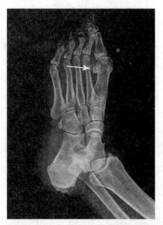

图 8-3　足 X 线正位片示籽骨(箭)

2.副骨

副骨是骨的多个骨化中心在发育过程中未完全融合,形成额外的一块或多块骨,也可由一个独立的骨化中心发育而来。腕部及跗骨多见,其特点是双侧对称、轮廓光整。副骨有时易与骨折碎片或骨骺分离混淆。

3.骨化中的骨骺

骨骺在生长发育过程中可有多个骨化中心,其形态、大小和轮廓可不一致,易引起诊断上的困难。颗粒状骨骺多见于股骨大小转子、尺骨鹰嘴及跟骨结节等部位,分节状骨骺见于胫骨结节和跟骨结节,X线表现与骨骺无菌性坏死有时较难区别。骨骺可长期不融合或部分融合,可见于尺骨鹰嘴、肩峰、肩胛骨下角、第5跖骨端、脊椎横突和关节突等部位,应注意与骨折鉴别。

4.营养血管沟

X线上进出骨骼的营养血管表现为光滑低密度透亮影,在长骨呈线状,肩胛骨及髋骨呈放射状,股骨髁间窝处呈圆形、条带影或斑点状,椎体上呈切迹状凹陷,应与骨破坏或骨折线鉴别(图8-4)。

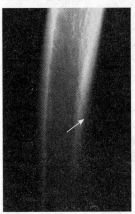

图 8-4 股骨侧位片示斜行的营养血管沟(箭)

5.骨岛和软骨岛

骨岛是骨松质内局限性骨质生长变异,表现为圆形或卵圆形边缘清晰的高密度影,直径多为2～4 mm,可见于腕部、骨盆、足部等处(图8-5)。软骨岛为骨骼发育过程中部分软骨保持原态而不钙化,X线表现为在正常骨质中边界清楚圆形透亮区,周围可见硬化环,常见于股骨头或颈部(图8-6),软骨岛如发生钙化时可呈圆形致密阴影。

6.生长障碍线

X线上有时在长骨骨端可见一条或数条平行的横行致密线,在髌骨表现为弯曲线状高密度影,原因不明,被认为是由于骨骼生长暂时受障碍所致。

二、关节

(一)结构

关节是连接两块或两块以上骨骼结构,由关节软骨、关节腔、关节囊及关节辅助结构组成。以上结构为软组织密度,缺乏自然对比,X线无法清楚显示。但CT可以显示其部分结构,MR能清楚显示关节结构,是目前影像最佳检查方法。

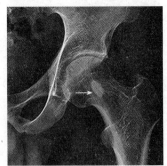

图 8-5 骨盆X线片示左股骨颈类圆形高密度骨岛(箭)

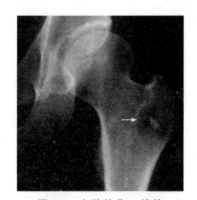

图 8-6　左髋关节 X 线片

左股骨上段类圆形低密度软骨岛（箭），其内可见高密度钙化灶

1.关节软骨

主要为透明软骨,中央及凸面最厚,边缘最薄,其厚度为 2～4 mm。关节软骨通过承受力学负荷、润滑作用以及力的吸收对软骨下骨质起保护作用。

2.关节腔

由关节囊滑膜层和关节软骨共同构成,含少量滑液,呈密闭的负压状态。X 线片上关节腔呈透亮影。

3.关节囊

关节囊是包在关节的周围,附着于与关节面周缘相邻的骨面。分外表的纤维层和内面的滑膜层,X 线片上与周围软组织难分辨。

4.关节辅助结构

(1)韧带与肌腱:韧带是连于相邻两骨之间的致密纤维结缔组织束,与肌腱一起加强关节的稳固性。位于关节囊外的称囊外韧带,可与囊相贴,如髂股韧带;也可与囊分离存在,如膝关节的腓侧副韧带等;位于关节囊内的称囊内韧带,被滑膜包裹,如膝关节交叉韧带等。

(2)关节内软骨:关节腔内关节盘、关节唇,均为纤维软骨。

(3)滑膜襞:滑膜襞为滑膜重叠卷褶突向关节腔而形成,其内含脂肪和血管,即成为滑膜脂垫。

关节软骨、关节间纤维软骨和真正的关节腔均不能在 X 线上显示,在骨性关节间形成低密度间隙,称关节间隙。双侧关节间隙通常等宽对称,不同关节间隙宽度不一致,关节间隙往往随年龄的增长逐渐变窄。

(二)分类

人体关节按活动范围分为不动关节、少动关节、活动关节。

1.不动关节

只具有关节的形式。但无关节的功能,仅为相邻两骨的紧密相接,中间有软骨组织或结缔组织相连,如耻骨联合。

2.少动关节

指关节活动范围较小的关节,如椎间关节和骶髂关节。

3.活动关节

全身关节大部属于此种关节,由两骨或数骨组成。关节面均覆盖关节软骨,关节可以自由活动。在关节内有纤维软骨性关节盘或半月板,防止振动,使关节更适合于运动。

三、软组织

软组织包括肌肉、血管、神经等，X线片上因缺乏自然对比，无法显示其各自的组织结构，仅可大致观察到皮下脂肪层和肌肉之间的轮廓，其余均为中等密度。

观察血管需行 X 线造影或 CT、MR 血管成像，他们可显示血管的解剖结构，并根据需要显示动脉或静脉。

（王建民）

第二节　肌肉骨骼系统基本病变

一、骨骼

（一）骨质疏松

骨质疏松指单位体积内骨量减少，即骨组织的有机成分和钙盐同时减少，而比例保持正常。其发病机制是骨吸收速度超过骨质形成所致，可分为全身性和局限性两类，前者多见于老年、绝经期后妇女、营养不良、代谢或内分泌障碍等；后者见于外伤骨折后、感染、恶性肿瘤等因素导致关节活动障碍。组织学变化是骨皮质变薄，哈弗管扩大和骨小梁减少。

X线表现：主要是骨质密度普遍性减低（图 8-7）。骨皮质变薄，可出现分层现象；骨松质中骨小梁变细、数目减少、间隙增宽。严重骨质疏松的脊柱椎体变扁，而椎间隙相对增宽，其上下缘内凹，呈鱼脊样改变。骨质疏松易发生骨折。

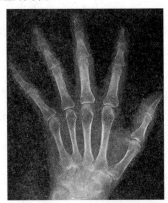

图 8-7　X 线片示掌骨及指骨骨端骨质疏松
骨密度减低，骨皮质变薄

（二）骨质软化

骨质软化指单位体积内骨组织矿物质含量减少，而有机成分相对正常，骨发生软化。组织学上可见未钙化的骨样组织增多，常见骨小梁中央部分钙化，骨骼硬度减低。骨质软化系全身性骨病，造成钙盐沉积不足的原因可以是维生素 D 缺乏、肠道吸收功能减退、肾排泄钙磷过多和碱性磷酸酶活动减低等，发生于儿童为佝偻病，成人为骨质软化症。

X线表现：与骨质疏松相同的是骨密度减低、骨皮质变薄、骨小梁减少变细等改变，以腰椎和骨盆为明显；不同的是骨小梁和骨皮质边缘模糊，是由于骨组织内含大量未经钙化的骨样组织所致。承重骨骼因骨质硬度减低易发生弯曲畸形，如膝内翻、髋内翻等。儿童期可见干骺端和骨骺的异常改变（图8-8）。

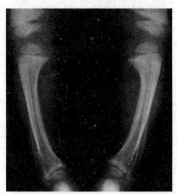

图 8-8　X 线片示双胫腓骨骨质软化
弯曲畸形，骨小梁和皮质模糊

（三）骨质破坏

骨质破坏是正常骨组织被病理组织所代替，可以是病变组织本身或由它引起破骨细胞生成和活动亢进所致。松质骨或密质骨均可发生破坏，常见于炎症、肿瘤或肿瘤样病变。

X线表现：骨质局限性密度减低，骨小梁稀疏消失而形成骨质缺损，其中全无骨质结构。早期骨皮质破坏因哈氏管扩大而呈筛孔状改变，其表层的破坏则呈虫蚀状，早期骨松质破坏则表现为斑片状的骨小梁缺损。

骨质破坏的原因不同，其影像表现因病变的性质、发展和对邻近正常骨质的影响而有所差异。如急性炎症或恶性肿瘤的骨质破坏常较迅速，表现为轮廓不规则，边界模糊；慢性炎症或良性骨肿瘤的骨质破坏进展缓慢，显示边界清楚，有时可见破坏区边缘硬化，局部骨骼膨胀等改变。

（四）骨质增生或硬化

骨质增生或硬化是单位体积内骨量的增多。组织学上可见骨皮质增厚、骨小梁增粗增多，骨小梁间隙变小或消失，皮质与松质骨界限模糊，髓腔变窄甚至消失。这是由于病变影响成骨细胞活动，致使机体代偿性反应所致，少数是因病变本身成骨，如肿瘤细胞成骨。骨质增生或硬化多为局限性，可见于慢性炎症、外伤、重金属中毒和某些原发性骨肿瘤，如骨肉瘤或成骨性转移瘤；少数为普遍性，如某些内分泌代谢障碍（甲状旁腺功能低下）或中毒性疾病（氟中毒）等。

X线表现：骨质密度增高，骨小梁增粗、增多、密集，骨皮质增厚、致密，可伴有骨骼的增大（图8-9）。发生于长骨可见骨干粗大，骨髓腔变窄或消失。

（五）骨膜反应与骨膜新生骨

骨膜反应是因骨膜受到刺激增厚；骨膜新生骨为骨膜内层成骨细胞活动增强而形成新生骨。组织学可见骨膜增厚、水肿，骨膜内层成骨细胞增多，有新生的骨小梁，多见于炎症、外伤、肿瘤等。

X线表现：骨膜反应不能显示，骨膜新生骨早期为长短不定的线样致密影，同骨皮质间可见1～2 mm宽的透亮间隙。继而骨膜新生骨增厚，可表现为线状、层状、针状及花边样。随着病变的好转，骨膜新生骨可变得致密，逐渐与骨皮质融合，表现为骨皮质增厚；痊愈后可逐渐被吸收。如病变进展，形成的骨膜新生骨可被破坏，于破坏区两侧的残留部分呈三角形，称为 Codman 三角（图 8-10）。

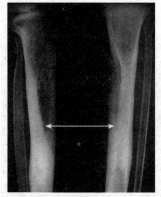

图 8-9　X 线片示骨质增生
胫骨中下段骨密度增高，髓腔闭塞（箭）

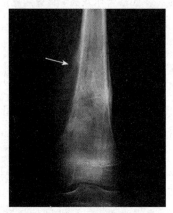

图 8-10　X 线片示股骨下段骨膜三角
骨皮质旁三角形骨膜新生骨（箭）

骨膜新生骨的形态、厚度和范围与病变的发生部位、性质和发展阶段有关。发生于长骨骨干的较明显，炎症者较广泛，而肿瘤者则较局限。

（六）骨质坏死

骨质坏死是骨组织丧失局部代谢能力，形成死骨，主要原因是血液供应的中断。组织学上是骨细胞死亡、消失和骨髓液化、萎缩。多见于慢性化脓性骨髓炎，也见于骨缺血性坏死和骨结核等。

X 线表现：早期骨小梁和钙质含量无任何变化，此时无异常表现。当血管丰富的肉芽组织长向死骨区时，则出现许多破骨细胞包围死骨，并将其溶解、吸收，骨小梁破坏、中断或消失，死骨被清除，形成囊变。死骨表现为骨质局限性密度增高，其原因：①死骨骨小梁表面有新骨形成，骨小梁增粗，骨髓内亦有新骨形成即绝对密度增高；②死骨周围骨质被吸收，或在肉芽、脓液包绕衬托下，死骨显示为相对高密度。死骨的形态因疾病的发展阶段而不同，并随时间而渐被吸收囊变。

二、关节

(一)关节积液

关节积液为关节内液体异常增多、集聚,多为外伤、炎症所致。X线片上大量关节积液时可见关节间隙增宽。

(二)关节肿胀

关节肿胀为关节周围软组织肿大,常由关节囊及其周围软组织急慢性炎症和损伤所致。X线表现为关节周围软组织肿胀,脂肪间隙模糊或消失。

(三)关节破坏

关节破坏是关节软骨及其下方的骨质为病理组织所侵犯、代替。常见于关节的急慢性感染、肿瘤及免疫代谢性疾病的关节损害。当累及关节软骨时,X线仅表现为关节间隙狭窄;累及关节面骨质时,则出现相应的骨质破坏和缺损。关节间隙狭窄和骨质破坏重时可引起关节半脱位和变形。

(四)关节退行性变

关节退行性变的基本病理变化为关节软骨变性坏死,逐渐被纤维组织取代,可引起不同程度的关节间隙狭窄。随着病变进展可累及软骨下的骨质,导致骨质增生硬化,关节面凹凸不平,并于关节边缘形成骨赘。骨端变形增大,关节囊肥厚、韧带骨化。多见于老年人、慢性损伤、关节负担过重等。

关节退行性变的早期X线表现主要是骨性关节面模糊、中断和部分消失。中晚期表现是关节间隙狭窄,骨性关节面模糊增厚,关节面下骨质增生并可出现大小不等的囊变区,关节面边缘骨赘形成。

(五)关节强直

关节强直为骨组织或纤维组织连接相应关节骨端的病理过程,分骨性和纤维性强直。骨性强直是关节明显破坏后,关节骨端由骨组织所连接,常见于化脓性关节炎。X线表现为关节间隙明显变窄或消失,两骨端有骨小梁通过。纤维性强直也是关节破坏的后果,常见于关节结核、类风湿关节炎。虽然关节活动消失,但X线片仍显示狭窄的关节间隙,且骨端无骨小梁通过。

(六)关节脱位

关节脱位是构成关节的两个骨端的正常相对位置的改变或距离增宽。关节组成骨完全丧失正常的对应关系为全脱位,部分丧失为半脱位,X线表现为相对的关节面尚有部分对应在一起。

关节脱位从病因上可分为外伤性、先天性和病理性三种。外伤性脱位有明显的外伤史并常伴有关节骨折;先天性脱位常见于婴幼儿,且有一定的好发部位,如先天性髋关节脱位;继发于关节和邻近组织疾病的脱位为病理性关节脱位,如化脓性关节炎、结核和类风湿关节炎均可引起关节脱位。

三、软组织

(一)软组织肿胀

软组织肿胀主要由炎症和外伤出血引起。X线表现为局部软组织肿胀,密度增高,软组织内的正常层次模糊不清。开放损伤、产气细菌的感染于皮下或肌纤维间可见气体。

（二）软组织肿块

软组织肿块多因软组织肿瘤或恶性骨肿瘤所致，某些炎性病变也可形成软组织肿块。一般地，良性肿块境界清楚，形态较规则；恶性肿块境界多不清楚，形态不规则。含脂肪组织肿块因其特殊的密度或信号易于辨认，有助于诊断，其他不同软组织来源肿块的鉴别较难。

（三）软组织萎缩

软组织萎缩常见于肢体运动长期受限，表现为肢体变细、肌肉萎缩变薄。先天性骨疾病也可引起全身肌肉发育不良，从而导致肌肉软组织萎缩。

（王建民）

第三节 骨关节创伤

骨关节创伤是临床常见疾病，包括骨折、关节脱位等。X线诊断能很好地确定骨关节创伤的存在。

一、骨折

骨折是骨和（或）软骨的完整性或连续性中断。创伤性骨折有明确外伤史，多为直接暴力如摔倒、撞击、砸压、火器伤等和间接暴力如外力传导、肌肉强烈收缩牵拉所致。产钳助产可致颅骨凹陷骨折，接生牵引不当可致新生儿锁骨、肋骨或股骨干骨折。某些疾病（如肿瘤）破坏骨骼可致局部骨质硬度和韧度下降引起病理性骨折。

临床表现为局部疼痛、肿胀、压痛以及肢体缩短、局部变形和功能障碍等，体检时活动伤肢可闻及或触及骨擦音。严重创伤常合并广泛的软组织撕裂伤、内脏损伤或外伤性休克。

（一）骨折线

由于骨皮质和骨小梁的断裂，X线片上表现为透亮的裂隙，骨折线的宽窄和清晰度与断裂程度有关。新鲜骨折线的边界一般都清晰而锐利，可呈直线状、锯齿状或不规则状。不全或细微骨折有时看不到明确的骨折线，而表现为骨皮质的皱褶、隆起、凹陷或裂痕，松质骨骨小梁的中断、紊乱、扭曲或嵌插。嵌入及压缩骨折时不仅看不到透亮的骨折线，反而因骨质的镶嵌重叠而显示为不均匀的带状致密影，位于干骺端的骨折线须与骨骺板鉴别；骨干的骨折线须与营养血管沟鉴别；颅骨的骨折线须与颅缝及血管压迹鉴别。

（二）骨折的分类

对骨折准确地分类有助于选择合适的治疗方法。

1.依据骨折是否与外界相通

（1）开放性骨折：骨折附近的皮肤或黏膜破裂，与外界相通。X线征象包括局部软组织缺损、断端突出软组织表面、皮下或关节内积气、皮下异物和骨折片缺损。耻骨骨折引起的膀胱或尿道破裂，尾骨骨折引起的直肠破裂，因与外界相通，此类骨折处受到污染，也为开放性骨折。

（2）闭合性骨折：骨折处皮肤或黏膜完整，不与外界相通，此类骨折没有污染。

2.依据骨折的程度分类

（1）完全性骨折：骨的完整性或连续性完全中断，横形、斜形、螺旋形及粉碎性骨折均属此类。

(2)不完全性骨折:骨的完整性或连续性仅有部分中断,如颅骨、肩胛骨、长骨的裂缝骨折以及儿童的青枝骨折等。

3.依据骨折线的形态分类

(1)横形、斜形及螺旋形骨折(图 8-11A)。

(2)粉碎性骨折:骨碎裂成两块以上。

(3)压缩骨折:松质骨因压缩而变形,如椎体和跟骨骨折。

(4)星形骨折:多因暴力直接着力于骨面所致,如颅骨及髌骨骨折。

(5)凹陷性骨折:颅骨因外力使之发生部分凹陷。

(6)嵌入性骨折:发生在长管状骨干骺端骨皮质和骨松质交界处,骨折后骨皮质嵌插入骨松质内,多见于股骨颈和肱骨外科颈等处。

(7)青枝骨折:多发生于儿童,由于未成熟骨骼柔韧性较好,外力仅致其骨质部分断裂,可表现为管状骨非贯穿的骨折线、骨皮质的隆起、凹陷或皱褶(图 8-11B)。

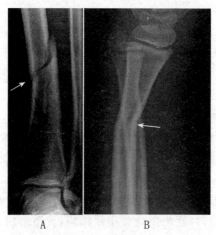

图 8-11 骨折的形态

A.X 线片,左腓骨下段螺旋形骨折;B.左桡骨远段青枝骨折侧位

(8)骨骺损伤:又称骨骺分离,儿童骨折的特殊类型,表现为骨骺与干骺端间的距离增大或错位。

4.依据解剖部位分类

如脊柱的椎体骨折、附件骨折、长骨的骨干骨折、干骺端骨折、关节内骨折等。

5.依据引起骨折的原因分类

(1)创伤性骨折:骨结构正常,因暴力引起的骨折。

(2)病理性骨折:其特点是在发生骨折以前,骨本身即已存在某些疾病。

(3)疲劳骨折:指因长期、反复、轻微的外力集中作用于骨的某一部位引起的骨折,好发于跖骨和胫腓骨。

6.依据骨折稳定程度分类

(1)稳定性骨折:复位后经适当的外固定不易发生再移位者,如青枝骨折、嵌插骨折、长骨横形骨折等。

(2)不稳定性骨折:复位后易于发生再移位者,如斜形骨折、螺旋形骨折、粉碎性骨折等,股骨干即使是横形骨折,因其肌肉强大的牵拉力不能保持良好对位,也属不稳定骨折。

7.依据骨折后的时间分类

(1)新发骨折:新近发生的骨折和尚未充分纤维连接,还可能进行复位者,通常指2~3周以内的骨折,但儿童因新陈代谢较旺盛,一般超过10天即较难整复。

(2)陈旧性骨折:已有充分纤维性或骨性骨痂形成的骨折,即伤后2~3周。

(三)骨折的愈合

骨折的愈合是一个连续的过程,与许多因素如年龄、骨折部位和类型、营养状况、治疗方法等有关。先形成肉芽组织,然后由成骨细胞在肉芽组织上产生新骨即骨痂,依靠骨痂重新使骨折断端连接并固定。一般分为炎症期、修复期和塑形期。

1.炎症期

骨折后断端及周围软组织出血并形成血肿,损伤和坏死组织造成急性炎性反应。X线表现主要为局部软组织肿胀和血肿,骨折线略模糊,但骨折端因死骨吸收而显示骨折线稍增宽。

2.修复期

血肿开始机化进入修复期,大约发生在骨折1周后,包括骨痂形成期和骨痂连接期。骨痂有两种,即外骨痂和内骨痂,外骨痂位于骨皮质外、骨折周围及断端之间,X线显示骨膜新生骨(膜内化骨,密度较淡且均匀)和骨折端旁及软组织内的斑片状密度不均匀分散出现的骨化影(图8-12A)。

内骨痂生长在骨皮质内面、松质骨及骨髓腔,主要是膜内化骨,X线表现为断端模糊后逐渐硬化高密度阴影。随时间的推移,骨痂逐渐增多直至骨性愈合,X线表现为两断端的骨痂连接在一起,此时看不出骨小梁结构,但边缘光滑,密度较高且不均匀,骨折线可存在较长时间。

3.塑形期

骨性愈合后,多余的骨痂通过破骨细胞吸收,骨小梁沿着应力线增生。X线表现为骨膜反应及骨痂逐渐吸收缩小,密度变均匀,逐渐出现骨小梁结构,皮质形成,骨髓腔再通(图8-12B)。

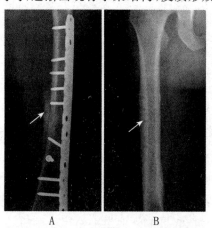

A   B

图8-12　骨折愈合的修复期与塑形期

A.X线片股骨中下段骨折愈合,股骨中段骨折修复期,骨痂生长(箭),可见金属内固定影,骨折塑形期;B.金属内固定拆除后,骨折处骨皮质增厚(箭),骨髓腔再通

(四)骨折并发症

常见的并发症如下,在治疗及复查过程中加以注意。

1.骨质疏松

骨折后活动减少是骨质疏松的主要原因,临床中较常见。X线表现为骨质密度降低、骨小梁减少及皮质变薄,严重时,皮质下可见斑片状透亮区。

2.骨折延迟愈合或不愈合

复位不良、固定不佳、局部血供不足、全身营养代谢障碍等都可以引起延迟愈合或不愈合。延迟愈合X线表现为骨痂出现延迟、稀少或不出现,骨折线消失迟缓或长期存在;不愈合的X线表现为断端由密质骨封闭,致密光整。

3.骨缺血性坏死

骨折时由于骨营养血管断裂,致断骨的血液供应障碍而发生缺血性坏死,如股骨颈骨折后股骨头坏死。X线表现坏死骨的密度相对增高,周围的骨质表现为骨质疏松。

4.骨折畸形愈合

骨断端复位不佳可造成畸形愈合,可有成角、旋转、缩短或延长等改变,重者可造成功能障碍。

5.骨关节感染

开放骨折常合并感染致骨髓炎或化脓性关节炎。X线早期仅表现为骨质疏松或轻微的骨膜反应;晚期可表现为骨质破坏、增生、骨膜反应活跃、死骨形成等。

二、关节脱位

关节脱位指关节组成骨之间失去正常解剖对应关系。依据病因分为创伤性、病理性和先天性脱位;依据程度分为半脱位和完全脱位;依据时间分为新发、陈旧和习惯性脱位;依据是否合并骨折分单纯性和复合性(合并骨折)。

创伤性关节脱位大多数发生于活动范围大、关节囊和周围韧带不甚坚韧、结构不甚稳固的关节,因暴力造成关节囊、韧带及附近的肌腱广泛撕裂。有明显的外伤史,受伤关节疼痛、肿胀及固定于受伤姿势的畸形位置,关节功能障碍。病理性关节脱位是在原有关节病变的基础上,骨关节或关节囊韧带等严重破坏,关节内大量积液等引起关节脱位。由于原发病的存在,脱位的关节难以复位,可引起关节强直或退行性骨关节炎。先天性关节脱位的特点是自幼发病,关节发育及功能障碍。先天性髋关节脱位最常见。

陈旧性关节脱位一般指关节脱位后20天未复位的脱位,主要原因是关节内和损伤的关节囊与韧带周围有大量肉芽组织增生,关节周围肌肉和韧带短缩,造成关节不能正常复位。习惯性关节脱位常见于肩关节和颞颌关节,主要原因是关节缘的缺损、关节囊松弛或缺损。

影像表现:若是完全脱位,X线表现为关节组成骨失去正常的解剖对位关系,完全分离;若是半脱位,X线表现为关节面部分分离,关节间隙增大、变窄或消失。关节脱位常合并骨折,如肩关节脱位合并肱骨大结节的骨折,髋关节脱位合并髋臼后缘的骨折等。

(王建民)

第四节 骨关节感染

一、化脓性骨髓炎

化脓性骨髓炎好发于四肢长管状骨,常见致病菌为金黄色葡萄球菌或溶血性链球菌,主要感染途径有 3 个:①血行感染;②邻近软组织感染直接蔓延;③开放性损伤或术后继发感染。

(一)急性化脓性骨髓炎

致病菌随血流停留于干骺端形成局限性骨髓炎,可通过 3 种途径蔓延:①炎症直接侵犯骨皮质,经骨营养血管孔向骨表面扩散;②炎症沿骨髓腔向骨干蔓延;③炎症向骺端发展。

急性化脓性骨髓炎可见于任何年龄,多数发生在 10 岁以下儿童,男多于女。起病急,血行感染者先有身体他处化脓灶,起病时高热、寒战和局部红、肿、热、痛、功能改变等,逐天加重,实验室检查血白细胞总数和中性粒细胞计数升高。

不同的感染途径影像表现可略有不同,血行感染的化脓性骨髓炎 X 线表现如下。

1.软组织肿胀

早期 X 线表现,发病后约 12~24 小时开始出现,并逐渐加重,约 7 天左右可出现骨膜下脓肿,此时 X 线片上无明显骨质破坏或仅见局部松质骨骨小梁稀疏。

2.骨质破坏

发病后约 10 天左右干骺端松质骨内开始出现细小斑片状骨破坏,随病变进展破坏区扩大,骨皮质也出现破坏,呈虫蚀状改变。

3.骨膜新生骨

出现较晚,起初表现为沿骨表面平行的断续细线状淡条影,以后密度逐渐增高、增厚,范围也渐趋广泛,呈花边样。

(二)慢性化脓性骨髓炎

多由急性化脓性骨髓炎治疗不及时或不彻底转变而来,通常病史较长,局部可形成窦道流脓流水,全身症状不明显,但抵抗力下降时可急性发作。

X 线表现:主要为广泛的骨质增生硬化,死骨与无效腔形成。骨膜新生骨与骨皮质融合使干骺端和骨干不规则膨大变形,骨皮质增厚(图 8-13)。骨内广泛增生使髓腔狭窄或闭锁,大部分骨质破坏区消失,残存少数骨质破坏区称无效腔。残存死骨位于四周增生硬化的无效腔内,此死骨与周围硬化的无效腔称为骨枢。窦道表现为通向软组织表面的条状透亮影。

(三)特殊类型的化脓性骨髓炎

1.硬化型骨髓炎

硬化型骨髓炎属于低毒性骨感染。病理改变以骨质增生硬化为主,一般很少有骨破坏或死骨。常见于青年和成人,发病比较缓慢,缺乏急性阶段,主要表现是局部酸痛,多无全身症状。

X 线表现:X 线显示局部骨干呈梭形膨大,广泛骨质增生硬化,骨皮质增厚,髓腔明显狭窄或闭锁,很少形成死骨和无效腔,亦无骨膜新生骨与窦道形成(图 8-14)。

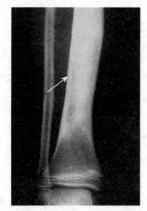

图 8-13　X 线片胫骨慢性骨髓炎

正位示胫骨中下段骨质密度增高,皮质增厚,髓腔消失,骨骼轻度变形

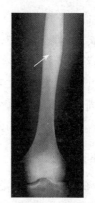

图 8-14　X 线片右股骨正侧位硬化性骨髓炎

中段骨质密度明显增高,骨髓腔消失,骨骼呈梭形膨胀(箭)

2.慢性局限性骨脓肿

慢性局限性骨脓肿是慢性骨髓炎的一种。病灶局限,相对静止,骨破坏腔被肉芽组织填充,外包有纤维囊壁,脓肿周围骨增生硬化明显。常见于青少年,男孩多见,多发生于长管状骨的两端。临床表现可不明显,部分有局部软组织轻度肿胀、疼痛和压痛,血白细胞总数升高。

X 线表现:X 线片示长骨的干骺端或骨端松质骨中央圆形或椭圆形骨破坏区,边界较清,周围绕以境界不清的硬化带,破坏区内偶有小死骨。当病变累及骨皮质时,可出现骨膜新生骨,患骨区可出现轻度骨膨大变形(图 8-15)。局部软组织稍肿,一般不形成瘘管。

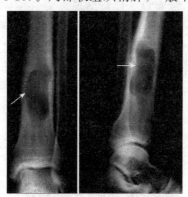

图 8-15　X 线片胫骨下段正侧位

慢性局限性骨脓肿,局限性透亮影(箭),边缘硬化

3.脊椎化脓性骨髓炎

脊椎化脓性骨髓炎多为血源性感染,常见于成年人,男性多于女性,以胸腰段椎体多见。病理改变与一般化脓性骨髓炎类似,早期为椎体前部软骨下骨质破坏,突破终板累及椎间盘,并向邻近椎体及椎旁软组织侵犯,可形成脓肿、隧道、病理性骨折或脱位,后期病变周围出现骨质增生硬化。临床急性起病,全身症状重并出现背部剧痛而卧床,脊髓和神经根受累可出现疼痛症状。查体背部肌肉痉挛、叩痛。化验检查血白细胞计数增高、血培养阳性。慢性,发病缓慢,全身症状

不明显,可有局部酸痛。

X线表现:病变早期可无阳性发现。发病15天左右开始出现骨质破坏,边缘模糊,病变可累及椎体中央或边缘,附件受累少见。如病变累及椎间盘,出现椎间隙狭窄或消失,椎体破坏严重者可发生压缩性改变,较少发生椎旁脓肿或死骨。病变发展迅速,周围很快出现骨质增生。慢性期,椎骨破坏区周围出现明显增生硬化,境界模糊,椎间隙变窄或消失,椎体间出现粗大骨桥将相邻椎骨融合。广泛骨质增生硬化和粗大骨桥是本病特征表现。

二、化脓性关节炎

化脓性关节炎是化脓性细菌感染所引起的关节急性炎症。致病菌主要为葡萄球菌、链球菌等,以金黄色葡萄球菌常见,主要感染途径:①血行感染;②邻近软组织或骨骼感染直接蔓延;③外伤或术后直接感染。

细菌侵入关节后,首先引起急性滑膜炎,使得关节液增多,内含大量中性白细胞,白细胞死亡后释放出大量蛋白溶解酶,对关节结构进行普遍性溶解破坏。关节囊破坏后脓液侵入关节周围软组织,可引起周围组织炎性浸润、脓肿及瘘管。关节软骨和骨端普遍破坏,使关节间隙变窄,两侧骨端接触,最终形成关节骨性强直。

临床上多累及髋、膝等大关节。常单侧发病,起病急骤,高热寒战,全身中毒症状重,血白细胞计数增高,关节局部红、肿、热、痛和功能障碍等。病情发展迅速,如治疗不及时则短期内形成关节强直。

X线表现:早期,关节周围软组织肿胀明显,关节腔积液致关节间隙增宽,骨端局部骨质疏松。由于关节内大量积液、关节囊松弛及肌肉痉挛,可出现病理性关节脱位。随病变进一步发展,关节软骨破坏,关节间隙变窄,继而骨端骨质出现弥漫破坏,先是关节面模糊和毛糙,继之则出现不规则骨缺损,局部可形成块状死骨,骨端破坏以承重区为重(图8-16)。恢复期,骨端破坏区边缘呈不规则硬化,严重者可出现骨性关节强直。如早期及时治疗,软骨破坏轻微,关节功能可部分保留,晚期可继发退行性骨关节病。

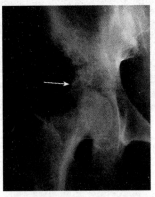

图 8-16　X线髋关节正位片化脓性关节炎
关节间隙狭窄,股骨头及髋臼骨质破坏(箭)

（王建民）

第九章

脑部疾病的超声诊断

第一节　颅内动脉狭窄或闭塞

一、颅内动脉狭窄的病因及临床表现

颅内动脉狭窄是指各种原因造成的颅内动脉管径缩小。造成颅内动脉狭窄的原因很多,最常见为动脉粥样硬化,其次为动脉夹层、肌纤维发育不良、烟雾病、免疫或其他原因引起的颅内动脉炎等。经颅多普勒超声(TCD)只能检测有无血管狭窄存在,不能诊断引起血管狭窄的原因。颅内动脉狭窄的临床表现可因不同血管、不同狭窄程度而有所不同,常表现为短暂性脑缺血发作、脑梗死、发作性意识障碍,有的患者可表现为非特异性的症状,如头痛、头晕等,还有的患者无任何临床症状。因此,有些患者的颅内血管狭窄常常是在查体过程中发现并诊断的。

二、颅内动脉狭窄的诊断

TCD可以对颅底大动脉的血流速度进行实时检测,这是TCD的优势,CTA、MRA及DSA检查虽然能更加直观地检测到血管的狭窄及狭窄的程度,但均不能对血管内的血流状态进行实时检测。TCD根据检测到的颅内血管的血流速度、频谱形态及声频变化,判断有无血管狭窄及狭窄的程度。

颅内动脉狭窄在发生频率上以大脑中动脉最高,其次是颈内动脉的虹吸弯段及终末端多见,椎-基底动脉汇合处,大脑后动脉和大脑前动脉也是常发生的部位。由于颅底Willis环动脉变异较大,血管走行方向不同,TCD诊断各条动脉狭窄的可靠性不同。颅内血管中以MCA变异最小,走行较平直,MCA狭窄漏诊或误诊的机会最小。ACA、PCA解剖变异大,走行弯曲,血管狭窄时易漏诊。BA狭窄由于解剖变异及操作难度增加,因此漏诊的机会也增加,尽可能地检查BA全长并结合VA一起分析可以减少漏诊。

(一)颅内动脉狭窄的TCD诊断

TCD诊断颅内动脉一条或多条血管狭窄,主要根据狭窄局部血流速度增快、血流频谱紊乱(频窗消失、涡流)及声频嘈杂等几个因素综合判断。

1.血流速度增快

当颅内动脉的管径狭窄程度＜30％时,通常不出现血流动力学改变,只有当管径狭窄程度＞30％,TCD才可以检测到狭窄部位血流速度轻度增快,狭窄程度＞50％,TCD才可以检测到狭窄部位血流速度明显增快。血流速度增快是诊断血管狭窄最重要的指标。由于血流速度受许多因素的影响,故血流速度的正常值及诊断颅内血管狭窄血流速度标准尚未完全统一。MCA狭窄诊断见表9-1。

表 9-1　MCA 狭窄诊断标准

狭窄程度	PSV/(cm/s)	Vmeam/(cm/s)	* PSV1/PSV2
轻度(＜50％)	140～＜180	90～＜120	—
中度(50％～69％)	180～＜220	120～＜140	2.0～＜3.0
重度(70％～99％)	≥220	≥140	≥3.0

注:PSV1/PSV2为狭窄段与狭窄远段峰值血流速度比值。

局限性或节段性血流速度增快对颅内动脉狭窄的诊断有重要意义。狭窄局部血流速度明显增快,狭窄近端和远端血流速度正常或相对减低,狭窄的近端呈高阻力频谱改变,狭窄的远端呈低流速、低搏动性改变,此种情况高度提示该部位血管有局限性狭窄。

若动脉狭窄程度在50％～90％,狭窄程度越严重,血流速度越快,呈直线正比关系。当极度狭窄时,由于高流速血细胞成分明显减少,TCD不易检测到少数高流速红细胞反射回来的信号,只能检测到大量低流速红细胞血流信号,血流速度可无明显增快,但血流频谱异常紊乱,TCD不能完整显示血流频谱信号,频谱上界常显示不清,包络线无法完整地勾画出血流频谱轮廓,此时血流速度值测量不准。

2.血流频谱紊乱

血管狭窄后的另一重要改变是血流频谱紊乱,出现粗糙或嘈杂样杂音。由于心排血量及血管管径相对恒定,正常情况下,各条大血管的血流速度在一定正常值范围内,当血管发生局限性狭窄时,狭窄段红细胞血流速度增快,层流状态被破坏,由于狭窄后血管代偿性扩张,高流速的血流经过狭窄段后血流速度减慢,红细胞流动方向也是杂乱无章的,TCD表现为血流速度增快,蓝色频窗不明显或消失,基线两侧出现局限性低频高强度红色信号,为涡流频谱。涡流可出现在收缩期早期,有时可延长至舒张早期,甚至存在于整个心动周期,而且通常在基线两侧对称出现,并可伴有低调粗糙的杂音。

狭窄的涡流频谱需要与生理性涡流鉴别,生理性涡流常常出现在大动脉分叉处。在分叉处,由于局部血流发生紊乱,层流状态被破坏,如颈内动脉终末端-大脑中动脉与大脑前动脉分叉处,在MCA和ACA同时出现的深度,有时可以有生理性涡流出现。但生理性涡流常位于收缩早期,很少持续到舒张期,血流速度增快不明显,也无明显粗糙杂音。

当某些特殊情况下,如血管极度狭窄或血管痉挛造成的血流速度异常增快,血流撞击血管壁导致高调杂音,如高调尖锐的鸥鸣音(噢鸣音)或刺耳高调的机械性杂音(卡拉音),伴随鸥鸣样杂音出现特征性的短弧线高强度多普勒信号。短弧线多数情况下出现在收缩期,少数情况下收缩期和舒张期都出现,分布于基线两侧,但常以一侧为主(与血流方向一致侧更明显)。

(二)颅内血管狭窄程度的 TCD 诊断

TCD在一定程度上可以判断血管狭窄的严重程度,通过对血流速度、频谱形态、声频等动态变化的综合分析,对血管狭窄的程度进行分度。对于不引起血流动力学改变的轻度狭窄,不能被TCD检测出来,如斑块形成、内膜增厚等。用TCD诊断的颅内动脉狭窄程度也不完全等同于CTA、MRA及DSA对于血管狭窄程度的判断,因为后者可以显示血管的解剖结构,可以准确测量血管狭窄的程度,而TCD对于血管狭窄程度的判断是根据血流动力学改变推断而来,是估计值,而不是准确测量。临床医师根据TCD的检测结果确定进一步检查方案,选择CTA、MRA或DSA检查对狭窄的程度及分布进行更为准确的检测。

1.轻度血管狭窄

当脑血管造影显示血管狭窄10%～30%时,常不引起血流动力学改变,狭窄不能被TCD检测到;血管狭窄30%～50%时可表现为局部血流速度轻度增快,但常低于180 cm/s,或两侧血流速度不对称,多普勒频谱形态及声频常无明显改变,影像学常常表现为病变血管显影淡。

图9-1和图9-2为MCA轻度狭窄患者TCD及MRA表现。

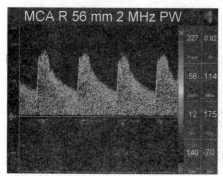

图9-1 右侧MCA血流速度轻度增快

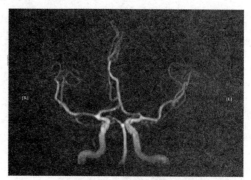

图9-2 颅脑MRA(一)

示右侧MCA较左侧显影淡,左侧MCA正常

2.中度血管狭窄

随着病变发展,血管狭窄程度进一步加重,当狭窄程度达50%～69%时,可表现为局部血流速度显著增快,收缩期峰值流速超过180 cm/s,平均流速超过120 cm/s,两侧半球血流速度明显不对称。出现血流紊乱多普勒频谱信号,表现为频窗消失,出现涡流或湍流频谱,但涡流或湍流多位于收缩早期,持续时间相对短。声频粗糙,代表层流状态柔和的乐音消失,代之以嘈杂音频。

图9-3和图9-4为MCA中度狭窄患者TCD及MRA表现。

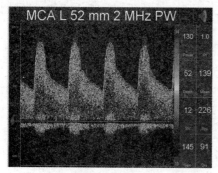

图9-3 涡流

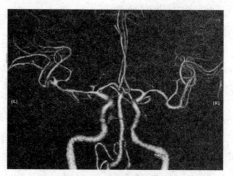

图9-4 颅脑MRA(二)

示双侧MCA狭窄,以左侧为主

3.重度及极重度血管狭窄

当狭窄的程度为 70％～95％时,可表现为局部血流速度显著增快,收缩期峰值流速>220 cm/s,平均流速>150 cm/s;当狭窄程度>90％,收缩期峰值流速>300 cm/s,平均流速>200 cm/s,狭窄远端出现低搏动性血流,即狭窄远端血管的血流速度下降,PI 减低,两侧半球血流速度可显著不对称。狭窄局部出现血流紊乱更加严重,表现为涡流或湍流信号强度增强,持续时间延长,可持续整个收缩期,甚至整个心动周期;声频更加粗糙,甚至可闻及收缩期鸥鸣音。当血管极度狭窄,狭窄程度超过95％或接近闭塞时,由于狭窄局部血流紊乱严重,单位时间通过狭窄处的红细胞数量较少,此时 TCD 难以检测到真正高流速的红细胞,但血流频谱紊乱严重,分不清收缩期与舒张期血流,无法对血流速度进行测量,只能看到紊乱的涡流或湍流,听到低沉紊乱的声频。

图 9-5 和图 9-6 为 MCA 重度狭窄患者的 TCD 及 MRA 表现。

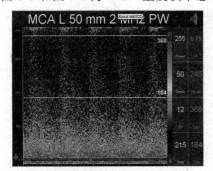

图 9-5　伴极其紊乱的血流频谱

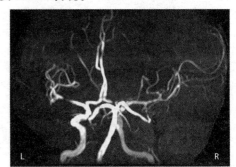

图 9-6　颅脑 MRA(三)

示左侧 MCA 重度狭窄

目前国内对 TCD 诊断颅内动脉狭窄的标准不一。华扬研究结果表明,轻度颅内动脉狭窄(血管内径减小 20％～30％)时,60 岁以上患者 Vs 为 120～150 cm/s,60 岁以下患者 Vs 为 140～170 cm/s,多普勒频谱及声频无明显变化;中度颅内动脉狭窄(血管内径减小 50％～69％)时,Vm 为 120～150 cm/s,重度颅内动脉狭窄(血管内径减小>70％)时,Vm>150 cm/s,出现节段性血流速度改变,即狭窄段流速明显增高,狭窄近、远端流速相对减低,特别是狭窄远端血流减低伴相对低搏动性特征(PI 减低)。对于中重度颅内动脉狭窄,血流层流状态被破坏,出现紊乱血流,如病理性涡流和湍流。血流声频高尖而粗糙,其内混杂低钝的紊乱声频或高调的血管杂音。另外,当存在颅外段血管狭窄或闭塞以及出现侧支循环时,可对颅内动脉狭窄的诊断造成一定的困难。

(三)TCD 对血管狭窄部位的判断

TCD 利用多普勒的原理对颅底大动脉的血流速度进行探测,TCD 对颅底大动脉的识别主要依靠不同的探测深度、血管的血流方向及频谱形态综合判断,不同的探测深度探测到不同的血管,对于同一支血管可以从某一深度逐渐加深深度,可以探测到该血管某一段。例如,通过颞窗于 40～45 mm 处探测到 M1-M2 交界处,逐渐加深深度,其间不能丢失多普勒血流信号,至60 mm 处可以检测到 MCA 的水平段,根据血管的探测深度,初步判断位于狭窄血管的某一段。同样的方法可以判断 ICA 终末段、VA 及 BA 狭窄的部位。

(四)颅内多发动脉狭窄

颅内动脉狭窄可以发生在单一动脉,也可同时发生在多条动脉,如双侧 MCA 狭窄,此时

TCD表现为双侧MCA的流速增快,伴涡流频谱;BA与MCA的狭窄,TCD表现为这两条血管的节段性流速增快。由于引起颅内血管狭窄的常见病因,如动脉粥样硬化、烟雾病的早期改变,均可引起颅内多发脑动脉狭窄,在诊断颅内多发狭窄时,应注意与一侧狭窄其他血管代偿性流速增快的情况相鉴别。

三、颅内血管狭窄的鉴别诊断

颅内动脉狭窄的TCD表现为流速增快,但检测过程中发现血流速度增快,并非完全由血管狭窄所致,可能由其他疾病所致,准确的诊断要通过血流动力学改变结合病史综合评定。

(一)侧支循环代偿

由于颅底Willis环及颅内大动脉之间交叉供血,动脉与动脉之间存在广泛的侧支循环,由于侧支循环的存在,在一条或多条动脉发生严重狭窄或闭塞时,其他血管可发生代偿作用,保证大脑不致发生严重的缺血而引起卒中发作。当代偿其他血管参与供血时,也表现为血流速度的增快。代偿性血流速度增快的特点在于:收缩期峰值流速很少超过220 cm/s,频谱形态一般正常,少数情况下有轻度血流紊乱,表现为收缩早期涡流。以下为常见颅内血管代偿性血流速度增快时可能出现的病变血管。

1.ACA代偿性血流速度增快的原因

(1)ICA起始段严重狭窄或闭塞后,病变侧大脑中动脉血流压力低,健侧ACA通过前交通动脉、患侧ACA的A1段向MCA供血。

(2)MCA闭塞后,ACA通过皮质支向患侧MCA供血区供血。

(3)一侧ACA-A1先天缺如,对侧ACA-A1段供应双侧ACA-A2段,向双侧ACA分布区供血。

2.出现PCA代偿性血流速度增快的原因

(1)同侧ICA起始段严重狭窄或闭塞后,病变侧大脑中动脉血流压力低,PCA通过后交通动脉经颈内动脉终末端向MCA供血;或通过PCA皮质支向MCA供血区供血。

(2)MCA闭塞,病变侧PCA通过皮质支向MCA支配区供血。

3.一侧VA代偿性血流速度增快

其发生在:①对侧锁骨下动脉严重狭窄或闭塞,健侧椎动脉经汇合处、患侧椎动脉向锁骨下动脉供血;②对侧VA闭塞后,椎动脉扩张代偿,流速增快。

(二)脑血管痉挛

脑血管痉挛是一种可逆性脑血管狭窄,脑血管痉挛发生时由于血管平滑肌收缩,管腔狭窄,当引起脑血管痉挛的病理因素去除后,管径恢复正常,则血流速度恢复正常。脑血管痉挛最常发生在蛛网膜下腔出血后,蛛网膜下腔出血后由于颅底Willis环大动脉及脑表面的血管均浸泡在血性脑脊液中,血液中血红蛋白及出血后释放的血管活性物质刺激血管和脑膜,导致脑血管痉挛。脑血管痉挛可发生于出血的同时,也可发生在脑出血后10~14 d,称为迟发性脑血管痉挛。脑血管痉挛的TCD特征为多条血管的血流速度增快,同一条血管在不同的深度探测流速均快,不同于狭窄引起的节段性血流改变,收缩期峰值流速常低于220 cm/s,频谱形态正常或伴有轻度涡流。脑血管痉挛是一个动态演变过程,随病程的发生、发展、缓解及药物干预而发生变化,因此血流速度随时间有动态变化的过程,这一点与脑动脉狭窄不同。

(三)脑动静脉畸形

脑血管畸形是脑血管的先天性发育异常。脑动静脉畸形(AVM)是最常见的一种脑血管畸形,AVM 是脑内某一区域由于脑血管发育异常导致的畸形血管团,病变部位脑动脉与脑静脉直接相连,缺乏毛细血管,由于缺乏阻力血管,使动脉及静脉血流速度明显增快,且静脉血管明显扩张迂曲,通常多条血管参与供血,周围脑组织的血流流入 AVM 区域。由于盗血作用,邻近脑组织产生缺血性症状,也可由于迂曲的血管破裂引起脑出血。脑 AVM 时由于多条动脉参与供血,TCD 常表现为供血动脉呈现高流速、低阻力的特点,血流速度常异常增快,通常是正常脑血流的2～3 倍,收缩期与舒张期血流均增快,频窗消失,可检测到涡流或湍流频谱,频谱形态表现为明显的低搏动性,是其主要特点。

颅内动脉狭窄的鉴别诊断见表 9-2。

表 9-2 颅内动脉狭窄的鉴别诊断

鉴别项目	侧支循环开放	脑血管痉挛	脑动静脉畸形
常见病因	颅内大动脉严重狭窄或闭塞	蛛网膜下腔出血	脑血管发育畸形
流速增快的血管	一条或多条	多条	多条
紊乱频谱	正常或紊乱	正常或紊乱	紊乱频谱,伴涡流
PI 指数	正常或稍低	多正常	明显减低

四、颅内动脉闭塞的 TCD 诊断

由于 TCD 只能通过检测颅内脑血流动力学的改变来判断有无血管的狭窄和闭塞,不能检测到血管的二维解剖结构,且颅底 Willis 环动脉变异较大,血管走行弯曲,因此,TCD 对颅内动脉闭塞检测的可靠性相对低,尤其是对 ACA、PCA、VA 及 BA,由于 MCA 走行平直,临床变异少,对 MCA 血管闭塞的诊断可靠性较高。

(一)大脑中动脉闭塞

MCA 是颅内动脉硬化血栓形成或栓子脱落栓塞的好发部位。当 MCA 主干闭塞时,在颞窗穿透良好的前提下,TCD 检测到的血流动力学改变包括如下内容。

(1)不能探及 MCA 血流:沿 MCA 主干检测,于深度 45～60 mm,个别双顶径较大的患者,深度达 65 mm 未探测到血流信号或测到较低流速的血流信号,通过对侧颞窗探测深度 80～100 mm也未获得 MCA 血流信号时,应考虑 MCA 闭塞;病变同侧 ACA、PCA 血流信号良好,由于参与代偿流速较健侧同名动脉相对升高。

(2)慢性 MCA 闭塞时,通常可检测到 MCA 主干深度范围内多支、单向或双向、血流搏动指数低、血流速度明显减慢的血流频谱,病变同侧 ACA、PCA 血流速度代偿性增快,OA 血流方向正常,并通过压颈试验排除颈内动脉闭塞。图 9-7 和图 9-8 分别为左侧 MCA 慢性闭塞患者TCD 与 CTA 表现。

(二)大脑前动脉闭塞

TCD 对 ACA 闭塞的诊断有一定的局限性,特别是 ACA-A1 段闭塞。AcoA 功能完善,沿MCA 逐渐加深深度至 65～75 cm 未探测到负向血流,对侧 ACA 流速增快,较 MCA 流速相对升高,此种情况下可能为 ACA-A1 闭塞,也可以为一侧 ACA-A1 发育缺如引起。TCD 不能诊断ACA-A2 段闭塞。

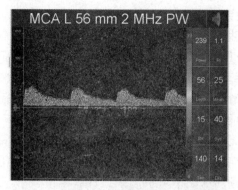

图 9-7 左侧 MCA 慢性闭塞血流频谱图

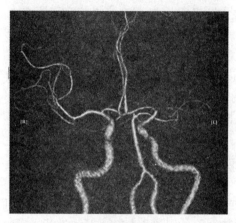

图 9-8 颅脑 CTA

示左侧 MCA 闭塞

(三)颈内动脉终末段(TICA)闭塞

当 TICA 闭塞时,可影响同侧的 ACA、MCA 供血。通常,TICA 闭塞往往由 ICA 颅外段闭塞性血栓形成并向上蔓延所致。其闭塞部位在 ACA/MCA 水平时,则 ACA 和 MCA 血流信号均消失(颞窗穿透良好),通过健侧颞窗向患侧交叉检测,均未探测 ACA 和 MCA 的血流信号,可探测到 PCA 血流频谱,且流速较对侧增快。

（袁　泉）

第二节 颈内动脉狭窄或闭塞

一、颈内动脉狭窄常见病因及临床表现

颈动脉狭窄是引起脑血管病的重要危险因素。颈动脉狭窄可由不同的病因所致,常见的病因有颈动脉粥样硬化、颈动脉夹层、纤维发育不良、Takayasu 大动脉炎及放疗后所致的颈动脉狭窄。

(一)颈动脉粥样硬化性狭窄

颈动脉粥样硬化是全身性动脉硬化的一部分。血管内皮的反复损伤是动脉粥样硬化的重要步骤,一些因素,如湍流、高血压、慢性高脂血症、糖尿病、吸烟、感染等可导致内膜的慢性损伤,循环血浆中的脂质进入受损的部位,特别是低密度脂蛋白,被单核细胞摄取形成泡沫细胞,并刺激平滑肌细胞增生。增生的平滑肌细胞、单核细胞及泡沫细胞一起移行到内膜下形成动脉粥样硬化斑块,斑块逐渐增大引起血管动脉粥样硬化性狭窄。

轻度颈动脉狭窄患者常无明显临床症状,有时即使是严重的血管狭窄,由于侧支循环代偿完整,斑块稳定,患者也可无任何临床症状。颈动脉狭窄引起的临床症状与狭窄程度、侧支循环的建立及斑块的稳定性有关。颈动脉狭窄可引起缺血性脑卒中,临床表现为 TIA、发作性意识障碍、脑梗死等,也可引起非特异性症状,如头晕、记忆力减退等。颈动脉狭窄引起缺血性脑血管病的发生率各家报道有一定的差别。无症状性狭窄患者狭窄同侧卒中的年发生率较低,约为 2%,欧洲颈动脉手术治疗小组(ECST)报道无症状性颈动脉狭窄超过 70% 的患者卒中的年发生率为 1.9%。颈动脉粥样斑块出现溃疡和斑块形态的不稳定性与卒中危险性的增加直接相关,Michael E 观察 659 例高度颈动脉狭窄患者,对伴发溃疡斑块患者随诊观察 2 年,随狭窄程度从 70% 发展到 95%,同侧卒中的危险性由 26.3% 发展到 73.2%;而对那些未伴发溃疡斑块者,随狭窄程度的增加,同侧卒中的危险性未相应增加,仍为 21.3%。

(二)颈动脉夹层

颈段颈内动脉是最常报道发生头颈部动脉夹层(CAD)的部位,CAD 是已确定的卒中原因之一,尤其是青年卒中,颈动脉夹层所致卒中约占青年卒中的 20%。CAD 与轻度颈部扭曲或创伤有明显的相关性,各种体育活动、剧烈咳嗽、性生活、按摩推拿等均可引起 CAD。主要临床表现是伴有同侧颈部、面部及头部疼痛的卒中或短暂性脑缺血发作,疼痛通常发生在缺血症状出现前4 周至数小时,为非搏动性剧烈头痛;颈动脉夹层引起脑卒中的机制与狭窄或阻塞引起血流动力学损害有关,也可由于病变部位栓子脱落造成血管远端栓塞所致;偶见同侧脑神经麻痹,最常见的为舌下神经麻痹。CAD 最常见的 DSA 表现是"线样"征——动脉管腔长段狭窄;夹层特征性改变:内膜瓣及双腔征,某些夹层患者因血管闭塞,管腔突然变细,形成"鼠尾状"改变,某些患者表现为动脉瘤样扩张。

(三)肌纤维发育不良

肌纤维发育不良(FMD)是一种特发性全身血管病,以动脉非动脉硬化性、非炎症性平滑肌及弹性组织异常为特征。病理以平滑肌增生或变薄、弹性纤维破坏、纤维组织增生及动脉壁紊乱为特征。组织学异常可能引起动脉壁 3 种病理改变:①多发性狭窄;②交替性血管壁扩张(串珠样表现)是最常见的类型;③当 FMD 以非环绕的方式累及动脉壁时可形成动脉瘤。肌纤维发育不良病因不明,可能与遗传、激素等因素有关。FMD 患者临床症状与受累动脉狭窄程度有关,也与 FMD 病变部位有关,可无任何临床症状。累及颈动脉或椎动脉的 FMD,可表现为 TIA、黑蒙、偏瘫、脑神经麻痹、Horner 综合征,病变血管呈囊状扩张,血流在局部流动缓慢或形成涡流,血小板、红细胞等有形成分积聚形成栓子,栓子脱落造成脑栓塞;受累血管严重狭窄或闭塞可以引起狭窄远端脑组织血流灌注不足,引起低灌注性脑梗死。病变也可累及颅内血管引起动脉瘤,动脉瘤破裂致蛛网膜下腔出血。

FMD 与动脉粥样硬化引起的血管病并不难鉴别。动脉粥样硬化主要见于老年人,病变主要累及大动脉的近段或动脉分叉部位,患者多具有脑血管的危险因素,如糖尿病、高血压、高脂血症等;而 FMD 患者多见于青年患者,以女性多见,病变部位多累及动脉的中段及远段,且多无脑血管病的危险因素。

(四)Takayasu 大动脉炎

Takayasu 大动脉炎又称无脉症,是影响主动脉及其主要分支的一种慢性多发性非特异性大血管动脉炎,年轻人多发,特别是女性。病因目前尚未完全明了,多数学者认为是一种大动脉的自体免疫性疾病。病变好发部位主要位于主动脉、腹主动脉,其次是颈总动脉及其分支,常累及多支动脉。病理为动脉全层的炎性反应,动脉壁广泛不规则纤维化,使动脉管腔不规则狭窄,内膜纤维性增厚,表面粗糙,易导致继发性血栓形成。临床早期常有低热、乏力、肌肉、关节疼痛、红细胞沉降率增快等非特异性全身症状,约有半数患者出现神经系统症状,如头痛、视物模糊、痫性发作、短暂性脑缺血发作、脑梗死及脑出血等。治疗给予皮质类固醇、细胞毒性药物、外科手术或这些方法的组合。有报道应用皮质类固醇治疗后颈动脉狭窄可消退。

(五)放疗后所致颈动脉狭窄

颈动脉狭窄是鼻咽癌及其他头颈部肿瘤放疗后并发症之一。放疗后颈动脉狭窄以颈内动脉及颈总动脉最常见,其次为颈外动脉及椎动脉。放疗后颈动脉狭窄的发病率各家报道略有差别,Dubec 等报道了 45 例头颈部患有恶性肿瘤的患者,放疗后颈动脉狭窄的发生率为 60%,其中38% 的患者狭窄程度超过 50%;Wynnie WL 等对 71 例鼻咽癌行放射治疗的患者进行颈动脉彩色双功能超声检查,发现 77.5% 的患者伴发颈动脉狭窄,其中 29.6% 狭窄超过 50%,引起明显的血流动力学改变。放疗所致的颈动脉狭窄与放射疗法的剂量有关,另外还与放疗持续的时间有关。放疗后引起血管损伤的机制有 3 种:①血管的滋养血管损伤或闭塞,引起血管弹性组织及肌层损害,代之以纤维化增生;②血管外膜的纤维化致管腔狭窄;③放射疗法加重动脉粥样硬化的进程。放疗所致的颈动脉狭窄目前无特效治疗,轻度狭窄给予抗血小板及改善循环治疗。

二、颈内动脉狭窄或闭塞的 TCD 诊断

颈内动脉(ICA)是动脉粥样硬化的好发部位,该动脉的狭窄与脑血管病的发生密切相关。颈内动脉颅外段(EICA)是动脉粥样硬化性狭窄最常见的部位,其次是颈内动脉的虹吸弯及颈内动脉的终末端,颈内动脉颅外段动脉粥样硬化性狭窄主要发生在颈内动脉的起始端。颈内动脉的终末端是颅内动脉狭窄,诊断标准参照颅内动脉狭窄的诊断标准,颈内动脉虹吸弯可以经过眼窗探测到,根据血流速度、频谱形态及声频的改变判断有无血管狭窄及狭窄的程度。本部分主要探讨颈内动脉起始端狭窄。

颈内动脉起始端狭窄可由不同病因引起,由于 TCD 不能检测到血管的二维解剖结构,因此只能根据血流动力学的改变判断有无血管狭窄及狭窄的程度。EICA 狭窄后 TCD 主要表现为狭窄局部血流速度增快,狭窄远端低流速、低搏动性血流频谱改变及侧支循环开放,但不同狭窄程度 TCD 的表现不尽相同。

(一)EICA 轻度狭窄

EICA 轻度狭窄(狭窄程度<50%)一般不引起血流动力学改变,多数情况下不能被 TCD 诊断。用 4 MHz 连续脉冲多普勒探头连续探测颈动脉,包括颈总动脉(CCA)、颈外动脉(ECA)及EICA。由于 EICA 轻度狭窄未引起明显的血流动力学改变,CCA、ECA 及 EICA 血流速度、频谱形态及 PI 指数均无明显改变。有时可检测到 EICA 血流速度轻度增加,但收缩期峰值流速(PSV)<125 cm/s,双侧颈动脉血流速度相差<30 cm/s,频谱形态及 PI 指数正常,颅内大脑中

动脉血流速度及频谱形态正常,无侧支循环开放。

(二)EICA 中度狭窄

1.颅外颈动脉的改变

EICA 中度狭窄(狭窄程度 50%~69%),狭窄局部即颈内动脉的起始端,血流速度增快,PSV 125~230 cm/s,双侧 EICA 血流速度不对称,血流速度相差>30 cm/s,频谱紊乱,频窗消失,或在收缩早期有时可见到涡流,声频粗糙。CCA 与 ECA 的血流速度及 PI 指数改变不明显。图 9-9 和图 9-10 分别为右侧颈内动脉起始端中度狭窄 TCD 及 DSA 表现。

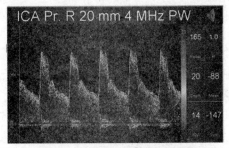

图 9-9　右侧颈内动脉起始端流速增快,伴涡流

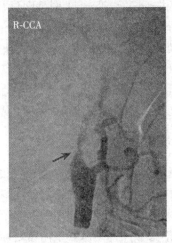

图 9-10　DSA 示右侧颈内动脉起始端中度狭窄

2.狭窄侧 MCA 脑血流改变

患者颅内 MCA 血流速度及 PI 指数下降不明显,少数患者有频谱形态改变,双侧不对称,狭窄侧峰时后延或 S1 及 S2 波融合,多数患者双侧血流速度及频谱形态对称,无侧支循环开放。

(三)EICA 重度狭窄或闭塞

1.颅外颈动脉的改变

EICA 重度狭窄或闭塞(狭窄程度 70%~99%),颈内动脉的起始端血流速度增快更加明显,PSV>230 cm/s,严重者可达 350 cm/s,双侧血流明显不对称,血流频谱紊乱,频窗消失,伴有涡流,声频嘈杂;血管严重狭窄接近闭塞时,血流紊乱严重,只见到紊乱的血流信号,正常频谱形态消失,无法区分收缩期及舒张期血流,无法检测血流速度,闭塞时测不到血流信号。部分 ECA 由于参与侧支循环供血,血流速度增快,变为低搏动性血流频谱,此时颈外动脉血流频谱形态类似于颈内动脉血流频谱,因此颈内动脉的起始端闭塞的患者由于测不到 EICA 血流,此时可能将增快、低搏动性血流的 ECA 误诊为 EICA 血流。双侧 CCA 血流速度不对称,患侧血流速度减慢,PI 指数增高,呈现高阻力血流频谱。图 9-11 和图 9-12 分别为左侧 EICA 严重狭窄部位 TCD 及 DSA 表现。

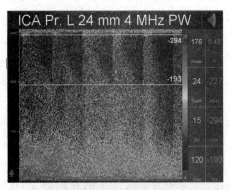

图 9-11　左侧 EICA 严重狭窄,局部血流速度明显增快,伴血流频谱紊乱

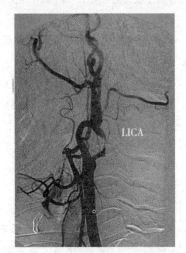

图 9-12　DSA 示左侧 EICA 重度狭窄

2.狭窄侧 MCA 脑血流的改变

引起血流动力学改变的严重狭窄或闭塞造成狭窄远端动脉内压力降低、血流速度减慢、远端阻力小的动脉代偿性扩张,使动脉搏动指数降低,故双侧 MCA 血流速度明显不对称,患侧 MCA 呈低流速、低搏动性血流改变。

临床检测过程中,两侧血管血流参数要进行比较,EICA 狭窄后 MCA 血流速度与搏动指数双侧不对称,比某一参数绝对值升高或减低程度的临床意义更大。MCA 血流速度和频谱形态不仅与 ICA 狭窄程度有关,还与侧支循环是否建立有很大关系。狭窄越严重并不意味着同侧 MCA 血流速度下降就越明显,狭窄虽严重但侧支循环建立好,则严重狭窄或闭塞侧远端血流下降可以不明显。因此,严重狭窄或闭塞侧 MCA 血流速度即使在正常范围,但较对侧低且频谱圆钝,就可能存在 ICA 狭窄或闭塞,此时频谱形态的不对称性在诊断过程中起重要作用。

在导致双侧 MCA 不对称的原因中,EICA 狭窄或闭塞是一个重要原因。此外,如果双侧 EICA 都存在严重狭窄或闭塞,双侧 MCA 血流速度和搏动指数都降低,此时双侧不对称性可以不明显,但频谱形态与正常不同,因此检测过程中不仅要双侧比较,也需将检测动脉的参数与同名动脉正常参数比较,并对颅脑血管进行全面检测,方能做到不漏诊、不误诊。

3.EICA 严重狭窄或闭塞后侧支循环开放

(1)前交通动脉(AcoA)开放:AcoA 连接双侧 ACA,将 ACA 分为交通前段(ACA-A1)及交通后段(ACA-A2),TCD 检测到的 ACA 血流信号为 ACA-A1 段血流信号。AcoA 是将左右两侧半球动脉联系在一起的重要循环途径,当一侧 ACA 供血区血流减少时,健侧 ACA 可通过 AcoA 向患侧 ACA 区供血,起到代偿作用,如 EICA 严重狭窄或闭塞。正常情况下 Willis 环左右两侧压力平衡,AcoA 无血流通过,因此 TCD 检测不到前交通动脉血流,只能通过压颈试验判断 AcoA 是否存在。

正常情况下,经颞窗 TCD 检测到血流方向朝向探头的 MCA 和血流方向背离探头的 ACA。EICA 严重狭窄或闭塞后,狭窄远端,即颈内动脉终末端、MCA 及 ACA 动脉灌注压降低,由于压力不平衡,健侧 ACA 通过 AcoA 及 ACA-A1 向狭窄侧 MCA 供血,使狭窄侧 ACA-A1 血流方向发生逆转,由原来背离探头的血流,逆转为朝向探头的正向血流,此时,狭窄侧 MCA 及 ACA 的血流方向均为正向血流,TCD 在检测过程中从 MCA 到 ICA,探测深度从 60～70 mm,均探测不到负相 ACA 信号,因此时 ACA 的血流可以重叠在 MCA 及 ICA 终末端血流信号内。如果 TCD 经颞窗探测深度从 60～70 mm 均探测不到背离探头的 ACA 血流信号,说明可能存在狭窄侧 ACA-A1 血流方向逆转,或 ACA-A1 无血流信号,即 ACA-A1 发育缺如。

1)AcoA 开放的 TCD 特点:①狭窄侧 ACA 血流方向逆转,血流方向同 MCA(图 9-13);②对侧 ACA 血流速度代偿性增快,频谱相对正常(图 9-14);③压迫健侧 CCA 后,狭窄侧 MCA 血流速度下降。压迫狭窄侧 CCA,狭窄侧 MCA 下降不明显(为预防压颈试验时斑块脱落,建议不压迫狭窄侧,除非特别需要)。图 9-15 DSA 证实为左侧 EICA 严重狭窄后 AcoA 开放。

EICA 严重狭窄或闭塞后 AcoA 开放,健侧颈内动脉系统经 AcoA 向狭窄侧颈内动脉分布区供血,但 AcoA 的开放依靠 AcoA 及 ACA-A1 存在并发育完整,但 10%～15% 的患者存在 AcoA 或 ACA-A1 缺如或发育不良,在 EICA 严重狭窄或闭塞后不能发挥代偿作用,也就是无 AcoA 侧支循环开放,TCD 可以诊断 AcoA 或 ACA-A1 缺如或发育不良。

2)AcoA 缺如或发育不良的 TCD 特点:①狭窄侧 ACA 为背离探头的负相血流,但频谱低平圆钝,为低流速低搏动性血流;②健侧 ACA 未见明显增快,频谱形态正常;③压迫健侧 CCA 后狭窄侧 MCA 血流速度未见明显改变,压迫狭窄侧 CCA 后狭窄侧 MCA 血流速度可下降。

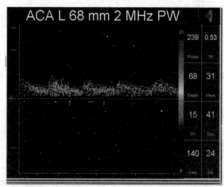

图 9-13 左侧 EICA 严重狭窄后狭窄侧 ACA 血流方向逆转

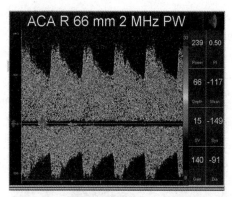

图 9-14　左侧 EICA 严重狭窄后健侧 ACA 血流速度代偿性增快

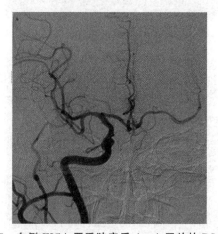

图 9-15　左侧 EICA 严重狭窄后 AcoA 开放的 DSA 表现

3)ACA-A1 缺如的 TCD 特点：ACA-A1 段先天缺如或发育不良,对侧 ACA-A1 供应双侧 ACA。①狭窄侧 ACA 测不到血流信号；②健侧 ACA 血流速度明显增快,频谱形态正常；③压迫健侧 CCA 后狭窄侧 MCA 血流速度未见明显改变,压迫狭窄侧 CCA 后狭窄侧 MCA 血流速度有下降。

临床检测过程中可以根据 ACA 血流速度、血流方向及频谱形态,结合压颈试验来判断有无 AcoA 开放,及 AcoA 与 ACA-A1 发育情况。

(2)后交通动脉(PcoA)开放：PcoA 起自颈内动脉的终末端,是联系颈内动脉系统与椎-基底动脉系统的重要动脉,正常情况下由于前后压力平衡,颈内动脉系统与椎-基底动脉系统各自向支配区域供血,无 PcoA 开放,TCD 不能检测到 PcoA 血流,只能通过压颈试验判断 PcoA 是否存在。PcoA 将 PCA 分为交通前段(PCA-P1)和交通后段(PCA-P2),TCD 通过颞窗可以探测到朝向探头方向的 PCA-P1 血流信号,也可以探测到背离探头的 PCA-P2 血流信号。少数患者 PCA 起自颈内动脉,检测时压迫同侧 CCA,PCA 血流速度下降,此种 PCA 称为胚胎型 PCA,随着血管检查影像学的发展,发现胚胎型 PCA 并非少见。

EICA 严重狭窄或闭塞后,狭窄侧 ICA 远端动脉内压力降低,Willis 环前后压力平衡被打破,PcoA 开放,血流从后循环经 PCA-P1 段和 PcoA 向同侧 ICA 终末端供血,即椎-基底动脉系统通过 PcoA 向颈内动脉系统供血,发挥代偿作用。

1)PcoA 开放的 TCD 特点：①双侧 PCA 血流速度不对称,狭窄侧 PCA 血流速度增快,PI 指数下降(图 9-16、图 9-17);②BA 及双侧 VA 血流速度增快,频谱相对正常;③压迫患侧 CCA,同侧 PCA 血流速度可进一步增快。

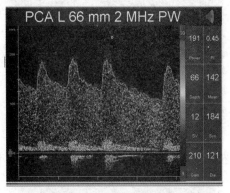

图 9-16　狭窄侧 PCA 血流速度增快,PI 指数下降

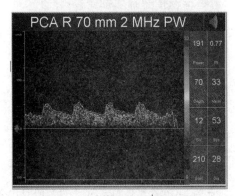

图 9-17　健侧 PCA 血流频谱图

PcoA 开放有赖于 PcoA 的存在及 PCA-P1 段正常。如果 PcoA 和(或)PCA 发育不良或缺如,或 PCA 起自颈内动脉,ICA 严重狭窄或闭塞后,则无后 PcoA 开放。PcoA 开放时双侧 VA 和 BA 血流速度增快,代偿性增快的椎-基底动脉,除血流频谱相对正常外,常常表现为整条血管血流速度均匀一致增快,有别于血管狭窄的局限性血流速度增快。

在重度颈动脉狭窄患者,PCA 扩张代偿,血流速度增快,经颞窗容易探及,此时容易将 PCA 血流频谱误诊为 MCA 血流频谱。另外,有学者对部分 TCD 检查发现双侧 PCA 血流速度不对称,狭窄侧 PCA 血流速度增快,伴 BA 及双侧 VA 血流速度增快的患者,TCD 诊断为 PcoA 开放,行 DSA 检查发现,后循环血流速度增快并非由 PcoA 向颈内动脉系统供血所致,而是通过 PCA 皮质支与狭窄侧 MCA 及 ACA 皮质支形成侧支循环,向 MCA 及 ACA 供血区供血。因此,TCD 对于 PcoA 开放的诊断不如 DSA 对于 AcoA 开放诊断的可靠性高,因此准确诊断侧支循环开放需行 DSA 检查。有人建议用同侧 PCA 血流速度增快的程度判断 PcoA 开放,认为如果 ICA 狭窄,同侧 PCA 血流速度是对侧 PCA 血流速度 2 倍以上可诊断为 PcoA 开放,但 TCD 诊断 PcoA 开放的可靠性与准确性需与 DSA 对照研究方能确定。

2)PcoA 发育不良或先天发育缺如的 TCD 特点:①双侧 PCA 血流速度基本对称,PCA 血流速度正常;②压迫狭窄侧 CCA,狭窄侧 PCA 血流速度无明显改变。

(3)颈内外侧支开放的 TCD 特点:眼动脉(OA)是由颈动脉虹吸弯发出,与视神经一起向眼眶方向走行,参与眼球供血。OA 与颈外动脉的分支颞浅动脉、上颌动脉、面动脉的鼻外侧动脉等分支间有广泛的吻合,当颈内动脉颅外段发生严重狭窄或闭塞时,颈外动脉通过上述侧支通路经 OA 向颈内动脉及其远端供血。OA 属于外周动脉,为高阻力血流频谱。正常情况下 OA 血流朝向探头,呈颅外血流频谱形态,搏动指数>1.0。当 ICA 在 OA 发出前严重狭窄或闭塞,ECA 血流经 OA 反向流入 ICA 的虹吸弯,向同侧颅内供血,此时 TCD 经眼窗可检测到 OA 血流方向改变,由正向逆转为负向血流信号,有时可为双向血流信号,频谱形态均由高阻力频谱转变为低血流低阻力频谱,PI 指数<1.0(图 9-18)。当 ICA 在 OA 发出后严重狭窄或闭塞,OA 的血流方向及频谱形态可无明显改变。因此,可以通过 OA 血流方向及频谱形态判断是否存在 ECA 向 ICA 侧支供血,间接判断有无 EICA 严重狭窄或闭塞。

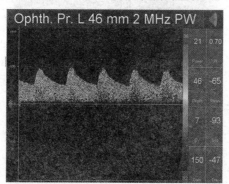

图 9-18 颈内外侧支开放,OA 血流方向逆转,PI 指数下降

(四)双侧 ICA 颅外段重度狭窄或闭塞的 TCD 特点

以上讨论的是一侧 ICA 颅外段不同程度狭窄或闭塞的 TCD 特征。ICA 狭窄的常见原因为动脉粥样硬化,而动脉粥样硬化为全身性疾病,可累及全身的大动脉,因此 ICA 的狭窄不仅可累及一侧,也可双侧同时受累,而且狭窄的程度可以从轻度狭窄到完全闭塞各种组合:①一侧轻度狭窄,另一侧重度狭窄;②双侧重度狭窄;③一侧闭塞,一侧重度狭窄;④双侧闭塞。一侧轻度狭窄,另一侧重度狭窄的 TCD 特征同以上讲述的一侧重度狭窄的表现相同,后三种情况的 TCD 表现类似,其特点概括为如下内容。

1.EICA 脑血流改变

如为双侧 EICA 重度狭窄,TCD 可在狭窄的局部检测到双侧高流速血流信号,伴涡流,声频粗糙;如为一侧闭塞,一侧重度狭窄,闭塞侧检测不到血流信号,狭窄侧可以局部检测到高流速血流信号,伴涡流;如为双侧闭塞,双侧均检测不到 EICA 血流信号。颈外动脉的血流速度可明显增快,频谱形态常为低阻力改变。

2.颅内 MCA 血流改变

双侧 MCA、ICA 终末段呈低流速、低搏动性改变,血流速度有时可在正常值范围内,但频谱形态呈明显的低搏动性改变,双侧血流速度、频谱形态可以对称,也可不对称。

3.侧支循环的建立

(1)AcoA 开放:AcoA 开放取决于解剖结构的完整,及 AcoA 两端动脉压力是否平衡。双侧重度狭窄如果狭窄程度不同,或一侧闭塞,一侧重度狭窄,造成远端 AcoA 两端动脉压力不平衡,且 AcoA 及 ACA-A1 发育完整,可以有 AcoA 开放,通过开放的 AcoA,血流可以从重度狭窄的一侧向闭塞侧供血或狭窄程度相对轻的一侧向狭窄程度更重的一侧供血;但如果双侧重度狭窄的程度差不多,或双侧 ICA 闭塞,由于 AcoA 两端动脉压力没有失衡,则无 AcoA 开放。

(2)PcoA 开放:双侧 ICA 颅外段重度狭窄或闭塞后,由于前循环呈低灌注状态,PcoA 连接的颈内动脉系统与椎-基底动脉系统之间的压力平衡被打破,如果 PcoA 及 PCA-P1 发育良好,则 PcoA 开放,且可为双侧开放(图 9-19),TCD 表现为双侧 PCA、VA 及基底动脉血流速度明显增快,血管扩张代偿,PI 指数降低,呈低搏动性频谱改变。如果一侧或双侧 PcoA 及 PCA-P1 发育不良,则可以影响 PcoA 开放。

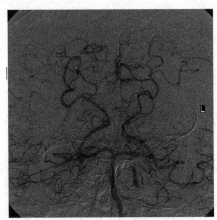

图 9-19　颅脑 DSA
双侧颈内动脉闭塞患者,双侧后交通动脉开放向 MCA 供血

(3)颈内外侧支循环开放:由于双侧 ICA 颅外段重度狭窄或闭塞,ICA 向颅内供血减少,颈外动脉通过 OA 向颅内颈内动脉系统供血,可表现为双侧颈内外侧支循环开放。TCD 表现为双侧 OA 动脉血流方向逆转,经眼窗探测由朝向探头逆转为背离探头的血流信号,或双向血流信号,血流频谱形态由高阻力转变为低阻力血流频谱;双侧 ECA 血流速度增快,PI 指数下降。

(五)ICA 严重狭窄或闭塞后侧支循环开放的意义

ICA 严重狭窄或闭塞后侧支循环开放,代偿了狭窄后的灌注不足,因此有的患者尽管已经发生了严重的血管狭窄,但临床症状轻微,甚至无任何临床症状。但狭窄后侧支循环开放的类型,与 Willis 环是否完整有很大的关系。有学者曾对 ICA 严重狭窄或闭塞后侧支循环开放进行研究,发现颅外 ICA 严重狭窄后,90% 的患者颅内存在一条或多条开放的侧支循环,其中 AcoA 开放占 72%,PcoA 占 57%,OA 占 50%。国内有学者等用 TCD 评价颈内动脉严重狭窄患者颅内侧支循环开放情况,发现 62.5% 通过 AcoA 供血,25% 通过 PcoA 供血,认为 AcoA 是代偿颈动脉严重狭窄后颅内供血不足重要的侧支循环形式。

DSA 是目前诊断脑血管病的金标准,与 DSA 相比 TCD 对侧支循环检测具有较好的特异性和敏感性。Müller 等报道,与 DSA 相比,TCD 评价 AcoA 开放的敏感性为 84%~94%,特异性为 92%,评价 PcoA 开放的敏感性为 86%,特异性为 92%。但由于 DSA 检查价格昂贵,且具有一定的创伤性,故限制了其在临床的广泛应用。TCD 作为无创伤性检测手段,可评价重度颈动脉狭窄患者颅内脑血流改变,并具有较高的敏感性和特异性。

(六)TCD 诊断颈动脉狭窄或闭塞的局限性

TCD 对 EICA 严重狭窄或闭塞可能出现误诊和漏诊。亚闭塞被 TCD 误诊为完全闭塞,亚闭塞时血流非常细小，TCD 很难检测到该细小血流信号，TCD 误诊为完全闭塞；有时颅外 ICA 闭塞，由于 ECA 代偿流速增快，频谱形态类似于狭窄的 ICA，故将 ICA 闭塞误诊为狭窄。局限性狭窄，检查过程中如果不上下移动探头，有可能被漏掉。动脉迂曲延长是老年人动脉粥样硬化的标志之一，EICA 迂曲延长常见，由于 EICA 迂曲处血流速度可增快，有的甚至在迂曲血管的远端出现低搏动性改变，而误诊为 ICA 颅外段狭窄。若考虑介入治疗时，DSA 或 CTA 等能够显示 EICA 血管二维解剖结构的检查是非常有必要的。

三、颈动脉狭窄的治疗

ICA 狭窄是脑血管病的重要危险因素。颈动脉狭窄是一种较常见的疾病，其中尤以动脉硬化性狭窄最为常见。颈动脉狭窄与缺血性脑血管病有明确的关系。颈动脉狭窄引起的卒中占缺血性卒中的 15%，症状性颈动脉狭窄超过 70% 的患者年卒中率高达 13%，无症状者可达 2%，缺血性脑血管病的发生与狭窄处粥样斑块的稳定性及狭窄的程度有关。不同程度的颈动脉狭窄引起的缺血性卒中类型和部位也不相同。因此，积极治疗颈动脉狭窄对预防缺血性卒中和降低卒中致残率、致死率有重要意义。

针对颈动脉狭窄治疗的主要目的在于改善脑供血，纠正或缓解脑缺血症状；防止脑卒中的发生。治疗方法有药物治疗、手术治疗和介入治疗。

(一)药物治疗

主要是对于早期的颈动脉狭窄暂不需要手术或介入治疗的患者以及有严重并发症不能耐受手术或介入的重症患者。保守治疗一般包括针对引起狭窄的病因治疗和针对狭窄引起症状的对症治疗。颈动脉狭窄的病因多由动脉粥样硬化所致，抑制动脉粥样硬化发生、发展的治疗也是对颈动脉狭窄的治疗。

抗血小板药物是颈动脉狭窄患者预防缺血性卒中的重要药物，对该类患者是有益的。常用的药物是阿司匹林，推荐剂量为 50~325 mg/d，主要的不良反应为胃肠道反应与出血。对阿司匹林不能耐受的患者，可推荐氯吡格雷治疗，常用剂量为 75 mg/d，常见的不良反应为腹泻与皮疹。近几年来研究表明，环氧化酶抑制剂阿司匹林与环核苷酸磷酸二酯酶抑制剂双嘧达莫联合的药理作用优于两药中任何单一药物，大规模欧洲卒中预防研究(ESPS-2)证实，联合治疗组可使卒中的危险性下降 37%，优于阿司匹林组(18%)及缓释双嘧达莫组(16%)，且联合治疗的耐受性较好。

他汀类药物和钙通道阻滞剂已用于动脉粥样硬化的治疗。国外针对他汀类药物治疗颈动脉狭窄的分组对照试验表明，治疗组颈动脉狭窄程度相对于对照组平均减轻 11.1%，且治疗时间越长，狭窄好转越明显。他汀类药物除具有降低血脂的作用外，还有其他生物学作用：①改善血管内皮功能；②抑制粥样斑块炎症反应；③增加粥样斑块稳定性；④抑制血栓形成。少数患者甚至可以使临床症状基本消失，从而免于手术治疗。

治疗脑血管病危险因素以延缓动脉粥样硬化的进展过程是必要的。高血压的治疗应以收缩压<18.7 kPa(140 mmHg)，舒张压<12.0 kPa(90 mmHg)为目标，合并糖尿病患者建议血压控制在 17.3/11.3(130/85 mmHg)，对合并大动脉性 TIA 的患者，在严重的血管狭窄未解决之前，抗高血压治疗应以不诱发 TIA 发作为标准。糖尿病患者应通过控制饮食、口服降糖药及胰岛素治疗来控制血糖水平，使血糖水平低于 7 mmol/L(126 mg/dL)。对于高血脂的患者限制食物中的胆固醇量，适量增加饮食中的混合碳水化合物，控制体质量，加强锻炼。如 LDL>3.4 mmol/L

(130 mg/dL),建议降脂治疗,治疗的目标为 LDL<2.6 mmol/L(100 mg/dL)。对于高同型半胱氨酸血症患者,使用维生素 B_6、维生素 B_{12} 和叶酸治疗。

(二)手术治疗

颈动脉内膜剥脱术(CEA)是症状性颈动脉狭窄治疗的金标准。2 年内至少发生 TIA 或缺血性卒中 1 次以上,颈动脉狭窄 70%～90%,具备良好的外科手术条件,无论对抗血小板药物反应如何,是 CEA 手术治疗的适应证。近期脑缺血发作且狭窄度为 50%～70% 的患者,且狭窄的血管是引起脑缺血发作的责任血管,可先给予药物治疗,效果不佳再行手术治疗。颈动脉狭窄<50% 的患者从 CEA 中获益较小,建议药物治疗。

(三)介入治疗

介入治疗是近几年发展起来的治疗症状性重度颈动脉狭窄的微创手段,由于其微创性,在全国范围迅速被应用到临床中治疗重度颈动脉狭窄。其适应证为症状性颈动脉狭窄>70% 的外科高危患者。外科高危患者包括:合并对侧颈动脉闭塞、锁骨下动脉或椎动脉严重狭窄、孤立颈内动脉、合并颅内串联病变高位颈动脉狭窄;严重全身性病变;CEA 后再狭窄或放化疗引起的颈动脉狭窄。

(袁　泉)

第三节　锁骨下动脉盗血综合征

锁骨下动脉盗血综合征(SSS)是指锁骨下动脉(SubA)近端和(或)无名动脉(INA)狭窄或闭塞导致远端血流灌注压力下降,当狭窄远端压力低于椎动脉(VA)血流压力,导致 VA 血流反流至 SubA,从而引起脑及上肢缺血的一组临床综合征。临床以椎-基底动脉供血不足(VBI)和上肢供血不足而产生的一系列症状和体征为主。

随着近年各种检查手段的应用和发展,SSS 在临床上已被大家广泛认识,TCD 对于锁骨下动脉狭窄后颅内外大动脉血流动力学的变化极为敏感,可以根据狭窄后的血流速度变化,初步判断血管的狭窄程度,还可判断盗血途径及侧支循环代偿情况。因此,目前 TCD 已成为诊断 SSS 最重要的一种筛选手段,其对于 SubA 盗血的诊断价值已经得到充分肯定。

一、SSS 的 TCD 表现和诊断标准

TCD 对 SSS 的诊断既包括利用 4 MHz 探头在锁骨上窝检测到的 SubA 局部狭窄或闭塞的表现,又包括利用 2 MHz 探头在枕窗检测到的 VA 及 BA 的血流动力学变化。

(一)TCD 诊断 SubA 狭窄或闭塞的诊断标准

(1)SubA 狭窄:4 MHz 探头在锁骨上窝检测到 SubA 血流收缩峰值流速(Vs)>120 cm/s,并伴有低频信号增强,频窗填充、涡流甚至湍流,可同时闻及粗糙血管杂音等声频信号的变化,或血流频谱基底部增宽,舒张早期反流消失(图 9-20)。

(2)SubA 闭塞:血流频谱呈极低流速的波浪样、盲端样改变或血流信号探测不清。

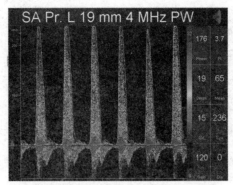

图 9-20　左侧 SubA 狭窄(Vs＝236 cm/s)
血流频谱伴明显涡流

(3)患侧 VA 颅内段的血流频谱在收缩期出现明显的压低并伴切迹,或者收缩期部分或全部的血流方向逆转甚至出现全心动周期的返转血流。

(4)健侧 VA 流速往往代偿性升高,频谱形态基本正常,但与患侧相比呈高阻波形。

(二)TCD 对 SubA 盗血程度的分期诊断

TCD 不仅可以诊断 SubA 有无血管狭窄或闭塞,还可以通过椎动脉血流速度及频谱形态的改变判断有无血流从颅内到颅外的锁骨下动脉,即锁骨下动脉盗血,并根据血流逆转的程度对盗血的程度进行分期,TCD 检测 SubA 盗血按程度分为 3 期。

1.Ⅰ期盗血

表现为患侧 VA 于收缩早期频谱出现短暂的明显的血流频谱切迹,而收缩中晚期及舒张期血流方向正常(图 9-21)。

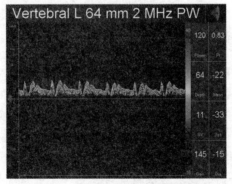

图 9-21　Ⅰ期盗血的血流频谱(一)
VA 收缩期有深达基线的切迹

2.Ⅱ期盗血

患侧 VA 血流频谱于收缩早期或整个收缩期出现返转血流,而舒张期血流方向则保持正常,整个 VA 血流频谱呈典型的双向波形(图 9-22)。

3.Ⅲ期盗血

患侧 VA 在整个心动周期血流频谱方向均返转,即血流方向完全逆转,且呈高阻力波形(图 9-23)。

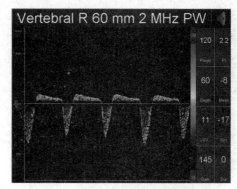

图 9-22　Ⅱ期盗血的血流频谱

VA 收缩期逆转,舒张期血流仍正常,呈典型的双向波形

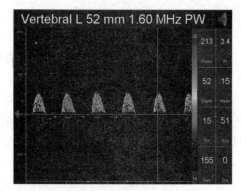

图 9-23　Ⅲ期盗血的血流频谱

VA 收缩期血流完全逆转

二、TCD 对于 SSS 诊断的价值

TCD 对于 SSS 导致的血流动力学变化极为敏感。当早期盗血发生后,在 DSA 检查中可以未有明显的改变,而 TCD 可以通过血流频谱早期出现的变化如收缩期切迹或部分血流返转,结合束臂试验,早期发现盗血并明确诊断。随着 SubA 盗血程度的加重,远端血管的灌注压力下降,从而引起血流动力学发生变化,这种变化越来越显著,TCD 也进一步表现为不同的特点:由于在心动周期收缩期时动脉内血流速度最快,此时患侧 VA 内压力下降也最明显,且较对侧 VA 压力差最大,因此 SSS 早期盗血的表现多仅表现为患侧 VA 在收缩期频谱出现压低,且有一较明显的短暂而深的切迹,同时频谱形态较健侧 VA 明显不对称,此种表现通常称为Ⅰ期盗血;随着 SubA 狭窄程度的加重,压力差逐渐增大,盗血程度也逐渐加重,患侧 VA 收缩期频谱的切迹越发明显,直至出现收缩期血流方向部分或完全逆转,此称为Ⅱ期盗血;最后随着 SubA 狭窄程度的进一步加重,双侧 VA 内压力差进一步增大,盗血程度亦相应地进一步加重直至出现患侧 VA 全心动周期的血流方向完全逆转,此称为Ⅲ期盗血或完全性盗血。通常把Ⅰ、Ⅱ期盗血也称为不完全性盗血。TCD 对于 SSS 早期盗血诊断的价值已得到充分肯定。

三、SSS 不同盗血途径的 TCD 表现

TCD 不仅可以诊断 SSS 及评估 SubA 的狭窄程度,还可以对盗血发生后的侧支循环代偿情

况作出初步判断。SSS患者不同盗血途径其TCD表现有所不同。

(一)典型的左侧SubA盗血

左侧SubA在VA发出之前发生狭窄或闭塞,其盗血途径为右侧VA血流经双侧VA及BA汇合处分流,一部分血流入颅,供应颅内血供,另一部分血流还逆流入左侧VA,经左侧SubA供给左侧上肢的血液供应。这是最常出现的一条盗血途径,也是TCD最易检测出来的盗血途径。对于患侧SubA及双侧VA的血流改变,TCD上可表现为患侧SubA血流速度显著增快,频窗填充,可伴有涡流及杂音,也可表现为血流频谱基底部增宽,舒张早期反流消失或呈极低速波浪样盲端样频谱改变,患侧VA血流速度减低,伴有收缩期频谱切迹,血流方向部分或完全逆转;健侧VA流速往往代偿性升高,频谱形态与患侧相比呈高阻波形。当健侧VA代偿良好时,通常BA血流速度及频谱形态变化并不明显,其速度可正常或略减低,而血流方向基本保持不变,有时也可探测到BA频谱出现切迹或部分逆转的血流信号,但此逆转信号仅限于基底动脉的近端,随着深度的增加,逆转的血流信号消失。

(二)右侧SubA盗血

无名动脉(INA)在发出右侧椎动脉之前狭窄或闭塞,若不同时累及同侧颈总动脉(CCA)的供血,盗血途径则与典型的左侧SubA盗血途径相似,由左侧椎动脉经BA汇合处向右侧椎动脉及SubA供血;若病变同时累及右侧CCA的供血,除出现SubA盗血外,还会出现同侧颈内动脉灌注下降的表现,可出现颅内盗血的可能,其颅内侧支循环代偿情况则更加复杂。

(三)双侧SubA和(或)INA同时狭窄或闭塞

此种情况下由于双侧后循环及右侧前循环均受累,盗血途径往往需要由左侧前循环向双侧后循环代偿:左侧前循环血液经同侧ICA终末段流经同侧PcoA再经BA,继而流入双侧VA,最后到达SubA。此时,通常BA会有盗血的改变,出现类似于患侧VA的盗血频谱变化。由于上述盗血途径存在一侧颈内动脉系统向椎-基底动脉系统的代偿,因此左侧CCA可以出现明显的代偿性血流速度增快,成为颅内主要供血动脉。无论何种盗血途径,由于病变程度不同,侧支通路不同,患侧VA逆转的血流频谱形态也各不相同。

四、束臂试验及其应用

在进行TCD诊断时,当出现VA收缩期切迹不明显,诊断可能存在盗血,但又不能确定时,可以利用束臂试验来进一步明确诊断。在判断盗血现象和盗血通路方面,束臂试验也是一项非常重要的检查。其检查方法是先分别测量患侧和健侧血压,测量患肢(可疑病变侧)血压后,将袖带内压力增加到超过收缩期血压2.7~4.0 kPa(20~30 mmHg),关紧血压计阀门,维持在该水平,同时嘱患者反复握拳和松开。约2 min后迅速打开阀门或松开止血带,手持TCD探头维持在需要被监测的血管一定时间,放慢屏幕扫描速度,在松开止血带的同时观察血流速度和方向的变化,并存储。束臂试验的原理是将血压维持在超过收缩压水平并同时反复握拳时,肢体的血流被挤压到近心端,当突然松开止血带时,更多的血流进入肢体远端,SubA狭窄远端动脉内压力进一步减低,颅内血流可进一步逆转进入SubA,使盗血现象得到强化。

束臂试验血流频谱见图9-24至图9-27。

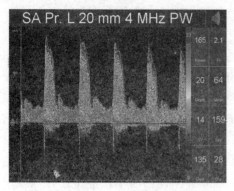

图 9-24　左侧 SubA 狭窄的血流频谱

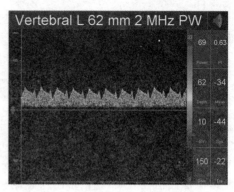

图 9-25　Ⅰ期盗血的血流频谱(二)

左侧椎动脉收缩期出现切迹

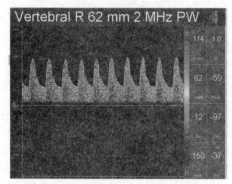

图 9-26　右侧椎动脉流速代偿性增快

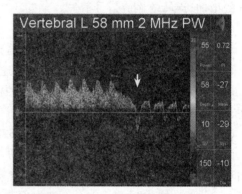

图 9-27　左侧束臂试验后收缩期

血流逆转加深(见箭头处),为Ⅱ期盗血的血流频谱

　　SSS 的临床表现中一个很重要的现象是活动肢体有时可诱发或加重椎-基底动脉缺血症状,造成这种现象的原因是活动患侧肢体时更多的血液被盗向肢体,使盗血现象加重。束臂试验是上述现象的一个敏感客观的检查。束臂试验可以帮助进一步确定盗血现象是否存在,并进一步明确盗血通路。束臂试验中松开止血带时 VA 切迹加深甚至出现部分反向血流则为阳性结果,支持存在患侧 VA 盗血;出现阴性结果时则需要综合分析判断其原因。束臂试验时应注意束臂时间不宜过长,松开止血带时速度要快,而且在松开止血带的同时进行检测的探头不能移动。

五、TCD 对于诊断 SSS 的临床意义和应用

　　TCD 是一项无创伤、费用低廉、可重复性好且操作相对简便的检测脑血流动力学的诊查技术,对于颅内外大动脉血流方向、血流速度的变化非常敏感,但当动脉狭窄程度小于 50％时可无明显血流动力学变化,所以当 SubA 狭窄程度较轻时患侧 VA 血流不一定出现返转或仅存在收缩期部分返转,此时当患者的患肢活动或负重时引起肢体血供的增加,进而导致从颅内盗血量的增加,导致出现较为明显的盗血症状和体征,或出现原有症状和体征的加重。因此往往需要通过束臂试验来进一步强化已发生的程度较轻的或可能将要发生的早期盗血,这一辅助手段能为诊断 SubA 盗血提供更加可靠的证据,大大提高 TCD 诊断 SSS 的准确率。束臂试验的原理是加大患侧肢体对于血液供应的需求量,并因此增加了对供向脑部血流的窃取量,从而强化或放大了盗

血的过程和程度,因此对于早期患侧 VA 血流频谱改变并不显著或可疑的病变,束臂试验可以增加诊断的准确性。并且由于在做束臂试验的同时 TCD 可以动态观察患侧 VA 及 BA 血流盗血程度的加重与恢复过程,同时必要时还可以监测 PCA 甚至前循环血流的变化,因此可以更加直观地反映血流动力学的动态变化过程,而这是 DSA 等检查所不能观察到的。所以,TCD 与其他影像学检查相比,对于早期即亚临床期 SubA 盗血的发现有其独特的优势。因此,TCD 不仅可用于 SubA 闭塞性疾病的筛选,同时也可以作为随诊中较为方便实用的诊查手段发挥重要的作用。TCD 不仅可以为临床对 SSS 的诊断提供可靠的依据,并提示盗血程度和侧支代偿情况,使临床诊断更加明确,还可以指导进一步的检查和治疗,并且使治疗更加合理且更具目的性,从而可以为减轻患者心理上及经济上的负担,在避免误诊、漏诊方面发挥重要的作用。

六、TCD 诊断 SSS 的局限性

同其他影像学检查都存在不同程度和方面的局限性一样,TCD 也有自己技术上的弱点,在检测手段上有一定的局限性,是一种类似于盲探的检查方法,不能直观了解血管的走行及管腔情况。比如说当左侧 VA 直接起源于主动脉弓,此时可以有左侧 SubA 狭窄但不出现患侧 VA 血流返转;或如果存在对侧 VA 起始段狭窄,此时可以有患侧 SubA 狭窄却不出现 VA 血流返转时,TCD 不如 DSA 和 CTA 等影像学检查那么直观,这样就有可能导致误诊和漏诊的发生。此外 TCD 虽然可以观察到 SSS 颅内外血流动力学变化情况,但对于血管的狭窄程度或已经闭塞的血管的检测敏感性的判断要差些,因此单纯依赖 TCD 进行精确定位定量及病因判断就会有一定的困难。此外,TCD 检测结果的准确与否,在很大程度上要依赖于操作者的操作经验和诊断水平,依赖于操作者对于血管解剖基础、疾病的临床了解程度和操作手法以及综合分析判断能力,当然不同仪器设备的敏感性及设置也十分重要。因此当运用 TCD 发现血流频谱的异常改变从而诊断有 SubA 盗血后,在结合患者临床表现的情况下有条件者可以建议患者行 CTA、DSA 等进一步的影像学检查以明确诊断,从而为接下来选择进一步的治疗措施奠定基础,并避免误诊与漏诊的出现。

七、TCD 与其他诊断 SSS 影像学方法的比较

能够诊断颅内外大动脉闭塞性疾病的检查方法还包括许多种其他影像学检查,同 TCD 比较,这些检查方法各有优劣,检查的侧重点也各不相同。主要的几种检查手段和各自的特点及优劣势如下。

(一)颈动脉彩色超声

颈动脉彩色超声检查可以更加直观地了解血管的管腔、内膜情况和血管狭窄程度,对于 SSS 患者,特别是对于完全盗血者,彩色多普勒可明确诊断,由于盗血的存在,在颅内患侧 VA 为红色血流,颅外 VA 色彩与伴随椎静脉色彩相同。部分盗血者在患侧 VA 内可见红蓝交替的双色血流或间断的单色血流,此为不完全盗血的特征性改变,但有时实时颈动脉彩色超声对于这种频谱改变观察较困难,需要使用回放功能方可较清晰显示,且仍需配合多普勒血流频谱分析。对于早期不完全盗血,如 I 期盗血,颈动脉彩超观察起来难度较大,此时也可以加用一些辅助试验,如束臂试验、肢体运动试验等,通过连续观察 VA 内的血流方向、血流速度的动态改变,为诊断 SSS 提供依据。近年来,随着超声探头种类的增多和诊断技术的发展,颈部彩色多普勒超声在 SSS 的诊断中得到了越来越多的重视。二维超声同 TCD 比较,可直接检测 SubA 管腔的狭

窄或闭塞情况,同时也可观察到 VA 血管内的血流频谱形态,并能够清楚地提示动脉内径大小、管壁及内膜情况以及管腔内有无异常回声;而当使用脉冲多普勒模式检测血流时又可观察血流速度及频谱形态的改变。故颈动脉彩超与 TCD 两者合理结合可以为临床医师提供有效的信息。

(二)CT 血管成像

CT 血管成像(CTA)是近年来诊断血管闭塞性疾病的一种常用检查手段,且发挥越来越重要的作用。CTA 有较好的三维立体成像作用,不仅能显示血管的形态,也可直观地显示动脉粥样硬化斑块,对血管病变的检出具有较高的敏感性和特异性,但操作中需要先做造影剂皮试、高压注射造影剂以及接受 X 线放射,对患者有一定的创伤且费用相对较高,故其不适合作为一线筛选性检查手段。

(三)磁共振血管成像

磁共振血管成像(MRA)是较早应用于颅内大动脉,特别是 Willis 环相关动脉狭窄或闭塞的诊断性检查方法。近年来 MRA 也越来越多地用于 SubA 闭塞性病变的诊断,它相对无创,可以较为直观地观察动脉管腔狭窄或闭塞程度,并且可以清晰地显示血管内径及走行。但对于血流动力学观察效果并不理想,有时有夸大狭窄病变之嫌,假阳性较高,故临床上对 SubA 盗血的诊断并不首选此检查方法。

(四)数字减影血管造影术

数字减影血管造影术(DSA)被誉为评价头颈部血管狭窄、闭塞和选择治疗方案的金标准,DSA 可以清楚地显示血管各级分支的位置、大小、形态和变异情况。DSA 检查时通常先行主动脉弓造影,然后选择双侧 CCA 或 VA 造影。DSA 可直接观察到血管狭窄或闭塞,并可以直观动态地了解侧支循环的开放和代偿情况。但 DSA 需住院进行检查,所需费用较高,且对人体有创,不适宜作为一线筛选性检测项目。DSA 对于 SubA 盗血程度的诊断,特别是对于早期不完全性盗血敏感性相对较低,仅表现为显影淡或不显影。同时 DSA 通常易于发现从健侧 VA 到患侧 VA 的盗血,对于其他盗血途径,如 PcoA、BA 盗血途径不如 TCD 敏感。因此,虽然与其他检查方法相比,DSA 的诊断敏感性和特异性都较高,但为进一步提高检出的阳性率,在行 DSA 检查时,仍应注意要进行多角度投照。由于 SSS 的最常见病因为动脉粥样硬化和动脉炎,患者除 SubA、INA 可以受累而发生狭窄或闭塞病变外,部分患者 ICA 也可同时受累。当 INA 及 SubA 同时受累而出现闭塞时,椎-基底动脉及双上肢的血液供应全部来源于 ICA(经 PcoA),此时可导致 ICA 供血显著减少,从而出现前循环缺血症状。上述情况尤其在亚洲人种合并颅内血管病变时多见,故作 DSA 检查时,全面检查颅内外各大血管并了解其盗血的影响是特别重要的。

总之,同其他影像学检查相比,TCD 不仅可以检测到狭窄的 SubA 的血流变化,同时还可以对双侧 VA 和 BA 血流进行连续的动态观察,更重要的是它还可以有效地反映颅内其他动脉受盗血的影响程度,并可以判断狭窄程度和 VA 盗血程度及侧支代偿情况,可以为患者进一步采取不同的干预治疗手段提供可靠的证据。因此 TCD 与各种影像学检查是互相补充的关系,在 SSS 诊查中应该充分发挥 TCD 的作用,为临床带来更大的帮助。

(袁 泉)

第四节　脑底异常血管网病

脑底异常血管网病又称烟雾病（MMD），是通过脑数字减影血管造影（DSA）发现双侧颈内动脉末端（TICA）及大脑前动脉（ACA）和大脑中动脉（MCA）起始部进行性狭窄或闭塞，伴颅底异常血管网形成为主要特征的一种慢性脑血管疾病。

一、病因及发病机制

烟雾病的病因和发病机制至今尚未明确，目前有先天性、后天性和混合性3种学说。

（一）先天性学说

认为狭窄闭塞血管和异常血管网形成均为先天发育所致，该病可能为多基因常染色体显性遗传，与3、6、8和17号染色体有关。

（二）后天性学说

通过对散发病例研究后认为该病是一种后天获得性疾病，可能继发于某些疾病，如钩端螺旋体病、结节性动脉炎、多发性神经纤维瘤病、颅咽管瘤、放疗和动脉硬化及免疫反应性动脉炎等而形成颅内动脉狭窄、闭塞并产生侧支循环。

（三）混合性学说

认为由于某些疾病继发的动脉狭窄或闭塞进而导致胎儿期残留的血管再通。

二、流行病学特点

烟雾病发病有3个特点：地域相关性、遗传相关性和年龄相关性。

（一）地域相关性

该病发病率以东亚最高，尤其是日本，其患病率达3/10万人，也是该国儿童脑血管病最为常见的病种之一；其次为韩国和中国。在欧美也有病例报道，但数量较少；其中欧洲发病仅为日本的1/10；而美国患病率更低，为0.086/10万人。

（二）遗传相关性

15%的患者有家族史；且女性发病率要高于男性，家族内发病男女比例高达1∶5，散发病例两性比例也达1∶1.6。

（三）年龄相关性

该病发病年龄有两个高峰：①5～10岁；②40岁左右，并与是否具有家族史有密切关系。曾有流行病学调查发现，家族性患者发病平均年龄为11.8岁，而散发患者发病平均年龄为30岁。

三、病理特点

烟雾病的病理表现是其诊断的重要依据。典型表现如下所述。

（1）TICA内膜增厚导致管腔狭窄或闭塞，与TICA相连的Willis环周围动脉，如ACA、MCA和大脑后动脉有不同程度的狭窄或闭塞，并可有动脉瘤产生。

（2）动脉壁切面可见内膜平滑肌细胞异常增生、内弹力层断裂破坏和中膜萎缩变薄，而非炎性细胞浸润或粥样硬化改变，可能与凋亡蛋白酶依赖的细胞凋亡有关。

（3）Willis 环周围大量小血管网形成（穿通动脉和吻合血管）。

（4）软脑膜上常见密集的小血管网形成。

四、临床表现

如前所述，该病发病年龄有两个高峰：①5～10 岁；②40 岁左右。症状和体征大多以脑血管事件为主。其中儿童多表现为短暂性脑缺血发作（TIA）和脑梗死，而成人多表现为脑出血。

（一）TIA 和脑梗死

曾有研究报道亚洲儿童的 TIA 和脑梗死发病率占所有临床表现的 68％。缺血灶大多位于前循环系统，如额叶、顶叶和颞叶，临床表现为一过性或不缓解的局灶性神经功能缺损，典型症状有轻偏瘫、构音障碍、失语和智力及认知能力下降等，也可有痫性发作、视野缺失、晕厥和性格改变等非典型症状。

（二）颅内出血

多见于成人，其出血发生率可为儿童的 7 倍，亚洲患者更为明显。出血部位多见于脑室内、脑实质内或者蛛网膜下腔内。责任血管可为动脉瘤或代偿增生的新血管的破裂。与囊状动脉瘤所致的蛛网膜下腔出血相比，本病出血后的患者神经系统症状如偏瘫、偏身感觉障碍、视神经盘水肿发生率较高、症状重，但恢复较好。

（三）其他

头痛最常见，多为前额或者是一侧偏头痛，且外科术后仍可能出现。此外，还可并发癫痫发作和不自主运动。

五、经颅多普勒超声检查

TCD 因其无创性和对血流信号的敏感性，近年来越来越多地用于颅内动脉狭窄，尤其是烟雾病的筛查。高山等人在比较 DSA 和 TCD 表现之后，提出该病 TCD 检查的 4 期表现。

1 期：①双侧 TICA、MCA 和（或）ACA 狭窄的血流频谱（图 9-28）；②MCA 起始部和 TICA 深度检测不到两条以上血流速度不一、频谱不同的血流信号；③眼动脉无异常改变，颈外动脉分支无异常改变。此期相当于 Suzuki 脑动脉造影的第 1 期或第 2 期。

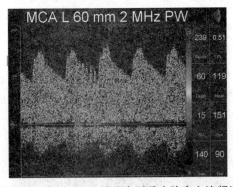

图 9-28　左侧 MCA 近端中到重度狭窄血流频谱

2期:①双侧 TICA 狭窄血流频谱,多数患者经颞窗,少数患者经眼窗可测到;②MCA 起始部严重狭窄的高流速血流频谱;③颅底部烟雾血管(图 9-29),可在 MCA 起始部和 TICA 深度检测到两条以上血流速度、频谱形态和方向不同的血流信号,难分清血流来源和去向。此期相当于 Suzuki 脑动脉造影的第 3 期。

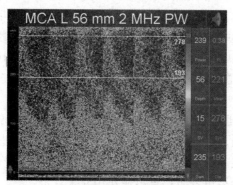

图 9-29　MCA 闭塞后形成多条烟雾血管的血流频谱

3期:①双侧 TICA 血流速度增快或减慢;②一侧或双侧 MCA 慢性闭塞血流频谱,慢性 MCA 闭塞由于侧支代偿途径的不同,有数种不同表现形式,其共同特点是 MCA 主干深度有数条流速和频谱各不相同的血流信号,其速度明显比起始部深度的血流速度慢,如果检测到则诊断明确;③颅底部烟雾血管,可在 MCA 起始部和 TICA 深度检测到两条以上血流速度、频谱形态和方向不同的血流信号,很难分清血流来源和去向;④眼动脉血流方向正常,频谱颅内化;⑤颈外动脉某些分支,如颌内动脉和颞浅动脉可以检测到颅内化血流频谱。此期相当于 Suzuki 脑动脉造影的第 4 期或第 5 期。

4期:①一侧或双侧颈内动脉起始部闭塞的 TCD 频谱改变(图 9-30),由于病变最先累及颈内动脉终末段,即 Willis 环的前半部分从一开始就受到损害,从而使 Willis 环侧支代偿很难建立,而是形成颈外动脉通过皮质硬软脑膜表浅吻合以及颈外动脉分支脑膜中动脉与大脑中动脉等的吻合,因此,很少有前交通动脉或后交通动脉开放的 TCD 改变;②MCA 深度检测到低血流频谱或完全检测不到血流信号;③颅底部有两条以下反映烟雾血管的血流信号或完全没有血流信号;④眼动脉可能由不同方向来的侧支供血,眼动脉频谱也失去了原有形态,且双向;⑤颈外动脉的某些分支,如颌内动脉和颞浅动脉可以检测到颅内化血流频谱。此期相当于 Suzuki 脑动脉造影的第 6 期。

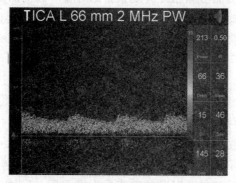

图 9-30　TICA 闭塞后期测到极低的血流频谱改变

六、治疗

(一)内科治疗

主要针对较轻患者实行个体化治疗,以对症和治疗原发病为主。如果患者出现 TIA、脑梗死、脑出血或蛛网膜下腔出血,可依据一般卒中处理原则;如发病与钩端螺旋体、结核或病毒感染明确相关,应针对病因治疗;如合并结缔组织疾病,可给予皮质类固醇和其他免疫抑制剂对症治疗;癫痫发作应予抗癫痫药;认知功能障碍者可给予钙通道阻滞剂和改善认知药物;对原因不明者,可试用血管扩张剂、钙通道阻滞剂、血小板聚集剂治疗。

(二)外科治疗

外科治疗分为直接血行重建术(颅内-颅外血管直接搭桥术)和间接血行重建术(各种各样的贴敷术)。主要针对发作频繁、颅内动脉狭窄或闭塞严重者,特别是儿童。

前者多用于成人,如颞浅动脉和皮质支吻合,但儿童患者手术难度较大;术后能立即改善颅内血供和卒中发生,但对出血型患者防止再出血作用尚未肯定。

七、预后

儿童和成人差异明显。儿童 DSA 改变随时间而进展,有时进展很快。但每天生命活动(ADL)预后和估计寿命较好。成年人 DSA 改变的进展少见,但由于多发性和反复的卒中,ADL预后和估计寿命较差。进行血行重建术后,该病预后与患者年龄、术式和术后血流动力学有关。儿童的 TIA 和卒中发生有所减少,但<5 岁者可能出现智力发育迟缓;成人有报道能减少卒中发生次数,但远期效果未证实。

(袁　泉)

第五节　脑动静脉畸形

脑动静脉畸形(AVM)是颅内血管畸形中最常见的疾病,由于缺乏正常的毛细血管床,脑的动脉血管和静脉血管之间直接相连而形成畸形血管团,在脑血管造影上,动静脉畸形多表现为扩张的供血动脉和扭曲变形的引流静脉相互缠绕紧密结合在一起的团块,动静脉异常分流,病灶引流静脉提前显影是脑动静脉畸形的特点。脑动静脉畸形发病的主要症状是出血、癫痫和头痛及其他局灶性神经功能障碍,可以单独存在,也可合并发生。脑动静脉畸形是青少年患者中最易致残的一种先天性疾病。

一、形成机制

(一)脑动静脉畸形的发病原因

与先天性血管发育异常密切相关,主要是脑血管发育障碍。胚胎在第 3 周末形成神经管时,来自中胚层的成血管细胞集聚成带状并逐渐变形成为管状结构,覆盖于神经管表面,以后进一步分化出动脉、静脉和毛细血管,如果此时脑血管正常发育受阻,动脉与静脉之间不能形成正常的毛细血管床,动静脉之间缺少毛细血管成分,代之以一团管径粗细不均、管壁厚薄不均的异常血管团而形成动静脉畸形。但近年来有病例报道,原先未发现脑动静脉畸形的患者,在随后的随访中发现新出现的脑动静脉畸形,因此猜测脑动静脉畸形是否也存在后天因素的影响。

(二)脑动静脉畸形的分类

可根据其发生部位、大小及血流动力学变化的不同进行分类,按大小可分为以下几类:①微型直径<0.5 cm,脑血管造影才能发现,部分病例只有异常的供血动脉而没有引流静脉或者只可看到异常的引流静脉而没有供血动脉;②小型直径1~2 cm;③中型直径2~4 cm;④大型直径为4~6 cm;⑤巨大型直径>6 cm。

二、临床表现

脑动静脉畸形的主要症状是出血、癫痫和头痛及其他局灶性神经功能障碍,可以单独存在,也可合并发生。只有少数隐性及较小的脑动静脉畸形可以没有任何症状与体征,绝大多数脑动静脉畸形患者都有临床表现。

(一)脑出血

脑出血是脑动静脉畸形最常见的临床表现,年龄较小者多,反复发生。在所有与脑动静脉畸形相关的出血中,约62%在脑实质内,32%在蛛网膜下腔,6%在脑室内。造成脑动静脉畸形破裂出血的影响因素复杂,目前的研究多认为深静脉引流、单支静脉引流、引流静脉狭窄是造成动静脉畸形出血的重要因素。单支静脉引流及深静脉引流主要见于小型、位置深的动静脉畸形,引流静脉狭窄往往发生于深静脉起始部。其次动静脉畸形合并动脉瘤、深部或者后循环动静脉畸形、小型动静脉畸形等也容易造成脑出血。

(二)癫痫发作

癫痫发作也是脑动静脉畸形常见临床表现,见于40%~50%的脑动静脉畸形患者。多见于较大的脑动静脉畸形、有大量“脑盗血”和自发性血栓形成的患者。癫痫发作可为局限性或全身性,癫痫发作很有可能由多因素引起,但确切机制仍然未知,可能原因是反复出血后造成的含铁血黄素沉积以及脑动静脉畸形的动静脉短路,畸形血管团周围严重盗血,脑细胞供血不足所致。一般来说,位于皮质的大型动静脉畸形及呈广泛毛细血管扩张型的动静脉畸形癫痫发生率高,最易发生癫痫的病灶部位在顶叶,其次为岛叶、额叶、颞叶和枕叶。

(三)头痛

1%~10%的动静脉畸形患者最初表现为慢性或间歇性头痛,可有典型或非典型偏头痛性质,头痛最易发生于由脑膜动脉或后循环分支供血的动静脉畸形,长期头痛可能与脑血管扩张有关,当动静脉畸形出血时头痛较原来剧烈,多伴呕吐。手术切除病变后头痛症状常戏剧性消失。

(四)进行性神经功能障碍

主要表现为运动或感觉性障碍,约见于40%的病例,其中10%左右为动静脉畸形的首发症状。引起神经功能障碍的主要原因:①“脑盗血”引起的短暂性脑缺血发作,多于患者活动时发作;②出血引起脑损害或压迫,出现于一次出血后,当出血逐渐吸收,瘫痪可逐步减轻甚至完全恢复正常。

(五)智力减退

见于巨大型动静脉畸形,由于“脑盗血”程度严重,导致脑的弥漫性缺血及脑发育障碍,或者由长期癫痫发作对大脑功能的损害所致。

（六）颅内杂音

患者自己感觉到颅内及头皮上有颤动及杂音,只有当动静脉畸形较大且部位浅表时才能听到杂音,压迫颈总动脉可使杂音消失。

幕下动静脉畸形的临床表现较幕上者隐蔽,除了有自发性 SAH 以外,较少有其他症状。有的可完全无症状,但可突然出血引起呼吸骤停。

三、经颅多普勒超声检查

经颅多普勒超声(TCD)能比较直观地显示检测血管内血流变化,对于脑动静脉畸形的患者,此检查方便快捷,对患者无创,可以多次反复检查,已经作为初步筛选脑动静脉畸形的可靠的辅助手段。

脑动静脉畸形的 TCD 特点为病变部位供应动脉的血流量明显增加,可出现高血流速度、低阻力的多普勒血流特征(图 9-31 至图 9-33)。①血流速度增快:动静脉畸形的病理生理为动脉与静脉直接相连,血管阻力低,单位时间内通过畸形血管团的血流量明显增加,供血动脉血流速度异常增快,通常高于正常的 2～3 倍。由于动静脉畸形常由多条动脉供血,可检测到多条动脉血流速度增快。②血流的搏动指数(PI)低于正常为低搏动性血流。由于畸形血管团缺乏毛细血管,动脉血直接流入静脉,血流灌注压低,使收缩期与舒张期血流速度均增加,但舒张期血流速度增快明显,收缩期与舒张期血流不成比例地增加引起 PI 下降,呈低搏动性脑血流改变。③频谱形态异常,供血动脉流速增快,正常层流变为紊乱的血流,频窗消失,有时可探测到涡流或湍流频谱,频谱的外层呈毛刷样改变。

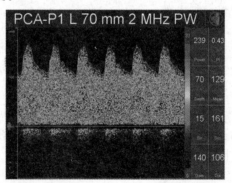

图 9-31　PCA 高流速低搏动性改变

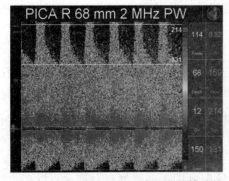

图 9-32　小脑后下动脉(PICA)高流速低搏动性改变

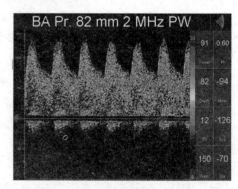

图 9-33　BA 流速代偿性增快

四、治疗

脑动静脉畸形的主要危害是出血与"盗血",两者都可引起严重后果,本病最合理的治疗是手术治疗,切除原发灶,以绝后患。

(一)对症治疗

旨在预防出血,控制及缓解神经症状。年龄较大、位于脑重要功能区、脑深部或病变广泛的患者,可以考虑保守治疗。如有癫痫发作者可给予抗癫痫药物,头痛者予控制头痛发作的药物治疗。

(二)外科治疗

脑动静脉畸形外科治疗的目的是完全闭塞或切除畸形血管团,消除盗血等异常血流,恢复脑组织的正常血流,保护脑神经功能免受损害。

治疗方法包括显微外科手术、血管内栓塞、立体定向放疗以及三种方法的联合应用。治疗方法选择的原则:①位于表浅的非功能区小动静脉畸形首选显微手术切除,位于中央部位等功能区未出过血的小动静脉畸形(<3 cm)可首选立体定向放疗,但对于单支供血动脉,导管容易到位的患者也可首选血管内栓塞治疗;②对于中等大小的动静脉畸形可根据病灶的血管构筑学情况先行血管内栓塞治疗,缩小病灶的体积,进一步行外科手术或放疗,最终完全消除畸形团病灶;③对于大型动静脉畸形各种方法治疗风险都很大,除部分有明显症状或出血的患者外,宜随访保守治疗,若家属要求积极治疗,可行分次血管内栓塞治疗,减小畸形团的体积,再行放射或手术治疗。

显微外科手术被认为是目前治疗脑动静脉畸形最有效的手段,手术彻底切除畸形血管团可完全消除破裂出血的风险。血管内栓塞治疗创伤小,住院时间短,栓塞即刻减少畸形血管团的大小,消除出血的危险因素,但部分病例导管难以到位,单独栓塞难以完全闭塞畸形血管团,并有栓塞正常血管和出血引起神经功能障碍的风险。立体定向放射外科治疗安全、创伤小,但显效需1~3年,时间漫长,可能增加出血的风险,并可并发放射性脑损伤。

(闫　玲)

第十章

腹部疾病的超声诊断

第一节　肝囊性病变

一、肝囊肿

(一)病理与临床表现

非寄生虫性肝囊肿发病率为 1.4%～5.3%,女性发病多于男性,分为先天性和后天性两类。一般所指的肝囊肿为先天性肝囊肿,又称真性囊肿。其发病原因多数学者认为在胚胎发育期,肝内局部胆管或淋巴管因炎症上皮增生阻塞导致管腔分泌物潴留,逐步形成囊肿;或因肝内迷走胆管与淋巴管在胚胎期的发育障碍所致。

肝囊肿的病理类型分为血肿和退行性囊肿、皮样囊肿、淋巴囊肿、内皮细胞囊肿、潴留性囊肿和囊性肿瘤。囊肿呈卵圆形、壁光滑,囊腔为单房或多房性。体积大小相差悬殊,小者囊液仅数毫升,大者含液量可达 1 000 mL。囊液清亮,呈中性或碱性,有的可含有胆汁。囊肿周围的肝实质常见压迫性萎缩。其并发症包括感染、坏死、钙化和出血。

临床表现:囊肿较小者可长期甚至终生无症状。随着囊肿的逐渐增大,可出现邻近脏器的压迫症状,上腹部不适、饱胀,甚至隐痛、恶心与呕吐。亦可出现上腹部包块,肝大、腹痛和黄疸。囊肿破裂、出血、感染时出现相应的症状体征。

(二)超声影像学表现

(1)典型肝囊肿声像图特点为肝实质内圆形或卵圆形无回声区;包膜光整,壁薄光滑,呈高回声,与周围肝组织边界清晰;侧壁回声失落,后壁及后方回声增高(图 10-1)。

(2)多房性者表现为囊腔内纤细的条状分隔;体积较大囊肿合并感染出血时,囊腔内出现弥漫性点状弱回声,亦可分层分布,变动体位时回声旋动,囊壁可增厚,边缘不规则。

(3)囊肿较小者肝脏形态大小及内部结构无明显改变。较大者可引起肝轮廓增大,局部形态改变;肝组织受压萎缩;周边血管及胆管可呈压迫征象,囊肿巨大时可造成相邻器官的推挤征象。

(4)CDFI:囊肿内部无血流信号显示,囊肿较大周边血管受压时可出现彩色血流,速度增快。

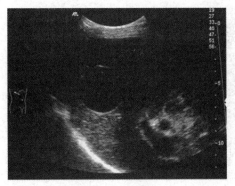

图 10-1　肝囊肿

(三)鉴别诊断

1.正常血管横断面

正常血管横断面虽呈圆形无回声区,但后方回声增高效应不明显,变换扫查角度则表现为管状结构,CDFI 显示彩色血流,即可与囊肿区别。

2.肝癌液化

具有分泌功能的腺癌肝转移及原发性肝癌液化,可为单个液区,亦可为不规则状无回声区,其中常有组织碎片和细胞沉渣产生的斑点状回声,外周为厚而不规则的实质性结构,可与肝囊肿鉴别。

3.肝棘球蚴病

肝棘球蚴病单纯囊型与肝囊肿单凭声像图区别有一定困难,除前者立体感较强,壁较单纯性囊肿为厚外,还应结合患者有疫区居住史,棘球蚴病皮试或间接荧光抗体试验(IFAT)鉴别。

4.腹部囊性肿块

巨大孤立性肝囊肿应注意与肠系膜囊肿、先天性胆总管囊肿、胆囊积水、胰腺囊肿、肾囊肿、右侧肾积水及卵巢囊肿等相鉴别。

二、多囊肝

(一)病理与临床表现

多囊肝是一种先天性肝脏囊性病变,具家族性和遗传性。由于胚胎时期发育过剩的群集小胆管的扩张所致。常并发肾、脾、胰等内脏器官多囊性改变。囊肿在肝内弥漫分布、大小不一,直径仅数毫米至十几厘米,绝大多数累及全肝,有的可仅累及某一肝叶。囊壁菲薄,囊液清亮或微黄,囊肿之间的肝组织可以正常。

临床表现:多数患者无症状,可在 35～50 岁出现体征,部分患者可伴肝区痛及黄疸,肝脏肿大及扪及右上腹包块。

(二)超声影像学表现

(1)肝脏体积普遍增大,形态不规则,肝包膜凸凹不平似波浪状。

(2)肝实质内布满大小不等的圆形或类圆形无回声区,其大小相差悬殊,较大者囊壁薄而光滑,后方回声增高,囊肿之间互不连通。实质内微小囊肿壁则呈"等号"状高回声。严重者肝内正常管道结构及肝实质显示不清(图 10-2)。

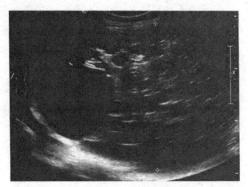

图 10-2　多囊肝

(3)轻型多囊肝,显示肝内有较多数目的囊肿回声,直径大小以 2～5 cm 多见,肝脏轻至中度肿大,形态无明显改变,肝内管道结构可以辨认,囊肿间可有正常肝组织显示。

(4)肾脏或脾脏可有相应的多囊性声像图表现。

(三)鉴别诊断

1.多发性肝囊肿

多发性肝囊肿与较轻的多囊肝不易区别,可试从以下几点鉴别:①多发性肝囊肿为单个散在分布,数目较少;②肝大不如多囊肝明显,囊肿之间为正常肝组织;③不合并其他脏器的多囊性病变。

2.先天性肝内胆管囊状扩张症

先天性肝内胆管囊状扩张症为节段性肝内胆管囊状扩张,显示肝区内大小不等的圆形或梭形无回声区,与多囊肝的鉴别点:①扩张的肝内胆管呈囊状或柱状,追踪扫查可见无回声区相互沟通;②无回声区与肝外胆管交通,且常伴胆总管的梭形扩张;③多有右上腹痛、发热及黄疸病史;④必要时超声导向穿刺及造影检查可以确诊。

3.先天性肝纤维化

先天性肝纤维化多见于婴幼儿,有家族遗传倾向,可合并肝内胆管扩张和多发性囊肿。声像图显示肝脏除囊性无回声区外,其余部分肝实质呈肝硬化表现;脾脏肿大及门脉高压表现。

三、肝脓肿

(一)病理与临床表现

肝脓肿可分为细菌性肝脓肿和阿米巴肝脓肿两大类。

1.细菌性肝脓肿

最常见的病原菌是大肠埃希菌和金黄色葡萄球菌,其次为链球菌,有些则为多种细菌的混合感染。主要感染途径:①胆管系统梗阻和炎症;②门静脉系统感染;③败血症后细菌经肝动脉进入肝脏;④肝脏周围邻近部位和脏器的化脓性感染,细菌经淋巴系统入肝;⑤肝外伤后感染;⑥隐源性感染,约 30% 的患者找不到原发灶,可能为肝内隐匿性病变,当机体抵抗力减弱时发病,有报道此类患者中约 25% 伴有糖尿病。

化脓性细菌侵入肝脏后,引起炎性反应,可形成散在的多发性小脓肿;如炎症进一步蔓延扩散,肝组织破坏,可融合成较大的脓肿。血源性感染者常为多发性,病变以右肝为主或累及全肝;感染来自胆管系统的脓肿多与胆管相通,为多发性,很少出现较大的脓肿或脓肿穿破现象;肝外伤后血肿感染和隐源性脓肿多为单发性。如肝脓肿未得到有效控制,可向膈下、腹腔、胸腔穿破。

2.阿米巴性肝脓肿

由溶组织阿米巴原虫引起,是阿米巴疾病中最常见的肠外并发症之一。阿米巴原虫多经门静脉进入肝脏,于门静脉分支内发生栓塞,引起局部组织缺血、坏死,同时产生溶组织酶,造成局部肝细胞的溶解破坏,形成多个小脓肿,进而相互融合形成较大的脓肿。病变大多数为单发性,90%以上发生于肝右叶,并以肝顶部为多。脓肿可向横膈、胸膜腔、气管内浸润,破溃而造成膈下、胸腔及肺脓肿。

临床表现:多见于青壮年男性,患者出现发热、寒战,呈弛张热型,肝区疼痛及胃肠道反应症状。体质虚弱、贫血,部分患者出现黄疸、肝脏肿大、右侧胸壁饱满、肋间隙增宽、触痛等。

(二)超声影像学表现

肝脓肿的病理演变过程,反映在声像图上可有以下表现。

(1)肝脓肿早期:病灶区呈炎性反应,充血水肿、组织变性坏死尚未液化。肝实质内显示一个或多个类圆形或不规则状低回声或回声增高团块;与周围组织境界清楚,亦可模糊不清;肝内血管分布可以无明显变化;CDFI 可显示内部有点状或条状搏动性彩色血流,脉冲多普勒呈动脉血流,阻力指数≤0.55(图 10-3)。

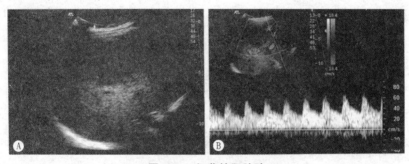

图 10-3　细菌性肝脓肿
A.肝右叶低回声不均质团块;B.CDFI 显示条状血流,PD 测及动脉血流频谱,RI=0.55

(2)脓肿形成期:坏死组织液化脓肿形成,显示肝实质内囊性肿块。壁厚而不均,内壁粗糙如虫蚀状;脓液稀薄时呈无回声,伴有稀疏细小点状强回声;较大脓腔未完全融合时,有不规则间隔;脓液黏稠含有坏死组织碎片无回声区内出现密集细小点状强回声,其中散在不规则斑片状或索带状回声,并随体位改变旋动,伴有产气杆菌感染时,脓腔前壁后方有气体高回声;脓肿后方回声增高。

(3)慢性肝脓肿壁显著增厚,内壁肉芽组织增生,无回声区缩小,脓腔内坏死组织积聚,表现为类似实质性的杂乱高回声。脓肿壁钙化时,呈弧形强回声,后伴声影。

(4)伴随征象:肝脏局部肿大或形态改变,脓肿靠近膈面时,可致膈肌局限性抬高,活动受限;或出现右侧胸腔积液;脓肿周围管状结构受压移位;感染源自胆管者可发现胆管阻塞和感染的相应表现。

(三)鉴别诊断

1.不同类型肝脓肿的鉴别

细菌性肝脓肿与阿米巴肝脓肿的治疗原则不同,两者应予鉴别,阿米巴肝脓肿起病常较缓慢,大多有痢疾或腹泻史。脓肿常为单个,体积较大,多位于右肝膈顶部。脓液呈巧克力色,可找到阿米巴滋养体,可与细菌性肝脓肿鉴别。

2.肝癌

肝脓肿早期未液化时呈实质性回声,与肝细胞癌的表现类似。但后者外周可有完整的低回声晕环绕,CDFI检出动脉血流。肝脓肿形成后应与转移性肝肿瘤相区别,腺癌肝脏转移灶多呈"牛眼"征,液化区后方回声不增高或出现衰减。同时应结合临床资料,并在短期内随访观察做出鉴别,必要时应做超声导向穿刺细胞学及组织学检查。

肝内透声较强的转移性肿瘤,如淋巴瘤、平滑肌肉瘤等可与脓肿混淆。鉴别主要依靠病史、实验室检查和诊断性穿刺。

3.其他肝脏占位病变

肝脓肿液化完全、脓液稀薄者需与肝囊肿鉴别。肝囊肿壁薄光滑,侧壁回声失落;肝包虫囊肿内有条状分隔及子囊,边缘可见钙化的强回声及声影;肝脓肿壁较厚,内壁不整,声束散射回声无方向依赖,囊壁显示清晰。同时病史亦完全不同。

4.胰腺假性囊肿

较大的胰腺假性囊肿可使肝左叶向上移位,易误为肝脓肿。应多切面扫查,判断囊肿与周围脏器的关系,并让患者配合深呼吸、根据肝脏与囊肿运动不一致的特点做出鉴别。

(邹丹丹)

第二节 胆 囊 炎

一、急性胆囊炎

(一)病理与临床

胆囊受细菌或病毒感染引起的胆囊肿大,胆囊壁增厚、水肿。急性胆囊炎是常见的急腹症之一,细菌感染、胆石梗阻、缺血和胰液反流是本病的主要病因。临床症状主要是右上腹部持续性疼痛,伴阵发性加剧,并有右上腹压痛和肌紧张,深压胆囊区同时让患者深吸气,可有触痛反应,即墨菲(Murphy)征阳性。右肋缘下可扪及肿大的胆囊,重症感染时可有轻度黄疸。

(二)声像图表现

胆囊体积增大,横径>4 cm,张力高,胆囊壁增厚> 3 mm,呈"双边征"(图 10-4);胆囊腔内常探及结石回声,结石可于胆囊颈部或胆囊管处;胆囊内可见胆汁淤积形成的弥漫细点状低回声。胆囊收缩功能差或丧失。发生胆囊穿孔时可显示胆囊壁的局部膨出或缺损及周围的局限性积液。

(三)鉴别诊断

对于胆囊炎,首先应寻找产生胆囊炎的原因,超声可以帮助检查是否有胆囊结石、胆囊梗阻、胆管梗阻、胆总管囊状扩张症等,以明确病因,便于诊断。胆囊增大也可见于脱水、长期禁食或低脂饮食、静脉高营养等患者,根据病史,必要时行脂餐试验可鉴别。此外,有肝硬化低蛋白血症和某些急性肝炎、肾功能不全、心功能不全等全身性疾病患者,也有胆囊壁均匀性增厚,但无胆囊增大,超声墨菲征阴性,结合病史与临床表现易与急性胆囊炎相鉴别。

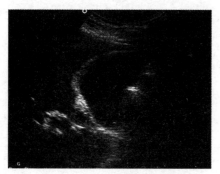

图 10-4　急性胆囊炎声像图

超声显示胆囊肿大,胆囊壁增厚

二、慢性胆囊炎

(一)病理与临床

临床症状包括右上腹不适、消化不良、厌油腻,也可无自觉症状。慢性胆囊炎的临床表现多不典型,亦不明显,但大多数患者有胆绞痛史,可有腹胀、嗳气和厌食油腻等消化不良症状。有的常感右肩胛下、右季肋或右腰等处隐痛。患者右上腹肋缘下有轻压痛或压之不适感。十二指肠引流检查,胆囊胆汁内可有脓细胞。口服或静脉胆囊造影不显影或收缩功能差,或伴有结石影。

(二)声像图表现

慢性胆囊炎的早期,胆囊的大小、形态和收缩功能多无明显异常,有时可见胆囊壁稍增厚,欠光滑,超声一般不作出诊断。慢性胆囊炎后期胆囊腔可明显缩小(图 10-5),病情较重时胆囊壁毛糙增厚,不光滑;严重者胆囊萎缩,胆囊无回声囊腔完全消失。胆囊萎缩不合并结石者难以与周围肠管等结构相区别,导致胆囊定位困难;合并结石者仅见强回声伴后方声影。胆囊功能受损严重时,胆总管可轻度扩张。

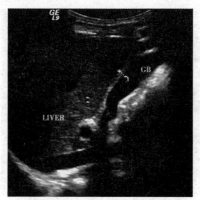

图 10-5　慢性胆囊炎声像图

胆囊体积小,壁增厚毛糙

(三)鉴别诊断

胆囊明显萎缩时需与先天性无胆囊相鉴别:慢性胆囊炎致无回声囊腔完全消失,特别是不合并胆囊结石或结石声影不明显时,易与周围肠管内气体形成的强回声混淆,以致难以辨认出胆囊的轮廓。因此先天性无胆囊患者可能被误诊为慢性胆囊炎,此时应结合病史和临床表现,多切面探查,或动态观察等方法仔细加以鉴别,减少误诊率。

(邹丹丹)

第三节 胆囊结石

一、病理与临床

胆囊结石有胆固醇结石、胆色素结石和混合性结石,在我国胆囊结石患者中以胆固醇结石最多见。胆囊结石可合并胆囊炎,且两者互为因果,部分患者最终导致胆囊缩小,囊壁增厚,腔内可充满结石。

胆囊结石患者可有右上腹不适、厌油腻等症状。结石嵌顿于胆囊管内时,可导致右上腹绞痛、发热等症状。胆绞痛是胆囊结石的典型症状,可突然发作又突然消失,疼痛开始于右上腹部,放射至后背和右肩胛下角,每次发作可持续数分钟或数小时。部分患者疼痛发作伴高热和轻度黄疸。疼痛间歇期有厌油食、腹胀、消化不良、上腹部烧灼感、呕吐等症状。查体可见右上腹部有压痛,有时可扪到充满结石的胆囊。胆囊结石超声显示率为90%以上,诊断价值较大,是首选的检查方法。

二、声像图表现

胆囊内可见一个或多个团块状强回声,后方伴有声影,可随体位变化而移位。当结石较大时,常只能显示结石表面形成的弧形强回声,内部结构难以显示。多个结石紧密堆积时,有时不能明确显示结石数量及每个结石的具体大小(图10-6)。特殊类型的胆囊结石如下。

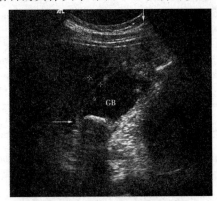

图10-6 胆囊结石声像图(一)

超声显示胆囊腔内见弧形强回声,后方伴声影。箭头:胆囊结石,GB:胆囊

(一)泥沙样结石

可见多个细小强回声堆积,形成沉积于胆囊后壁的带状强回声,后方伴有声影,随体位改变而移动。

（二）充满型结石

胆囊内呈弧形强回声带，后伴声影，无回声囊腔不显示，强回声带前方有时可显示胆囊壁，后方结构则完全被声影所掩盖（图 10-7）。

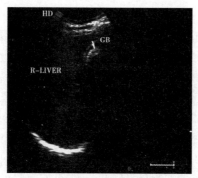

图 10-7 胆囊结石声像图（二）

超声显示胆囊腔的无回声，可见弧形强回声，后方伴声影。

箭头：胆囊结石；GB：胆囊；R-LIVER：右肝

三、鉴别诊断

典型的胆囊结石超声诊断一般不困难。对于胆囊颈部的结石，由于缺少胆汁的衬托，使其结石强回声不明显，仅表现为胆囊肿大或颈部声影，超声必须认真仔细地检查，变换体位，如坐立位、胸膝位等，才能发现结石，并进行正确诊断。

（一）泥沙样结石

泥沙样结石需与浓缩淤积的胆汁或炎性沉积物相鉴别，泥沙样结石回声强，声影明显，随体位移动速度较快。

（二）充满型结石

充满型结石需与肠腔内积气相鉴别，结石后方为明显声影而非气体后方的彗星尾征，且肠腔内气体形态随时间而变化。

（邹丹丹）

第四节 脾脏囊性病变

根据病理又可分为原发性真性囊肿与继发性假性囊肿两类。真性囊肿特点是囊的内壁有上皮细胞层覆盖，如单纯性脾囊肿、包虫囊肿、淋巴管囊肿、表皮样囊肿等；假性囊肿内壁无上皮细胞覆盖，为机化的纤维包膜，可有钙化，多继发于外伤性血肿和胰腺炎。临床上以假性囊肿相对多见，约是真性囊肿的 4 倍。

一、声像图表现

（一）单纯性脾囊肿

本病罕见，可能为脾表面间皮细胞嵌入脾内形成。多为单发性。圆形或类圆形，壁薄而光滑,内部透声好,后壁回声增强,具有典型囊肿特征(图 10-8A)。CDFI:肿物内无血流信号。

(二)脾内假性囊肿

多数为圆形或椭圆形,囊壁回声欠光整,局部可能有钙化强回声;内部多有细点状或少量索状或碎片状回声(图 10-8B)。CDFI:肿物内无血流信号。

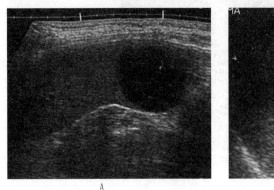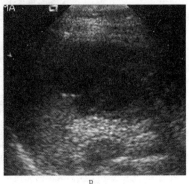

图 10-8 脾囊性肿物声像图

A.单纯脾囊肿声像图;B.外伤后假性脾囊肿

(三)淋巴管囊肿

本病实为脾内的淋巴管扩张引起。声像图呈具有多个分隔的囊肿,分隔纤细而光滑,囊壁规则或不完整,后壁回声增强。CDFI:肿物内无血流信号(图 10-9)。

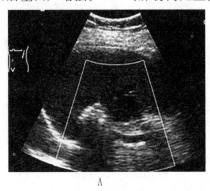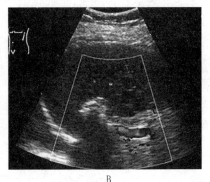

图 10-9 囊性淋巴管瘤声像图

A.灰阶超声图像;B.彩色多普勒图像

(四)包虫囊肿

我国西北部流行区较多见。脾脏包虫囊肿与肝包虫囊肿具有相似的声像图特征,如囊壁呈双层结构,有单房型和多房型之分;合并感染者常呈囊实混合型;陈旧性包虫囊肿可以类似实质性肿物回声并伴有囊壁钙化所致回声增强及声影。CDFI:囊性肿物内无血流信号。

二、诊断与鉴别诊断

借助于超声检查能够准确地判定脾内囊性病变,根据囊性病变的声像图特征并结合病史,可对多数囊肿的性质作出提示性诊断。脾脏假性囊肿可能有外伤史或胰腺炎病史,脾包虫患者有流行病学史和羊犬接触史,声像图具有一定的特征性,如囊壁双层回声结构等;Casoni 皮肤过敏试验及血清学检查等有助于诊断。

此外,尚需与少见的脾动脉瘤鉴别,CDFI 和频谱多普勒有助于明确诊断。其他低回声病变尚有脾脓肿、血肿、脾淋巴瘤以及左肾上极囊肿和胰尾部巨大囊肿等,通过认真扫查,根据声像图、CDFI 并结合病史,不难加以鉴别。

超声引导穿刺抽吸需要特别慎重。超声引导穿刺抽吸、迅速减压和乙醇硬化治疗脾包虫囊肿,是一项重要的革新技术,它已成功地用于脾脏棘球蚴病的诊断与治疗。操作熟练和严防囊液渗漏引起并发症是很必要的。

三、比较影像学

尽管超声学诊断脾脏囊性病变具有较高的特异性,但鉴别感染性和出血性囊肿尚有一定的困难。

CT、MR 和核素检查均可以用于脾内囊性病变的诊断。但是在判别病变是否为囊性方面,不及超声准确。而在显示囊壁(如皮样囊肿壁)的细微结构方面,超声又不及 CT 和 MR。核素检查难以发现较小的病变,也不能确定病变的囊、实性,对囊性病变的诊断价值有限。超声检查疑有实性成分或恶性病变者,需要进一步进行 CT 或 MR 检查。

(黄永生)

第五节　弥漫性脾大

一、病因与临床表现

(一)病因

1.急慢性感染

如急慢性病毒性肝炎、传染性单核细胞增多症、伤寒、副伤寒、败血症、血行播散型结核、血吸虫病、疟疾等。

2.充血性脾大

如肝硬化门静脉高压症,慢性充血性心力衰竭,门静脉或脾静脉炎症、狭窄或血栓形成。

3.血液病

如急慢性白血病、淋巴瘤、溶血性贫血、真性红细胞增多症、原发性血小板减少性紫癜、骨髓纤维化、先天性溶血性黄疸等。

4.其他病因

如某些结缔组织病、单核-吞噬细胞增多症、戈谢病、AIDS 等。

(二)临床表现

脾大的临床表现各异。脾脏中度以上肿大的患者一般体检都能扪及脾脏;明显肿大的患者脾脏下缘可达脐下水平。

二、声像图表现

(一)脾大的确定

一般认为,具备下列条件之一者考虑有脾大:成年男性和女性脾脏厚径分别超过 4 cm 和 3.8 cm,同时脾脏下缘超过肋缘线;长径大于 11 cm;脾面积超过 25 cm² 和脾体积男女分别超过 240 cm³ 和 215 cm³。因年龄、性别、身高及营养状况不同,脾脏的正常值个人差异颇大。

根据学者一组调查,肝功能正常者的健康人群和运动员群体超声检查中,有 20%～25% 脾厚超过 4 cm,同时肋缘下可探到脾缘,符合超声或临床的"轻度脾大",然而经两年以上随访健康状况良好,并无其他疾病表现。可见,这类人群"轻度脾大"的真实意义值得探讨。

(二)脾大程度的判断

超声对脾大程度的判断仍然与临床传统的判断标准保持一致。

1.脾脏轻度肿大

超声可见脾脏形态一般正常,各径线长度或面积、体积超过正常高限;在仰卧位平静吸气时,肋缘下可探及脾脏;深吸气,脾下缘在肋缘下 2～3 cm。

2.脾脏中度肿大

声像图显示脾脏失去正常形态,各径线测值明显增加,增大比例可不一致,吸气时,脾下缘超过肋缘下 3 cm,直至平脐。脾上、下极圆钝,脾门切迹变浅。

3.脾脏重度肿大

脾脏体积进一步增大,邻近器官受压移位。脾脏下缘超过脐水平以至抵达骨盆腔。脾门切迹消失。

(三)脾大的内部回声

脾大的内部回声与肿大的时间、程度有一定关系,而与病因关系不密切。慢性重度肿大可因脾内发生小出血灶或纤维化而回声增强。个别代谢性疾病或寄生虫病可使脾脏内部回声不均匀,出现局灶性低回声或高回声结节,但是对疾病的诊断无特异性(图 10-10、图 10-11)。

三、诊断与鉴别诊断

对于中重度脾大,超声很容易诊断。但对个别轻度脾大,有时难以肯定。临床上超声测值超出正常高限诊断"轻度脾大"而无明显病因可寻者,较多见于职业性运动员和部分健康人群,很可能属于正常变异。因此,考虑"轻度脾大"是否有临床病理意义必须慎重。病因诊断主要依靠病史和实验室检查来确定。脾大需与以下疾病鉴别。

(一)腹膜后肿瘤

左侧腹膜后巨大肿瘤可以将脾脏向后上方推移,致使脾脏被肺组织遮盖而超声不易显示;同时,容易把肿瘤本身误认为肿大的脾脏。极个别腹膜后肿物可引起脾脏向左下腹和髂窝部移位。腹膜后肿瘤无脾脏特有的外形切迹和脾门血管结构,只要注意全面扫查,容易加以鉴别。

(二)肝左叶显著增大

肿大的肝左叶或肝左叶巨大肿瘤占据左上腹时,也可能与脾大混淆。连续扫查,可以发现其为肝脏整体的延续,与脾脏无分界。其内部管状回声多,为肝内管状结构的分布。彩色多普勒显示其血供来自肝脏,与脾脏血供特点完全不同。

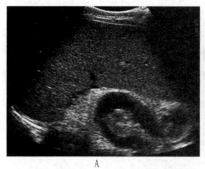 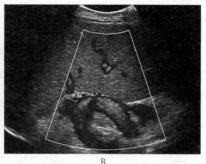

A　　　　　　　　　　　　　　　　B

图 10-10　肝硬化引起淤血性脾大声像图和 CDFI 表现

A.二维图像;B.彩色多普勒图像

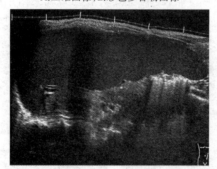

图 10-11　慢性粒细胞白血病引起的巨脾

左侧肋间经过肋骨弓向前下腹壁扫查

四、比较影像学

超声是检查脾大最为简便的方法,测量脾脏各径线极为方便。除了能很敏感地判断脾脏有无增大及其内部结构异常外,利用彩色多普勒可以对脾大和脾内病变的血流动力学作出评估,为临床提供丰富的病理和病理生理学信息,有助于诊断。CT 可判断脾脏有无肿大,但比较粗略,病因诊断也十分困难且价格昂贵。核素扫描,表现为核素浓集面积增大,而在形态上无特征。MR 检查,对于脾脏肿大,尤其是淤血性脾大的识别,包括发现脾门静脉扩张,有相当的帮助。而对其他原因引起的脾脏肿大,则缺乏特异性。检查费用高,不易普及也限制了 MR 的应用。相比之下,超声对脾大的形态学和血流动力学的观察优于其他影像学方法。

（汪　兰）

第六节　脾　破　裂

脾破裂可分为外伤性脾破裂和自发性脾破裂。后者比较少见,可发生于正常脾脏、白血病、血友病和其他凝血障碍或接受抗凝治疗者。必须指出,外伤性脾破裂在腹部实质性脏器的闭合性损伤中,占有首要地位。

根据损伤的范围和程度,可将脾破裂分为三种类型:①中央型脾破裂;②包膜下脾破裂;③真性脾破裂。

中央型破裂发生脾实质深方,其包膜完整,形成脾实质内血肿。包膜下血肿是脾实质周缘部破裂并在包膜下形成血肿,其包膜完整。中央型脾挫伤和包膜下脾破裂均很常见,但是临床诊断常有困难。真性脾破裂累及脾包膜,或发生腹腔内游离性出血;或出血局限于脾周围,形成脾周围血肿。此为临床比较容易识别的类型。

一、声像图表现

(一)中央型破裂

脾脏不同程度增大,脾包膜完整。脾实质内回声不均匀,出现单个或多个不规则回声增强和减低区代表出血。新鲜血肿回声增强,随着血凝块液化形成无回声区(图 10-12)。

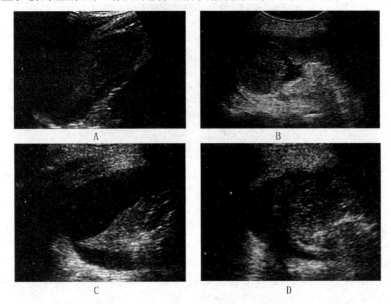

图 10-12　典型脾破裂的几种声像图类型

A.轻度脾破裂、实质内小血肿和包膜下血肿;B.典型包膜下血肿;C.实质内新鲜
较大血肿兼有包膜下、实质内小血肿;D.真性脾破裂,脾周围血肿及包膜中断

(二)包膜下破裂

以梭形或新月形包膜下血肿为特征,血肿内部呈低回声和无回声。脾实质被挤压。陈旧性包膜下出血可见血肿内出现不规则索条状或分房样强回声,代表纤维渗出和血凝块机化,血肿的内壁不光滑。

(三)真性脾破裂

常见脾包膜中断,局部脾脏轮廓不清,伴有脾实质不均匀性回声增强或减弱。利用高灵敏度的彩色多普勒可能发现出血的部位。但是小的破裂口,或脾破裂位于扫查盲区,脾脏声像图可无异常发现(直接征象阴性)。然而,真性脾破裂往往伴有程度不同的脾周围积液和游离性腹水征象,部分病例仅有脾周围积液征象。这是真性脾破裂的间接征象,具有重要临床意义。

注意事项:①常规超声诊断脾外伤的敏感性和特异性有相当大的局限性,其敏感性或检出率仅 41%～66.7%;脾破裂的分级诊断的准确率也很低,如轻度脾破裂(Ⅰ、Ⅱ级分别仅为38.5%～

77.8％）。对于常规脾脏超声未见异常的腹部外伤患者,发现腹腔游离积液和脾周围积液征象者,应保持警惕,密切随诊,必要时做重复超声观察。②脾外伤声像图特点:外伤后 24～48 h 内常有显著的动态变化。例如,新鲜的脾周围血肿因有回声显示不清,液化之后则比较明显;轻度脾实质挫伤后,可发展成脾实质内血肿形成;脾内多个小血肿可以扩大融合成大的血肿,并可向脾实质周围发展成脾实质内包膜下血肿等。

二、诊断和鉴别诊断

新鲜的脾实质内血肿有时因凝血块有回声,酷似脾肿瘤;脾实质内血肿液化完全时,和其他脾脏含液性病变相似。因此需要注意鉴别。根据外伤病史和明显的声像图表现,超声可以诊断脾破裂并试图进行分类,但需指出,现今学者们认为超声诊断腹部实质性脏器外伤,包括脾外伤在内,其敏感性和特异性均较差,远不及增强 CT。脾脏超声造影新技术,可以弥补常规超声的不足,微泡造影大大提高了脾外伤诊断的敏感性和特异性,对于脾外伤的分级（分型）诊断特别有利,显著降低了常规超声的假阴性率,而且几乎可以和增强 CT 相媲美。

中央型脾破裂、包膜下出血以及局限于脾周围血肿的轻度真性脾破裂,易被临床漏诊。它们是迟发性脾破裂并引起腹腔内大出血的主要原因,故值得高度警惕。

近年来微泡超声造影广泛用于腹部实质脏器包括脾脏外伤的检查和分级诊断,取得了重要进展。超声造影的敏感性和特异性接近 CT 检查,某些优点甚至可以和 CT 媲美,急诊超声造影检查操作简便、经济实用、有助于快速诊断,尽显其优越性。已有报道认为,对于某些严重脾外伤并伴有活动性出血患者,超声造影引导下经皮注射凝血药物——介入性超声微创处理,有望替代部分外科脾切除手术。

（刘俊丽）

第七节　肠道非肿瘤性疾病

一、肠系膜上动脉综合征

(一)病理和临床表现

肠系膜上动脉综合征是指肠系膜上动脉和腹主动脉的夹角过小,十二指肠水平部受压,十二指肠水平部以上肠管扩张、淤滞而产生的一种临床综合征,约占十二指肠淤滞症的 50％。本病多见于瘦长体型的青年女性。

主要临床症状为慢性间歇性、进食后腹部胀满、疼痛甚至呕吐。患者仰卧位时症状明显,俯卧位或膝胸位时症状减轻乃至消失。

(二)声像图表现

(1)进食后,十二指肠水平部近端的肠腔淤胀,肠系膜上动脉和腹主动脉夹角过小,局部十二指肠肠管受压狭窄,内容物难以通过。

(2)低张力胃型或胃下垂,胃内容物潴留,胃排空时间延长。

(3)患者采用膝胸位后,肠系膜上动脉和腹主动脉夹角加大,十二指肠腔内淤积缓解。

二、克罗恩病

(一)病理和临床表现

克罗恩病是消化道非特异性慢性炎性疾病。可以发生在全消化道的任何部位,但以回肠末端最常见。病变或局限单发,也可见于几处肠管,故又称为末端节段性回肠炎。病理表现是肠壁充血、水肿,黏膜下肉芽肿样增生所导致肠壁增厚、变硬,黏膜面常有多发溃疡,浆膜面纤维素性渗出使邻近肠段、器官或腹壁粘连,因病变局部肠管狭窄可以继发肠梗阻。如果继发感染可形成脓肿或瘘管。病变区肠系膜有淋巴结肿大。本病多反复发作,病史长。

患者的常见症状为腹痛、腹泻、稀便或黏液便,病变侵及结肠可为脓血便伴黏液,少数患者可发生脂肪泻、低热或中等度发热。

(二)声像图表现

(1)回肠远端、回盲区肠管或结肠某段肠壁全周性轻度增厚,呈均匀性低回声或结节状。管壁厚度在 1.0～1.5 cm。

(2)管壁增厚处管腔狭窄,内膜面不平滑,内容物通过缓慢。

(3)近端肠管扩张。

(4)肠周围脓肿时提示有瘘管形成。

(5)病变周围淋巴结肿大,呈低回声,实质回声均匀。

(6)彩色二维超声多普勒检查时可能在病变处查见散在的血流信号。

三、急性阑尾炎

(一)病理和临床表现

急性阑尾炎在急腹症中居首位。病理上分为单纯性阑尾炎、化脓性阑尾炎和坏疽性阑尾炎。单纯性阑尾炎的主要改变是充血、水肿和白细胞浸润,阑尾肿胀轻微。化脓性阑尾炎也叫蜂窝织炎性阑尾炎,阑尾肿胀明显,壁间形成多发性小脓肿,腔内积脓,阑尾周围可有脓性渗出液。坏疽性阑尾炎的管壁缺血、坏死、容易继发穿孔,周围有较多渗出液。患者的症状和体征是转移性右下腹疼痛,阑尾区压痛和反跳痛。血液常规检查白细胞计数升高,中性粒细胞计数增多。

(二)声像图表现

阑尾位置变异大,超声检查中受肠气干扰,很难见到正常的阑尾。在腹水状态下,患者站立位检查可能见和盲肠相连的蚓突状结构就是阑尾。

(1)阑尾体积肿胀时在声像图表现为一低回声的管状结构,阑尾的短轴断面呈卵圆形或不规则形状。

(2)阑尾管腔因积液而扩张,腔内致密强回声是肠石的特征,一般肠石后方可以出现声影。

(3)阑尾黏膜因炎症回声增强,呈现为管壁和腔内积液之间的一条线状强回声。

(4)阑尾肿大如团块状,壁间回声不均匀,是阑尾炎的程度加重或脓肿形成的表现。

(5)肿大的阑尾周围有局限性积液则提示阑尾周围脓肿。

(6)回肠末端经常伴有轻度肠管内容物淤积,管壁蠕动较缓慢。

四、肠套叠

(一)病理和临床表现

伴有肠系膜结构的肠管被套入相连接的另一段肠腔内称为肠套叠。常见于小儿外科急诊，成人则多继发于肿瘤。被套入的肠管因血液循环障碍使肠壁充血、水肿而增厚，继而发生坏死。

肠套叠几乎都伴有近端肠管的梗阻。

肠套叠的主要临床表现为突然发生的间歇性腹痛、呕吐、血便、腹部包块。

(二)声像图表现

(1)肠套叠包块：套叠的肠管长轴切面上可见肠管重叠的"套桶"征象，多层肠管呈平行排列，反折处肠管的折曲现象上下对称；短轴切面为大、中、小三个环状结构形成的偏心性"同心环"或"靶环"状。外圆呈均匀的低回声，为远端肠壁回声，中间和内部两个环状管壁稍增厚，是被套入的近端肠管。中环和内环的界面由浆膜组成，常在局部见到较强回声的肠系膜。彩色超声多普勒检查在此部位了解血流的改变，以判断肠壁的血液循环变化。

(2)肠梗阻表现：套叠以上的肠管内容物在套叠处因通过受阻出现淤积。

(3)中年以上的肠套叠需注意病因的检查，主要是肠壁内生型肿瘤，其中又以脂肪瘤最常见，肿瘤实质多为强回声。

五、肠梗阻

(一)病理和临床表现

肠腔内容物不能正常向下运行通过，称为肠梗阻，是临床常见而严重的一种急腹症。根据病因和病理表现分为机械性肠梗阻和麻痹性肠梗阻；还根据梗阻的程度分成完全性肠梗阻和不完全性肠梗阻。病理生理改变是梗阻部位以上的肠管内容淤积、积液和积气，严重并发症有肠穿孔和肠壁坏死。机械性肠梗阻的淤张肠管管壁蠕动活跃，梗阻远端常可以发现病因如肿瘤、结石、肠套叠等；麻痹性肠梗阻时肠壁蠕动波减缓甚至消失。

肠梗阻的主要症状是阵发性腹部绞痛、腹胀、呕吐；机械性肠梗阻的肠鸣音亢进。完全性肠梗阻时无排便和排气。梗阻晚期发生水、电解质紊乱和休克。

(二)声像图表现

(1)肠管内容物淤积，腔内积液、积气，梗阻早期气体不多；肠管淤胀的范围、程度是判断梗阻的部位和性质的重要依据。

(2)肠壁黏膜皱襞水肿、增厚。

(3)机械性肠梗阻肠壁蠕动增强，幅度增大，频率加快，甚至有时出现逆蠕动，肠腔内容物随蠕动也有反向流动。

(4)麻痹性肠梗阻时肠管淤胀，肠蠕动弱或消失。

(5)绞窄性小肠梗阻时肠蠕动也表现为减缓甚至消失；腹腔内出现游离液体回声。短期内超声复查见腹腔游离液体明显增加。

(6)梗阻原因诊断：机械性肠梗阻远端出现异常回声对于原因的确定有重要帮助，常见原因有肿瘤、异物、肠套叠、肠疝等；麻痹性肠梗阻可以出现在机械性肠梗阻晚期，更多见于手术后或继发于其他急腹症(如急性胆囊炎、急性胰腺炎、急性阑尾炎等)。手术后的麻痹性肠梗阻表现为全肠管的淤胀，而继发于其他急腹症时淤胀的肠管局限而轻微。

(邹丹丹)

第八节 胰腺肿瘤

一、浆液性囊性肿瘤

(一)流行病学及病因

浆液性囊性肿瘤(serous cystic neoplasm,SCN)通常发生于50～60岁女性,最常见的是浆液性囊腺瘤(serous cystadenoma,SCA),多孤立发生,约占胰腺囊性病变的20%;在 Von Hippel-Lindau(VHL)患者中,病变呈多灶性。多数浆液性囊性肿瘤为微囊型浆液性腺瘤,其他少见病变有大囊型、实体型、VHL 相关型等。大囊型浆液性囊性肿瘤通常位于胰头部,男性多见。研究表明,少于5%的 SCA 有局部浸润性,侵袭周围组织或血管,或直接延伸到胰周淋巴结;极少数病例可发生转移,表现为浆液性囊腺癌。

(二)临床表现

SCA 多见于胰腺体尾部,其大小差异较大,多为偶然发现,通常零星发生,增长缓慢。患者以腹部包块、腹胀或非特异疼痛为主要症状。症状随肿瘤增大逐渐加重,餐后为著,服药无缓解。

即使肿瘤很大,SCA 通常也是非浸润性的,挤压而不是侵犯邻近结构,因此,胆道梗阻是 SCA 的罕见并发症。

(三)超声表现

典型微囊型 SCA 可表现为分叶状囊性肿物,呈多房或蜂窝状无回声,囊壁及分隔薄,囊腔小(<2 cm),囊内分隔向心性分布,部分病例肿块中央可探及实性回声的中央瘢痕区和钙化。彩色多普勒可探及显示囊壁、分隔及中央瘢痕内的血管分布。

胰体部囊性占位,边界清晰,呈分叶状,内可见纤细分隔。

极度微囊化的 SCA 少见,超声难以分辨其小的囊腔,二维超声类似于实体肿块的高回声或低回声病灶,边界清,透声好,瘤体后方回声增强;彩色多普勒可探及较丰富的血流信号。

大囊型浆液性囊性肿瘤胰头部多见,囊腔直径一般大于2 cm,数量有限,也可呈单室型。

浆液性囊腺癌,临床少见,多表现为类实性血供丰富的占位,与微囊型 SCA 相似,但可转移到胃和肝或出现周围组织的浸润。

(四)超声造影表现

SCA 超声造影增强水平与胰腺实质接近,造影剂到达肿瘤后囊性结构显示更加清晰,囊壁及囊内分隔动脉期呈蜂窝状高增强,囊壁薄,几乎无乳头状隆起,静脉期呈低增强。极度微囊化的 SCA 造影表现类似于血供丰富的实体病变。

(五)报告内容及注意事项

SCA 的超声报告包括病灶的位置,大小,是否有分隔,囊腔大小,囊壁及分隔是否增厚,内壁是否光滑,是否有乳头样突起,主胰管是否扩张,是否有周边浸润现象;彩色多普勒还可显示病灶内是否有血流信号,周边血管是否有受侵征象等内容。超声造影则应重点描述病灶的边界,囊壁是否光滑,壁上有无结节状增强,囊壁、分隔及乳头状突起的增强及减退方式。

超声检查是评估及随访胰腺囊性病灶的首选方法。典型微囊型 SCA 的特点是有一个中央纤维瘢痕,这在 CT 和 MR 中可以清楚地观察到。MRCP 能清晰地显示病变与胰管的关系。超声造影技术有时能比其他影像学检查更好地显示病变内的增强模式,观察到特征性的中央纤维瘢痕。多种影像学方法相结合更有助于判断病灶性质。

(六)鉴别诊断

1.SCA 需与其他胰腺囊性病变相鉴别

(1)黏液性囊性肿瘤:需与大囊型 SCA 相鉴别。前者患者女性为主,病变通常位于胰腺体尾部,内部结构复杂,透声差,有附壁乳头样结构。外围的蛋壳样钙化是特征性征象。

(2)胰腺假性囊肿:患者多有过胰腺炎、外伤史或手术史,囊液透声性好;囊内容物可因存在坏死组织碎片而变得回声杂乱,超声造影无增强。

(3)胰腺导管内乳头状黏液性肿瘤:患者以老年男性为主,病变声像图表现为多房囊性、囊性为主囊实性或者实性病变内见小囊腔,胰管明显扩张,病变与扩张胰管相连。

2.极度微囊型 SCA 需与以下疾病相鉴别

(1)神经内分泌肿瘤:二维超声中均表现为实体病变,超声造影、增强 CT 均表现为富血供病变,较难鉴别。MR 和 MDCT 对其有较好的鉴别作用。此外,对于功能性神经内分泌肿瘤,如胰岛细胞瘤、胃泌素瘤等,患者有高胰岛素、胃泌素相关的临床症状和血液检查表现,也可起到鉴别的作用。

(2)浆液性微囊型囊腺癌:多表现为血供丰富的类实性占位,但可转移到胃和肝或出现周围组织的浸润。

二、黏液性囊性肿瘤

(一)流行病学及病因

黏液性囊性肿瘤(mucinous cystic neoplasm,MCN)约 95% 见于女性,患者年龄 40～50 岁,约占所有胰腺囊性病变的 10%。WHO 胰腺肿瘤分类对 MCN 的定义为囊性上皮性肿瘤,与胰腺导管系统不相通,可产生黏液,周围有卵巢样间质。MCN 覆盖从良性的黏液性囊腺瘤到黏液性囊性肿瘤伴相关浸润癌的系列病变,1/3 的 MCN 伴有浸润性癌。其恶性病变多为囊腺瘤恶变而来,恶变风险随体积增大而加大。肿瘤进展缓慢,恶变时间一般较长,与浸润性癌相关MCN 患者通常比非侵袭性 MCN 患者大 5 岁。

(二)临床表现

MCN 的临床表现主要取决于肿瘤的大小,通常为无症状的"偶发瘤",多为胰腺体尾部大体圆形的囊性病变。MCN 很少有症状,当显著增大时可因压迫出现腹部疼痛或腹部不适等症状。

胰头部肿瘤相对少见,症状出现较早,可压迫消化道引起梗阻,压迫胆总管下段,出现肝大、胆囊肿大、梗阻性黄疸等。

胰腺黏液性囊腺癌可侵犯邻近器官组织,如胃、十二指肠、结肠等,引起相关症状。但肿瘤生长、浸润缓慢,远处脏器转移较晚。肿瘤预后与浸润性成分的位置密切相关。

(三)超声表现

MCN 可表现为类圆形或分叶状肿物,以囊性为主,整体回声较低,单腔或少腔(一般不大于6 个囊腔),囊腔可因黏液或出血而透声性较差,呈现为不均质的低回声,囊壁厚薄不均,厚壁部分大于 2 mm,内壁欠光整,壁及分隔上可有钙化或乳头状突起。非均质的内部回声影响病变分隔及壁上突起结节的显示。彩色多普勒超声显示囊腺瘤囊壁、分隔及乳头状结构内可见少量动脉血流信号。

病变与胰管不相通,通常不会引起胰管扩张,部分患者可有胰管的轻度扩张。由于肿瘤多生长在体尾部,常不压迫胆管,肿瘤较大时才有胆道梗阻的表现。

一项关于163例手术切除胰腺黏液性肿瘤的研究表明,恶性病变者多直径大于4 cm或有乳头状突起。边界模糊,囊壁或分隔厚薄不均,囊内实性成分增多均为恶性病变的预测因素。此外,恶性病变可向邻近器官浸润性增长,引起周围淋巴结肿大。彩色多普勒超声显示实性成分血供较丰富,当肿瘤侵犯周围血管时,可出现相应的超声表现。

(四)超声造影表现

将黏液性肿瘤与非黏液性肿瘤相鉴别是诊断的重点,多数黏液性囊腺瘤/癌内部实质与周围胰腺组织同时均匀增强,内部均见囊性无增强区,动脉期增强程度等于或稍高于胰腺实质。囊腺瘤边界清晰,囊壁较厚,囊内分隔较薄,静脉期增强程度稍低于胰腺实质。囊腺癌边界模糊,囊壁较厚,囊内分隔亦较厚,壁上可见乳头状增强灶,增强消退较快,静脉期增强程度低于胰腺实质。

(五)报告内容及注意事项

MCN的超声报告包括病灶的位置,大小,内部有无分隔,囊壁及分隔是否增厚,内壁有无实性乳头样突起及其大小和形态,主胰管是否扩张,病灶与主胰管的关系,是否有周边浸润和周围淋巴结肿大等现象;彩色多普勒还可显示病灶囊壁、分隔及突起的血供情况,周边血管是否有受侵征象等。超声造影则应重点描述病灶的边界,囊壁是否光滑,壁上有无结节状增强,囊壁、分隔及乳头状突起的增强及减退方式。

超声检查是评估及随访胰腺囊性病灶的首选方法,但囊腔内部回声可因出血或囊液流失变得复杂,影响囊内分隔及乳头样突起的显示。增强CT及MR能全面显示病灶,CT检查能显示MCN特征性的外围蛋壳样钙化。内镜超声可以近距离观察胰腺占位复杂的内部结构,如分隔及囊内乳头样突起。MRCP能清晰地显示病变与胰管的关系。超声造影技术可消除囊内黏液、凝血块、组织碎片的影响,对囊内分隔及乳头样突起的检出率明显优于灰阶超声,有时能比其他影像学检查更好地显示病变内的增强模式。多种影像学方法相结合更有助于准确判断病灶的性质。

此外,可行超声引导下囊肿穿刺、抽吸,囊液分析可以区分肿瘤是否产生黏蛋白、有无脱落的异型恶性肿瘤细胞、囊液淀粉酶和肿瘤标志物高低等。MCN囊液黏度大、CEA水平升高,可与多种疾病进行鉴别。

(六)鉴别诊断

MCN有潜在恶性风险,即使病变生长缓慢且无临床症状也有手术指征,因此需与其他胰腺非黏液性囊性病变相鉴别。

1.胰腺浆液性肿瘤

MCN需与大囊型胰腺浆液性肿瘤相鉴别。大囊型胰腺浆液性肿瘤患者以男性多见,无CEA的升高;病变多位于胰头部,囊液透声性一般较好,囊壁薄且光滑,无明显乳头状突起。

2.胰腺假性囊肿

患者多有过胰腺炎、外伤或手术史,囊壁无乳头状突起,囊液透声性好;囊内容物可因坏死组织碎片而回声杂乱,行超声造影检查内容物无增强。

3.胰腺包虫囊肿

包虫囊肿以肝脏多见,也可出现在胰腺内,表现为囊壁回声增高、光滑,囊内可见囊砂或子囊,无乳头状突起。

4.胰腺导管内乳头状黏液性肿瘤

患者多为老年男性,病变声像图表现为多房囊性、囊性为主囊实性或者实性内见小囊腔,胰管明显扩张,病变与扩张胰管相连。

5.胰腺癌或胰腺神经内分泌肿瘤囊性变

病变表现复杂多样,可行超声引导囊液抽吸,检查囊液内是否有恶性脱落细胞、是否有黏蛋白、囊液 CA19-9、CEA 等指标的高低。

三、胰腺导管内乳头状黏液性肿瘤

(一)流行病学及病因

胰腺导管内乳头状黏液性肿瘤(intraductal papillary mucinous tumor or neoplasm of the pancreas,IPMT or IPMN)由世界卫生组织(World Health Organization,WHO)正式定义,这是一类自良性腺瘤到交界性肿瘤、原位癌、浸润性腺癌逐渐演变的疾病,其特点为胰腺导管上皮肿瘤伴或不伴乳头状突起并产生大量黏液造成主胰管和(或)分支胰管的囊性扩张。其病灶主要位于胰管内,产生大量黏液并滞留于胰管内,十二指肠乳头开口扩大伴胶冻样物附着。IPMN 转移浸润倾向较低,手术切除率高,预后较好。

近年来,本病发生率逐年提高,据 Furuta K 的统计,IPMN 占临床诊断的胰腺肿瘤的 7.5%,占手术切除胰腺肿瘤的 16.3%。

IPMN 病变可累及胰管的一部分或整个胰管,位于胰头者占 60%,体尾者占 40%。在临床中分为分支胰管型(50%~60%)、主胰管型(40%~50%)及混合型。分支型者 5 年癌变率约为 15%,而主胰管型者 5 年癌变率约为 60%。

(二)临床表现

IPMN 患者多为老年男性,可有程度不等的上腹不适等临床症状,部分病例还伴有或曾出现胰腺炎的症状,可能是稠厚的黏液部分或完全阻塞胰管造成的。这种慢性持续阻塞还会造成胰腺实质功能的破坏,从而出现糖尿病、脂肪泻等较严重的临床表现,多见于恶性 IPMN。IPMN 患者还可能出现黄疸,这是因为恶性者可能出现胆管浸润及胆管梗阻,而良性者也可能由于大量黏液阻塞乳头部或形成胆管窦道而阻塞胆管。部分患者无明确临床症状,通常为肿瘤分泌黏液的功能尚不活跃和(或)生长部位远离胰头。

(三)超声表现

IPMN 病灶均与扩张的胰管相连或位于其内,绝大多数胰管扩张明显,但不是所有病灶超声均能显示其与导管相连。病变表现:①呈多房囊性或囊性为主的囊实性病灶突向胰腺实质;②扩张胰管内见中等回声或低回声;③病灶呈中等回声或低回声,内见少许不规则小无回声。

超声显示病灶呈分叶状囊实性结构,病灶侵及的主导管及分支导管均明显扩张,彩超显示囊壁及附壁结节上均探及略丰富血流信号,为混合型。

彩色多普勒超声于恶性病灶内常可探及较丰富的血流信号,良性病灶内绝大多数难以探及血流信号。

经腹超声可显示胰腺内扩张的导管及其内或与其相连的囊性或囊实性病灶,为诊断及分型提供可靠的信息。主胰管宽度≥7 mm、病灶直径≥30 mm、有附壁结节均为恶性的预测因素。

根据影像学资料的 IPMN 分型在临床应用中尤为重要,通常认为主胰管型及混合型多为恶性,分支型恶性发生率较低(6%～51%),但当后者显示出一些可疑征象,如病灶直径＞3 cm、附壁结节、主胰管直径＞6 mm、细胞学检查阳性以及出现临床症状时应考虑恶性病变的可能。

(四)超声造影表现

附壁结节的判断目前仍是 IPMN 超声诊断中的难点,主要是一些小结节与黏液结节难以区分,超声造影可显示 IPMN 内的分隔和乳头状突起的强化,对壁结节超声造影的量化分析有助于其鉴别诊断。然而其可靠的诊断还需依据肿瘤与胰管相通,超声造影对一些病例也可更好地显示病灶与主胰管的关系。

(五)报告内容及注意事项

IPMN 的超声报告包括病灶的位置,大小,内部有无实性乳头状突起,主胰管是否扩张,病灶与主胰管的关系,是否有周边浸润现象,彩色多普勒显示病灶内是否有血流信号,周边血管是否有受侵征象。

超声造影则应重点描述病灶的边界,囊壁是否规则,壁上有无结节状增强,病灶与主胰管的关系。

经腹超声和 CT 对于全面显示病灶有一定优势,但对于分支型的小囊性病灶和附壁结节的敏感性不及磁共振胰胆管显像(MRCP)和内镜超声;ERCP 虽然也是本病重要的诊断方法之一,但在部分病例中受黏液的干扰难以显示导管扩张及病灶全貌。因此,多种影像学方法相结合更有助于准确判断病灶的性质。

此外,IPMN 患者发生胰腺外肿瘤的比例较高(23.6%～32%),但与 IPMN 的良恶性无明显相关。因此,对 IPMN 患者应注意对其他脏器的全面检查。

(六)鉴别诊断

IPMN 的诊断需与胰腺黏液性囊腺性肿瘤相鉴别,二者均产生大量黏液,但后者常见于围绝经期妇女,多位于胰腺体尾部,具有较厚包膜,内部有分隔,通常为大囊(＞2 cm)或多囊状结构,壁及分隔上可见钙化或乳头状突起,很少与胰管相通连,囊腔可因黏液或出血而透声性较差,胰管无扩张或可见受压移位。

IPMN 还需与慢性胰腺炎鉴别,因前者常伴有胰腺炎的症状,也会出现胰腺实质萎缩及导管扩张,易误诊为慢性胰腺炎。但慢性胰腺炎很少见到囊性占位以及囊性占位与胰管相通的现象,同时,慢性胰腺炎可见胰腺实质的钙化和(或)胰管内结石。

四、胰腺实性假乳头状瘤

(一)流行病学及病因

胰腺实性假乳头状瘤(solid-pseudopapillary tumor or neoplasm of the pancreas,SPTP or SPN)由 Frantz 首次报道后,曾以胰腺乳头状囊性肿瘤、胰腺乳头状上皮肿瘤、胰腺实性乳头状上皮性肿瘤、囊实性腺泡细胞瘤等命名。为充分地描述该肿瘤的主要特征,世界卫生组织(World Health Organization,WHO)正式将该病命名为胰腺实性假乳头状瘤。SPTP 占胰腺原发肿瘤的 0.13%～2.7%,占胰腺囊性肿瘤的 5.5%～12%。SPTP 具有明显的年龄和性别倾向,好发于年轻女性(20～30 岁)。目前,WHO 将该病中的大部分病例归于交界性或有一定恶性潜能的肿瘤,其组织学来源尚未明确。该病转移浸润倾向较低,手术切除率高,预后较好。

(二)临床表现

SPTP 的临床表现多无特异性,主要症状为中上腹不适、隐痛,部分伴恶心、呕吐。部分患者于体检时偶然发现。与其他胰腺恶性肿瘤不同,黄疸、体质量减轻、胰腺炎十分少见,仅见于不到12％的 SPTP 患者。实验室检查包括消化道常用肿瘤标志物,如 CEA、CA19-9、CA242、CA724等多在正常范围内。

(三)超声表现

胰腺实性假乳头状瘤可发生于胰腺的任何部位,但胰腺体尾较多见。肿瘤大多体积较大,形态较规则,边界较清晰,常伴出血坏死,由于出血坏死成分所占比例不一,肿块声像图可表现为囊性、囊实性或实性。SPTP 大多呈外生性生长,9％～15％的病例会出现转移或局部侵犯。病变表现:①体积小者多以实性为主,呈低回声,边界清;②体积大者囊性坏死改变更明显,多为囊实性,部分可呈高度囊性变,仅在囊壁上残余薄层肿瘤组织。

胰腺实性假乳头状瘤可有钙化,多为粗大钙化,可发生在肿瘤的周围呈蛋壳状也可在肿瘤内部呈斑块状。肿块引起胰管及胆管扩张比例小且程度相对轻。肿块多挤压周围的组织结构,而无明显侵犯。部分病灶彩色多普勒血流成像可探及肿块边缘或内部血流信号。有学者认为彩色多普勒表现与肿瘤大小、囊性变的程度、良恶性无明显联系。

(四)超声造影表现

动脉期多见造影剂不均匀充填。肿瘤的包膜呈环状增强,病灶内部呈片状等增强或低增强,部分可见分隔样强化。静脉期造影剂大多快速减退,病灶呈低增强。病灶内出血坏死的囊性区域则始终显示为无增强区。

(五)报告内容及注意事项

SPTP 的超声报告包括病灶的位置,大小,边界是否清晰,内部是否有无回声区,是否有钙化,彩色多普勒显示病灶内是否有血流信号,周边组织或血管是否有受侵征象。

超声造影则应重点描述病灶周边是否有环状强化,病灶内是否有始终无增强的区域。

胰腺为腹膜后器官,经腹部超声检查时容易受到上腹部胃肠道气体的干扰,而且 SPTP 大多呈外生性生长,部分肿瘤的定位诊断较困难。通过胃十二指肠水窗法、改变体位,或通过脾脏做透声窗观察胰腺尾部,尽可能清晰显示胰腺结构及其与周边组织的毗邻关系,以便于更准确判断肿瘤的来源。SPTP 发病率较低,目前人们对其认识仍不足,各种术前影像学检查误诊率均较高。一般对于年轻女性,具备以上超声表现者,应考虑到本病的可能。

(六)鉴别诊断

1.SPTP 需与囊腺瘤、囊腺癌相鉴别

两者均以囊实性表现多见,相对而言,实性假乳头状瘤实性成分较多。囊腺瘤、囊腺癌多见于中老年女性,部分壁及分隔上可见乳头状突起。

2.SPTP 还需与无功能性胰岛细胞瘤鉴别

后者多见于中老年人,实性多见,内部回声较为均匀,钙化较少见,实质成分血流较丰富,出血囊性变者与 SPTP 鉴别较困难。

3.部分以实性表现为主的 SPTP 需与胰腺癌鉴别

胰腺癌形态多不规则,与周围组织分界不清,较易引起胰管、胆管的扩张。鉴别要点是胰腺癌具有浸润性的生长特点。

4.SPTP 还需与胰腺假性囊肿鉴别

后者多有胰腺炎或外伤、手术史,声像图一般为典型囊肿表现,囊壁较厚,囊内可由于出血、感染等出现回声,类似 SPTP 的声像图表现,但囊内实际为沉积物,而并非实性成分,超声造影可提供较可靠的鉴别信息。

五、胰腺导管腺癌

(一)流行病学及病因

胰腺导管腺癌(pancreatic ductal adenocarcinoma,PDAC)简称胰腺癌,是恶性度最高、起病隐匿的肿瘤之一。在恶性肿瘤病死率中居第 4 位,5 年生存率仅 8%。

胰腺癌的早期症状不明显,且无法确诊,大部分发现时已进入晚期,仅有 20% 的患者适合手术,可行手术切除患者的中位生存时间为 12.6 个月,未行手术切除患者的中位生存时间为 3.5 个月,因此对胰腺癌的早期诊断显得尤为重要。

(二)临床表现

早期症状不明显,且无特异性,仅表现为上腹轻度不适或隐痛。进展期胰腺癌最常见的三大症状为腹痛、黄疸和体质量减轻。

1.腹痛

腹痛是胰腺癌的常见或首发症状,早期腹痛较轻或部位不明确,易被忽略,至中晚期腹痛逐渐加重且部位相对固定,常伴有持续性腰背部剧痛。

2.黄疸

黄疸是胰头癌的突出症状,约 90% 的胰头癌患者病程中出现黄疸。约半数患者以黄疸为首发症状,随黄疸进行性加深,伴皮肤瘙痒、茶色尿、陶土便。

3.体质量减轻

体质量减轻虽非胰腺癌的特异性表现,但其发生频率甚至略高于腹痛和黄疸,故应予以重视,特别是对不明原因的消瘦。

4.消化道症状

胰腺癌患者最常见的消化道症状是食欲减退和消化不良,患者常有恶心、呕吐和腹胀,晚期可有脂肪泻。

5.其他表现

部分胰腺癌患者有持续或间歇性低热,有时出现血栓性静脉炎。

(三)超声检查适应证

(1)上腹不适或常规体检者,需了解胰腺情况。超声是发现胰腺肿瘤、胰腺炎的首选检查方法。

(2)胰腺局灶性病变的定性诊断,鉴别肿块的性质。

(3)临床症状疑似胰腺肿瘤或实验室相关肿瘤标志物升高的病例。

(4)黄疸查因和不明原因的胰管扩张、胆管扩张。

(5)闭合性腹部外伤,疑存在胰腺损伤者。

(6)胰腺移植,全面评估供体血管通畅性和灌注情况,以及随访中出现的异常病变。

(7)胰腺癌局部动脉灌注化疗、局部放疗、消融治疗、注药治疗后等评价疗效。

(四)超声检查观察内容

超声要注意胰腺癌的直接征象(如胰腺外形、轮廓及内部回声变化,胰腺内肿块)和间接征象(如胰、胆管扩张,血管受压移位、变窄,周围脏器移位受侵犯,淋巴结转移、肝转移)。

1.胰腺大小及外形变化

胰腺大小及外形变化是影像学最易发现的征象。胰腺局限性肿大,局部膨隆,形态僵硬。

2.胰腺内肿块

小于 2 cm 肿块超声多表现为较均匀低回声,无包膜。随肿块增大,内部回声不均匀,可合并液化、钙化。肿块轮廓不清,形态不规则,浸润生长,后方回声衰减。CDFI:典型胰腺癌为少血供肿瘤,少数胰腺癌病灶内部或边缘可见短条状血流。

3.胰、胆管扩张

胰腺癌在发病全过程中,60%～90%的病例出现梗阻性黄疸,胰头癌则更多,胰管全程扩张。癌灶位于胰腺体尾部时,胰管可无扩张。

4.胰周血管受压或受侵

胰周血管受侵是胰腺癌不可切除的主要原因之一。胰腺周围大血管较多,肿瘤较大或外生性生长时,相邻大血管可被推移、挤压变形,或被肿瘤包绕,甚至在管腔内见实性回声。

5.周围脏器受侵

易受侵的脏器为脾、胃、十二指肠等。脏器与胰腺之间的脂肪间隙消失,脏器表面正常高回声浆膜界面连续性中断。

6.淋巴结转移

胰周见到大于 1 cm 的低回声淋巴结时,应考虑区域淋巴结转移的可能。

7.肝转移

肝脏是胰腺癌最常见的转移部位,由于肝转移瘤的诊断直接影响到治疗方案的制订和对预后的估计。因此,胰腺癌超声检查时,应同时重点检查肝脏。

(五)超声造影表现

目前超声造影多使用第二代超声造影剂声诺维,即六氟化硫微泡。欧洲医学和生物学超声协会发布的超声造影指南已经明确超声造影在淋巴结、胃肠道、胰腺、脾脏及肝胆系统疾病的诊断与鉴别诊断中的价值。

与周边正常的胰腺实质相比,多数胰腺癌呈不均匀低增强,少数呈等增强。D'Onofrio 等从 6 个中心选择了 1 439 例胰腺占位性病变患者,其中实性病变 1 273 例,将患者超声造影结果与病理诊断比较。超声造影判断胰腺癌标准为静脉注射造影剂后病灶增强程度低于周围正常组织,结果显示超声造影诊断胰腺癌准确率为 87.8%。胰腺癌病灶内的造影剂退出明显早于胰腺实质,停留时间短于胰腺实质。这与肿瘤内部结构异常、血管迂曲及动静脉瘘形成有关。病灶内部出现液化坏死时,可出现局部造影剂充盈缺损。

(六)报告内容及注意事项

超声报告应涵盖上述胰腺癌直接及间接超声征象所涉及的方面,包括胰腺形态、大小、整体回声;胰腺肿块部位、大小、内部及后方回声、边界、形态及血流情况;胰、胆管有无扩张,判断梗阻部位;胰周大血管及脏器有无受侵;胰周、腹膜后有无肿大淋巴结;肝脏有无可疑转移灶。

经腹超声具有简便易行、经济及无创等优点,常用于筛查胰腺占位性病变。然而,经腹超声存在很多局限:①绝大多数胰腺实性占位表现为低回声或者混合回声,故对于病变良、恶性鉴别诊断价值有限。②胰腺位于后腹膜腔,解剖位置深,易受胃肠道气体、肥胖等因素影响,常规超声容易漏诊小胰腺癌(特别是直径＜ 1 cm 者),以及胰腺钩突、胰尾肿块。必要时可采取加压、改变体位或饮水,使胃充盈,以此作为声窗,改善胰腺的显示。③老年人胰腺萎缩,脂肪变性,胰腺体积小而回声高,因此,当老年人胰腺饱满,回声较低时,应予以注意。④部分胰腺癌仅表现为外形僵直或外形增大、局部膨隆,肿块与胰腺实质回声接近时,应高度重视,此时可行超声造影,并结合 CT 动态增强薄层扫描。⑤个别全胰腺癌可仅表现为胰腺弥散性增大、回声不均、边界不整,各部比例正常,容易漏诊。⑥胰腺癌血供较少,故彩色多普勒超声往往难以显示血流信号,但是,可以作为与其他胰腺实性占位相鉴别的手段,如胰腺神经内分泌肿瘤,因为后者多数为多血供肿瘤。

(七)鉴别诊断

1.肿块型胰腺炎

该病与胰腺癌均以胰头多见。肿块型胰腺炎典型超声表现为病灶内部为低回声,可有钙化,后方回声衰减不明显,病灶边界不清,胰管可穿过肿块,呈串珠状扩张,有时可见结石。肿块型胰腺炎超声造影动脉期表现为缓慢、弥漫增强,与周围胰腺实质增强模式及程度相似,呈"实质样"增强,静脉期造影剂退出速率与周围胰腺相似。

2.胰腺囊腺癌

当囊腺癌以实性为主时需与胰腺癌鉴别。以实性为主的囊腺癌回声较高,透声好,后方衰减不明显或增强,不伴导管扩张,病灶内血流较丰富。超声造影可见蜂窝状增强、囊壁及分隔强化或内部结节样强化。

3.胰腺神经内分泌肿瘤

胰腺神经内分泌肿瘤较少见,分为功能性与无功能性,其中以胰岛细胞瘤最常见。功能性神经内分泌肿瘤有典型的内分泌症状,但是因为肿瘤较小,经腹超声难以显示。无功能性神经内分泌肿瘤由于患者无症状,发现时肿瘤较大。神经内分泌肿瘤较小时,边界清,形态规则,内部呈较均匀低回声,病灶较大时内部回声不均,可见液化区。彩色多普勒超声显示肿瘤内部血流信号较为丰富。超声造影多表现为动脉期的高增强,静脉期的快速退出而呈轻度低增强。大的无功能性神经内分泌肿瘤因坏死和囊性变可表现为不均质高增强。

4.壶腹周围癌

由于肿瘤部位特殊,病灶较小即出现胆道梗阻,临床出现黄疸,超声表现为胆管扩张。肿瘤位于管腔内,可呈等回声或高回声。胰管无明显扩张。

5.腹膜后肿瘤

病灶位置较深,位于脾静脉后方,与胰腺分界较清晰,不伴胰、胆管扩张。

六、胰腺腺泡细胞癌

(一)流行病学及病因

胰腺腺泡细胞癌(pancreatic acinar cell carcinoma,PACC)是一种临床罕见的恶性肿瘤,来源于腺泡。虽然胰腺中 80% 以上的组织由腺泡细胞构成,仅 4% 的组织由导管上皮构成,但 PACC 的发病率远低于导管腺癌,仅占胰腺癌的 1%~2%,由 Brner 首次报道,发病机制尚不明确。有研究表明,可能与 microRNA 表达的改变和胰腺腺泡的瘤性转化及恶性转变相关。大约 1/3 的腺泡细胞癌中可有散在的神经内分泌细胞标志物的阳性表达,当表达超过 30% 时,则称为混合型腺泡-内分泌癌(mixed acinar endocrine carcinoma,MAEC),由于其病理学和生物学行为与腺泡细胞癌相似,因此被认为是后者的一个亚型。

本病预后较差,易早期转移至局部淋巴结和肝。中位生存期约为 18 个月,1 年生存率为 57%,3 年生存率为 26%,5 年生存率为 5.9%,介于胰腺导管腺癌和胰腺神经内分泌肿瘤之间,优于导管腺癌的 4%,因此早期确诊并积极手术治疗可以改善预后。

(二)临床表现

与导管腺癌的发病高峰年龄在 60～70 岁相比，PACC 平均发病年龄相对年轻，在 50 岁左右，男性多见，男女之比为 2：1，罕见于儿童及青少年。

临床表现多为非特异性的消化道症状。因肿瘤以膨胀性生长为主，无明显"嗜神经生长"和"围管性浸润"的特点，早期症状不明显。当肿瘤较大压迫周围器官可引起相关并发症，通常有腹痛、恶心、腹泻、体质量减轻等，发生胆管梗阻及黄疸的概率较低。4％～16％的患者可因脂肪酶的过度分泌而并发胰源性脂膜炎，表现为皮下脂肪坏死、多关节病等。

目前尚未发现 PACC 的特异性肿瘤标志物，AFP、CA19-9、CA125、CA72-4、CA50、CA242、CA15-3 和 CEA 升高的病例呈分散分布，即使肿瘤较大或已发生肝转移，CA19-9 升高亦不明显。

(三)超声表现

PACC 可发生于胰腺各部位，在胰腺导管内罕见，累及全胰腺更为少见。但好发部位研究结果各异，部分学者认为胰头部多见（占 42％～53％），胰体尾部次之（占 27％～47％）；部分研究未发现确切好发部位。

多为单发，因症状不明显，通常发现时瘤体较大，7～10 cm，直径大于 10 cm 者不少见，明显大于导管腺癌的 3 cm。肿瘤以实性成分为主，较大时易出现囊性变，可伴出血坏死和钙化。肿瘤呈膨胀性生长，对周围器官常表现为压迫性改变，而非浸润性。因此肿瘤边界清晰，增强 CT 扫描时边缘可见完整或部分性包膜，与邻近组织分界清晰，MR 上瘤胰分界面多数存在，这是由邻近组织受压及反应性纤维组织增生所致。肿瘤较少沿胰管浸润，对胰管的影响主要是外压性，故胰胆管扩张少见。彩色血流显示，多数病灶内可探及血流信号，丰富程度不等。

虽然 PACC 肿瘤有包膜，但侵袭性仍很高，50％患者诊断时已经有区域淋巴结甚至肝转移，也可侵犯静脉发生瘤栓。

(四)超声造影表现

超声造影对于该病的认识及研究尚处于早期阶段，相关文献相对较少。Tanyaporn 对 5 例该病患者进行超声内镜检查，发现大部分（4/5）病灶表现为逐渐增强，有别于导管腺癌的低增强模式。该病的 CT 增强模式可分富血供和乏血供 2 种类型，后者居多。因肿瘤间质为血窦样结构，肿瘤内部常伴坏死、结构异质，故呈渐进性强化，强化不均匀。富血供者坏死范围小，更易于表现为均质；乏血供者坏死更多见，更倾向于不均质。虽然强化程度低于正常胰腺，但有学者认为 PACC 的强化比导管腺癌强，这可能与肿瘤间质富含血窦以及纤维瘢痕增生较少有关。部分研究还发现延迟期肿瘤与胰腺组织强化相近，认为是由于胰腺组织在门静脉期以后强化衰减加速，而肿瘤本身持续强化的结果。

(五)报告内容及注意事项

PACC 的超声报告包括病灶的位置，大小，边界，是否有周边浸润现象，彩色多普勒显示病灶内是否有血流信号，周边血管是否有受侵征象。

PACC 侵袭性很高，50％患者诊断时已经有区域淋巴结甚至肝转移。因此在工作中还需注意对肝脏及邻近脏器、血管的仔细扫查，为临床提供更全面的信息。增强 CT 和 MR 对淋巴结的观察有一定优势，因此，多种影像学方法相结合更有助于准确判断病灶的性质。

(六)鉴别诊断

腺泡细胞癌超声表现类似于胰腺导管腺癌、无功能神经内分泌肿瘤、实性假乳头状瘤、黏液性囊腺瘤等病，均可表现为较大肿物，伴坏死和钙化，不均匀增强。需加以鉴别。

1.导管腺癌

临床上腹痛明显,胰头多见,易侵犯胰管、胆管引起黄疸。肿瘤体积多小于PACC,呈浸润性生长,无包膜,边界不清,内部血供少,强化程度明显低于正常胰腺组织。

2.无功能神经内分泌肿瘤

多见于青中年,属于富血供肿瘤,内部血流丰富。即使伴较大范围囊变、坏死区者,实性成分动脉期仍呈明显强化。容易出现血行转移,淋巴结转移少见。动脉期明显强化的特点有别于本病。

3.实性假乳头状瘤

好发于年轻女性,表现为有包膜、边界清楚的肿块,一般不出现胰胆管扩张,恶性度低,较少出现转移。体积较大伴有囊变时难与本病鉴别,发病年龄及性别有一定鉴别意义。

4.黏液性囊腺瘤

常见于中年妇女,随肿瘤体积增大恶性度增高,直径大于8cm可考虑为恶性。通常为大囊(>2cm)或多囊状结构,具有较厚包膜,边界清,可有分隔,囊壁光滑可见钙化,易与本病鉴别。

七、胰腺神经内分泌肿瘤

(一)流行病学及病因

胰腺神经内分泌肿瘤(pancreatic neuroendocrine tumours,pNETs)是源于胰腺多能神经内分泌干细胞的胰腺肿瘤,这些细胞多分布于胰岛,曾名为胰岛细胞瘤和胰腺内分泌肿瘤。胰腺神经内分泌肿瘤包括高分化神经内分泌瘤(neuroendocrine tumours,NETs)和低分化神经内分泌癌(neuroendocrine carcinomas,NECs)。发病率为(0.25~0.5)/10万,逐年升高。占胰腺原发肿瘤的1%~5%,可发生在任何年龄,发病高峰年龄为30~60岁,无性别差异。

pNETs分为功能性和无功能性两大类。多数为功能性pNETs,包括胰岛素瘤、胃泌素瘤、胰高血糖素瘤、血管活性肠肽瘤,及更罕见的生长抑素瘤、胰多肽瘤、生长激素释放激素瘤、促肾上腺皮质激素瘤等,其中胰岛素瘤最常见,其次为胃泌素瘤。各类型流行病学特点不尽相同。无功能性胰腺神经内分泌肿瘤占胰腺神经内分泌肿瘤的15%~20%,多见于青年女性。其中直径小于0.5cm的无功能性神经内分泌肿瘤称为胰腺神经内分泌微腺瘤。目前认为除了胰腺神经内分泌微腺瘤是良性的以外,所有胰腺神经内分泌瘤都具有恶性潜能。

pNETs多为散发病例,病因不明,部分为相关性家族性综合征,如多发性内分泌腺瘤病Ⅰ型、VHL(Von Hippel-Lindau,VHL)综合征和多发性神经纤维瘤病呈聚集性。

(二)临床表现

功能性pNETs因不同细胞来源,产生主要激素不同而表现为不同的临床综合征,无功能性pNETs,血清激素水平无变化,早期无明显症状。肿瘤增大后临床上主要表现为梗阻性黄疸、胰腺炎、上腹痛、十二指肠梗阻、体质量减轻和疲劳等。

(三)超声表现

可发生于胰腺任何部位,某些功能类型有一定分布倾向。大小不一,功能性pNETs一般较小,胰岛素瘤多为直径1~2cm,胃泌素瘤也多小于2cm。而无功能性pNETs可以长大至10cm。

1.二维超声表现

(1)胰腺神经内分泌瘤:体积小的肿瘤,内部多呈均匀的低回声,甚至为极低回声,少数为高回声;呈圆形或椭圆形,形态规则,边界清晰;肿瘤尾侧胰管无明显扩张。肿瘤较大时,形态可不规则,内部可合并出血、囊性变,表现为形态不规则,内部回声不均,出现无回声区,偶可见到钙化形成的斑块状强回声,并可出现挤压周围脏器和血管的相关征象。肿瘤可转移到周围淋巴结和肝脏,肝脏转移病灶<1 cm为边界清晰的低回声及极低回声,病灶增大后多表现为强回声。

(2)胰腺神经内分泌癌:除了神经内分泌瘤的各种表现外,形态更加不规则,与周边分界明显不清晰,也可出现转移征象。

2.彩色多普勒超声表现

典型病灶内可探及丰富血流信号,但在小病灶和深部病灶血流探测受限。胰腺神经内分泌癌血流走向杂乱。

(四)超声造影表现

因为肿瘤的富血供,典型的超声造影表现为早期的边界清晰快速高增强或等增强。病灶较小多数为均匀增强,但病灶出现囊性变、坏死时,可表现为不均匀增强。但也有少部分肿瘤因为间质含量高,表现为低增强。

(五)报告内容及注意事项

超声报告包括病灶的位置,大小,数目,边界,内部回声是否均匀,主胰管是否扩张,彩色多普勒显示病灶内是否有血流信号,周边血管、胆管是否有受压征象,周围淋巴结是否受侵,肝脏是否有转移。

经腹超声对于病灶定位及诊断有一定帮助,但对于小病灶和深部病灶探测敏感性不及CT、内镜超声。因此,多种影像学方法相结合更有助于准确判断病灶的术前定位。胰腺术中超声的检出率可高达96%。

此外,超声能很好地显示胆管、胰管和周围血管的受累情况,对于肝脏转移病灶的检出敏感性和特异性高(88%～95%),因此经腹超声检查可以比较全面评估pNETs,利于其定性诊断。结合临床表现有助于初步判断pNETs的类型。

(六)鉴别诊断

1.胰腺癌

胰腺癌边缘不规则,内部多呈低回声或混合回声,胰头癌多伴有胆道或胰管扩张、周围脏器或组织受压、浸润以及转移征象,超声造影多表现为低增强,与典型的pNETs不难鉴别。但pNETs出现恶性征象(或胰腺神经内分泌癌)时,二者鉴别较困难,需要结合临床信息,综合判断。

2.胰腺囊腺瘤(囊腺癌)

pNETs以实性成分为主时,较易与囊腺类肿瘤鉴别。当囊性变区域较多较大,内部呈分隔样改变时,与呈多房大囊样表现的黏液性囊腺类肿瘤较难鉴别,但神经内分泌肿瘤囊性变后分隔往往较囊腺类肿瘤分隔厚且不规则。

3.胰腺周围脏器的肿块

无功能性pNETs由于体积较大,常表现为左上腹肿块,因此需要与胃、左肾、左肾上腺和腹膜后肿瘤相鉴别。胃肿瘤位于脾静脉前方,饮水后可鉴别。左肾、肾上腺和腹膜后肿瘤位于脾静脉后方。

八、胰母细胞瘤

(一)流行病学及病因

胰母细胞瘤(pancreatoblastoma,PBL)是一种罕见的恶性胰腺上皮源性肿瘤,占所有胰腺肿瘤的0.16%～0.5%,在儿童的胰腺肿瘤中占30%～50%。由 Frable 等首次描述其组织学特征。肿瘤大部实性,常有包膜,质软,可有出血、坏死、钙化、囊性变,镜下可见鳞状小体和含有酶原颗粒的细胞结构。

PBL 好发于亚洲人,大多发生于婴幼儿,发病中位年龄 4 岁,男性多于女性,偶尔可见于成人。PBL 可以单独发生或与遗传综合征如 Beckwith-Wiedemann 综合征或家族性腺瘤性息肉病综合征联合发生。

PBL 的分子发病机制仍不清楚,但曾有病例报道显示,在 Beckwith-Wiedemann 综合征患者以及家族性腺瘤性息肉病患者中,PBL 可联合出现,表明其可能具有独特的分子遗传学改变,有报道称先天性囊性胰母细胞瘤与 Beckwith-Wiedmann 综合征相关是由于 APC/β 联蛋白信号通路的改变。染色体 11p 上的等位基因丢失是 PBL 中最常见的遗传改变,在 PBL 的患者中约占 86%。

(二)临床表现

胰母细胞瘤可以发生在胰腺的任何部分,约 50%的肿瘤位于胰头部。由于生长缓慢且早期无明显症状,发现时常常因体积较大而难以判断其来源。

胰腺母细胞瘤的临床表现通常是非特异性的。常见的症状和体征包括腹痛、腹部包块、体质量减轻、呕吐、腹泻和贫血。当胰头部肿瘤体积较大时可压迫十二指肠及胃幽门部,导致机械性梗阻、黄疸、呕吐及胃肠道出血的发生。当肿瘤转移到腹膜时可以引起腹水。在个别病例报道中,PBL 也可引起库欣综合征和抗利尿激素分泌失调综合征。

文献报道 40%～70%的 PBL 患者会出现血清甲胎蛋白(AFP)水平升高,因而甲胎蛋白是诊断胰腺母细胞瘤的常见肿瘤标志物。部分患者中也偶可见乳酸脱氢酶、α-1 抗胰蛋白酶和 CA19-9 升高,其他肿瘤标志物没有显示出明显的相关性。

与成人相比,PBL 在婴儿和儿童患者中具有较弱的侵袭性。PBL 可局部包绕相邻血管并浸润周围器官、网膜及腹膜,肝脏是其最常见的远处转移部位,其次是区域性淋巴结和腹膜,较少见到肺、骨、后纵隔和颈淋巴结转移。

PBL 的发生发展的过程较慢,可适用各种常见形式的肿瘤治疗,但手术治疗目前仍被认为是最有效的治疗方式。

(三)超声表现

PBL 可发生在胰腺任何部位,好发于胰头或胰尾。体积通常较大,边界清晰,以低回声为主,回声不均,内可见出血或坏死等形成的囊性部分,体积较大者常回声混杂,部分瘤体内可见钙化。发生于胰头者应常规仔细探查胆总管。

与血管关系:可包绕邻近腹膜后大血管(如腹腔干及其分支、肠系膜上动脉等)。也可在脾静脉内形成瘤栓,并向肠系膜上静脉、门脉内延伸,伴侧支形成。有时脾静脉被瘤栓充盈,并明显增粗似肿瘤样,探查时容易误认为是瘤体的一部分,因此要注意分辨。

少数巨大肿瘤可以将胰腺全部破坏,致使胰腺区域均为瘤组织占据,见不到周边残存的胰腺组织,脾静脉紧贴肿瘤后缘,可以此判断肿瘤来源于胰腺,此时也要想到胰母细胞瘤的可能。

(四)报告内容及注意事项

PBL 的超声报告包括肿瘤大小,起源器官,肿瘤边界清晰度,肿瘤内部回声,是否存在钙化、腹水、胆管和(或)胰管是否扩张,是否有局部浸润,是否包绕周围重要血管,是否存在转移灶,是否形成静脉瘤栓。

超过 15％的胰腺母细胞瘤患者在诊断时存在转移，其他的患者在疾病进展过程中发生转移。肝脏是最常见的转移部位，也可发生局部淋巴结、腹膜、骨骼和肺转移瘤等。血管浸润不常见。腹水可能是肿瘤扩散的指标。因此，在超声扫查时应注意这些部位的着重扫查。

(五) 鉴别诊断

当肿瘤体积较大时，且起源不易确定，此时区分胰腺母细胞瘤与其他儿科腹部肿块可能是困难的。在这种情况下，儿童患者中的鉴别诊断应包括体积较大的腹膜内或腹膜后肿块，如神经母细胞瘤。

神经母细胞瘤常常表现为体积较大、内部回声不均、伴钙化的腹部肿块。由于该肿瘤具有尿儿茶酚胺及其代谢产物增高的特征，可根据临床信息与胰腺母细胞瘤相区分。神经母细胞瘤多位于肾上腺区，需与位于胰尾部的胰母细胞瘤鉴别，前者多边界清晰，呈分叶状，内部回声不均匀，在低回声区间有强回声光斑伴声影，肾脏有受压推移现象，较早发生转移。

当肿瘤明显来源胰腺时，鉴别诊断主要为胰腺的囊性及囊实性肿物，特别是当 PBL 发生于年龄稍长儿童，且瘤体较小、无瘤栓形成时，需与胰腺实性假乳头状瘤鉴别。

胰腺实性假乳头状瘤（SPTP）好发于年轻女性，胰腺体尾较多见。肿瘤大多体积较大，边界较清晰，常伴出血坏死，声像图多表现为囊实性或实性，可有蛋壳状或斑块状钙化。SPTP 对周围组织常无明显侵犯，病灶较大时对周边组织、血管形成推挤移位，仅少数病例出现转移。

偶发于成人的病例鉴别诊断中包括胰腺导管腺癌、腺泡细胞癌、实性乳头状上皮肿瘤、腺瘤和内分泌肿瘤等。胰腺导管腺癌多发生在老年男性的胰头区，与胰腺母细胞瘤不同，其坏死、出血和钙化罕见。腺泡细胞癌类似于胰腺母细胞瘤，可以表现为体积较大、质软、分叶状、边界清晰的肿瘤，内部可发生坏死并易转移到肝脏和淋巴结，但其缺乏钙化和肺转移的倾向可能有助于与胰腺母细胞瘤相区分。

九、胰腺淋巴瘤

(一) 流行病学及病因

胰腺淋巴瘤（PPL）是一种较罕见的胰腺肿瘤，占胰腺恶性肿瘤的 0.16％～4.9％，病理类型多为B细胞非霍奇金淋巴瘤。胰腺淋巴瘤可以分为原发性和继发性两类。原发性胰腺淋巴瘤临床上极为少见，不到结外淋巴瘤的 2％，仅占胰腺肿瘤的 0.5％，2016 年世界卫生组织框架指南将原发性胰腺淋巴瘤定义为"起源于胰腺组织的结外淋巴瘤，可浸润毗邻淋巴结及远处转移，首发临床征象位于胰腺"。继发性胰腺淋巴瘤为全身淋巴瘤胰腺受累的表现，相对多见，尸检中其在非霍奇金淋巴瘤患者中发生率可达 30％。

(二) 临床表现

PPL 多见于中老年男性，临床表现缺乏特异性，腹痛（83％）是最常见的临床症状，随后是腹部包块（54％）、体质量减轻（50％）、黄疸（37％）、急性胰腺炎（12％）、小肠梗阻（12％）、腹泻（12％）等。继发性胰腺淋巴瘤在发现前其原发部位淋巴瘤诊断多已明确。

(三) 超声表现

原发性胰腺淋巴瘤胰头多见，多表现为体积较大的低回声，彩色多普勒内部多无血流信号，常伴有肾静脉下方腹膜后淋巴结肿大。内镜超声是诊断 PPL 的重要工具，当内镜超声发现胰腺有体积较大的低回声、无明显胰管受累及胰管扩张、胰周淋巴结肿大等特点常提示 PPL 可能。

(四)报告内容及注意事项

超声报告主要内容包括病灶的回声、位置、大小、胰管是否扩张,彩色多普勒显示病灶内是否有血流信号,周边血管是否有受累征象等。

PPL由于缺乏特异性临床表现且较为罕见,易误诊为胰腺癌,两者治疗方法及预后存在较大差异。内镜超声(EUS)及内镜超声引导下细针穿刺活检(endoscopic ultrasound-guided fine-needle aspiration,EUS-FNA)是诊断PPL较为可靠的方法。此外,CT、MR及PET-CT也是诊断PPL常用的影像学方法,多种影像方法的结合更有助于准确判断病灶的性质,提高PPL诊断率。继发性胰腺淋巴瘤结合病史及胰腺占位多不难诊断。

(五)鉴别诊断

PPL和胰腺癌的一些临床表现及影像学特征有相似之处,但两者治疗方法及预后存在较大差异,因此鉴别诊断十分重要。PPL肿瘤体积较大,通常无明显胰管受侵及胰管扩张表现,常伴有肾静脉下方腹膜后淋巴结肿大,而胰腺癌肿瘤体积较小,有明显胰管受侵及胰管扩张表现,且易侵入血管导致肝内转移。两者的鉴别诊断还应结合临床表现、检验结果及其他影像学检查,明确诊断需要病理学的帮助。继发性胰腺淋巴瘤为全身淋巴瘤胰腺受累的表现,胰腺出现病变通常较晚,诊断不难。

十、胰腺转移肿瘤

(一)流行病学及病因

胰腺转移肿瘤非常罕见,其发病率为1.6%～5.9%,而超声内镜引导细针穿刺发现率为0.7%～10.7%。

最常见的转移胰腺原发性肿瘤包括肾细胞癌、肺癌、乳腺癌、恶性黑色素瘤、胃肠道癌、前列腺癌。此外,几乎所有的造血肿瘤都可以累及胰腺,其中非霍奇金淋巴瘤是最常见的。

转移可以通过不同的方式:通过直接侵袭、淋巴或血行。直接侵犯胰腺实质一般来自邻近结构如十二指肠乳头,肝外胆管,胃、十二指肠、结肠的肿瘤。继发胰腺的淋巴瘤和白血病通常源自受累的胰周淋巴结,但最常见的肾细胞癌的转移途径尚不清楚。

由于独特的肠系膜淋巴引流,结肠癌最常见的转移部位是胰头下部。但绝大多数(75%)涉及多节段。

(二)临床表现

绝大多数的患者在诊断时无症状。只有当肿瘤相当大时,才会产生具体的症状,如消化道出血、消化道梗阻、腹痛或黄疸,与原发性胰腺腺癌相似。其他一般症状包括疲劳、体质量减轻、腹痛。罕见的症状包括胰腺功能不全、腹部包块和胰腺炎。血清肿瘤标志物一般在正常范围内。在一项回顾性研究的220名患者中,27.6%无症状,25.2%表现黄疸,11.4%表现腹痛。

(三)超声表现

通常无特征性的超声表现,可表现为单发、多发,或弥散性胰腺受累。较大肿瘤的病灶内可液化坏死和钙化。不伴有主胰管和胆总管扩张。

彩色多普勒可显示病灶内血流丰富,部分病灶内仅见少许血流。

(四)超声造影表现

肾细胞癌是最常见的胰腺转移肿瘤,超声造影可显示其胰腺转移病灶强化,有助于与低血供的胰腺导管腺癌相鉴别。然而肾细胞癌胰腺转移瘤的超声造影特征,并不能与胰腺内分泌肿瘤相区别。同时低血供的转移肿瘤,如肺癌,部分乳腺癌表现病灶未强化。

(五)报告内容及注意事项

胰腺转移肿瘤的超声报告包括病灶的位置,大小,病灶内部是否有坏死液化、钙化。主胰管和胆总管是否扩张,是否有周边浸润现象,彩色多普勒显示病灶内是否血流丰富,周边血管是否有受侵征象。

经腹超声虽然可清晰显示病灶,但 CT 和 MR 可更加准确地诊断单个病灶,特别是多发病灶。例如,来源于高血供原发灶的转移肿瘤,如肾细胞癌转移癌,通常在动脉期迅速增强。在MR 中,转移病灶通常是低信号,T_1 加权脂肪抑制图像表现为稍低信号,T_2 加权图像上表现为稍高信号。具有与原发肿瘤相同的增强模式。较大转移可能存在 T_2 表现为高信号中心坏死和周边强化。临床诊断主要结合临床病史,最终需要活检明确诊断。

(六)鉴别诊断

大多数胰腺转移瘤无特异影像表现,但肾细胞癌、黑色素瘤和一些乳腺癌,因其高血供,常与内分泌肿瘤混淆,但能与低血供的胰腺导管腺癌相区别。

肺癌和乳腺癌的胰腺转移瘤通常表现为低血供,但当表现为多发,并无明显的胆管或胰管扩张时,应考虑肿瘤转移。此外这些病灶往往边界清楚,可与胰腺导管腺癌区别。

如没有其他明确的影像学特征,很难区分转移和原发病变,因此,原发恶性肿瘤的病史,强烈地提示转移的可能性。同时 FNA 有助于正确诊断。

(邹丹丹)

第九节　原发性肝癌

一、病理与临床表现

原发性肝癌以非洲东南部和东南亚为高发地区;我国多见于东南沿海,是国内三大癌症之一。好发年龄为 40～50 岁,男性明显多于女性。病因未完全明了,但流行病学和实验室研究均表明,主要与乙型肝炎病毒感染、黄曲霉毒素和饮水污染有关。我国癌变病理协作组在 Eggel 和 Nakashima 等分类基础上,结合我国的情况和经验,制定了原发性肝细胞性肝癌(HCC)的病理分型和诊断标准。①弥漫型:指癌组织或癌小结节弥漫分布于肝左右叶,多见于重型肝硬化后期。②块状型:癌块直径在 5 cm 以上,超过 10 cm 者为巨块型。此型有三个亚型:单块状型、融合块状型、多块状型。③结节型:癌结节最大直径不超过 5 cm,有三个亚型:单结节型、融合结节型、多结节型。④小癌型:单个癌结节最大直径小于 3 cm,或多个癌结节不超过2个,相邻两个癌结节直径之和在 3 cm 以下。

日本的 Okuda 根据肝癌的生长方式、肝病背景及生物学标准,提出一种新的大体病理分类法,主要分为两个基本类型:膨胀型和播散型。膨胀型中,肿瘤边界清楚,有纤维包膜形成,肿瘤压迫周围肝实质,该型可分为类硬化、假腺瘤及纤维硬化等三种亚型。播散型系肿瘤边界不清楚者,可分为类硬化和浸润两亚型。

日本的 Kojiro 和 Nakashima 根据肝癌生长方式的差异并注意到肿瘤包膜、肝硬化及门静脉癌栓的情况,做了如下分类。①浸润型:肿瘤边界模糊不清,多不伴肝硬化,大小不一的病灶相互融合形成大的病灶。②膨胀型:肿瘤边界清楚,有纤维包膜,常伴肝硬化,又可分为单结节和多结节两个亚型。前者瘤界分明,伴肝硬化者有明显纤维包膜,无硬化者包膜多不明显。主瘤旁可有"卫星"结节,可侵犯门静脉系统。后者有 2 个以上的膨胀结节,病灶直径在 2 cm 以上。③混合型:由膨胀型原发癌灶结合包膜外与肝内转移灶的浸润型形成。肝内转移灶主要通过门静脉播散。本型亦可分为单结节和多结节两个亚型。④弥漫型:以多个小结节出现,直径 0.5～1 cm,布满全肝,互不融合,常伴肝硬化,这种肿瘤主要通过门静脉在肝内播散。⑤特殊型:包括带蒂外生型肝癌和以肝门静脉癌栓为突出表现而无明确主瘤的肝癌。

组织类型:主要分为肝细胞癌、胆管细胞癌和混合型肝癌三种,后两种较少见。典型癌细胞呈多边型,边界清楚,胞质丰富,核大,核膜厚,核仁亦很大。染色嗜碱或嗜酸。癌细胞排列呈巢状或索状,癌巢之间有丰富的血窦,癌细胞常侵入静脉在腔内形成乳头状或实质性团块。

按 Edmondson-Steiner 分类法,肝癌分化程度可分为四级:Ⅰ级分化高、少见;Ⅱ～Ⅲ级为中等分化,最多见;Ⅳ级为低分化,少见。

另外,近年来还认识到一种肝细胞癌的特殊组织类型——纤维板层性肝癌,本型多见于青年,平均年龄仅 24 岁,多发于肝左叶,有包膜,其组织表现为嗜酸性颗粒状胞质,有穿行于癌细胞巢间的大量平行排列的板层状纤维基质。本型很少伴肝硬化或慢性乙型肝炎,预后较好。

临床表现:原发性肝癌患者起病隐匿,缺乏特异性早期表现,至亚临床前期及亚临床期的中位时间可长达 18 个月。当患者出现不适等症状时,多属中、晚期。临床主要表现为肝区疼痛、食欲缺乏、腹胀、乏力、消瘦等。其他可有发热、腹泻、黄疸、腹水、出血倾向以及转移至其他脏器而引起的相应症状。

二、超声影像学表现

(一)常规超声

1.形态

肝癌多呈圆形或类圆形,肿瘤较大时,可呈不规则形,并可向肝表面突起,使肝下缘等较锐的角变钝,或呈"驼峰"征改变。根据肝癌病理形态表现可分如下。

(1)结节型:肝癌相对较小,一般直径<5 cm,多为单发,亦可多发。肿瘤内部回声多不均匀或呈结节状融合,边界较清晰,可见晕圈或一纤薄的高回声带围绕;亦可由于出血、坏死而呈混合回声型。

(2)巨块型:肝癌较大,直径常在 10 cm 左右,内部回声多不均质,以高低回声混合者居多,低回声者很少。肿瘤呈"结节中结节"状和内部有条状分隔,边界多不规则(图 10-13)。如周边有包膜,则有晕圈而使边界清晰。另外,有些巨块型肝癌分布整个肝段、肝叶或数叶,尽管无明确边界,但肿瘤内部回声相对比较均匀,呈略低或略高回声,而周围肝硬化回声则呈不均匀状,可以资鉴别。有时在主瘤周围有散在低回声播散灶,个别巨大肿瘤可因破裂引起出血呈现无回声区。

(3)弥漫型:肝内弥漫散在的细小肝癌结节,大小可数毫米至数厘米,内部回声高低不等,分布零乱,可呈斑块灶,无明确边界,如弥漫分布于整个肝脏,则很难与肝硬化鉴别,但此类患者常有门静脉癌栓形成,为诊断弥漫型肝癌提供了佐证。个别弥漫型肝癌的内部回声不均质程度较为紊乱,与肝硬化仍有所区别。

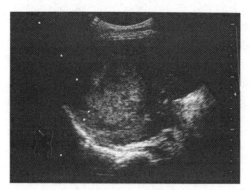

图 10-13　肝癌(巨块型)
内部高回声,呈结节中结节状

2.边界

肝癌有明显的假包膜形成时,边界往往较清晰而规则,周围见一直径 2～5 mm 的低回声圈,即晕圈,晕圈与正常组织之间可有一纤薄的光带(约 0.5 mm);如肿瘤无明显包膜或呈浸润生长时,边界多不规则,模糊,甚至不清;而在弥漫型肝癌时,则无明确边界。

3.大小

超声能发现直径从数毫米至数十厘米不等的肝癌,其检出率主要受以下几方面影响。①肿瘤大小;②肿瘤内部回声;③肝硬化程度;④肿瘤的位置;⑤肿瘤包膜;⑥操作人员经验。

4.内部回声

根据肝癌内部回声高低分类如下。

(1)高回声型:占 30%～50%,肿瘤内部回声比周围肝组织高且不均匀,呈结节状或分叶状,有时可见结节之间有纤维分隔,少数分布尚均匀。有报道认为高回声区预示肝癌细胞脂肪变性、坏死等倾向。

(2)低回声型:占总数 15%～35%,多见于较小型肝癌中,内部回声较周围肝组织低,由密集的细小点状回声组成,分布多不均匀。较大肿瘤可呈结节状,并互相融合呈镶嵌状,并可显示低回声的"瘤中隔"。有时,在总体低回声区的中央可由少许点状高回声所点缀。低回声区常预示着肝癌细胞存活,血供丰富,很少有脂肪变性和纤维化等改变。

(3)等回声型:较少见,占 2.2%,回声与周围肝组织类似,血管分布较均匀,由于这类肿瘤多伴有较典型的晕圈,故易识别,不然,则易漏诊。

(4)混合回声型:占 10%左右,此类肿瘤常较大,是多结节融合所致,多为高低回声混合,可交织混合,亦可左右排列混合,使超声某一切面呈高回声区,而另一切面呈低回声区。肿瘤内部还可出现无回声及强回声区,提示内部有不同程度出血、液化、坏死、纤维化及钙化等改变。

5.后方回声

在后方有正常肝组织存在时,肝癌后方回声常稍增高,其增高程度因肿瘤类型不同而有所不同,总体来说增高程度多比肝囊肿弱,其增高比例约占肝癌的 70%;如伴有纤维化、钙化等改变时,后方回声可轻度衰减;另外在有包膜的肝癌中,可有侧后声影等现象。

6.肝内间接征象

(1)管道压迫征象:肝癌较大时,可压迫肝静脉、门静脉、下腔静脉等,使其移位、变细甚至"中断",而环绕在肿瘤周围(图 10-14)。

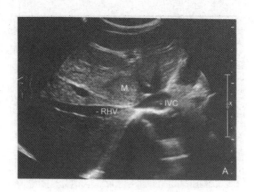

图 10-14　肝癌(结节型)

A.右肝前叶上段(S8)癌,肝静脉-下腔静脉受压

(2)脏器挤压征象:肿瘤压迫胆囊使其移位、变小,甚至"消失";位于右叶脏面的巨大肝癌压迫右肾,使其下移至盆腔;肝脏膈顶部的肿瘤压迫膈肌,使膈肌抬高;左叶肿瘤可推移脾脏向上方移位,以致"消失"。

7.肝内转移征象

(1)卫星灶:在主瘤旁或较远的肝组织内,呈多个低回声不均质团块,直径<2 cm,呈圆形,可有或无晕圈,球体感强,后方回声稍增高。

(2)门静脉癌栓:有报道,在肝癌中 40%～70% 的患者出现门静脉受累,而 B 超可显示三级分支以内的癌栓,检出率较高,可达 70%。常出现在主瘤附近的门静脉,表现为门静脉内径明显增宽,最宽可达 3 cm,管壁可清晰或不清,腔内充满由中低回声密集点状强回声组成的不均质团块。如门脉主干被癌栓完全充填,则可见肝门周围有众多细小管道组成的网状团样结构,此为门静脉侧支形成所致的门脉海绵状变。另外,部分肝癌在门静脉内出现局部瘤样回声,亦为癌栓的一种征象,可为数毫米至数厘米。门脉癌栓对诊断弥漫型肝癌有一定帮助。

(3)肝静脉及下腔静脉癌栓:检出率较门静脉少,常在肝静脉主干内发现,内径不一定增宽,由低回声团块组成,常可延伸至下腔静脉,而下腔静脉癌栓多呈球状,可单个或多个,偶尔随血流有浮动感。

(4)胆管癌栓:少数患者因肿瘤侵犯胆管使肝内或肝外胆管受累,内充满实质样回声,并引起肝内胆管的扩张。

8.肝外转移征象

(1)肝门及胰腺周围淋巴结肿大:在晚期,肝癌可向肝外转移,最多处在肝门及胰腺周围出现大小不等的低回声团块,呈圆形或类圆形、部分可融合成团块,呈不规则形,严重者压迫肝门引起肝内胆管扩张。

(2)腹腔:在腹腔内有时可探测到低回声团块,肿瘤直径在 3～5 cm,有包膜,边界清,内分布不均。多位于腹壁下,可活动。个别可转移至盆腔压迫髂血管引起下肢深静脉血栓形成。在一些肝癌术后患者中,肝内可无肿瘤,但腹腔内已有转移。因此,对肝内无病灶而 AFP 持续阳性者,应进一步检查腹腔。

9.其他征象

由于我国肝癌和肝硬化联系密切,80% 以上的肝癌有肝硬化征象,故声像图上肝实质回声增粗、增高、分布不均,呈线状甚至结节状,亦可有高或低回声结节,并可出现门脉高压、脾大、腹水等声像图改变。

(二)彩色多普勒

由于原发性肝癌在没有动脉栓塞前多具有较丰富的血供,因而为彩色多普勒检测提供了可靠基础。

(1)检出肝癌内的血流信号,呈现线条状、分支状、网篮状、环状、簇状等彩色血流。据报道,血流信号的检出率可达95%,其中98%为动脉血流信号,明显高于肝脏其他良性病变。同时,在实时状态下,肝癌内的彩色血流可呈现搏动状血流与心率一致。有时还可见彩色血流从肝癌内部延伸至门静脉的引流血管。

(2)脉冲多普勒常检出高阻力动脉血流,阻力指数(RI)和搏动指数(PI)分别大于0.6和0.9,并且平均流速可呈高速型,最大可达1 m/s以上(图10-15),这些表现均提示该肝内占位病变以恶性可能为大。在原发性肝癌中,有时可测及高速低阻的动脉样血流,表示肝癌内动静脉瘘存在,也有助于肝癌的诊断。

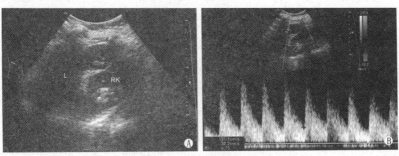

图 10-15 肝癌

A.显示肝右叶结节型癌及右肾(RK)压迹;B.PD检测到动脉血流频谱,V_{max}＝131 cm/s,RI≥0.75

(3)彩色多普勒使肝动脉较易显示,并在肝癌中明显增宽,可达内径5 mm,而正常仅2～3 mm,血流速度增快(图10-16)。

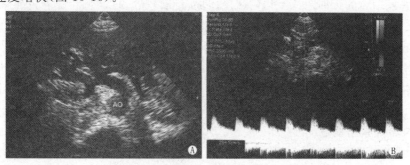

图 10-16 弥漫型肝癌肝动脉显著扩张

A.肝总动脉内径增宽(9 mm);AO:腹主动脉;B.肝动脉流速增高,CW测及最大流速294.5 cm/s

(4)在经介入治疗(包括TAE、乙醇注射)后,肝癌内彩色血流可明显减少甚至消失,提示疗效佳;经TAE治疗的病员中,动脉型彩色血流可减少甚至消失,但门静脉型的彩色血流信号可代偿增多,应引起注意。另外,如原来血流消失的病灶再出现彩色血流信号,则提示肿瘤复发。

(5)当门静脉癌栓形成时,彩色多普勒可显示门静脉属完全性或不完全性阻塞,此时,彩色多普勒显示未阻塞处(即癌栓与管壁之间隙)有条状血流通过,癌栓内亦可见线状深色或多彩血流,用脉冲多普勒能测及动脉及静脉血流,这些均提示门脉内栓子为肿瘤性。但有报道,门静脉瘤栓中其动脉血流的检出率较低,仅18.7%。同时,在门脉完全性阻塞时,门静脉旁的肝动脉血流容易显示(图10-17)。

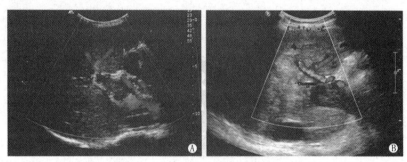

图 10-17　门静脉癌栓

A.门静脉不完全阻塞,CDFI 显示癌栓与管壁间有条状血流通过;B.门静脉完全
阻塞,门静脉充满实质性低回声,肝动脉分支增宽,显示为条状红色血流

三、鉴别诊断

(一)肝血管瘤

如肝血管瘤为网状高回声团块,边界呈"花瓣"样改变时诊断较容易,但有些肝血管瘤可出现低回声不均质、混合回声不均质及晕圈样改变。有报道其出现率分别为15%、20%、5%,对这类患者应更全面观察,在实时状态下,观察肿瘤有无立体像等加以鉴别,同时对较大肝血管瘤可结合 CT 增强延迟扫描,同位素血池扫描等较特异征象加以确诊,必要时可在实时超声引导下肝穿活检以明确诊断。

(二)肝脓肿

由细菌性或阿米巴原虫感染引起的肝内局灶性炎性改变,呈单发或多发。较典型时,壁厚,内膜粗糙呈"虫咬"状,为无回声或不均匀回声团块,诊断较容易。然而,随着近年来抗生素的广泛应用,肝脓肿的超声和临床表现常不典型,声像图显示肝内比正常组织回声稍低的区域,分布不均匀,边界模糊,包膜较薄,用常规 B 超诊断较困难。彩色多普勒显示内部有条状彩色血流,脉冲多普勒测及动脉血流频谱,阻力指数和搏动指数分别在 0.5、0.8 左右,提示良性病变,再结合这类患者多有短暂发热病史,有助于定性诊断。另外,如感染与肝癌并存,则超声诊断困难,必须行超声引导下穿刺活检。

(三)肝内局灶脂肪浸润

肝内局灶脂肪浸润可在肝内出现高回声或低回声灶,而低回声型与肝癌更容易混淆,但这些病灶多位于肝门旁,如肝右前叶、左内叶门脉旁,内部回声较低但多均匀,在实时状态下,边界可不规则或欠清,亦可向肝实质内呈"蟹足"样延伸。彩色多普勒显示病灶内无异常动脉血流信号。也有报道认为这类低回声型更易与肝癌混淆,应加以鉴别。

(四)转移性肝癌

多为低回声不均质团块,可有晕圈等改变,后方回声稍高,有侧后声影。这类病灶常为多发,并且非癌肝实质回声多无肝硬化表现,可以资鉴别。如患者有其他原发肿瘤史则更有助于诊断。

(五)胆囊癌

胆囊癌发病近年来有逐渐增多趋势,早期发现仍比较困难。其中一部分患者因肝内转移而就诊时,常在肝右叶出现局灶性低回声不均质团块,有晕圈,可向表面突起,易被误诊为原发性肝癌。操作人员在发现肝右叶肿瘤且无肝硬化时,应仔细观察胆囊的情况,这类患者的胆囊因受压而变小,部分胆囊壁可不规则增厚而与右叶肿瘤相连,甚至在胆囊癌实变时,可与右叶肿瘤融合成一团块,胆囊隐约成一轮廓像,多伴有结石,有助于鉴别诊断。

(六)肝母细胞瘤

常出现于婴幼儿,多为无意触摸腹部时发现。肿瘤常较大,可达 17 cm。声像图上显示肝内巨大团块,多强弱不均,并有液化和包膜,多位于肝右叶,常推移右肾,超声无特异性表现,应结合临床做出诊断。

(七)术后瘢痕

肝肿瘤切除后,手术区多有渗出、出血、纤维化及机化等一系列改变,声像图可呈不均质团块、高回声为主的团块、混合回声团块,边界多不规则、模糊,但后方均有不同程度的衰减和缺乏立体感,可以资鉴别。如手术区堵塞吸收性明胶海绵,则呈较均匀的高回声区,伴后方衰减。彩色多普勒多未能显示手术区内的彩色血流信号。

(徐学刚)

第十一章

周围血管疾病的超声诊断

第一节　颈部血管疾病

一、颈部血管解剖

(一)颈动脉与椎动脉解剖

虽然脑的重量仅占体质量的 2%,但是在基础状态下,脑的血流量占心排血量的 15%,整个脑的氧耗量占全身氧耗量的 20%。

1.正常解剖

脑的血供主要来源于双侧颈内动脉和椎动脉这 4 根动脉及其近心端动脉,因为这些血管的阻塞性疾病、溃疡性斑块、血管瘤或其他异常都可能引起脑卒中或血管功能不全的症状。

头臂干、左颈总动脉(CCA)和左锁骨下动脉三根大血管发自位于上纵隔的主动脉弓。无名动脉发自主动脉弓并向右后外侧上行至右颈部,在右胸锁关节的上缘发出右颈总动脉和右锁骨下动脉,无名动脉长约 3.5 cm,内径 3 cm。左颈总动脉从主动脉弓发出。两侧颈总动脉近心端无分支,均在甲状软骨上缘水平分为颈内动脉和颈外动脉。

颈内动脉(ICA)是大脑的主要供血动脉。颈内动脉颈段相对较直、无分支,而颅内段走行迂曲。正常情况下,颈外动脉(ECA)主要供应颅外颜面部组织,不向颅内脑组织供血。

脑后部血液循环主要是由锁骨下动脉的分支椎动脉供应。椎动脉上行至第六颈椎时,走行于颈椎的横突孔内,蜿蜒上行,在寰椎-枕骨交界水平进入颅内。

2.重要的旁路供血途径

当颈动脉或椎动脉狭窄或闭塞时,是否会产生脑缺血及其严重程度,在很大程度上取决于颅内侧支循环的有效性。颅内侧支循环可分为三类:颅内大动脉交通(Willis 环)、颅内外动脉之间的交通和颅内小动脉之间的交通。颈内动脉颅内分支(双侧大脑中动脉、大脑前动脉和后交通动脉)和基底动脉颅内分支(双侧大脑后动脉)在大脑基底部连接为动脉环,即 Willis 环。在正常情况下,Willis 交通动脉内很少发生血液混合,在颈动脉或椎基底动脉发生闭塞时,Willis 环将开放形成重要的侧支循环通路。

(二)颈静脉解剖

颈静脉分为深、浅静脉两个系统。颈部深静脉为颈内静脉及其颅内、外属支,浅静脉为颈外静脉及其属支。

1.颈内静脉

颈内静脉包括颅内属支和颅外属支,颈内静脉为颈部最宽的静脉干,左右对称,平均宽度1.3 cm。颈内静脉伴随颈内动脉下行,向下行并与同侧的锁骨下静脉汇合成头臂静脉。颈内静脉与锁骨下静脉汇合处可有阻止血液逆流的1~2对静脉瓣膜,多数为双叶瓣,少数为单叶瓣或三叶瓣。

2.颈外静脉

颈外静脉是颈部最大的浅静脉,在耳垂下由下颌后静脉的后支、耳后静脉和枕静脉汇合而成,主要引流头皮、面部及部分深层组织的静脉血液。颈外静脉引流入锁骨下静脉。

二、超声检查方法

(一)颈动脉与椎动脉

1.仪器条件

通常选用4~10 MHz的线阵探头。对于相对浅表的血管也可以使用7.5~12 MHz的高频线阵探头检查。颈内动脉远段、CCA起始部及右锁骨下动脉位置较深,特别是肥胖患者,也可使用凸阵探头(如2~5 MHz)检查,且效果较好。颈动脉超声检查时选择颈动脉超声检查条件,检查过程中可随时调整。检查者可以根据自己的检查习惯,建立预设条件。

2.患者体位与探头方向

检查床一般放在检查者右侧,患者取仰卧位,双臂自然平放于身体两侧。颈部或头部后方可以放一个低枕头,充分暴露颈部,同时头部偏向检查部位的对侧。嘱患者尽量放松颈部肌肉,这一点非常重要。一般纵切面检查时探头示标朝向患者头部,横切面检查时探头示标朝向患者右侧。

3.颈动脉检查方法

进行颈动脉纵切面检查时,有几种探头置放方法。一般后侧位和超后侧位是显示颈动脉分叉处及ICA最常用的位置,当然有些时候在前位或侧位检查效果最佳。颈部动脉超声检查包括纵切面和横切面扫查。①纵切面检查:观察彩色多普勒血流和采集多普勒频谱。②横切面检查:自CCA近端开始向上进行横切面扫查血管,直至ICA远端,有助于帮助了解动脉解剖、探头定位、显示偏心性斑块及管腔内径(血管无明显钙化时)。

4.椎动脉检查方法

由于椎动脉的解剖特点,只采用纵切面扫描。椎动脉的检查包括三部分:①椎前段,从锁骨下动脉发出到进入第六颈椎横突孔部分。因为大多数椎动脉狭窄发生在其起始部,所以该段是重点检查部位。②横突段,第二至第六颈椎横突孔的椎动脉的椎间段部分。③寰椎部分的椎动脉为远段。

通过正前后位获得良好的颈总动脉中段的纵切面图像,然后稍稍地向外侧摆动探头就会看到椎动脉横突段,颈椎横突表现为强回声线伴声影,声影间的矩形无回声区内有一个无回声带,此即椎动脉。彩色多普勒显示椎动脉血流具有搏动性,在彩色多普勒引导下采集多普勒频谱。从解剖学上讲,近1/3的患者检查椎动脉起始段困难,这段位置较深,并可能受锁骨遮挡妨碍探头摆放(图11-1)。

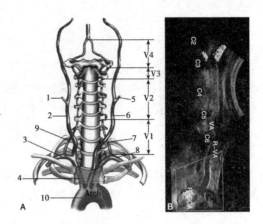

1.右侧颈外动脉;2.右侧颈总动脉;3.右侧锁骨下动脉;4.无名动脉;5.左侧颈外动脉;6.左侧颈总动脉;7.左侧椎动脉;8.左侧锁骨下动脉;9.右侧椎动脉;10.主动脉;V1.近段或称椎前段;V2.中间部分为中段或横突段;V3.椎动脉为远段或寰椎段;V4.椎动脉颅内段至基底动脉起始端

图 11-1　椎动脉解剖示意图及彩色多普勒血流图像

A.椎动脉解剖示意图;B.椎动脉彩色多普勒血流图像,显示椎动脉的近段及横突段

(二)颈部静脉

由于颈静脉位置表浅,超声探测时通常选用 7.0～11.0 MHz 高频线阵探头。检测深度设置在3～5 cm的范围;启动彩色多普勒血流图像时,彩色量程设置在 9～15 cm/s,调整探头声束方向,使之与血流方向夹角小于60°;分别获取颈静脉血管长轴和短轴切面的二维和彩色多普勒血流图像,并在彩色多普勒血流图像的引导下对感兴趣区域进行脉冲多普勒检查。检测时要注意避免受检静脉受压。

观察内容应包括:通过灰阶超声图像,可了解血管走行、内径、腔内有无异常回声及瓣膜情况。在灰阶超声清晰的基础上,观察彩色血流的方向、性质、走行、彩色充盈情况及狭窄阻塞部位。最后进行脉冲多普勒频谱检测,观察频谱形态和流速。

三、正常超声表现

(一)颈动脉

1.灰阶超声表现

(1)颈动脉结构:超声图像能显示动脉壁的三层结构。在典型的 CCA 灰阶超声图像,正常血管壁呈双线征(图 11-2);第一条线(图 11-2,箭头 1 所指)代表血液与管壁内膜之间的界面,回声厚度要超过内膜实际厚度;第二条稍亮的线(图 11-2,箭头 3 所指)代表中层与外膜之间的界线,两条线相平行;两条线之间的低回声带(图 11-2,箭头 2 所指)为中膜。当声束与血管壁呈直角时,双线征最清晰;在 CCA 很容易看到双线征,正常颈动脉窦、ICA 和 ECA 近段有时也可看到双线征。

(2)内中膜厚度:一般将内膜和中层的厚度称为内中膜厚度(IMT)。通常在颈动脉短轴切面测量(图 11-3)。目前我国尚无公认的 IMT 正常值标准。根据国内外研究,以 IMT<0.9 mm 为正常值标准似乎较为合理。正常人颈总动脉 IMT 随年龄呈线性增加。

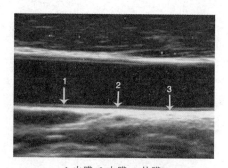

1.内膜;2.中膜;3.外膜

图 11-2　CCA 灰阶超声,正常血管壁呈双线征

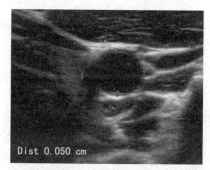

图 11-3　在颈动脉短轴切面测量内中膜厚度(IMT)

2.彩色多普勒表现

一般来讲,颈总动脉中段的血流近似于层流状态(图 11-4A)。层流时血细胞平行运动,血流为层流,近血管壁处流速较慢,血管中心流速较快,彩色多普勒显示血液呈相同的色彩。CCA 近端和远端、颈动脉窦、ICA 近端和远端迂曲段、血管接近分叉处及走行迂曲处,均有血流紊乱现象,彩色多普勒可以观察到五彩镶嵌样血流。颈动脉窦处的血流紊乱是一种"正常"表现(图 11-4B)。

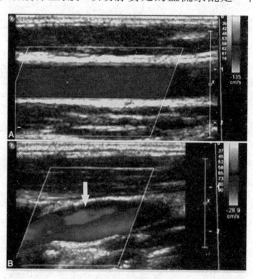

图 11-4　颈动脉窦处的彩色多普勒血流图像

A.颈总动脉中段的血流近似于层流状态;B.颈动脉窦处外侧收缩期有反向血流

397

3.多普勒频谱表现

(1)颈内动脉多普勒频谱特点:颈内动脉多普勒频谱为典型低阻血流,舒张末期流速大于零(图 11-5A)。颈内动脉远段通常位置较深,走行弯曲,显像角度不理想,灰阶超声显像多不佳,故彩色多普勒非常有价值,可以帮助显示、追查迂曲走形的颈内动脉远段。

(2)颈外动脉多普勒频谱特点:ECA 为脸部及头皮供血,并非大脑栓子的来源血管,因此从临床角度看,ECA 并不是一支很重要的动脉。ECA 多普勒频谱为高阻力型,舒张末期速度接近或等于零(图 11-5B)。

(3)颈总动脉多普勒频谱特点:约 70% 的 CCA 血流进入 ICA,所以 CCA 频谱表现为典型的低阻波形,舒张末期(EDV)位于基线上方(图 11-5C)。两侧的 CCA 频谱形状应该对称,颈动脉超声检查时应双侧对照进行。

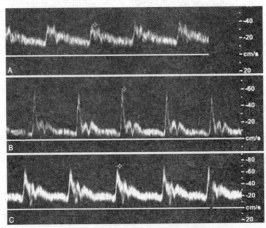

图 11-5　颈动脉脉冲多普勒频谱特点
A.颈内动脉;B.颈外动脉;C.颈总动脉

(4)颈动脉窦多普勒频谱特点:因局部膨大和血管分叉的存在,颈动脉窦的多普勒频谱波形很复杂,当取样容积在颈动脉窦横截面不同位置移动时,可以看到复杂、典型的颈动脉窦多普勒频谱波形变化(图 11-6)。

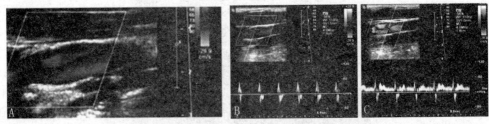

图 11-6　颈动脉窦不同部位脉冲多普勒频谱特点不同
A.颈动脉窦彩色多普勒血流图;B.取样容积置于近颈动脉窦外后侧壁脉冲多
普勒频谱特点;C.取样容积置于颈动脉窦中央位置脉冲多普勒频谱特点

血流速度正常值:国外研究及临床经验提示 CCA 或 ICA 收缩期峰值流速>100 cm/s 时通常有异常;ECA 收缩期峰值流速最高不应超过 115 cm/s。但是,ICA 狭窄时 PSVECA 可能明显增高。

关于 CCA、ICA 和 ECA 正常血流速度,国内不少学者做了大量的工作(表 11-1)。

表 11-1　正常人颈总、颈内、颈外动脉血流参数测定值

项目	PSV(cm/s)	EDV(cm/s)	RI
颈总动脉	91.3±20.7	27.1±6.4	0.7±0.005
颈内动脉	67.7±14.3	27.3±6.4	0.59±0.06
颈外动脉	70.9±16.1	18.1±5.1	0.74±0.09

4.颈内动脉和颈外动脉的鉴别

正确区分 ICA 和 ECA 极其重要。表 11-2 列举了 ICA 和 ECA 的鉴别要点。

表 11-2　颈内动脉和颈外动脉的鉴别

鉴别指标	颈外动脉	颈内动脉
解剖位置	位于前内侧,朝向面部	位于后外侧,朝向乳突
起始部内径	一般较小	一般较大
颈部有无分支	有	无
多普勒频谱特征	高阻	低阻
颞浅动脉敲击试验	波形锯齿样震荡	无

颞浅动脉敲击试验:用指尖轻轻叩击颞浅动脉,同时观察 ECA 多普勒频谱,可见频谱呈锯齿样改变(图 11-7C 图中箭头所指),即颞浅动脉敲击试验。多普勒频谱锯齿样改变在舒张期频谱显示更加清晰,而 ICA 频谱无锯齿样改变。

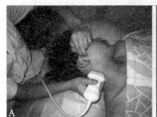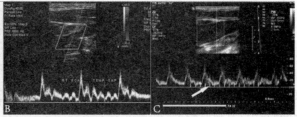

图 11-7　颞浅动脉敲击试验

A.颞浅动脉敲击试验手法;B.颈外动脉,敲击颞浅动脉时,波形呈锯齿状波动;C.颈内动脉,敲击颞浅动脉时,箭头所指基线上方的信号,心电图上心脏起搏器信号,但是波形无锯齿样改变

(二)椎动脉

1.正常灰阶超声

从长轴切面上,可以清楚显示出从锁骨下动脉的起始部至第六颈椎的椎动脉的近段,左侧椎动脉起始段显示率约 66%,右侧椎动脉起始段显示率约 80%;椎动脉的中段走行在椎体的横突孔内,呈现强弱交替的、有规律的椎体横突和椎间隙的回声,在每个椎间隙处有椎动脉和椎静脉呈平行的无回声纵切面图像;椎动脉的远段随寰椎略有弯曲。两侧椎动脉内径不一定相同,内膜光滑,壁呈弱回声或等回声,腔内为无回声。

2.正常彩色多普勒表现

椎动脉近、中段血流颜色应与同侧颈总动脉相同,中段椎动脉血流为节段性规则出现的血流图像;远段椎动脉随寰椎略有弯曲,多呈两种不同的颜色。

3.正常脉冲多普勒表现

动脉多普勒频谱呈低阻力型动脉频谱,即收缩期为缓慢上升血流频谱,双峰但切迹不明显,该频谱下有一无血流信号的频窗,其后有较高、持续舒张期正向血流(图 11-8)。

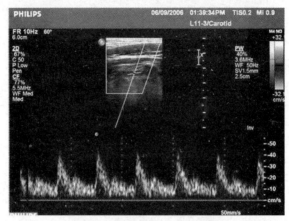

图 11-8　椎动脉中段的正常脉冲多普勒血流图像

收缩峰边界清楚整个心动周期中表现为持续的前向血流,类似于正常颈内动脉的血流

在正常情况下,椎动脉收缩期峰值的绝对流速变化范围很大,20～60 cm/s,表 11-3 为正常椎动脉内径和血流速度。1/3～1/2 的患者一侧椎动脉较粗,即一侧椎动脉优势,多见于左侧,并且流速较高。在这些病例中,解剖学上非优势的较细椎动脉阻力一般较高,并且收缩期峰值和整个舒张期流速较低。

表 11-3　椎动脉内径和血流速度等指标的测定结果($\overline{X}\pm s$)

指标	D(mm)	PSV(cm/s)	EDV(cm/s)	PI	RI
正常值	3.7±0.45	52.1±14.0	19.2±5.8	0.97±0.30	0.62±0.05

注:D,椎动脉内径;PSV,椎动脉收缩期峰值流速;EDV,椎动脉舒张末期流速;PI,搏动指数;RI,阻力指数。

(三)颈静脉

1.灰阶超声

颈内静脉与颈总动脉伴行,位于颈总动脉前外方。纵切面扫查显示前、后管壁呈两条平行的较薄、清晰、强回声线状结构,受压时两条管壁距离变小甚至完全闭合(图 11-9);在近心端可见到静脉瓣回声,并可观察到瓣膜随呼吸动态启闭。横切扫查其短轴切面显示管腔呈椭圆形或长椭圆形,若探头加压管腔可变形甚至闭合。

2.彩色多普勒

颈内静脉血流方向与颈总动脉血流方向相反,一般为无明显动脉周期样搏动的蓝色血流信号,并随呼吸而呈亮暗交替样变化;由于流速较低,颈静脉血流颜色较动脉暗(图 11-10)。

3.脉冲多普勒

正常人仰卧位静息状态时,颈内静脉血流频谱形态主要随心动周期变化,仰卧位静息状态时,颈部静脉频谱受呼吸影响较大。吸气时,胸腔压力减低,颈部静脉回流入心脏增加。呼气时,胸腔内压增高,回流减少,在深呼气时由于胸腔压力明显升高可导致回心血流停止(图 11-11)。

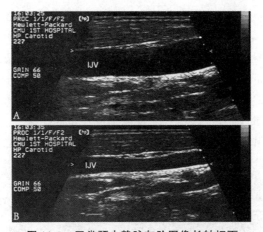

图 11-9 正常颈内静脉灰阶图像长轴切面

A.探头加压前管壁无受压；B.探头加压后管壁受压。IJV:颈内静脉

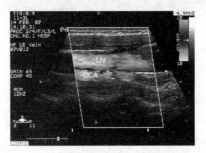

图 11-10 正常颈内静脉多普勒血流成像

长轴切面可见颈内静脉血流颜色与颈总动脉相反。CCA:颈总动脉；IJV:颈内静脉

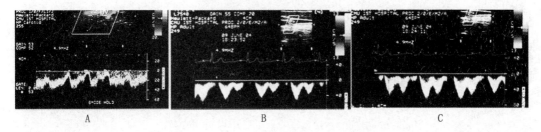

图 11-11 正常颈内静脉脉冲多普勒频谱

A.正常颈内静脉频谱；B.正常呼气时颈内静脉频谱；C.正常吸气时颈内静脉频谱。IJV:颈内静脉

四、常见疾病

(一)颈动脉粥样硬化

1.病理与临床

颈动脉粥样硬化好发于颈总动脉分叉处和主动脉弓的分支部位。这些部位发病率约占颅内、颅外动脉闭塞性病变的80%。颈内动脉颅外段一般无血管分支，一旦发生病变，随着病程的进展，可以使整条颈内动脉闭塞。本病病理变化主要是动脉内膜类脂质的沉积，逐渐出现内膜增厚、钙化、血栓形成，致使管腔狭窄、闭塞。动脉粥样硬化斑块分为两大类:单纯型和复合型。单纯型斑块的大部分结构成分均一，表面内膜下覆盖有纤维帽。复合型斑块的内部结构不均质。

单纯性斑块在慢性炎症、斑块坏死和出血等损伤过程中,可能转化为复合型斑块。

2.声像图表现

(1)颈动脉壁:通常表现为管壁增厚、内膜毛糙。早期动脉硬化仅表现为内膜增厚,少量类脂质沉积于内膜形成脂肪条带,呈线状低回声。

(2)粥样硬化斑块形成:多发生在颈总动脉近分叉处,其次为颈内动脉起始段,颈外动脉起始段则较少见。斑块形态多不规则,可以为局限性或弥漫性分布。斑块呈低回声或等回声者为软斑(图 11-12A);斑块纤维化、钙化,内部回声增强,后方伴声影者为硬斑(图 11-12B)。

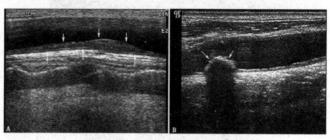

图 11-12　颈动脉粥样硬化斑块

A.颈动脉壁上见低回声斑块(箭头所指处);B.颈动脉壁

上斑块纤维化、钙化,回声增强,后方衰减(箭头所指)

(3)狭窄程度的判断:轻度狭窄可无明显湍流;中度狭窄或重度狭窄表现为血流束明显变细,且在狭窄处和狭窄远端呈现色彩镶嵌的血流信号,峰值与舒张末期流速加快;完全闭塞者则闭塞段管腔内无血流信号,在颈总动脉闭塞或者重度狭窄,可致同侧颈外动脉血流逆流入颈内动脉。对于颈动脉狭窄程度评估的血流参数,可参考北美放射年会超声会议的检测标准(表 11-4),该标准将颈动脉狭窄病变程度分类有四级。Ⅰ级:正常或小于50%(轻度);Ⅱ级:50%～69%(中度);Ⅲ级70%～99%(重度);Ⅳ级:血管闭塞。

表 11-4　北美放射年会超声会议公布的标准

狭窄程度	PSV(cm/s)	EDV(cm/s)	PSV 颈内动脉/PSV 颈总动脉
正常或<50%	<125	<40	<2.0
50%～69%	≥125,<230	≥40,<100	≥2.0,<4.0
70%～99%	≥230	≥100	≥4.0
闭塞	无血流信号	无血流信号	无血流信号

3.报告书写举例

右侧颈总动脉内-中膜厚 0.16 cm,膨大处为 0.21 cm;左侧颈总动脉内-中膜厚 0.12 cm,膨大处为 0.21 cm。双侧颈总动脉和颈内动脉内壁可见多个强回声斑块,右侧最大者长 0.38 cm、厚 0.2 cm,位于颈总动脉膨大处后壁;左侧最大者长 0.32 cm、厚 0.35 cm,位于颈内动脉起始部后壁。右颈总动脉管腔内充满低回声,无血流信号显示,右侧颈内动脉血流信号充盈满意,峰值流速为 45 cm/s,右侧颈外动脉血流方向逆转,并供给颈内动脉血液。左颈内动脉起始部血流束明显变细,呈杂色血流信号,峰值流速为50 cm/s,左侧颈总动脉血流频谱为高阻型,舒张期可见反向波,峰值流速为 3 cm/s。

超声提示:①双侧颈动脉粥样硬化伴多发斑块形成。②左颈内动脉起始部极严重狭窄,内径减少大于 90％。③右颈总动脉血栓形成并闭塞,同侧颈外动脉血流逆转供给颈内动脉。

4.鉴别诊断

本病主要应与多发性大动脉炎累及颈动脉、颈动脉瘤鉴别。

(二)颈动脉体瘤

1.病理与临床

正常颈动脉体是一个细小的卵圆形或不规则形的粉红色组织,平均体积为 6 mm×4 mm×2 mm 左右,位于颈总动脉分叉处的外鞘内,其血供主要来自颈外动脉。颈动脉体瘤根据它的形态可分为两种:一种是局限型,肿瘤位于颈总动脉分叉的外鞘内;另一种是包裹型,较多见,肿瘤位于颈总动脉分叉处,围绕颈总、颈内及颈外动脉生长,有丰富的滋养血管。除颈部肿块外,大多无其他症状,少数患者有晕厥、耳鸣、视力模糊等脑组织血供障碍的表现。当肿瘤增大时可累及第Ⅸ、Ⅹ、Ⅺ及Ⅻ对脑神经,引起吞咽困难、声音嘶哑、霍纳综合征等。

2.声像图表现

(1)肿瘤常位于下颌角下方,胸锁乳突肌内侧的深部,恰在颈动脉分叉处。

(2)多表现为实性低回声,边界清晰,边缘规则或呈分叶状。肿瘤较小时,多位于颈动脉分叉处的外鞘内,可使颈内与颈外动脉的间距拉大。肿物较大时,常围绕颈总动脉、颈内动脉与颈外动脉生长,将这些血管包裹(图 11-13A)。当用手推挤时,可观察到肿瘤在垂直方向活动受限,但常可向侧方推动。

(3)肿物内部可探及较丰富的动脉与静脉血流信号,并可见颈外动脉的分支直接进入肿瘤内部(图 11-13B、图 11-13C)。肿瘤一般不侵犯颈动脉内膜与中层,管腔无明显狭窄,少数可由于肿瘤的挤压、包裹或侵犯造成颈动脉狭窄甚至闭塞,呈现相应的彩色多普勒超声表现。

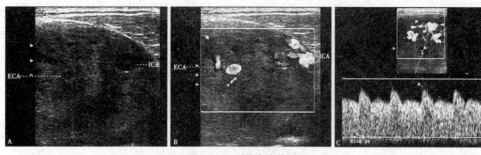

图 11-13　颈动脉体瘤

A.颈内外动脉周边可见低回声,包绕动脉生长;B.CDFI:低回声可见颈外动脉供血;

C.CDFI:低回声可见丰富血流信号,RI 0.34。ECA:颈外动脉 ICA 颈内动脉

3.报告书写举例

左颈动脉分叉处可见一大小 2.5 cm×1.8 cm×1.5 cm 的不均质低回声区,形态欠规则,边界清晰。肿物将颈内、颈外动脉明显推开使其间隔增大,并部分包裹颈内动脉。颈外动脉有许多分支供给肿物,肿物内部可见丰富的动、静脉血流信号,多数动脉血流频谱为高阻型,PSV 35 cm/s,RI 0.88。同侧颈内、颈外动脉内膜平整,未见明显狭窄。

超声提示:左颈动脉分叉处实性占位,颈动脉体瘤可能性大。

4.鉴别诊断

本病主要应与颈交感神经鞘瘤、颈神经鞘瘤、颈神经纤维瘤和颈动脉瘤相鉴别,其次应与颈部其他肿物如鳃裂囊肿、腮腺肿瘤等鉴别。

(1)颈动脉体瘤与颈交感神经鞘瘤、颈神经鞘瘤、颈神经纤维瘤的鉴别:后者均为实质性肿物,边界光滑,位于颈总动脉后方,将颈内、颈外动脉推向前方,与颈动脉分叉无黏附关系,一般不包裹颈动脉。

(2)颈动脉体瘤与颈动脉瘤的鉴别:后者为颈动脉局限性扩张或动脉旁有一囊实性肿物,瘤体内可见血栓回声并充满紊乱的血流信号,易与颈动脉体瘤鉴别。

(3)颈动脉体瘤与鳃裂囊肿、腮腺肿瘤的鉴别:鳃裂囊肿为一无回声囊性肿物,腮腺肿瘤位于耳下的腮腺内,一般两者均与颈动脉无密切关系。

(三)颈动脉夹层动脉瘤

1.病理与临床

各种原因引起动脉管壁内膜撕裂后,受血流的冲击,使内膜分离,血液注入形成假性管腔或血栓形成,导致真性血管腔狭窄或闭塞,引发缺血性脑血管病。根据假腔破裂口的位置与真假腔血液流动的方向不同,血流动力学变化有所不同。临床上的主要表现与病变引起的脑缺血程度相关。

2.声像图表现

(1)二维超声:假腔破裂出、入口均与真腔相通者,二维超声纵断、横断切面均显示真、假双腔结构,血管腔内可见线状中等回声随血管搏动而摆动。假腔只有单一入口无出口时,血管腔外径明显增宽,真腔内径相对减小,假腔内径增宽,内可探及低回声或不均回声(血栓)。

(2)彩色血流显像:若假腔入口位于近心段、出口位于远心段时,假腔内的血流方向与真腔一致,但假腔内血流无中心亮带,真腔管径减小出现血流加速五彩镶嵌样特征。若假腔入口位于远心段,假腔内血流方向与真腔相反,真、假腔内血流色彩不同。若假腔只有入口(单一破裂口)时,病变早期可探及双腔结构,假腔内单向收缩期低速血流信号。若假腔内血栓形成,血管腔内膜状结构消失,撕脱的内膜附着于假腔内的血栓表面,真腔管径减小,出现血管狭窄血流动力学改变。若假腔内血栓形成迅速可导致真腔闭塞。

(3)频谱多普勒:当存在真假双腔结构时,真腔内血流速度升高,血流频谱与血管狭窄相同。假腔内血流频谱异常,收缩与舒张期流速不对称,血管阻力相对升高。

3.报告书写举例

右侧颈总动脉管腔未见扩张,内可见条状中等回声,与近心段血管壁相延续,随血管搏动而有规律地摆动,CDFI可见该条状中等回声两侧血流频谱形态明显不同,一侧 PSV 54 cm/s,另一侧可探及花色血流信号,PSV 165 cm/s。

超声提示:右侧劲总动脉夹层动脉瘤可能性大。

4.鉴别诊断

颈动脉夹层动脉瘤主要与以下疾病鉴别。

(1)颈动脉真性动脉瘤:超声表现为血管壁结构完整,血管腔呈瘤样扩张,病变管腔内探及低速涡流血流信号。

(2)假性动脉瘤:病变与外伤或医源性诊疗操作等相关。超声表现为动脉周边组织间隙形成无血管壁结构的搏动性包块,内可见涡流血流信号,其后方或侧方与邻近动脉之间形成细小管状或针孔样通道,CDFI 显示红蓝交替的血流信号,频谱多普勒显示双向振荡型血流频谱。

(四)椎动脉闭塞性疾病

1.病理与临床

大多由于动脉粥样硬化或多发性大动脉炎所致,好发部位为椎动脉起始部。狭窄可导致椎-基底动脉供血不足症状。

2.声像图表现

(1)椎动脉管壁增厚,内膜毛糙,可伴有斑块形成。

(2)管腔明显狭窄,同时可见狭窄处血流束变细,彩色血流紊乱,峰值流速局限性加快,频带增宽。完全闭塞则闭塞段管腔内无血流信号。狭窄或闭塞远端椎动脉呈狭窄下游频谱改变。对侧椎动脉可呈现代偿性改变,表现为内径增宽、流速加快和血流量增加。

3.报告书写举例

双侧椎动脉管壁增厚,内膜毛糙,壁上可见强回声斑块。右侧椎动脉起始段管腔内血流信号明显紊乱,频谱呈毛刺样,峰值流速明显加快达 180 cm/s,其远段血流呈狭窄下游频谱改变。左侧椎动脉起始处至第四颈椎横突管腔内充满低回声,无明显血流信号,其周围可见侧支循环。

超声提示:①右侧椎动脉起始段狭窄。②左侧椎动脉近段闭塞。

4.鉴别诊断

(1)椎动脉狭窄与椎动脉不对称的鉴别:一般情况下,双侧椎动脉的粗细差异无临床意义。但当一侧椎动脉很细小(内径＜2 mm),可引起椎-基底动脉供血不足。一侧椎动脉发育不良表现为管腔普遍细小,但血流充盈满意,频谱形态正常,对侧椎动脉可增宽。而椎动脉狭窄表现为某段管腔血流束变细,流速局部增快。应该说两者较容易鉴别。

(2)椎动脉完全闭塞与椎动脉缺如的鉴别:前者二维图像仍然可见椎动脉管壁,而后者在椎静脉后方不能发现椎动脉样结构,有时两者难以鉴别。诊断椎动脉缺如尚需排除椎动脉走行变异。

(3)椎动脉起始部狭窄与锁骨下动脉狭窄的鉴别:对于单独的椎动脉起始部狭窄与锁骨下动脉椎动脉开口后狭窄的鉴别,仅依据在椎动脉远端或上肢动脉分别探及狭窄下游血流频谱,两者比较容易鉴别。而对于锁骨下动脉椎动脉开口前的狭窄,同侧远端椎动脉和上肢动脉同时呈现狭窄下游的频谱改变。如在自然状态下或行束臂试验时,同侧椎动脉出现逆向血流,则支持锁骨下动脉椎动脉开口前的狭窄。但锁骨下动脉椎动脉开口前狭窄所致射流,可同时引起同侧椎动脉起始段血流紊乱和流速加快,此时,判断是否合并椎动脉起始段狭窄存在一定困难。

(4)锁骨下动脉、颈动脉和对侧椎动脉闭塞性疾病,可引起椎动脉流速代偿性升高,应与椎动脉狭窄鉴别:前者为整条椎动脉流速均升高,而后者为椎动脉狭窄处流速加快,且其远端呈狭窄后的紊乱血流。

(5)椎动脉流速降低与椎动脉狭窄下游血流的鉴别:远端椎动脉或基底动脉闭塞可引起近端椎动脉流速减低,但多普勒频谱收缩期上升陡直,而椎动脉狭窄下游的频谱表现为收缩期上升倾斜,两者可以鉴别。另外,严重心功能不全也可导致椎动脉流速减低,甚至呈现类似狭窄下游的频谱改变,但这种波型改变一般都是双侧的,而椎动脉狭窄引起的狭窄下游频谱改变一般为单侧。

五、临床意义

颈动脉疾病常常引起脑供血不足,甚至引起脑卒中,过去应用创伤性动脉造影进行诊断,彩色多普勒超声能够较准确地定性、定量诊断颈部动脉疾病,不仅能无创地诊断血管闭塞狭窄的程度和范围,还可以判断斑块的性质和形态,对神经内科、血管外科治疗方案的选择和疗效的判断都有重要的临床价值。

(徐学刚)

第二节　四肢静脉血管疾病

一、四肢静脉解剖

(一)上肢静脉解剖

上肢静脉可分为深、浅两类。深静脉多走行于深筋膜的深面并与同名动脉相伴而行,因而也常称为并行静脉。桡静脉、尺静脉、肱静脉、腋静脉和锁骨下静脉构成了上肢的深静脉系统,桡静脉、尺静脉及肱静脉常成对,分别伴行于桡、尺及肱动脉的两侧,腋静脉与锁骨下静脉一般为单根,少数人可见成对(图11-14)。

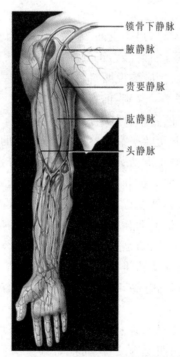

图11-14　上肢深、浅静脉解剖示意

浅静脉走行于皮下组织内,一般称为皮下静脉。头静脉、贵要静脉、肘正中静脉和前臂正中静脉构成了上肢的浅静脉系统。浅静脉不与动脉伴行而有其特殊的行径和名称。深浅静脉之间常通过穿静脉相互交通。上肢的深、浅静脉都具有重要的临床意义,因此均须检查。

上肢静脉除了管腔较大、管壁薄和属支较多以外,深、浅静脉都有一些静脉瓣,而深静脉的瓣膜更为丰富,在浅静脉汇入深静脉处常有瓣膜。静脉瓣对保障上肢静脉血流返回心脏起着重要作用。静脉瓣叶通常成对排列,但瓣叶数目也可为1~3个。从上肢的近心端到远心端,静脉瓣分布的密度增大。

(二)下肢静脉解剖

同上肢静脉一样,下肢静脉也分为深浅两大类。由于下肢静脉的回流要克服较大的地心引力,因此静脉瓣的配布要比上肢静脉更为密集。

下肢深静脉系统包括小腿的胫前静脉、胫后静脉、腓静脉、胫腓静脉干;腘窝处的腘静脉;大腿的股浅静脉、股深静脉和股总静脉。特别强调的是,股浅静脉属于深静脉系统。此外,部分教材亦将盆腔的髂外静脉和髂总静脉归入下肢静脉范畴(图 11-15)。深静脉与同名动脉相伴,胫前静脉、胫后静脉、腓静脉一般呈双支,25%的入股浅静脉和腘静脉为双支。

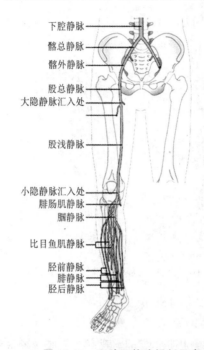

图 11-15　下肢深静脉解剖示意

下肢浅静脉系统主要由大隐静脉和小隐静脉构成。浅静脉位于两层筋膜之间(图 11-16)。深静脉和浅静脉之间的交通是通过穿静脉实现的。相对于上肢,下肢的穿静脉临床意义重大。

二、四肢静脉检查方法

(一)超声仪条件

1.仪器

用于肢体静脉检查的超声仪器应具备以下的特征:极好的空间分辨力,超声频率在 5～15 MHz;极好的灰阶分辨力(动态范围);多普勒对检测低速静脉血流信号敏感;具有彩色多普勒或能量多普勒,有助于确定小静脉及显示血流。

2.探头类型及频率

上肢其他静脉比较表浅,则使用 7.5～10 MHz 的线阵探头,有时更高频率的探头效果更好。下肢静脉一般使用 5～7 MHz 线阵探头。锁骨下静脉、肢体粗大者、位置深在的静脉(如股浅静脉远心段)需使用 3.5 MHz 的凸阵探头。

3.预设条件

选用仪器内设的静脉检查条件,可迅速进入合适的检查条件。检查过程中根据不同静脉和目的随时调节。

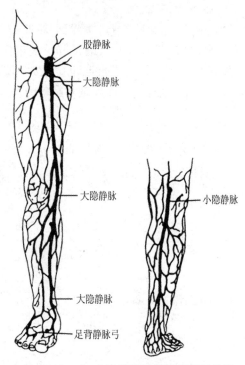

图 11-16　大、小隐静脉及其属支解剖示意

(二)四肢静脉检查体位

1.上肢静脉检查体位

取仰卧位,也可取半坐卧位使静脉扩张而易于观察。上肢呈外展和外旋姿势,掌心向上。受检上肢外展角度以与躯干呈 60°为宜,应注意避免过度外展,因为过度外展也会阻止正常血流并影响波形和波幅。

上肢浅静脉系统位置表浅,多位于皮下,一定要注意探头轻压,否则静脉会被压瘪而不能被探及。可利用探头加压横切扫查来观察上肢浅静脉有无血栓。

2.下肢静脉检查体位

下肢静脉足够膨胀是清晰显示的前提。一般来说,站立位较卧位更适合下肢静脉的检查,尤其对静脉反流、管壁结构和细小血栓的观察。也可取卧位(头高脚低)或坐位检查。所有的静脉超声检查时,检查室和患者应足够温暖以防止外周血管收缩而致静脉变细,导致超声检查困难。

(三)四肢静脉的探测步骤和观察要点

四肢静脉疾病主要包括静脉血栓和功能不全。每条(段)静脉的探测步骤和观察内容大致相同,不过,上肢静脉很少要求检查瓣膜功能。具体的探测步骤和观察内容如下。

(1)观察静脉变异、内膜、管腔内回声情况:卧位检查如有困难,可站立位检查,由于站立位静脉膨胀,容易观察这些情况,特别适合于大部分或完全再通的血栓形成后综合征患者内膜和残存小血栓的观察。

（2）进行压迫试验：灰阶图像上横切扫查应用间断按压法或持续按压法，观察静脉腔被压瘪的程度。间断按压法是指探头横切按压血管，尽量使静脉腔被压瘪，然后放松，按顺序每隔1～2 cm反复进行，以完整扫查整条血管。持续按压法是指探头横切滑行时持续按压血管，观察管腔的变化。静脉腔被压瘪程度的判定主要依据压迫前后近、远侧静脉壁距离的变化。若探头加压后管腔消失，近、远侧静脉壁完全相贴，则认为无静脉血栓。否则，存在静脉血栓。

（3）观察静脉管腔内是否有自发性血流信号，以及血流信号的充盈情况。

（4）检查瓣膜功能：彩色多普勒超声具有无创、简便、可进行半定量和重复性好的优点，能够判断反流的部位和程度，但对瓣膜数目、位置的判断不如X线静脉造影准确。由于彩色多普勒超声在临床上的普遍使用，大大减少了有创检查方法（静脉压测定和静脉造影）的临床应用。

挤压远端肢体试验：在人工挤压检查处远侧肢体放松后，同时观察静脉内的血液反流。有学者认为，由于这种检查方法能够获得由下肢静脉血液的地心引力所致的真实反流，故不仅可用于整条下肢静脉瓣膜功能的评价，而且其临床应用价值优于乏氏试验。但也有学者认为，人工挤压后放松不太可能使静脉血液的反向流速迅速增加，从而不能彻底地促使瓣膜闭合或诱发本来存在的反流，故其临床价值受到限制。必须注意，检查者挤压的力量不同，可导致相互间的超声测值的差异。从临床应用情况来讲，挤压远端肢体试验对小腿静脉瓣膜功能的评价有较大的帮助。

乏氏（Valsalva）试验：乏氏试验是指患者做乏氏动作，通过测量髂、股、静脉的反流时间和其他相关参数，来判断下肢静脉反流的检查方法。有学者指出，乏氏试验是利用乏氏动作时阻碍血液回流而人为地诱发反流，在某种程度上不能反映下肢静脉的真实反流状况。

下肢静脉瓣膜功能不全的定量分析：多数学者认为，反流时间大于0.5 s和反流峰速大于10 cm/s的结合可作为深静脉瓣膜功能不全的诊断标准，从股浅静脉至静脉的反流时间之和大于4 s，表明存在严重的静脉反流。反流时间大于3 s和反流峰速大于30 cm/s的结合与浅静脉慢性瓣膜功能不全密切相关。

三、正常四肢静脉超声表现

（一）灰阶超声

四肢主要静脉内径大于伴行动脉内径，且随呼吸运动而变化。正常四肢静脉具有以下4个超声图像特征：①静脉壁非常薄，甚至在灰阶超声上都难以显示；②内膜平整光滑；③超声图像上管腔内的血流呈无回声，高分辨力超声仪可显示流动的红细胞而呈现弱回声；④可压缩性：由于静脉壁很薄，仅凭腔内血液的压力会使静脉处于开放状态，探头加压可使管腔消失（图11-17）。此特征在鉴别静脉血栓时具有重要意义。部分人在管腔内看见的瓣膜，经常见于锁骨下静脉、股总静脉及大隐静脉。瓣膜的数量从近端到远端是逐渐增多的。

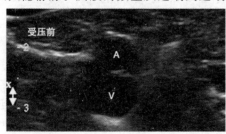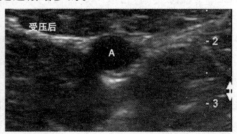

图11-17 正常静脉

左：受压前；右：受压后

(二)彩色多普勒

正常四肢静脉内显示单一方向的回心血流信号且充盈于整个管腔(图 11-18)。挤压远端肢体静脉时,管腔内血流信号增强,而当挤压远端肢体放松后或乏氏动作时则血流信号立即中断或短暂反流后中断。有一些正常小静脉(桡、尺静脉,胫、腓静脉)可无自发性血流,但人工挤压远端肢体时,管腔内可呈现血流信号。当使用一定的外在压力后静脉管腔消失,血流信号亦随之消失。

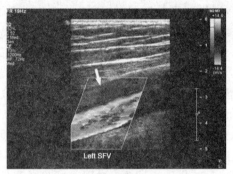

图 11-18　下肢静脉彩色多普勒图像

箭头所示为股浅静脉

(三)脉冲多普勒

正常四肢静脉具有五个重要的多普勒特征:自发性、期相性、乏氏反应、挤压远端肢体时血流信号增强及单向回心血流。

1.自发性

当受检者肢体处于休息或活动状态时,大、中静脉内存在血流信号,小静脉内可缺乏自发血流。

2.呼吸期相性

正常四肢静脉的期相性血流是指血流速度和血流量随呼吸运动而变化。脉冲多普勒较彩色多普勒更能直观地观察四肢静脉血流的期相性变化。

(1)上肢静脉:吸气时胸膜腔内压降低,右房压随之降低,上肢静脉压与右房压的压力阶差增大,上肢静脉血液回流增加、血流速度加快;呼气时则相反。此外,上肢静脉血流可存在搏动性,因上肢较下肢更接近心脏,心脏右侧壁的收缩也就更容易传递到上肢的大静脉,所以上肢静脉血流的这种搏动性变化会比下肢更明显,尤其是锁骨下静脉。

(2)下肢静脉:血流的期相性变化正好与上肢静脉相反。吸气时,膈肌下降,腹内压增高,下腔静脉受压,下肢外周静脉与腹部静脉之间的压力阶差降低,造成下肢血液回流减少和血流速度减慢;呼气时则相反,表现为下肢静脉血流速度加快(图 11-19)。

当静脉血流缺乏期相性时,则变为连续性血流。它预示着检查部位近端、有时为远端严重的阻塞。

3.乏氏反应

正常乏氏反应是指乏氏试验时,即深吸气后憋气,四肢大静脉或中等大小的静脉内径明显增宽,血流信号减少、短暂消失甚至出现短暂反流。乏氏反应用于判断从检查部位至胸腔的静脉系统的开放情况。严重的静脉阻塞才引起异常的乏氏反应,当静脉腔部分阻塞时可以显示正常的乏氏反应。

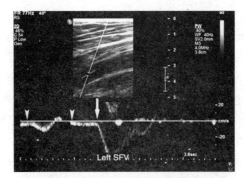

图 11-19　下肢静脉多普勒频谱

两端箭头所示之间,血流速度不断变化,提示呼吸期相性存
在。挤压远端肢体后,血流速度增高(长箭头所示处)

4.挤压远端肢体血流信号增强

肢体静脉的突然受压,静脉回心血流量和流速增加,并可使静脉瓣完好的受压部位远端回流停止。如果挤压检查处远端肢体后,血流信号没有增强,则说明在检查部位近端的静脉存在阻塞;血流信号延迟或微弱的增强,提示近端静脉不完全阻塞或周围有侧支循环。

5.单向回心血流

因静脉瓣膜防止血液反流,故正常四肢静脉血液仅回流至心脏。

四、常见疾病

(一)四肢深静脉血栓形成

1.病理与临床

四肢深静脉血栓形成(deep vein thrombosis,DVT)是一种常见疾病,以下肢多见。在长期卧床、下肢固定、血液高凝状态、手术和产褥等情况下,下肢深静脉易形成血栓。血栓由血小板、纤维素和一层纤维素网罗大量红细胞交替排列构成,由于水分被吸收,血栓变得干燥,无弹性,质脆易碎,可脱落形成栓塞。血栓的结局有两种可能,一是血栓软化、溶解、吸收,另一种血栓机化,由血管壁向血栓内长入内皮细胞和成纤维细胞,形成肉芽组织,并取代血栓。下肢深静脉血栓形成可分为小腿静脉血栓形成(包括小腿肌肉静脉丛血栓形成)、股静脉-腘静脉血栓形成和髂静脉血栓形成。它们都可以逆行和(或)顺行蔓延而累及整个下肢深静脉,常见的上肢深静脉血栓形成腋静脉-锁骨下静脉血栓形成。

主要病因:①深静脉血流迟缓。常见于外科手术后长期卧床休息、下肢石膏固定的患者。②静脉损伤。化学药物、机械性或感染性损伤导致静脉壁破坏。③血液高凝状态。各种大型手术、严重脱水、严重感染及晚期肿瘤等均可增强血液的凝固性,为血栓形成创造了条件。

临床表现:①血栓远侧的肢体持续地肿胀,站立时加重。②患者有患肢疼痛和压痛,皮温升高,慢性阶段有瓣膜功能受损的表现,有浅静脉曲张。③如果血栓脱落可造成肺栓塞,70%～90%肺栓塞的栓子来源于有血栓形成的下肢深静脉,这对下肢深静脉血栓形成的正确诊断非常重要。

2.深静脉血栓形成的危险因素

(1)深静脉血栓形成的原发性危险因素:抗凝血酶缺乏;先天性异常纤维蛋白原血症;高同型半胱氨酸血症;抗心磷脂抗体阳性;纤溶酶原激活物抑制剂过多;凝血酶原 20210A 基因变异;Ⅷ、Ⅸ、Ⅺ因子增高;蛋白 C 缺乏;Ⅴ因子 Leiden 突变(活化蛋白 C 抵抗);纤溶酶原缺乏;异常纤溶酶原血症;蛋白 S 缺乏;ⅩⅡ因子缺乏。

(2)深静脉血栓形成的继发性危险因素:髂静脉压迫综合征;损伤/骨折;脑卒中、瘫痪或长期卧床;高龄;中心静脉留置导管;下肢静脉功能不全;吸烟;妊娠/产后;Crohn 病;肾病综合征;血液高凝状态(红细胞增多症,Waldenstrom 巨球蛋白血症,骨髓增生异常综合征);血小板异常;手术与制动;长期使用雌激素;恶性肿瘤、化疗患者;肥胖;心、肺功能衰竭;长时间乘坐交通工具;口服避孕药;狼疮抗凝物;人工血管或血管腔内移植物;VTE 病史;重症感染。

3.声像图表现

(1)急性血栓:指 2 周内的血栓(图 11-20)。其声像图表现:①血栓形成后几个小时到几天之内常表现为无回声,1 周后回声逐渐增强至低回声,边界平整。②血栓段静脉内径往往增宽,管腔不能被探头压瘪。③血栓在静脉腔内可自由飘动或随近端、远端肢体挤压而飘动。④血栓与静脉壁之间和血栓之间可见少量点状和线状血流信号;或血栓段管腔内无血流信号。⑤当血栓使静脉完全或大部分闭塞时,人工挤压远端肢体可见血栓近端静脉血流信号增强消失或减弱;血栓远端静脉血流频谱变为带状,失去周期性及 Valsalva 反应减弱甚至消失。

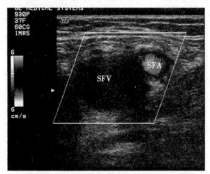

图 11-20　急性股浅静脉血栓形成

图中所示股浅静脉明显扩张,管腔内充满低回声,未见
明显的血流信号(SFV:股浅静脉;SFA:股浅动脉)

(2)亚急性血栓:指 2 周至 6 个月之间的血栓。其声像图表现:①血栓回声较急性期增强。②血栓逐渐溶解或收缩,导致血栓变小且固定,静脉管径也随之变为正常大小。③血栓处静脉管腔不能被压瘪。④由于血栓的再通,静脉腔内血流信号逐渐增多。

(3)慢性血栓:发生在 6 个月以上的血栓。其声像图表现:①血栓为中强回声,表面不规则(图 11-21),位置固定。②血栓机化导致血栓与静脉壁混成一体,部分病例可能由于静脉结构紊乱而无法被超声辨认。③血栓段静脉内径正常或变小,管腔不能被完全压瘪,内壁毛糙、增厚。④瓣膜增厚,活动僵硬或固定。当慢性血栓致使瓣膜遭受破坏丧失正常功能时,挤压远端肢体放松后或 Valsalva 试验时静脉腔内可见明显的反流信号。⑤部分再通者,血栓之间或血栓与静脉壁之间可见部分血流信号;完全再通者,静脉腔内基本上充满血流信号。血栓段静脉周围可见侧支循环血管。

4.鉴别诊断

(1)急性与慢性肢体静脉血栓的鉴别。两者的鉴别依据见表 11-5。

(2)将正常四肢静脉误认为静脉血栓。这是由于仪器调节不当、图像质量差,以及探头挤压后静脉被压瘪的效果不好等原因造成。见于髂静脉、收肌管裂孔处的股浅静脉和腘静脉及小腿深部的静脉。

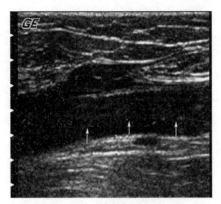

图 11-21 **股静脉慢性血栓**

超声提示:右下肢股总、股浅静脉血栓形成

表 11-5 **急性与慢性肢体静脉血栓的鉴别要点**

项目	急性血栓	慢性血栓
回声水平	无或低回声	中强回声
表面	平整	不规则
稳定性	漂浮	固定
血流信号	无或少量	再通后有
侧支循环血管	无	有

(3)四肢静脉血栓与静脉周围的肌肉、脂肪及浅表软组织的鉴别。由于探查方法不当如探头用力过大,某些小的深部静脉缺乏自发性血流信号等原因,可将上述组织结构误认为静脉血栓。这种情况可发生于头静脉、贵要静脉和大隐静脉等浅静脉系统及小腿深部静脉。

(4)四肢静脉血栓与外压性静脉狭窄的鉴别诊断。手术后、肿瘤压迫、左髂总静脉受压综合征及胸出口综合征等因素均可因静脉变狭窄导致静脉回流障碍而引起肢体肿胀。血栓与外压性静脉狭窄虽然临床表现有相似之处,但治疗方法完全不同。必须注意,外压性静脉狭窄导致的静脉回流障碍与血栓引起的静脉回流受阻所致的远心段静脉血流频谱具有相似的改变,但采用灰阶超声观察梗阻处的静脉及其周围结构是正确鉴别的关键。

(5)四肢静脉血栓与静脉血流缓慢的鉴别。当静脉管腔内血液流动缓慢或使用较高频率探头时,血液可表现为似云雾状的血栓样回声,采用压迫试验可很好地鉴别。而且,血栓一般不移动,仅新鲜血栓可随肢体挤压而飘动。

(6)四肢静脉血栓与肢体淋巴水肿的鉴别。淋巴水肿是淋巴液流通受阻或淋巴液反流所致的浅层组织内体液积聚,以及继而产生的纤维增生、脂肪硬化、筋膜增厚及整个患肢变粗的病理状态。早期淋巴水肿与四肢静脉血栓形成的临床表现有相似之处,应注意鉴别。前者除在炎症急性发作期,患者一般没有痛苦,彩色多普勒超声检查静脉血流通畅;而后者发病开始时,患者首先感觉有受累静脉区的钝性胀痛及压痛,数小时内,水肿迅速发展,累及部分或整个肢体。晚期淋巴水肿的临床表现比较特别,表现为患肢极度增粗与典型的橡皮样改变,与四肢静脉血栓较易鉴别。两者鉴别的关键是静脉血流是否通畅。

(7)四肢静脉血栓与动脉血栓形成的鉴别见表11-6。

表 11-6　四肢静脉血栓与动脉血栓形成的鉴别

表现	项目	四肢静脉血栓	四肢动脉血栓
声像图表现	两端连接关系	与静脉相连	与动脉相连
	血栓位置	静脉内	动脉内
	血流频谱特点	静脉频谱	动脉频谱,远端血流频谱为狭窄下改变
	血管壁	无三层结构、无钙化斑块	有三层结构、钙化斑块常见
临床表现		肢体水肿、皮温升高、脉搏存在	肢体瘫缩、皮温降低、脉搏消失

5.超声诊断的临床意义

孤立型小腿肌间静脉血栓形成(不包括伴有胫后静脉血栓或腓静脉血栓形成)约占症状性的小腿深静脉血栓形成的 40%;另有 Jean-Philippe Ganlanaud 等指出,小腿深静脉血栓形成约占所有下肢深静脉血栓形成的 50%,而小腿肌间静脉血栓形成与小腿其他深静脉血栓形成(包括胫前、胫后、腓静脉血栓形成)各占 50%。

骨折患者发生下肢静脉栓塞的危险性明显增加,如未能得到及时诊治,静脉血栓脱落可导致致命性肺栓塞、脑梗死、急性心肌梗死等血栓栓塞性疾病。下肢静脉血栓(deep vein thrombosis,DVT)大多数起源于小腿深静脉,尤其是小腿肌间静脉,但由于孤立性小腿 DVT 症状较轻或无症状,临床上常被忽视,使血栓向静脉近心端蔓延,严重者可引肺栓塞、脑梗死、急性心肌梗死,甚至猝死,危及生命。因此,小腿 DVT 早期诊断尤为重要。

X 线静脉造影(contrast venography,CV)早年被认为是 MCVT 确定诊断金标准,但 CV 的检出率仅能达到 20%左右,且为有创性检查,有可能引起一些并发症,不能重复检查和随访观察,其临床应用有一定局限性。彩色多普勒超声(color Doppler flow imaging,CDFI)是近年来应用较广泛的无创性检查。CFDI 可以观察小腿肌间静脉丛血栓的位置、形态、类型、管腔阻塞情况及血流状态,有助于明确诊断孤立性小腿肌间静脉血栓。CFDI 对腓肠肌和比目鱼肌肌间静脉血栓诊断有较高的敏感性、特异性和准确率。CFDI 对于 MCVT 的诊断能力优于 CV,大量文献报道 CFDI 对 MCVT 有较高的诊断价值。彩色多普勒超声该方法对 DVT 定位、定性诊断的特异性为 100%,敏感性为 90%,目前已成为诊断 DVT 首选检查方法之一。

超声检查可见血管腔内有散乱团絮状低或中强回声光团,用探头挤压不能使管腔压瘪,管壁增厚、不光滑,管腔狭窄,血流信号消失等。本检查尚用于观察病情变化及治疗效果。

(二)下肢深静脉瓣膜功能不全

1.病理与临床

下肢深静脉瓣膜功能不全是临床常见的静脉疾病之一。瓣膜功能不全时,造成血液反流,静脉高压。分为原发性与继发性两类。前者病因尚未完全阐明,可能与胚胎发育缺陷及瓣膜结构变性等因素有关。后者是继发血栓形成后的后遗症,故又称下肢深静脉血栓形成后综合征。两者临床表现均为下肢深静脉功能不全所引起的一系列症状,包括下肢胀痛、肿胀、浅静脉曲张,足靴区皮肤出现营养性变化,有色素沉着,湿疹和溃疡。

2.声像图表现

(1)原发性下肢深静脉瓣膜功能不全表现为静脉增粗,内膜平整,管腔内无实性回声,探头加压后管腔能被压瘪,瓣膜纤细、活动良好,以及血液回流通畅、充盈好。

(2)继发性下肢深静脉瓣膜功能不全则表现为静脉壁增厚,内膜毛糙,内壁及瓣膜窦处可附着实性回声,血栓处管腔不能被完全压瘪,瓣膜增厚、活动僵硬或固定,以及血栓处血流信号充盈缺损。

(3)不管是原发性还是继发性下肢静脉瓣膜功能不全,均表现为挤压远端肢体放松后或Valsalva试验时管腔内血液反流(图11-22)。利用多普勒频谱可测量静脉反流持续时间、反流最大流速和反流量等。有学者建议采用持续反流时间来判断静脉反流程度。若超声发现某段深静脉反流持续时间>1 s,则一般可提示该静脉瓣膜功能不全。轻度反流,1~2 s;中度反流,2~3 s;重度反流,大于3 s。

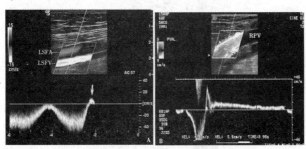

图 11-22　Valsalva 试验

A.Valsalva 动作时正常股浅静脉的频谱多普勒,箭头所指为 Valsalva 动作时的短暂反流;B.原发性腘静脉瓣膜功能不全,基线上方为反流频谱,持续反流时间为 3.96 s

3.鉴别诊断

(1)下肢深静脉瓣膜功能不全与正常下肢深静脉的鉴别:在许多无下肢深静脉瓣膜功能不全症状的受试者中,经常可发现挤压远端肢体放松后或 Valsalva 试验时有短暂反流,但持续时间一般在 0.5 s 以内。而有明显此症状的受试者中,一般反流持续时间大于 1 s。当反流持续时间介于0.5~1 s,则可疑下肢深静脉瓣膜功能不全。

(2)原发性与继发性下肢深静脉瓣膜功能不全的鉴别:若发现静脉腔内有明显的血栓或患者有血栓史,一般认为这种瓣膜功能不全是继发性的。但是,深静脉血栓后血流完全或绝大部分再通后所致瓣膜功能不全与原发性的鉴别存在一定的困难,然而只要认真检查,还是可以辨别的。

五、临床价值

彩色多普勒超声能够提供下肢深静脉的解剖和功能信息,可以观察深静脉开放的情况和血栓后异常的范围,以及反流的分布和程度。

(徐学刚)

第三节　四肢动脉血管疾病

一、解剖和侧支循环

(一)上肢动脉
上肢动脉的主干包括锁骨下动脉、腋动脉、肱动脉、桡动脉和尺动脉(图11-23)。

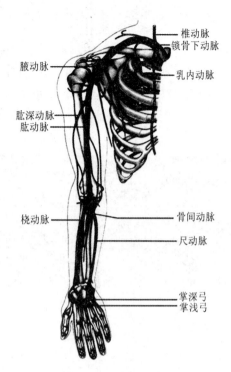

图 11-23　上肢动脉解剖示意

左锁骨下动脉从主动脉弓直接发出,而右锁骨下动脉则发自无名动脉(头臂干)。锁骨下动脉最重要的分支包括椎动脉和乳内动脉。前者与颅脑供血有关,后者则常用作心脏冠状动脉旁路手术的移植物。甲状颈干和肋颈干也是锁骨下动脉的分支,在超声检查时应避免两者与椎动脉混淆。

锁骨下动脉穿过锁骨和第一肋之间的间隙成为腋动脉。腋动脉在越过大圆肌外下缘后成为肱动脉。肱动脉的主要分支为肱深动脉。

肱动脉在肘部分成桡动脉和尺动脉。桡动脉走行于前臂的外侧至腕部并与掌深弓相连接,尺动脉则走行于前臂的内侧至腕部并与掌浅弓相连接。

(二)下肢动脉

下肢动脉的主干包括股总动脉、股浅动脉、胫前动脉、胫腓干和胫后动脉及腓动脉。下肢动脉的主要分支(包括股深动脉和膝关节动脉)(图 11-24)。

股总动脉在腹股沟韧带水平续于髂外动脉。股总动脉在腹股沟分叉成股深动脉和股浅动脉。股深动脉位于股浅动脉的外侧,较股浅动脉为深,其分支通常为大腿肌肉供血。股深动脉的分支与盆腔动脉及腘动脉均有交通,是髂股动脉闭塞后的重要侧支循环动脉。

股浅动脉走行于大腿内侧进入腘窝成为腘动脉。股浅动脉在大腿段无重要分支。腘动脉经膝关节后方下行,并发出膝上内、膝上外、膝下内、膝下外动脉。当股浅动脉及腘动脉闭塞时,膝动脉成为重要的侧支循环动脉。

胫前动脉在膝下从腘动脉分出,向前外侧穿过骨间膜后沿小腿前外侧沿下行至足背成为足背动脉。足背动脉行于拇长伸肌腱和趾长伸肌腱之间,位置较浅,可触及其搏动。

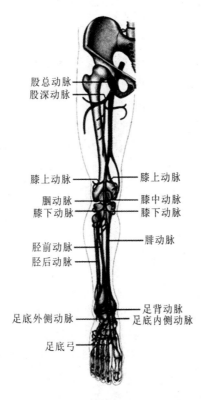

股总动脉
股深动脉

膝上动脉　　　　　　膝上动脉
腘动脉　　　　　　　膝中动脉
膝下动脉　　　　　　膝下动脉

　　　　　　　　　　腓动脉

胫前动脉
胫后动脉

　　　　　　　　　　足背动脉
足底外侧动脉　　　　足底内侧动脉

足底弓

图 11-24　下肢动脉解剖示意

　　腘动脉分出胫前动脉后成为胫腓干。后者分叉为胫后动脉和腓动脉。胫后动脉沿小腿浅、深屈肌之间下行,经内踝后方转入足底并分成足底内侧动脉和足底外侧动脉。足底外侧动脉与足背动脉的足底深支吻合,形成足底弓。足底弓发出数支趾足底动脉,再分支分布于足趾。腓动脉沿腓骨的内侧下行,至外踝上方浅出,分布于外踝和跟骨的外侧面。

二、检查方法

(一)超声探头选择

　　超声探头的选择原则是在保证超声穿透能力的前提下,尽量选用频率较高的探头以提高超声显像的分辨力。上肢动脉通常采用5～10 MHz线阵探头。从锁骨上窝扫描锁骨下动脉的近端时,凸阵探头效果较好,如频率为5～7 MHz或2～5 MHz凸阵探头。下肢动脉通常采用5～7 MHz线阵探头。股浅动脉的远段和胫腓干的部位较深,必要时可用2～5 MHz凸阵探头。选用相应的预设置条件,在检查过程中,根据被检者的具体情况,如肢体的粗细、被检动脉内的血流速度等,随时对超声仪器做出相应的调节。

(二)体位和检查要点

1.体位

(1)上肢动脉:一般采用平卧位,被检肢体外展、外旋,掌心向上。

(2)下肢动脉:一般采用平卧位,被检肢体略外展、外旋,膝关节略为弯曲,有人将此体位称为蛙腿位。采用这一体位可以扫描股总动脉、股浅动脉、动脉、胫前动脉的起始部、胫后动脉及腓动脉。从小腿前外侧扫描胫前动脉或从小腿后外侧扫描腓动脉时,则需让被检肢体伸直,必要时略为内旋。

2.检查要点

四肢动脉超声检查:①采用灰阶超声显示动脉,观察动脉内壁和管腔结构,测量动脉内径。②观察动脉彩色多普勒,包括血流方向、流速分布及流速增高引起的彩色混叠。③对被检动脉分段进行脉冲多普勒采样并对所记录多普勒频谱进行频谱分析。多普勒采样时应尽量采用较小的多普勒取样容积(1.5～2 mm)以测得被检动脉特定部位的流速,并避免出现由于取样容积过大而产生的频带增宽。同时应将多普勒角度,即超声波入射与动脉血流的夹角校正到 60°以下,以减少多普勒角度校正误差引起的流速值误差。当动脉内存在不规则斑块时,动脉血流方向和动脉纵轴方向可能不一致,多普勒角度的调节应根据动脉血流方向而不是动脉纵轴方向。动脉狭窄的超声诊断主要根据动脉腔内多普勒流速变化。

三、正常超声表现

(一)灰阶超声

正常肢体动脉管腔清晰,无局限性狭窄或扩张;管壁规则,无斑块或血栓形成。正常肢体动脉的内径见表 11-7、表 11-8。在灰阶超声图像上,动脉壁的内膜和中层结构分别表现为偏强回声和低回声的匀质条带,可见于口径较大且较为浅表的动脉,如腋动脉、肱动脉、股总动脉、股浅动脉的近段及动脉(图 11-25)。当动脉处于较深的部位和(或)动脉口径较小,动脉管腔和管壁结构的分辨度会受到限制,利用彩色多普勒显示血管甚为重要。

表 11-7　正常上肢动脉内径

上肢动脉	平均内径(mm)
锁骨下动脉	5.6(4.8～7.5)
腋动脉	4.6(3.9～6.1)
肱动脉	3.4(2.9～4.0)

表 11-8　正常下肢动脉内径

下肢动脉	平均内径±标准差(mm)
股总动脉	8.2±1.4
股浅动脉的上段	6.0±1.2
股浅动脉的远心段	5.4±1.1
腘动脉	5.2±1.1

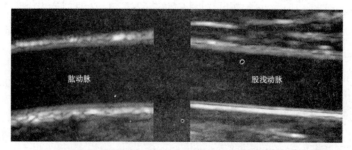

图 11-25　正常肱动脉和股浅动脉的灰阶超声图像

（二）彩色多普勒

正常肢体动脉的腔内可见充盈良好的色彩，通常为红色和蓝色。直行的动脉段内的血流呈层流，表现为动脉管腔的中央流速较快，色彩较为浅亮；管腔的边缘流速较慢，色彩较深暗（图 11-26）。动脉内的彩色血流具有搏动性，表现为与心动周期内动脉流速变化相一致的周期性彩色亮度变化。在正常肢体动脉，彩色多普勒还可显示红蓝相间的色彩变化。红蓝二色分别代表收缩期的前进血流和舒张期的短暂反流。图 11-27 所示为股浅动脉内出现与股浅静脉血流方向一致的舒张期反流（呈蓝色）。

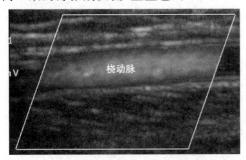

图 11-26　正常桡动脉的彩色多普勒血流图像

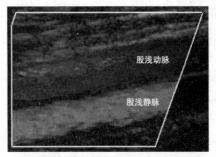

图 11-27　股浅动脉内舒张期反流

（三）脉冲多普勒

肢体动脉循环属于高阻循环系统。静息状态下，正常肢体动脉的典型脉冲多普勒频谱为三相型，即收缩期的高速上升波，舒张早期的短暂反流波和舒张晚期的低流速上升波（图 11-28）。在老年或心脏输出功能较差的患者，脉冲多普勒频谱可呈双相型，甚至单相型。当肢体运动、感染或温度升高而出现血管扩张时，外周阻力下降，舒张早期的反向血流消失，在收缩期和舒张期均为正向血流。

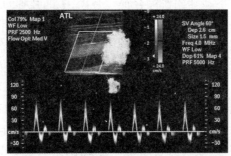

图 11-28　正常股浅动脉的脉冲多普勒频谱

正常动脉内无湍流，脉冲多普勒频谱波形呈现清晰的频窗。肢体动脉的血流速度从近端到远端逐渐下降。下表所列为正常肢体动脉的流速值（表 11-9、表 11-10）。

表 11-9　正常上肢动脉的血流速度

项目	收缩期峰值流速（cm/s）	舒张期反向峰值流速（cm/s）
锁骨下动脉	66～131	30～50
腋动脉	54～125	25～45
肱动脉	53～109	20～40
桡动脉	38～67	—

表 11-10　正常下肢动脉的血流速度

项目	收缩期峰值流速（cm/s）	舒张期反向峰值流速（cm/s）
股总动脉	90～140	30～50
股浅动脉	70～110	25～45
腘动脉	50～80	20～40

应用脉冲多普勒检测动脉内的血流速度对诊断动脉狭窄甚为重要，临床上一般采用狭窄处收缩期峰值流速，以及该值与其相邻的近侧动脉内收缩期峰值流速之比诊断动脉狭窄的程度。

四、常见疾病

（一）锁骨下动脉盗血综合征

1.病理与临床

锁骨下动脉盗血综合征通常是由于动脉粥样硬化或大动脉炎，使锁骨下动脉起始段或无名动脉狭窄或闭塞，导致脑血流经 Willis 动脉环，再经同侧椎动脉"虹吸"引流，使部分脑血流逆行灌入患侧上肢，从而引起脑局部缺血。

患者可以无明显症状，有症状者主要是椎-基底动脉供血不足和患侧上肢缺血两大类。椎-基底动脉供血不足表现为头晕、头痛、耳鸣、视物模糊、共济失调。上肢供血不足表现为患侧上肢运动不灵活、麻木、乏力、发冷。患肢桡动脉搏动减弱或消失，血压较健侧低 2.7 kPa（20 mmHg）以上。

2.声像图表现

（1）病因的声像图表现：①显示无名动脉、椎动脉开口前锁骨下动脉或主动脉弓等动脉的狭窄或闭塞，以致引起同侧锁骨下动脉盗血综合征。必须注意，盗血可抑制狭窄处射流，从而导致血流速度与狭窄程度不成正比。②显示主动脉缩窄或主动脉弓离断，依据其发生阻塞的部位不同而引起左侧、右侧或双侧锁骨下动脉盗血综合征。③显示上肢动静脉瘘。发生于较大动静脉之间的动静脉瘘可以引起同侧锁骨下动脉盗血综合征，而上肢前臂人工桡动脉与头静脉瘘常不引起本病。

（2）椎动脉血流改变：①患侧椎动脉血流频谱随病变程度的加重而变化。病变较轻者表现为收缩早期血流频谱上升过程中突然下降并形成切迹，第一波峰上升陡直，第二波峰圆钝；随着盗血加重，血流动力学改变更显著，表现为收缩期切迹加深，第二波峰逐渐减小，渐渐地该切迹抵达基线，并进而转变为反向血流；病变严重者整个心动周期血流方向逆转。②患侧椎动脉血流频谱分型。参考国外文献，患侧椎动脉血流频谱形态的改变可分为两类（部分盗血和完全盗血）四型。部分盗血（Ⅰ型）：收缩期切迹最低流速大于舒张末期流速（此型也可见于正常人群）。如果受检者束臂试验后从Ⅰ型转为Ⅱ型，则是病理性的。Ⅱ型：收缩期切迹最低流速低于舒张末期流速，但未逆转越过基线。Ⅲ型：收缩期血流逆转越过基线，但舒张期血流仍为正向。完全盗血（Ⅳ型）：整个心动周期的血流方向都逆转（图 11-29），常见于锁骨下动脉近心段狭窄或无名动脉闭塞。③健侧椎动脉流速。患者健侧椎动脉流速可代偿性升高。

（3）上肢动脉血流改变。由于无名动脉或锁骨下动脉近心段的狭窄或闭塞，尽管同侧椎动脉血液可逆流入锁骨下动脉供给上肢动脉，但患侧锁骨下动脉远心段或上肢动脉，如腋动脉、肱动脉、尺动脉及桡动脉常表现收缩期频谱上升倾斜，峰值流速减低，舒张期反向波消失，舒张末期流速常升高,阻力减低。值得注意的是,有时锁骨下动脉盗血综合征患者的患侧上肢动脉仍可见反向波,这可能是由于近端动脉狭窄程度不严重所致。

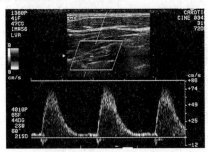

图 11-29 锁骨下动脉盗血综合征完全盗血型的患侧椎动脉频谱

整个心动周期血流方向逆转,均位于基线上方

3.鉴别诊断

(1)锁骨下动脉盗血综合征与锁骨下动脉椎动脉开口后狭窄的鉴别:前者为锁骨下动脉椎动脉开口前狭窄或无名动脉狭窄,并可引起同侧椎动脉逆流,健侧椎动脉流速代偿性升高,而后者锁骨下动脉狭窄部位位于椎动脉开口后,不管狭窄程度多么严重,都不引起椎动脉逆流。

(2)锁骨下动脉盗血综合征与胸廓出口综合征累及锁骨下动脉的鉴别:后者在上肢过度外展的情况下,锁骨下动脉压迫处峰值流速大于或等于自然状态下的两倍或管腔内无血流信号;也可同时合并同侧锁骨下静脉内无血流信号,或波型失去随心脏搏动及呼吸而改变的现象。

(3)右锁骨下动脉起始部与右颈总动脉起始部或无名动脉狭窄的鉴别:由于无名动脉分出右颈总动脉和右锁骨下动脉这一解剖关系,分叉处也可以位于胸骨后给探查带来困难,如不注意,可将这三者的定位引起混淆。右颈总动脉狭窄不影响右锁骨下动脉血流;若同时在右颈总动脉和右锁骨下动脉内探及射流和紊乱血流,则一般是无名动脉狭窄;若右上肢动脉呈现狭窄下游血流改变,同时发现同侧椎动脉逆向血流,而右颈总动脉血流正常,则是右锁骨下动脉起始段狭窄。

(4)锁骨下动脉盗血综合征与椎动脉循环阻力增大出现反向波的鉴别:锁骨下动脉盗血综合征患者,部分盗血表现为椎动脉收缩期出现逆流,完全性盗血可表现为收缩期和舒张期均出现逆流;而后者是由于椎动脉血液循环阻力增大所致,反向波出现在舒张早期,而且持续时间很短。

(二)四肢动脉粥样硬化

1.病理与临床

在周围动脉疾病中,动脉的狭窄、闭塞性病变几乎绝大部分都是由动脉硬化所引起。其主要病理变化是动脉内膜或中层发生的退行性变和增生过程,最后导致动脉失去弹性,管壁增厚变硬,管腔狭窄缩小。可导致肢体的供血发生障碍,临床表现为发冷、麻木、疼痛、间歇性跛行,以及趾或足发生溃疡或坏疽。

2.声像图表现

(1)二维声像图:动脉内膜增厚、毛糙,内壁可见大小不等、形态各异的斑块,较大的强回声斑块后方常伴声影(图 11-30)。若管腔内有血栓形成,则一般呈低回声或中强回声,后方常无声影。

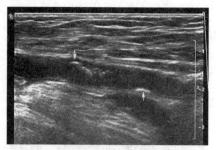

图 11-30　股浅动脉粥样硬化斑块

箭头所示强回声

(2)彩色血流成像:狭窄处可见血流束变细,狭窄处和靠近狭窄下游可见杂色血流信号(图 11-31A)。若为闭塞,则闭塞段管腔内无血流信号。狭窄或闭塞的动脉周围可见侧支血管,病变常呈节段性,好发于动脉分叉处,一处或多处动脉主干的弯曲区域。

(3)频谱多普勒:狭窄处峰值流速加快,频带增宽,舒张期反向波峰速降低或消失(图 11-31B)。闭塞段动脉管腔内不能引出多普勒频谱。狭窄或闭塞远端动脉血流阻力减低,收缩期加速时间延长,加速度减小。

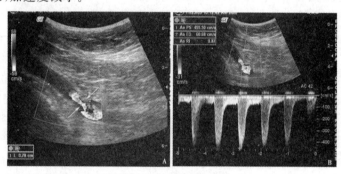

图 11-31　髂外动脉狭窄

A.箭头所指处为狭窄段血流明显变细,狭窄段及其下游血流表现为杂色血

流信号;B.狭窄处频谱的反向波消失,流速明显增高,PSV 为 456 cm/s

3.鉴别诊断

(1)四肢动脉硬化性闭塞症与多发性大动脉炎的鉴别:前者老年人多见,累及肢体大动脉、中动脉的中层和内膜,多处管壁可见钙化斑块;而后者青年女性多见,主要侵犯主动脉及其分支的起始部,很少累及髂、股动脉。早期是动脉周围炎及动脉外膜炎,以后向血管中层及内膜发展。因而疾病的后期表现为整个管壁弥漫性增厚,但很少出现钙化斑块。另外,病变活动期有低热和血沉增高等现象。

(2)四肢动脉硬化性闭塞症与血栓闭塞性脉管炎的鉴别:血栓闭塞性脉管炎是一种进行缓慢的动脉和静脉节段性炎症病变,其与四肢动脉硬化性闭塞症的鉴别,见表 11-11。

表 11-11　四肢动脉硬化性闭塞症与血栓闭塞性脉管炎的鉴别要点

项目	四肢动脉硬化性闭塞症	血栓闭塞性脉管炎
发病年龄	老年人多见	青壮年多见
血栓性浅静脉炎	无	发病早期或发病过程中常存在

续表

项目	四肢动脉硬化性闭塞症	血栓闭塞性脉管炎
冠心病	常伴有	无
血脂	常升高	大都不升高
受累血管	大、中动脉	中、小动静脉
伴有其他部位动脉硬化	常有	无
钙化斑块	病变后期常有	无
管壁	内、中膜增厚	全层增厚、外膜模糊
管腔	广泛不规则狭窄和节段性闭塞,硬化动脉常扩张、迂曲	节段性狭窄或闭塞,病变上、下段血管内壁平整

(三)假性动脉瘤

1.病理与临床

外伤或感染导致动脉壁破裂,并在周围软组织内形成局限性血肿,以后周围被纤维组织包围而形成瘤壁,瘤壁无全层动脉结构,仅有内膜及纤维结缔组织。其内血流通过破裂口与动脉相通,由此而形成假性动脉瘤。最主要的症状是发现渐增性肿块,多伴有搏动。其次是疼痛,为胀痛及跳痛。

2.声像图表现

(1)动脉旁可见一无回声或混合性回声肿物,肿物内可有呈低或中强回声的附壁血栓,位于瘤体的周边部或某侧。附壁血栓也可能脱落而造成远端动脉栓塞。

(2)瘤壁缺乏动脉壁的各层结构,因为它是由动脉内膜或周围纤维组织构成。

(3)瘤腔内血流缓慢,或呈涡流,或呈旋转的血流信号,并且表现为一半为红色另一半为蓝色。若能清晰显示破裂口,则可见收缩期血液从来源动脉进入瘤体内,舒张期则瘤体内血液通过瘤颈部返回来源动脉(图 11-32A)。瘤颈长短不一,有的不明显,有的可较长。压迫瘤体近侧来源动脉时,瘤体可缩小,瘤体的搏动性也明显减弱,瘤颈部和瘤腔内血流速度减低。有时,假性动脉瘤可引起其来源动脉狭窄。

(4)破裂口或瘤颈部探及典型的"双期双向"频谱(图 11-32B)。在同一心动周期内,这两个血流方向相反的频谱分别持续于收缩期和舒张期,收缩期流速明显高于舒张期流速。

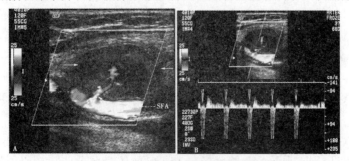

图 11-32 股浅动脉假性动脉瘤

A.横向箭头指向瘤体,下方箭头指向股浅动脉破裂口处;

B.破裂口处的"双期双向"频谱(SFA:股浅动脉)

（5）压迫瘤体近侧来源动脉时，瘤体可缩小，瘤体的搏动性也明显减弱，瘤颈部或瘤腔内血液流速减低。

3.鉴别诊断

（1）与真性动脉瘤相鉴别：两者均表现为搏动性肿块，可触及震颤并闻及杂音，临床上可对两者引起混淆，但彩色多普勒超声对两者的鉴别很有帮助。

（2）与位于动脉上的肿瘤或紧贴动脉壁的脓肿、血肿及肿瘤相鉴别：前者为囊性或囊实性肿物，内可见涡流或旋流，并与动脉相通；而后者为实性或囊实性肿物，内部无血流信号或具有肿瘤的血供。一般两者很好鉴别。

（四）后天性动静脉瘘

1.病理与临床

动脉与静脉之间存在的异常通道称为动静脉瘘（arteriove nous fistula，AVF）。损伤是造成后天性动静脉瘘最常见的原因，大都是穿透性损伤，其次是医源性血管损伤如肱动、静脉和股动、静脉穿刺或插管。分为3种基本类型。①洞口型：即受伤的动、静脉紧密粘连，通过瘘而直接交通。②导管型：动、静脉之间形成一条管道，一般长约0.5 cm。③囊瘤型：即在瘘口部位伴有外伤性动脉瘤。常见的症状有患肢肿胀、疼痛、麻木、乏力。严重者可有心力衰竭的症状。在瘘口的部位，可扪及明显的持续性震颤和听到粗糙的"机器滚动样"杂音。

2.声像图表现

（1）瘘口的营养动脉：与瘘口相连的近端动脉内径增宽或呈瘤样扩张，血流频谱一般呈低阻型，流速可以加快；而瘘口远心段动脉内径正常或变细，多数患者血流方向正常，阻力指数>1，频谱形态呈三相波或二相波，少数患者血流方向逆转，也参与瘘口的血液供应。

（2）瘘口远端的静脉：由于动脉血流通过瘘口直接分流到静脉内，造成静脉明显扩张，甚至呈瘤样扩张，且有搏动性。有时可探及血栓，呈低回声或中强回声。瘘口远端的静脉内呈现紊乱血流，并可探及动脉样血流频谱，出现静脉血流动脉化。

（3）瘘口：如瘘口较大，二维图像可显示动脉与附近的静脉之间有一无回声的管道结构。相应地，彩色血流显像呈现动脉与静脉之间有一瘘口，有时瘘口呈瘤样扩张，血流方向从动脉流向静脉，并可大致测量瘘口的内径及长度。而瘘口处血流为动脉样频谱，流速较快且紊乱。瘘口周围组织振动也产生五彩镶嵌的彩色信号。

（4）合并假性动脉瘤：动脉瘤可逐渐粘连、腐蚀最后穿破伴行的静脉形成动静脉瘘。外伤也可造成假性动脉瘤与动静脉瘘合并存在。有学者曾遇见一例受枪伤的患者，形成同侧假性股浅动脉瘤与股浅动静脉瘘。彩色多普勒超声探查时，应注意两者的同时存在。若合并假性动脉瘤，则具有相应的彩色多普勒超声表现。

3.鉴别诊断

（1）周围动静脉瘘与动脉瘤的鉴别：临床上症状不明显的损伤性动静脉瘘易与损伤性动脉瘤混淆，应予以鉴别。

（2）四肢动静脉瘘与血栓性深静脉炎的鉴别：动静脉瘘患者由于肢体肿胀和静脉曲张，有时需与血栓性深静脉炎鉴别。血栓性深静脉炎患者一般肢体静脉曲张比较轻，局部没有震颤和杂音，动静脉之间无异常通道，静脉内无动脉样血流信号，邻近动脉也无高速低阻血流。应该说，采用彩色多普勒超声，二者很容易鉴别。

（徐学刚）

参考文献

[1] 徐振宇,陈初阳,邵小慧.医学影像理论与实践[M].北京:中国纺织出版社,2023.

[2] 高娜.医学影像技术与诊断[M].长春:吉林科学技术出版社,2023.

[3] 杨斐.医学影像诊断与技术[M].武汉:湖北科学技术出版社,2023.

[4] 王交运,王阳,程晋锋.医学影像学[M].北京:中国纺织出版社,2023.

[5] 刘洋,张矫雷,张学庆.医学影像诊断[M].上海:上海交通大学出版社,2023.

[6] 谢明星,梁萍,李彩娟,等.医学影像超声学[M].北京:科学出版社,2022.

[7] 杨贵昌.医学影像学基础与应用[M].武汉:湖北科学技术出版社,2022.

[8] 屈春晖.医学影像临床诊断[M].上海:上海科学技术文献出版社,2023.

[9] 周彪.医学影像学[M].长春:吉林科学技术出版社,2023.

[10] 常利芳.医学影像诊断学[M].北京:中国纺织出版社,2023.

[11] 纪方强.影像医学进展与应用[M].武汉:湖北科学技术出版社,2022.

[12] 安红卫.临床医学影像诊断与实践[M].上海:上海交通大学出版社,2023.

[13] 孙伟.医学影像诊断与超声技术[M].青岛:中国海洋大学出版社,2023.

[14] 詹松华,陈克敏,曹厚德.现代医学影像技术学[M].上海:上海科学技术出版社,2023.

[15] 张红,张伟,于佳.实用医学影像诊断与技术[M].沈阳:辽宁科学技术出版社,2023.

[16] 张雪松,耿航,陶乙宣.医学影像与临床实践应用[M].北京:中国纺织出版社,2023.

[17] 孙风华,陈金华,叶少辉.临床医学诊疗与医学影像技术[M].汕头:汕头大学出版社,2022.

[18] 高素娟,刘建新,赵宇博,等.医学影像学读片指南[M].上海:上海交通大学出版社,2023.

[19] 李艳,贾立伟,许凤娥,等.医学影像基础与临床[M].哈尔滨:黑龙江科学技术出版社,2022.

[20] 窦斌.医学影像学理论与应用[M].上海:上海科学技术文献出版社,2023.

[21] 陈国梁,张华,张明鹏.医学影像诊断与鉴别诊断[M].上海:上海交通大学出版社,2023.

[22] 屈春晖.实用医学影像技术与应用[M].上海:上海科学技术文献出版社,2023.

[23] 杨琳琳,徐建超,葛陈雷,等.医学影像技术及疾病应用[M].青岛:中国海洋大学出版社,2023.

[24] 贾振雨.医学影像技术与操作[M].武汉:湖北科学技术出版社,2022.

[25] 文静,叶印泉,李燕.医学影像诊断与临床实践[M].上海:上海交通大学出版社,2023.

[26] 马玉爽,刘淑玲,季建伟,等.现代医学影像与超声技术[M].哈尔滨:黑龙江科学技术出版

社,2023.

[27] 张立波,周雨,陈泽乐.医学影像与超声诊断学[M].长春:吉林科学技术出版社,2023.

[28] 张忠胜.医学影像学与临床应用[M].哈尔滨:黑龙江科学技术出版社,2023.

[29] 孙卫平,甘志浩,胡亚南.临床医学影像诊断与超声医学[M].上海:上海交通大学出版社,2023.

[30] 刘业辉.医学影像检查技术与临床诊断应用[M].北京:科学技术文献出版社,2023.

[31] 顾艳.医学影像技术与疾病诊断应用[M].延吉:延边大学出版社,2023.

[32] 李宏军,郑晓风,李雪芹.医学影像诊断质量控制与技术规范[M].北京:清华大学出版社,2023.

[33] 李敏轶.新编临床医学影像技术与诊断[M].长春:吉林科学技术出版社,2023.

[34] 任春旺,周建,张宏波,等.现代医学影像与超声新技术[M].青岛:中国海洋大学出版社,2023.

[35] 王艳艳.医学影像学诊断与超声技术[M].哈尔滨:黑龙江科学技术出版社,2023.

[36] 尹家瑜,苏丹柯.基于深度学习技术对乳腺及乳腺癌影像分割作用的研究进展[J].中国癌症防治杂志,2023,15(5):587-592.

[37] 曹玉芳,王小智,谢晓红,等.新型冠状病毒、细菌和病毒性肺炎患者胸部影像学特征分析[J].中华危重病急救医学,2023,35(1):28-31.

[38] 李岩,李建国.胃肿瘤超声检查技术的发展及展望[J].中国医学前沿杂志(电子版),2023,15(7):6-8.

[39] 石玉玲,黄家喜,林德齐.彩色多普勒超声在外伤性脾破裂诊断及治疗中的应用价值[J].医疗装备,2023,36(6):85-87.

[40] 刘文霞,张振华,吴丽萍,等.筛查乳腺癌与间期乳腺癌影像及病理特征分析[J].影像研究与医学应用,2023,7(18):136-138.